Klinisches Handbuch des Fiebers bei Kindern

A. Sahib El-Radhi
(Hrsg.)

Klinisches Handbuch des Fiebers bei Kindern

Springer

Hrsg.
A. Sahib El-Radhi
Chelsfield Park Hospital
Orpington, Kent, UK

Wissenschaftlicher Beirat
James Carroll
Section of Pediatric Neurology
Augusta University
Augusta, GA, USA

Nigel Klein
Institute of Child Health
University College London
London, UK

ISBN 978-3-031-29246-0 ISBN 978-3-031-29247-7 (eBook)
https://doi.org/10.1007/978-3-031-29247-7

Dieses Buch ist eine Übersetzung des Originals in Englisch „Clinical Manual of Fever in Children" von A. Sahib El-Radhi, publiziert durch Springer Nature Switzerland AG im Jahr 2018. Die Übersetzung erfolgte mit Hilfe von künstlicher Intelligenz (maschinelle Übersetzung). Eine anschließende Überarbeitung im Satzbetrieb erfolgte vor allem in inhaltlicher Hinsicht, so dass sich das Buch stilistisch anders lesen wird als eine herkömmliche Übersetzung. Springer Nature arbeitet kontinuierlich an der Weiterentwicklung von Werkzeugen für die Produktion von Büchern und an den damit verbundenen Technologien zur Unterstützung der Autoren.

Die Deutsche Nationalbibliothek verzeichnet diese Publikation in der Deutschen Nationalbibliografie; detaillierte bibliografische Daten sind im Internet über http://dnb.d-nb.de abrufbar.

Planung/Lektorat: Melissa Morton
Springer ist ein Imprint der eingetragenen Gesellschaft Springer Nature Switzerland AG und ist ein Teil von Springer Nature.
Die Anschrift der Gesellschaft ist: Gewerbestrasse 11, 6330 Cham, Switzerland

Vorwort

Ende 2016 wurde ich von Springer kontaktiert, um eine neue Ausgabe dieses Buchs *(Clinical Manual of Fever in Children)* zu schreiben, was ich sehr gern getan habe. In den letzten Jahren und seit der Veröffentlichung der ersten Ausgabe des Buchs im Jahr 2009 wurden bemerkenswerte Weiterentwicklungen im Verständnis der Mechanismen von Fieber und seiner Behandlung erzielt. Die beachtlichen wissenschaftlichen Fortschritte auf dem Gebiet des Fiebers gaben mir den Anstoß, diese neue Fassung zu schreiben. Es ist verständlich, dass die Ergebnisse der jüngsten Forschung in einen praktischen, prägnanten, informativen und leserfreundlichen Text umgewandelt werden mussten. Ich hoffe, dass ich dieses Ziel erreicht und dem Leser die aktuellsten Informationen zum Thema Fieber bereitgestellt habe. Im Internet steht den Eltern und Betreuern eine enorme Menge an Informationen zur Verfügung, die jedoch von unterschiedlicher Qualität und schwer zu überblicken sind. Dieses Buch basiert auf wissenschaftlichen Erkenntnissen und Beweisen und entspricht dem aktuellen Wissenstand.

Dieses Handbuch bietet die neuesten wissenschaftlichen Erkenntnisse zum Verständnis von Fieber bei Kindern. Es bietet klar definierte und bewährte Vorgehensweisen für die wichtigsten Probleme, die fiebernde Kinder betreffen. Dies dürfte zu einer verbesserten Versorgung des fiebernden Kindes führen. In diesem Buch habe ich versucht, das gesamte Spektrum von Fieber auf der Grundlage meiner eigenen Konzepte und Erfahrungen mit den Problemen bei Fieber und seiner Behandlung in der klinischen Praxis sowie auf der Grundlage der verfügbaren Forschung abzudecken.

Fiebererkrankungen haben ihre höchste Inzidenz in der frühen Kindheit, und Fieber ist die häufigste Ursache dafür, dass Kinder zu medizinischen Fachkräften (insbesondere Kinderärzten und Hausärzten) gebracht werden. Trotz der hohen Prävalenz von Fieber und der wissenschaftlichen Kenntnisse über die Mechanismen von Fieber mangelt es in pädiatrischen Lehrbüchern an Informationen über Fieber, insbesondere über die Pathogenese und das Management. Hausärzte haben wenig Zeit, sich mit dem Thema zu befassen. Vorträge zum Thema Fieber sind sehr selten. Es gibt kaum Bücher zu diesem Thema. Eine eigene Fachrichtung oder Unterfachrichtung, die das Thema Fieber fördern könnte, existiert nicht. Dieses Buch soll dem Leser die neuesten Erkenntnisse zu diesen Fragen vermitteln.

Obwohl sich das Buch hauptsächlich an Kinderärzte richtet, hoffe ich, dass es alle medizinischen Fachkräfte (Hausärzte und Krankenschwestern), die sich mit einem fiebernden Kind befassen, nützlich finden werden. Studierende der Medizin müssen üblicherweise wissenschaftliche Projekte ausführen, einschließlich solcher, die mit Fieber zusammenhängen, und ich hoffe, dass dieses Buch ihnen von Nutzen sein wird. Unter den Pflegekräften besteht ein großes Interesse an bestimmten Aspekten des Fiebers, insbesondere an der Messung der Körpertemperatur.

Das Buch ist in 14 klinische Kapitel gegliedert, die die gesamte Bandbreite von Fieber in der pädiatrischen Praxis abdecken und die Evidenzbasis präsentieren, wo immer dies relevant ist. Das Kap. 1 stellt Fieber, seine Definition, Ursachen und Management in der klinischen Praxis sowie das Fieber unbekannter Ursache vor. Das Kapitel beschäftigt sich auch mit Arzneimittelfieber und der Frage, ob Fieber Fehlbildungen verursachen kann oder nicht. Es folgt das Kapitel Hyperthermie (Kap. 2). Viele Ärzte setzen den Begriff Fieber oft mit Hyperthermie gleich. Dieses Kapitel unterscheidet zwischen den beiden Ursachen für erhöhte Körpertemperatur und beschreibt die Ursachen und Merkmale der Hyperthermie sowie deren Management detaillierter. Da Hyperthermie (oder Fieber) vor mehr als einem Jahrhundert eine wichtige Rolle bei der Behandlung verschiedener Infektionskrankheiten wie Syphilis spielte, ist dieses Thema im Kapitel enthalten.

Die beachtlichen Fortschritte, die in den letzten Jahrzehnten auf dem Gebiet der Fieberpathogenese gemacht wurden, werden in Kap. 3 zusammengefasst. Der Leser wird wahrscheinlich von der Komplexität der Fieberinduktion überrascht sein, aber auch davon, wie effektiv die Temperaturregulierung im gesunden Zustand und auf dem Höhepunkt des Fiebers ist, damit die Körpertemperatur nicht unablässig ansteigt. Die Messung der Körpertemperatur (Kap. 4) ist ein Thema, das in der medizinischen Ausbildung häufig vernachlässigt wird. Sie wird auch oft ungenau durchgeführt. Die Vor- und Nachteile jedes Thermometers und jeder Messstelle für die Körpertemperatur werden diskutiert. Aus eigener Erfahrung werden vor allem Kinderkrankenschwestern dieses Kapitel praktisch finden, wenn sie die Körpertemperatur messen.

Die Kap. 5 und 6 befassen sich mit Fieber bei infektiösen und nichtinfektiösen Krankheiten und konzentrieren sich auf die Häufigkeit und das Muster des Fiebers bei jeder Krankheit, streifen kurz das Management und, soweit möglich, die Frage, ob das Vorhandensein von Fieber für diese Krankheit von Vorteil ist. Ich wollte keinen Bericht über Infektionskrankheiten schreiben, da es bereits hervorragende Bücher zu diesem Thema gibt. Dennoch ist eine kurze Beschreibung jeder Erkrankung unvermeidlich. Das Kap. 7 befasst sich mit Fieberkrämpfen. Diese werden aus zwei Gründen behandelt: Erstens ist Fieber eine wesentliche Vorstufe des Ereignisses; zweitens hat das Ausmaß des Fiebers einen wichtigen Einfluss auf die Rezidivrate der Krämpfe. Das Kap. 8 fasst die neuesten Erkenntnisse zum Thema Hypothermie in der Kindheit, ihre Ursachen bei Neugeborenen und älteren Kindern sowie ihre therapeutische Anwendung zusammen. Da Hypothermie bei Neugeborenen in Entwicklungsländern mit hoher Mortalität verbunden ist, werden präventive Maßnahmen im Kreißsaal und zu Hause zur Verfügung gestellt.

Wie bereits in der vorherigen Auflage angedeutet, war ich der Meinung, dass das Buch ohne die wichtige Frage unvollständig wäre: Ist Fieber von Vorteil

(Kap. 9)? Kaum ein Thema in der Medizin ist so umstritten wie dieses. Die Ansichten jener, die Fieber für vorteilhaft halten, und jener, die es für schädlich halten, werden dargelegt, gefolgt von einer Schlussfolgerung.

Besondere Aufmerksamkeit wird dem Management von Fieber gewidmet (Kap. 10). Dies ist eines der wichtigsten Kapitel des Buchs. In den letzten Jahrzehnten wurden beachtliche Fortschritte in der pädiatrischen Versorgung erzielt, die nun auf einer wesentlich solideren Evidenzbasis beruht. In den vergangenen Jahrzehnten war das Fiebermanagement unzureichend und nicht evidenzbasiert. Dieses Kapitel bietet allen in der Pädiatrie tätigen Personen fast alle klinischen Informationen, die erforderlich sind, um zu verstehen, wie ein fieberndes Kind behandelt werden sollte. Antipyretika, deren Mechanismen, Dosen und mögliche Nebenwirkungen werden auf kompakte Weise erläutert. Das Kapitel enthält auch das Management von Fieber im Krankenhaus und zu Hause sowie Richtlinien für Eltern und niedergelassene Ärzte. Das Kapitel endet mit einem Abschnitt über „Fieberphobie“ und deren Management.

Die Alternative Medizin (Kap. 11) ist in den letzten Jahren immer beliebter geworden, und viele ihrer Methoden werden zur Behandlung von Fieber eingesetzt. Kliniker müssen wissen, ob diese Methoden wirksam zur Behandlung von Fieber sind und ob sie mit konventionellen und medikamentösen Antipyretika konkurrieren können. Fieber kann als Anzeichen einer Krankheit (z. B. PUO) oder in Verbindung mit anderen Symptomen und Anzeichen auftreten. Die Diagnose kann bei beiden Präsentationsformen schwierig sein. Das Kap. 12 (Differenzialdiagnose) bietet Klinikern einen Leitfaden für klinische und labortechnische Mittel zur Diagnose der häufigsten Fiebererkrankungen. Das Kap. 13 behandelt die Geschichte des Fiebers von der Zeit vor Christus bis zur Gegenwart. In diesem Kapitel werden die Konzepte des Altertums, einschließlich der Gelehrten und Laien, vorgestellt, zusammen mit den Ansichten und der Praxis der mittelalterlichen und europäischen Gelehrten. Schließlich wird dem Leser ein Glossar von mit Fieber in Verbindung stehenden Begriffen zur Verfügung gestellt (Kap. 14). Der Leser wird von der Vielfalt der medizinischen Störungen, die mit dem Begriff Fieber verbunden sind, überrascht sein.

London, UK A. Sahib El-Radhi

Danksagungen

Der Autor ist seiner Familie für ihre Ermutigung und ihr Verständnis während der Erstellung dieses Buchs dankbar. Den beiden Mitautoren der vorherigen Ausgabe dieses Buchs, die 2009 erschien, gilt mein besonderer Dank: Professor James Carroll und Professor Nigel Klein. Ich bin ihnen für ihren herausragenden Beitrag zur vorherigen Ausgabe des Buchs dankbar. Ich möchte auch den Editoren bei Springer für ihre Arbeit bei der Fertigstellung dieser neuen Auflage des Buchs danken, von der ich hoffe, dass sie dem Leser nützlich sein wird.

Einführung

Der Mensch ist homöotherm, das heißt, er hält trotz großer Schwankungen der Umgebungstemperatur seine Körpertemperatur innerhalb eines begrenzten Bereichs von ±2°C aufrecht. Die Temperaturregulation im gesunden Zustand und bei Fieber wird sowohl durch verhaltensbedingte als auch physiologische Prozesse aufrechterhalten. Gemeinsam mit Puls und Atmung ist die Körpertemperatur der dritte wichtige Vitalparameter.

Von den vielen Symptomen und Anzeichen von Erkrankungen hat Fieber im Lauf der Medizingeschichte die meiste Aufmerksamkeit erhalten. Seit Tausenden von Jahren wird durch einfache s Abtasten der Gesundheitszustand von Menschen durch Bestätigung des Vorhandenseins oder Nichtvorhandenseins von Fieber beurteilt. Viele Entscheidungen über die Untersuchung und Behandlung von Kindern basieren allein auf den Ergebnissen der Temperaturmessung. Ohne die Feststellung von Fieber könnte eine ernsthafte zugrunde liegende Erkrankung übersehen werden, was zum Tod führen könnte.

Die Ansichten über Fieber, insbesondere über seine Rolle bei Erkrankungen, haben sich über viele Jahrhunderte entwickelt. Fieber wurde zunächst nicht als Symptom, sondern als die Krankheit selbst betrachtet. Die meiste Zeit der Geschichte wurde es von gewöhnlichen Menschen als Zeichen der Bestrafung durch böse Geister oder als Vorbote des Todes gefürchtet. Die medizinischen Gelehrten der antiken Zivilisationen, insbesondere die Griechen, glaubten jedoch an die wohltuende Wirkung des Fiebers, ein e Auffassung, die sich bis zu einem radikalen Wandel im 19. Jahrhundert hielt. Die Gelehrten begannen, Fieber als schädlich und die später eingeführten Antipyretika als nützlich zu betrachten.

Während des 19. Jahrhunderts wurde Fieber weiterhin sowohl als Teil eines Symptomkomplexes (wie heute) als auch als Erkrankung selbst betrachtet. Beispiele für Fieber, das als Krankheit betrachtet wird, sind Feldfieber und Fleckfieber. Fieber kann auch nach dem Schweregrad der Krankheit beschrieben werden, zum Beispiel als malignes Fieber, pestartiges Fieber oder nervöses Fieber. Die Vielzahl an Bezeichnungen für Fieber spiegelt das Fehlen eines Durchbruchs bei der Erforschung der Ursachen von Fiebererkrankungen wider. Dieser Durchbruch kam mit der Bakteriologie, die die Ätiologie vieler Infektionskrankheiten enthüllte, wie zum Beispiel durch die Identifizierung des Typhusbakteriums im Jahr 1880 und die Entdeckung des Tuberkulosebakteriums im Jahr 1882. Diese Entdeckungen degradierten Fieber zum Anzeichen einer Erkrankung.

Mit der Einführung der Fiebertherapie im 20. Jahrhundert wurde das Interesse an der Rolle des Fiebers wiederbelebt. Die besten Ergebnisse der Fiebertherapie wurden bei Gonorrhö und Syphilis beobachtet, einschließlich ihrer Komplikationen wie Arthritis, Keratitis und Orchitis. Ungefähr 70–80 % der behandelten Fälle wurden mit künstlicher Hyperthermie oder Malariafieber im Bereich von 40,5–41,0°C gestoppt. Trotz dieses therapeutischen Erfolgs waren die vorherrschenden Konzepte im Allgemeinen negativ gegenüber der Rolle des Fiebers. Erst in den letzten vier Jahrzehnten gelangen erfolgreiche Forschungsansätze zur Rolle des Fiebers bei Erkrankungen. Die Auswirkungen erhöhter Temperatur auf die körpereigene Abwehr wurden ausführlich untersucht. Eines der wichtigsten Ergebnisse dieser Forschung war die Entdeckung von Interleukin-1 (IL-1), zu dessen Wirkungen die Induktion von Fieber durch seine n Einfluss auf das hypothalamische Zentrum und die Aktivierung von T-Lymphozyten gehören. Die Gleichzeitigkeit der Induktion von Fieber und der Lymphozytenaktivierung stellt den klarsten und stärksten Beweis für die nützliche Rolle von Fieber dar. Trotz dieses jüngsten Weiterentwicklung herrscht in der aktuellen Literatur keine Einigkeit darüber, ob Fieber nützlich, neutral oder schädlich ist.

Fieber, selbst wenn es mit mehreren Symptomen verbunden ist, wird oft als dominierendes Merkmal der Erkrankung betrachtet. Dies kann auf eine Fieberphobie und auch auf die falsche Vorstellung zurückzuführen sein, dass, wenn das Fieber gesenkt wird, wir davon ausgehen, dass auch die Schwere der Erkrankung reduziert wird. Es wird angenommen, dass sowohl Fieber als auch Schmerzen (wie Muskel- und Kopfschmerzen) während der Infektion durch zytokinvermittelte Prostaglandinsynthese verursacht werden. Antipyretika wie Paracetamol reduzieren sowohl die erhöhte Körpertemperatur als auch den Schmerz. Dies ist der wichtigste Grund, weshalb Antipyretika über ein Jahrhundert populär blieben.

Wie immer wieder in diesem Buch betont wird, sollte Fieber nicht als passives Nebenprodukt einer Infektion betrachtet werden. Fieber ist vielmehr das Ergebnis einer aktiven Erhöhung der regulierten Körpertemperatur. Als solches ist Fieber nicht gleichzusetzen mit Hyperthermie (z. B. Hitzschlag), die nicht reguliert ist. Bei Fieber, anders als bei Hyperthermie, ist die Körpertemperatur durch einen hypothalamischen Sollwert so gut reguliert, dass die Temperatur nicht unaufhörlich steigt und nicht über eine obere Grenze von 42°C hinausgeht. Innerhalb dieses oberen Bereichs von 40 bis 42°C gibt es keine Hinweise darauf, dass Fieber schädlich für das Gewebe ist. Wenn es zu Morbidität und Mortalität kommt, ist dies auf die Grunderkrankung zurückzuführen. Das damit verbundene Fieber kann durchaus schützend wirken.

Inhaltsverzeichnis

Autorenverzeichnis

Anthony Abbas Queen Mary's Hospital, Kent, UK

Mahjoob N. Al-Naddawi Welfare Children Hospital Medical City, Baghdad, Irak

Charles Buchanan Variety Club Children's Hospital, King's College Hospital, London, UK

James Carroll The Medical College of Georgia, Augusta, GA, USA

Christopher Edwards Southampton University Hospital, Southampton, UK

Colin Ferrie Clarendon Wing, Leeds General Infirmary, Leeds, West Yorkshire, UK

Meaad Kadhum Hassan Department of Paediatrics, College of Medicine, University of Basrah, Basrah, Irak

Graham R. V. Hughes The London Lupus Centre, London, UK

Sushil Kumar Kabra Pediatric Pulmonology Division, Department of Pediatrics, All India Institute of Medical Sciences, New Delhi, Indien

Nigel Klein Division of Cell & Molecular Biology, Institute of Child Health, London, UK

Matthew Kluger George Mason University, Fairfax, VA, USA

Colin Morley Royal Women's and Royal Children's Hospitals, Melbourne, VIC, Australien

Orvar E. E. G. Olofsson University of Children's Hospital, Uppsala, Schweden

A. Sahib El-Radhi Chelsfield Park Hospital, Orpington, Kent, UK

Kavita Singh Darent Valley Hospital, Children's Resource Centre, Dartford, Kent, UK

Jennie C. I. Tsao UCLA Pediatric Pain Program, Department of Pediatrics, David Geffen School of Medicine at UCLA, Los Angeles, CA, USA

Anne Walsh Indooroopilly, QLD, Australien

Michael Waterhouse UCLA Pediatric Pain Program, Department of Pediatrics, David Geffen School of Medicine at UCLA, Los Angeles, CA, USA

Fieber

1

Kernaussagen

- Fieber ist ein sehr häufiges Symptom bei Kindern und macht etwa 20–30 % aller Kinderarztbesuche aus.
- Wie krank das Kind aussieht, ist wichtiger als die Höhe des Fiebers.
- Eine normale Körpertemperatur schließt eine ernsthafte Infektion nicht aus.
- Die meisten Kinder im Alter von 0 bis 36 Monaten, die Fieber haben, weisen einen Infektionsherd auf, der durch eine sorgfältige Anamnese und Untersuchung identifiziert werden kann. Eine virale Infektion der oberen Atemwege ist der häufigste Herd.
- Die meisten Kinder im Alter von 0 bis 36 Monaten ohne erkennbaren Infektionsherd haben virale Infektionen; es können aber zwei ernstzunehmende bakterielle Infektionen („serious bacterial infection", SBI) auch als Ursache in frage kommen: Harnwegsinfektion oder Bakteriämie.
- Fiebernde Neugeborene und krank aussehende Kinder, unabhängig vom Alter, haben ein hohes Risiko für SBI und benötigen eine antibiotische Behandlung, eine stationäre Aufnahme und eine umfassende Sepsisdiagnostik. Diese beinhaltet Blut- und Urinkulturen, ein komplettes Blutbild („full blood cell", FBC), C-reaktives Protein (CRP) und, falls erforderlich, eine Röntgenaufnahme der Lunge, eine Lumbalpunktion und Stuhluntersuchungen.
- Kinder im Alter von 1 bis 36 Monaten ohne erkennbaren Herd können selektiver behandelt werden: Wenn die Temperatur > 39°C, die Zahl an Leukozyten („white blood cell", WBC) > 15.000/mm^3 und der CRP > 40 mg/L ist, sollten Urin- und Blutkulturen bestellt und ein Cephalosporin der dritten Generation (Ceftriaxon oder Cefotaxim) in Betracht gezogen werden.
- Die Verteilung der Krankheiten, die zu Fieber unbekannter Ursache („pyrexia of unknown origin", PUO) führen, hängt von der geographischen Lage und dem sozioökonomischen Status des Landes ab.
- Bei PUO ist eine atypische Präsentation einer häufigen Krankheit häufiger als eine seltene und exotische Erkrankung.

A. S. El-Radhi (Hrsg.), *Klinisches Handbuch des Fiebers bei Kindern*,
https://doi.org/10.1007/978-3-031-29247-7_1

1.1 Definitionen

Fieber (Pyrexie) kann sowohl in pathophysiologischer als auch in klinischer Hinsicht definiert werden:

Pathophysiologisch ist Fieber eine durch Interleukin-1 (IL-1) vermittelte Erhöhung des thermoregulatorischen Sollwerts des hypothalamischen Zentrums. Als Reaktion auf eine nach oben gerichtete Verschiebung des Sollwerts findet ein aktiver Prozess statt, um den neuen Sollwert zu erreichen. Dies wird physiologisch durch Minimierung der Wärmeverluste mit Vasokonstriktion und durch Produktion von Wärme durch Zittern erreicht. Verhaltensbedingte Mittel zur Erhöhung der Körpertemperatur sind das Suchen einer wärmeren Umgebung, das Anziehen von mehr Bekleidung, das Zusammenrollen im Bett und das Trinken von warmem Wasser.

Klinisch ist Fieber eine Körpertemperatur von 1°C (1,8°F) oder mehr über dem Mittelwert am Ort der Temperaturaufzeichnung. Zum Beispiel reicht die Körpertemperatur im Achselbereich von 34,7 bis 37,4°C, bei einem Mittelwert von 36,4°C; 1°C über dem Mittelwert ist 37,4°C. Die folgenden Temperaturen gelten als Fieber:

Rektale Temperatur	≥38,0°C
Orale Temperatur	≥37,6°C
Axillare Temperatur	≥37,4°C
Tympanale Temperatur	≥37,6°C

Fieber wird auch als Kerntemperatur von 38,3°C oder höher definiert, das heißt knapp über der oberen Grenze der normalen Körpertemperatur (siehe auch Kap. 4).

Die Bedeutung einer mindestens 1°C höheren Temperatur als die mittlere Temperatur liegt in der täglichen Schwankung der normalen Körpertemperatur, die ihren höchsten Stand am späten Nachmittag (16:00–18:00 Uhr) und den niedrigsten vor dem Erwachen (04:00–05:00 Uhr) erreicht. Dieser Rhythmus wird durch einen hypothalamischen, lichtempfindlichen suprachiasmatischen Nucleus (SCN) reguliert, der auf durch die Augen einfallendes Licht reagiert. Die täglichen Temperaturschwankungen sind bei Kindern größer als bei Erwachsenen und während Fieberschüben ausgeprägter.

Bei jungen Kindern dominiert eine relativ hohe rektale Temperatur, die ab dem zweiten Lebensjahr allmählich abnimmt und sich nach der Pubertät bald stabilisiert.

1.2 Fieberverlauf

Die Bedeutung von Fieberverläufen hat in der Medizin abgenommen, weil nur wenige Krankheiten einen bestimmten Fieberverlauf aufweisen und gelegentlich die gleiche Krankheit in unterschiedlichen Fieberverläufen auftreten kann. Darüber hinaus kann die Diagnose heutzutage häufig anhand von Laboruntersuchungen gestellt werden, noch bevor sich ein bestimmter Verlauf abzeichnet. In der klinischen

Tab. 1.1 Fieberverläufe, die bei pädiatrischen Erkrankungen gefunden werden

Fiebermuster	Krankheiten
Kontinuierlich	Typhus, bösartige Falciparum-Malaria
Remittierend	Die meisten viralen oder bakteriellen Erkrankungen
Unterbrochen	Malaria, Lymphom, Endokarditis
Hektisch oder septisch	Kawasaki-Krankheit, pyogene Infektion
Täglich	Malaria, die durch *P. vivax* verursacht wird
Zweimal täglich	Kala-Azar, JIA, Arzneimittelfieber (zum Beispiel Carbamazepin)
Rezidivierend oder periodisch	Malaria tertiana, Malaria quartana, Brucellose
Wiederkehrendes Fieber	Familiäres Mittelmeerfieber

JIA juvenile idiopathische Arthritis

Praxis können einige Verläufe von klinischem Wert sein, wie Malaria mit ihrem charakteristischen Fieberverlauf (Tab. 1.1).

Fieberverläufe umfassen die Art des Auftretens (schleichend oder plötzlich), die Schwankung der Temperatur während eines 24-Stunden-Zeitraums und während des gesamten Krankheitsverlaufs, den Fieberzyklus und die Reaktion auf die Therapie. Weitere Verläufe sind:

- Das kontinuierliche oder anhaltende Fieber ist durch eine persistierende Körpertemperatursteigerung mit einer maximalen Schwankung von 0,4°C während eines 24-Stunden-Zeitraums gekennzeichnet. Dieses Muster ist normalerweise nicht mit Schüttelfrost oder Rigor verbunden. Die normale Tagestemperaturfluktuation ist in der Regel nicht vorhanden oder unbedeutend. Dieser Verlauf ist charakteristisch für Typhus und kann mit bakterieller Endokarditis, Tuberkulose und Arzneimittelfieber assoziiert sein.
- Das remittierende Fieber ist durch einen Rückgang der Temperatur jeden Tag, aber nicht auf ein normales Niveau, gekennzeichnet. Die Amplitude des Fiebers beträgt mehr als 0,3°C und weniger als 1,4°C. Dies ist die häufigste Art von Fieber in der pädiatrischen Praxis und ist nicht spezifisch für eine Krankheit. Die Schwankung über den Tag ist in der Regel vorhanden, insbesondere wenn das Fieber infektiösen Ursprungs ist.
- Beim intermittierenden Fieber kehrt die Temperatur jeden Tag auf Normalniveau zurück, normalerweise morgens, und erreicht am Nachmittag ihren Höhepunkt. Die Amplitude des Fiebers ist die gleiche wie beim remittierenden Fieber. Dies ist das zweithäufigste Fieber, das in der klinischen Praxis auftritt.
- Hektisches oder septisches Fieber tritt auf, wenn remittierendes oder intermittierendes Fieber eine sehr große Differenz (>1,4°C) zwischen dem Peak (Höchstwert) und dem Nadir (Tiefstwert) aufweist.

- Das quotidianische Fieber, verursacht durch *P. vivax,* bezeichnet fiebrige Paroxysmen, die täglich auftreten. Gemeinsame virale und bakterielle Infektionen können es auch verursachen.
- Das doppelt-quotidianische Fieber hat zwei Spitzen innerhalb von 12 h (12-Stunden-Zyklen). Dies kann bei Malaria oder Medikamenten wie Carbamazepin auftreten.
- Undulierendes Fieber beschreibt einen allmählichen Anstieg der Temperatur, die einige Tage hoch bleibt und dann allmählich auf Normalniveau sinkt. Brucella kann diese Art von Fieber verursachen.
- Das anhaltende Fieber beschreibt eine einzelne Erkrankung, bei der die Dauer des Fiebers die erwartete Dauer dieser Erkrankung überschreitet, zum Beispiel mehr als zehn Tage für eine virale obere Atemwegsinfektion.
- Wiederkehrendes, rezidivierendes und periodisches Fieber werden im Folgenden besprochen.

Wiederkehrendes Fieber

Wiederkehrende Fieber (RF) werden als drei oder mehr Fieberschübe während eines sechsmonatigen Zeitraums definiert, wobei symptomfreie Intervalle von mindestens sieben Tagen die Episoden voneinander trennen. Ursachen für RF sind entweder infektiös oder nichtinfektiös (Tab. 1.2). Infektionen wie virale Infektionen der oberen Atemwege („upper respiratory tract infection", URTI) sind bei weitem die häufigste Ursache für RT bei Kindern. Diese Infektionen treten in unregelmäßigen Abständen auf und klingen in der Regel innerhalb einer Woche ab. Kleinkinder werden häufig ein- bis zweimal monatlich URTI entwickeln, besonders wenn sie eine Vorschule besuchen (Kap. 5). Kinder mit viralen URTI haben meist andere Symptome als Fieber (zum Beispiel laufende Nase, Husten), die Hinweise auf die Ursache des Fiebers geben. In endemischen Gebieten ist Malaria die häufigste Ursache von RF, das als tertianes Fieber bezeichnet wird, wenn die Fieberschübe bei *P. vivax* und *P. ovale* alle 48 h auftreten, und als quartanes Fieber, wenn die Schübe bei *P. malariae* alle 72 h auftreten. Paroxysmen des Fiebers sind bei Kindern weniger ausgeprägt. Nach Ausschluss von Infektionen stehen Kliniker vor einer diagnostischen Herausforderung, die Ätiologie eines kindlichen RF

Tab. 1.2 Hauptursachen für wiederkehrendes Fieber

Infektiöse Ursachen	Nicht infektiöse Ursachen
• Viral (URTI, EBV)	Immunvermittelt (CD, SLE)
• Bakteriell (UTI, *Brucella*)	Neoplasmen (Kap. 6)
• Mykotisch (Histoplasmose)	Arzneimittelfieber
• Parasitär (Malaria, Toxoplasmose)	Periodisches Fiebersyndrom
• Wiederkehrendes Fieber *(Borrelia)*	Autoinflammatorische Erkrankungen

URTI obere Atemwegsinfektion, *EBV* Epstein-Barr-Virus, *CD* Zöliakie, *SLE* systemischer Lupus erythematodes, *UTI* Harnwegsinfektion

festzustellen. Autoimmunerkrankungen, Malignome und Fiebersyndrome sollten in Betracht gezogen werden.

Rattenbissfieber wird durch *Spirillum minus* verursacht und äußert sich in wiederkehrenden Fieberanfällen, die Wochen und Monate andauern können. Symptome sind Schüttelfrost, Kopfschmerzen, vergrößerte Lymphknoten in der Nähe des Ratenbisses, Hautausschlag, Gelenk- und Muskelschmerzen. Fieberfreie Intervalle sind in der Regel kurz und dauern 3–7 Tage. Die Diagnose wird durch einen nachgewiesenen Kontakt zu Ratten und durch direkte Dunkelfeldmikroskopie des Wundabstrichs bestätigt.

Das Pel-Ebstein-Fieber ist eines der wichtigsten Symptome bei Hodgkin-Lymphom (HL). Es tritt in etwa 35 % der Fälle auf, meist als intermittierendes Fieber. Das Pel-Ebstein-Fieber wurde von Pel und Ebstein 1887 beschrieben. Der Verlauf wurde ursprünglich als typisch für das Hodgkin-Lymphom angesehen. Nur wenige Patienten mit Hodgkin-Krankheit entwickeln diesen Verlauf, aber wenn er vorhanden ist, deutet er auf HL hin. Das Muster besteht aus wiederkehrenden Fieberepisoden, die oft 40°C erreichen und 3–10 Tage, meist eine Woche, andauern, gefolgt von einer fieberfreien Periode ähnlicher Dauer (Abb. 1.1). Die Ursache dieses Fiebertyps kann mit Gewebeschäden oder assoziierten hämolytischen Anämien zusammenhängen.

Rezidivierendes Fieber

Rezidivierendes oder Rückfallfieber (RF) ist der Begriff, der normalerweise für wiederkehrende Fieber verwendet wird, die durch zahlreiche, von Läusen oder Zecken übertragene Arten von *Borrelia* verursacht werden. Menschliche Körperläuse übertragen *Borrelia recurrentis* (der ursächliche Organismus für das epidemische, durch Läuse übertragene RF) von infizierten Menschen auf andere Menschen. Zecken erwerben Borrelien von Nagetieren (Ratten, Mäuse, Eichhörnchen) und sind Vektoren für mindestens 15 verschiedene Arten von *Borrelia,* die die endemische, durch Zecken übertragene RF verursachen. Die bekannteste von Zecken übertragene Krankheit ist die Lyme-Krankheit (siehe Kap. 5), die durch *B. burgdorferi* verursacht wird und durch den Biss einer mit diesen Bakterien infizierten Zecke auf den Menschen übertragen wird.

Rückfallfieber ist durch einen schnell einsetzenden, hohen Fieberanfall gekennzeichnet, der in Paroxysmen wiederkehrt, die 3–6 Tage andauern, gefolgt von einer fieberfreien Periode ähnlicher Dauer. Die maximale Temperatur beträgt

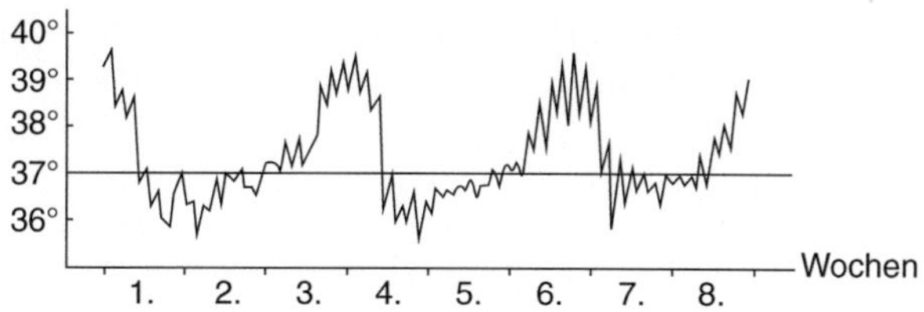

Abb. 1.1 Fieberverlauf bei Pel-Ebstein-Fieber

40,6°C bei durch Zecken übertragenem RF und bis zu 39,5°C bei durch Läuse übertragenem RF. Zu den Begleitsymptomen gehören Myalgie, Kopfschmerzen, Bauchschmerzen und Veränderungen des Sensoriums. Nach dem initialen Fieberschub kann sich auf der Brust ein Ausschlag bilden, der etwa zwei Tage andauert. Die Diagnose wird durch einen dicken Blutausstrich bestätigt, der während der Fieberepisoden vom Patienten entnommen wird.

Das Abklingen jedes Fieberschubs kann innerhalb weniger Stunden (6–8 h) von der Jarisch-Herxheimer-Reaktion (JHR) begleitet sein, die in der Regel auf eine Antibiotikabehandlung folgt. Die JHR wird durch die Freisetzung von Endotoxinen ausgelöst, wenn die Organismen durch Antibiotika zerstört werden. Die JHR ist nach der Behandlung von Syphilis sehr häufig. Sie ist bei Fällen von Leptospirose, Lyme-Borreliose und Brucellose weniger häufig. Die Symptomintensität reicht von leichtem Fieber und Müdigkeit bis hin zu einer voll ausgeprägten anaphylaktischen Reaktion.

Periodische Fiebersyndrome (autoinflammatorische Erkrankungen)
Periodische Fieber sind auch wiederkehrende Fieber, neigen aber zu rhythmischen Rückfällen. Sie sind meistens genetisch bedingt und durch organspezifische Entzündungen gekennzeichnet, die überlappende Symptome wie Arthralgie/Arthritis, Hautausschlag, Bauchschmerzen, Konjunktivitis und gelegentlich neurologische Symptome verursachen. Die Symptome treten meistens in frühem Kindesalter auf und oft vor dem ersten Lebensjahr (zum Beispiel Cryopyrin-assoziierte periodische Syndrome, CAPS). Während das Fieber bei einigen Syndromen wie Hyperimmunoglobulinämie-D-Syndrom (HIDS) und periodisches Fieber mit aphthöser Stomatitis, Pharyngitis und Adenitis (PFAPA) mit 39–40°C hoch ist, ist niedriggradiges Fieber bei CAPS typischer. Einige Syndrome (PFAPA und zyklische Neutropenie) zeigen eine regelmäßige Periodizität (21–28 Tage); andere zeigen dies nicht. Während einige Syndrome (zum Beispiel HIDS) lebenslange Erkrankungen sind, ist es bei Kindern mit anderen Syndromen (zum Beispiel PFAPA) wahrscheinlich, dass die Erkrankung später im Leben verschwindet.

Der Begriff autoinflammatorische Erkrankung wurde zur Beschreibung einer Gruppe von Störungen vorgeschlagen, die durch Schübe unprovozierter systemischer Entzündung ohne signifikante Autoimmunität (geringe Mengen Autoantikörper detektierbar) oder infektiöse Ursachen gekennzeichnet sind. Die abnorm erhöhte Entzündung wird durch einen Defekt im angeborenen Immunsystem verursacht [1].

In Tab. 1.3 sind die während der letzten 20 Jahre identifizierten Syndrome aufgeführt. Das Familiäre Mittelmeerfieber (FMF) und PFAPA sind viel häufiger als andere Syndrome. Nichtsteroidale entzündungshemmende Medikamente („non-steroidal anti-inflammatory drug", NSAID) sind weitaus wirksamer als Paracetamol bei der Kontrolle des Fiebers bei diesen Fiebersyndromen. Anakinra ist ein Rezeptorantagonist, der durch Blockade der biologischen Aktivität von IL-1 wirkt [2]. IL-1 ist ein Zytokin, das bei inflammatorischen Reizen induziert wird, um entzündliche Reaktionen hervorzurufen (Kap. 3).

Tab. 1.3 Periodische Fieber-Syndrome

Unordnung	Erbschaft	Fieberdauer	Periodizität	Hauptmerkmale	Diagnostische Tests	Amyloidose	Behandlung
FMF	AR	1–3 Tage	3–6 Wochen	Polyserositis (Bauch-, Brustschmerzen, Arthritis)	Entzündungsmarker, Mutationen im Gen MEFV auf Chromosom 16, die zu einem Proteinfehler führen	+	Colchicin, Anakinra
CN	AD	5–7 Tage	3–4 Wochen	Pharyngitis, Stomatitis, wiederkehrende bakterielle Infektionen, Lymphadenopathie, Zellulitis	Neutrophile <500; Mutation des Gens Neutrophile Elastase auf Chromosom 19	Nein	CSF, Antibiotika
TRAPS	AD	7–28 Tage	Gleichbleibend	Muskelkrämpfe, migräneartige Gelenkschmerzen, Exanthem	Erhöhte Werte: C-reaktives Protein, Leukozytenzahl, Erythrozytensedimentationsrate, TNFRSF1A-Gen-Tests	Gelegentlich	Prednisolon, Anti-TNF-Therapie
HIDS	AR	4–6 Tage	4–8 Wochen	Bauchschmerzen, Kopfschmerzen, Arthralgie, Lymphknotenschwellung, Durchfall	Hohe Werte: C-reaktives Protein, Leukozytenzahl, IgD, genetische Untersuchung des MVK-Gens, erhöhte Mevalonatwerte im Urin	Selten	Prednisolon, Simvastatin
PFAPA	Familiär/	3–6 Tage	3–4 Wochen	Aphthöse Stomatitis, Pharyngitis, Lymphadenitis	Diagnose: Klinisch; hohe Werte: C-reaktives Protein, Leukozytenzahl, proinflammatorische Zytokine	Nein	Prednisolon, Tonsillektomie
CAPS MWS	AD	2–3 Tage	Unregelmäßig	Urtikaria, progressiver Hörverlust	NLRP3-Gen-Test, erhöhte Werte für proinflammatorische Zytokine	+	Anakinra, Prednisolon
	FCAS	12–24 h	Unregelmäßig	Kälteinduzierte Urtikaria			
	NOMID	Unregelmäßig	Unregelmäßig	Neonataler Hautausschlag, Arthropathie			

FMF familiäres Mittelmeerfieber, *CN* zyklische Neutropenie, *TRAPS* Tumornekrosefaktor-Rezeptor-assoziiertes periodisches Syndrom, *HIDS* Hyperimmunoglobulinämie -D-Syndrom, *CAPS* Cryopyrin-assoziiertes periodisches Syndrom, *MWS* Muckle-Wells-Syndrom, *FCAS* familiäres kälteinduziertes autoinflammatorische Syndrom, *NOMID* neonatal beginnende multisystemische entzündliche Erkrankung, *PFAPA* periodisches Fieber mit aphthöser Stomatitis, Pharyngitis und Adenitis, *AR* autosomal rezessiv, *AD* autosomal dominant, *CSF* Kolonie-stimulierender Faktor

1.3 Phasen des Fiebers

Fieber wird durch drei Phasen charakterisiert:

- Die Phase der Temperatursteigerung wird oft durch Unwohlsein charakterisiert und ist das Ergebnis einer verminderten Wärmeabgabe durch Vasokonstriktion und einer erhöhten Wärmebildung durch Zittern. Der Patient fühlt sich kalt, und die Haut fühlt sich auch kalt an.
- Die Phase der Temperaturstabilisierung (Fastigium) tritt bei der neuen Stufe des thermoregulatorischen Sollwerts auf. Die Wärmebildung und die Wärmeabgabe sind wie im gesunden Zustand ausgeglichen, jedoch auf der höheren hypothalamischen Sollwertstufe. Ein gerötetes oder rosafarbenes Aussehen bedeutet, dass das Fieber seinen Höhepunkt erreicht hat. Sobald diese Phase erreicht ist, fühlt sich das Kind normalerweise ohne Zittern wohl.
- Die Phase des Temperaturabfalls oder der Deferveszenz erfolgt entweder durch Lysis (allmählicher Rückgang innerhalb von 2–3 Tagen auf ein normales Niveau) oder durch Krise (Rückgang innerhalb weniger Stunden auf ein normales Niveau). In dieser Phase tritt Schwitzen auf.

Die Tab. 1.4 zeigt Mechanismen, die zu normalen und abnormalen Körpertemperaturen führen.

1.4 Manifestationen während des Fiebers

Das subjektive Empfinden von Fieber ist bei Kindern im Allgemeinen uncharakteristisch oder fehlt ganz, und Fieber wird normalerweise von den Eltern entdeckt. Symptome umfassen das Gefühl von Kälte, Schmerzen, Kopfschmerzen und Schwäche. Manifestationen, die mit Fieber verbunden sind, variieren erheblich und hängen vom Alter des Kindes, von der Schwere und Höhe des Fieber s und von der Art der Erkrankung ab, die das Fieber verursacht hat. Häufige Manifestationen sind in Tab. 1.5 zusammengefasst.

Tab. 1.4 Periphere Mechanismen, die zu normalen und abnormalen Körpertemperaturen führen

Mechanismus	Beispiel	Beziehung der Körpertemperatur zum hypothalamischen Sollwert
Wärmeerzeugung = Verlust	Gesundheit, zweite Phase des Fiebers	Körpertemperatur = Sollwert
Wärmeerzeugung > Verlust	Erste Phase des Fiebers, MH	Körpertemperatur > Sollwert
Wärmeabgang < Erzeugung	Hitzeschlag	Körpertemperatur > Sollwert
Wärmeerzeugung < Verlust	Unterkühlung	Körpertemperatur < Sollwert

MH maligne Hyperthermie

Tab. 1.5 Zusammenfassung der klinischen Veränderungen, die während Fieber beobachtet wurden

Manifestation	Klinische Befunde
Symptome	Schüttelfrost (Rigor), Myalgie, Kopfschmerzen, Appetitlosigkeit, übermäßiger Schlaf, Müdigkeit, Durst, Delirium, spärliche Urinmenge (Oligurie)
Anzeichen	Schläfrigkeit, Reizbarkeit, Tachykardie, Tachypnoe, erhöhter Blutdruck, gerötetes Gesicht, Atemgeräusche, Abnahme der glomerulären Filtrationsrate, Proteinurie
	Akzentuierung (oder Auftreten) eines harmlosen (funktionellen) Herzgeräuschs und dritten Herztons
EKG-Veränderungen	Verkürzung der QT-Intervalle, Zunahme der supraventrikulären Extrasystolen

Symptome, die direkt mit Fieber in Verbindung stehen, sind:

- Schüttelfrost oder Kälteschauer, die typischerweise den Beginn eines hohen Fiebers anzeigen, als Folge der Freisetzung von Zytokinen und Prostaglandinen, die zu schnellen Muskelkontraktionen und -entspannungen führen. Kleinkinder haben oft keinen Schüttelfrost oder der Schüttelfrost ist so subtil, dass er unbemerkt bleibt. Schüttelfrost ist eher charakteristisch für einige Krankheiten, zum Beispiel Bakteriämie und Lobärpneumonie. Er tritt auch bei viralen Krankheiten und bei nichtinfektiösen Erkrankungen wie Lymphomen auf.
- Andere Symptome von Fieber sind Muskelschmerzen, Appetitlosigkeit und Müdigkeit sowie ein verändertes Sensorium.
- Fieber kann das Brugada-Syndrom aufdecken, eine seltene genetische Erkrankung, die mit einem charakteristischen EKG-Muster verbunden ist, das zu gefährlichen Herzrhythmusstörungen führt. Die Krankheit betrifft in der Regel junge und mittlere Erwachsene.

Anzeichen von Fieber sind:

- Tachykardie, mit einer Pulsfrequenz, die sich um 10 Schläge/min erhöht, wenn die Körpertemperatur um 1 °C ansteigt.
- Tachypnoe während des Fiebers ist eine Erhöhung der Atemfrequenz um etwa 2,5 Atemzüge/min für jeden Anstieg der Körpertemperatur um 1 °C, gelegentlich in Verbindung mit Atemgeräuschen (weckt den Verdacht auf Lungenentzündung). Bei Pneumonie mit Malaria ist der Temperatureffekt auf die Atemfrequenz sogar noch höher mit 3,7 Atemzügen/min pro 1 °C [3]. Der Grund für den Unterschied zwischen 2,5 ohne und 3,7 mit Malaria liegt in den mit Malaria verbundenen Begleiterkrankungen wie Anämie und Azidose sowie in der Rolle der Zytokine.
- Während die initiale Phase des Fiebers von einem Blutdruckanstieg und einer Abnahme der glomerulären Filtrationsrate (GFR) begleitet ist, ist das anhal-

tende Fieber mit einem Blutdruckabfall und einer leichten Erhöhung der GFR verbunden. Die Proteinurie tritt bei 5 bis 10 % der Kinder mit Fieber ohne vorbestehende Nierenerkrankungen auf.
- Ein Blutdruckabfall kann auf einen septischen Schock hinweisen.
- Die relative Bradykardie ist ein gelegentlich auftretendes Anzeichen während des Fiebers, das durch eine Pulsfrequenz verursacht wird, die im Verhältnis zur Höhe des Fiebers unverhältnismäßig niedrig ist. Normalerweise steigt für jedes 1°C (1,8°F) Fieber die Pulsfrequenz um 10. Zum Beispiel hat ein Patient mit einer Temperatur von 40°C (dessen Puls normalerweise 70/min beträgt) und einer Pulsfrequenz von unter 100/min eine relative Bradykardie. Klassische Ursachen der relativen Bradykardie sind Typhus, Arzneimittelfieber (insbesondere in Verbindung mit β-Blockern), Läsionen des zentralen Nervensystems, Brucellose, Leptospirose und vorgetäuschtes Fieber.
- Die relative Tachykardie ist eine Pulsfrequenz, die im Verhältnis zur Höhe des Fiebers unverhältnismäßig erhöht ist. Beispiele sind Hyperthyreose und Myokarditis.

Die kapillare Rückfüllzeit („capillary refill time", CRT) bei fiebernden Kindern ist im Wesentlichen gleich wie bei Kindern ohne Fieber (2–3 s). Die CRT hat einen wichtigen diagnostischen Wert bei schwer kranken Kindern mit Schock und Dehydration.

Eine gesprenkelte („mottled") Haut (Livedo reticularis, Cutis marmorata) wird meist durch Schwankungen der Körpertemperatur nach einem Temperaturabfall in der Umgebung verursacht. Diese fleckige Hautverfärbung ist häufig bei Neugeborenen zu sehen und ist harmlos.

1.5 Metabolische Auswirkungen von Fieber

Die Stoffwechselreaktion des Wirts während des Fiebers hängt von einer Reihe von Faktoren ab, darunter das Alter des Kindes, die Höhe und die Dauer des Fiebers sowie die Schwere und die Dauer der Grunderkrankung. Eine Zusammenfassung der Stoffwechselreaktion während des Fiebers ist in Tab. 1.6 dargestellt. Metabolische Prozesse umfassen:

- Fieber ist mit einer verbesserten Überlebensrate des Wirts verbunden, da es die immunprotektiven Mechanismen wie die Aktivierung der bakteriziden Wirkung von Neutrophilen (siehe Kap. 9) verstärkt.
- Die größte Teil des zellulären Energiebedarfs wird während des Fiebers durch Glukose als primäre Energiequelle gedeckt, während freie Fettsäuren in geringerem Umfang verwendet werden. Der metabolische Grundumsatz erhöht sich um 13 % für jedes 1 °C. In der Leber wird die Glukoseproduktion durch Glukoneogenese erhöht. Die O_2-Aufnahme erhöht sich um 10 %.
- In den Muskeln werden Aminosäuren durch Proteolyse freigesetzt und über das Plasma in die Leber transportiert. Trotz des Anstiegs der Aminosäureaufnahme

Tab. 1.6 Zusammenfassung der während des Fiebers auftretenden metabolischen Veränderungen (Zunahme ↑ oder Abnahme ↓)

↑ Energieverbrauch (13 % für jedes Grad ↑)	↓ Leberalbumin
↑ O_2-Verbrauch (10–12 % für jedes Grad ↑)	↓ Stickstoffbilanz
↑ Unmerklicher Wasserverlust (10 % für jedes Grad ↑)	↓ Natrium
↑ Glukoseproduktion	↓ Eisen, Zink
↑ Aminosäureausscheidung	↓ Phosphor
↑ C-reaktives Protein, Haptoglobin, Ceruloplasmin, Fibrinogen, Triglycerid	
↑ Hormone: Kortisol, Adrenocorticotropes Hormon, Wachstumshormon, Arginin, Vasopressin	
↑ Kupfer	

nimmt die Produktion von Albumin in der Leber ab. Die negative Stickstoffbilanz beginnt kurz nach dem Auftreten von Fieber und erreicht bei hohem Fieber einen Verlust von etwa 10 g pro Tag.

- Während die Plasmakonzentrationen von Eisen und Zink schnell abnehmen und damit eindringenden Mikroorganismen wesentliche Nährstoffe entzogen werden, nimmt die Konzentration an Kupfer zu.
- Hormonelle Veränderungen: Während des Fiebers kann im Blutserum der Kortisolspiegel bis zum Fünffachen ansteigen. Arginin-Vasopressin (AVP) wird ebenfalls erhöht und ist für die Aufrechterhaltung der Homöostase des Körperwassers während des Fiebers verantwortlich. Hyponatriämie tritt häufig in Verbindung mit akuten Fiebererkrankungen, insbesondere mit Pneumonie und Meningitis, als Folge einer unangemessenen Sekretion von AVP auf. AVP ist ein endogener antipyretischer Faktor, der ausgeschüttet wird, um das Fieber unter Kontrolle zu bekommen. Insulin und Glukagon werden von der Bauchspeicheldrüse als Reaktion auf die Freisetzung von IL-1 freigesetzt.

Obwohl einige dieser Veränderungen schädlich erscheinen, erholen sich gesunde Kinder normalerweise schnell von Fieberepisoden. Ein Verlust von Körperfett und Muskeln kann auftreten, wenn das Fieber länger andauert.

1.6 Potenzielle Komplikationen (siehe Tab. 1.7)

Komplikationen, die direkt mit Fieber in Zusammenhang stehen, sind selten. Morbidität und Mortalität hängen eng mit der Schwere der Grunderkrankung und nicht mit der Höhe des Fiebers zusammen. Komplikationen sind:

- Dehydration kann aufgrund erhöhter Körpertemperatur und der therapeutischen Wirkung von Medikamenten auftreten, die Schwitzen fördern. Fieber und Infektionen erhöhen die Stoffwechselrate auf weniger als das 1,5-Fache

Tab. 1.7 Praktische Tipps zu „Komplikationen von Fieber"

• Die wichtigste Komplikation von Fieber ist die Dehydration, die leicht verhindert und behandelt werden kann, indem dem Kind zusätzliche Flüssigkeit zugeführt wird
• Fieber kann mit Lethargie und Schläfrigkeit verbunden sein, die in mehr als 90 % der Fälle durch eine virale Infektion verursacht wird, die einige Tage andauert
• Fieber ist ein Symptom und keine Krankheit. Es ist nicht gefährlich. Wenn es zu Morbidität oder Mortalität kommt, ist dies auf die zugrunde liegende Krankheit zurückzuführen, nicht auf das Fieber
• Fieberkrämpfe treten nur bei genetisch anfälligen Kindern auf und sind normalerweise nicht gefährlich
• Fieber hilft dem Körper, sich gegen Infektionen zu wehren und ist ein wichtiger Abwehrmechanismus
• Fieber beschädigt das zentrale Nervensystem nicht. Es steigt auch nicht unaufhörlich an, weil es durch ein hypothalamisches Zentrum gut kontrolliert wird

des Grundumsatzes. Für jeden Anstieg der Körpertemperatur um 1°C ist ein 10%iger Anstieg des unmerklichen Wasserverlusts zu verzeichnen. Dehydrierte Kinder sind anfällig für Hitzschlag, insbesondere wenn sie übermäßig eingepackt sind. Es ist unerlässlich, dieser Komplikation vorzubeugen, indem dem fiebernden Kind häufig Flüssigkeit zum Trinken angeboten wird.

- Einen fieberinduzierten Anfall (Fieberkrampf) erleben 3–4 % der genetisch anfälligen Kinder unter 5 Jahren. Dieser tritt auf, wenn die Temperatur schnell ansteigt.
- Einige Kleinkinder erleben in Verbindung mit einer hohen Körpertemperatur Delirium. Dies ist ein unspezifisches Symptom, das durch virale sowie bakterielle Infektionen und Medikamente verursacht wird. Delirium tritt akut auf und verursacht Bewusstseinsstörungen und Konzentrationsschwäche. Es erfordert eine sofortige ärztliche Behandlung, um andere Ursachen auszuschließen, wie eine Psychose oder einen akuten Angstzustand. Ein Delirium tritt häufig wiederholt auf und verursacht bei den Eltern erhebliche Angst. Die durch Fieber verursachten Symptome werden durch Antipyretika schnell gelindert. Andere Zustände reagieren in der Regel auf Haloperidol oder Risperidon.
- Hyperpyrexie ist eine rektale Temperatur von 41,1°C oder höher (für die axillare oder die tympanale Temperatur wird 40°C anstelle von 41,1°C genommen), wie von Dubois definiert, der bei etwa 5 % von 1761 Patienten mit schweren bakteriellen Infektionen diese Temperaturerhöhung beobachtete [4]. In einer anderen Studie hatten von 130.828 konsekutiven pädiatrischen Patienten, die über einen Zeitraum von zwei Jahren untersucht wurden, nur 103 (1 von 1270 Patientenbesuchen) ein Fieber von 41,1°C oder höher [5]. Von den 103 Personen hatten 20 (18,4 %) eine schwere bakterielle Infektion. Es bestand eine signifikante Assoziation zwischen einer solchen Höhe der Temperatur und einer schweren bakteriellen Infektion, wie Meningitis. Abgesehen von Infektionen wurde bei Neugeborenen mit intraventrikulären Blutungen Hyperpyrexie bis zu 41,8°C festgestellt [6].

- Herpes labialis (Lippenbläschen) resultiert aus der Aktivierung einer latenten Herpes-simplex-Infektion in Verbindung mit Fiebererkrankungen. Es tritt bei Kindern seltener auf als bei Erwachsenen und ist häufiger bei bestimmten bakteriellen Infektionen, wie Pneumokokken- oder Meningokokkeninfektion.

1.7 Klassifizierung von Fieber (Tab. 1.8 und 1.9)

Die Klassifizierung des Fiebers in drei Kategorien (Fieber mit Lokalisation, Fieber ohne Lokalisation und persistierendes Fieber unbekannter Ursache) ist diagnostisch nützlich. Zum Beispiel treten Harnwegsinfektion und Bakteriämie vorwiegend bei jenen Kindern auf, die mit Fieber ohne Lokalisation vorstellig werden. Obwohl eine Urinanalyse bei jedem fiebernden Kind angezeigt ist (zum Beispiel bei Erkältungssymptomen), ist es von entscheidender Bedeutung, bei jedem Kind, das keine Infektionsquelle aufweist, eine Urinanalyse einschließlich einer Urinkultur anzufordern.

1.7.1 Fieber mit Lokalisierung

Die häufigsten Fiebererkrankungen, denen Kinderärzte in der Praxis begegnen, gehören zu dieser Kategorie (Tab. 1.10). Fieber ist in der Regel von kurzer Dauer, entweder weil es nach einer gewöhnlichen viralen Infektion von selbst abklingt oder weil eine spezifische Behandlung, wie zum Beispiel ein Antibiotikum, verabreicht wurde. Die Diagnose kann durch Anamnese und körperliche Untersuchung nahegelegt und durch einfache Untersuchungen, wie zum Beispiel ein Röntgenbild der Brust, bestätigt werden. Da Kinder unter 36 Monaten die höchste Rate an Fiebererkrankungen mit lokalen Symptomen aufweisen, wird dies im Folgenden kurz behandelt.

Fieber bei Kindern unter 36 Monaten

Fetale Temperatur. Fieber ist beim Fötus ungewöhnlich, bei Neugeborenen selten und bei schwangeren Müttern vor der Geburt sporadisch. Es wird angenommen, dass die Suppression von Fieber bei diesen Gruppen durch die Wirkung des Hormons Arginin-Vasopressin verursacht wird, das als endogenes Antipyretikum wirkt. Die Körpertemperatur des Fötus liegt mit etwa 38,0°C 0,5–0,9°C höher als

Tab. 1.8 Die drei Hauptkategorien von Fieber, das in der pädiatrischen Praxis auftritt

Kategorie	Häufigste Ursache	Übliche Fieberdauer
Fieber mit Lokalisation	URTI	<1 Woche
Fieber ohne Lokalisation	Virale Infektion, UTI	<1 Woche
Fieber unbekannter Ursache	Infektion, JIA	>1 Woche

URTI obere Atemwegsinfektion, *UTI* Harnwegsinfektion, *JIA* juvenile idiopathische Arthritis

Tab. 1.9 Definitionen von Begriffen, die zur Klassifizierung von Fieber verwendet werden

Begriff	Definition
Fieber mit Lokalisation	Akute fiebrige Erkrankung mit einem Infektionsherd, die nach Anamnese und körperlicher Untersuchung diagnostiziert werden kann und in der Regel weniger als eine Woche andauert
Fieber ohne Lokalisation	Akute Fiebererkrankung ohne erkennbaren Grund für das Fieber trotz Anamnese und körperlicher Untersuchung
PUO	Fieber ohne Lokalisation, das eine Woche oder länger anhält, ohne dass bei der Untersuchung im Krankenhaus die Ursache festgestellt werden kann
Lethargie	Schwacher oder fehlender Augenkontakt; keine Interaktion mit dem Untersucher oder den Eltern, kein Interesse an der Umgebung
Toxisches Erscheinungsbild	Klinische Anzeichen, gekennzeichnet durch Lethargie, Anzeichen einer schlechten Durchblutung, Zyanose, Hypo- oder Hyperventilation
Schwere bakterielle Infektionen	Deuten auf schwere Erkrankungen hin, die lebensbedrohlich sein können
	Beispiele sind Meningitis, Sepsis, Knochen- und Gelenkinfektionen, Enteritis, Harnwegsinfektion, Pneumonie
Bakteriämie und Sepsis	Bakteriämie bedeutet das Vorhandensein von Bakterien im Blut, was durch eine positive Blutkultur erkennbar ist; Sepsis bedeutet zusätzlich die Invasion von Bakterien in das Gewebe, was zu einer Gewebeminderdurchblutung und Organfunktionsstörung führt

PUO Fieber unbekannter Ursache

Tab. 1.10 Die Hauptursachen von Fieber mit Lokalisierung

Gruppe	Krankheiten
Obere Atemwegsinfektionen	Virale URTI, Mittelohrentzündung, Tonsillitis, Laryngitis, Herpes-Stomatitis
Lungen	Bronchiolitis, Pneumonie
Gastrointestinal	Gastroenteritis, Hepatitis, Appendizitis
Zentrales Nervensystem	Meningitis, Enzephalitis
Exantheme	Masern, Windpocken
Kollagen	Rheumatoide Arthritis, Kawasaki-Krankheit
Neoplasmen	Leukämie, Lymphom
Tropen	Kala-Azar, Sichelzellanämie

URTI obere Atemwegsinfektion

die mittlere Körperkerntemperatur der Mutter, wodurch ein kontinuierlicher Wärmeübergang entlang des Gradienten vom Fötus zur Mutter durch die Nabelschnurgefäße ermöglicht wird. Bei der Geburt bleibt die Körpertemperatur des Neugeborenen und der Mutter kurzzeitig auf diesem Niveau. Die Wärmeerzeugung im Neugeborenen erfolgt über die Thermogenese ohne Zittern, die kurz nach der Geburt beginnt (siehe Kap. 3).

Bei Kindern im Alter von ein bis drei Tagen kann eine erhöhte Körpertemperatur (Fieber oder Hyperthermie) in den ersten Stunden des Lebens verursacht werden durch:

- Fieber der Mutter ohne Infektion. Die Hauptursache für ein intrapartales Fieber ist eine Epiduralanästhesie, was bei etwa 19,2 % der Frauen auftritt [7]. Je länger die Entbindung dauert, desto höher ist das Risiko, dass Frauen, die eine Epiduralanästhesie erhalten, Fieber entwickeln. Mütterliches Fieber von mehr als 38°C (100,4°F) war im Vergleich zu denjenigen, die keine Epiduralanästhesie erhalten haben oder die Epiduralanästhesie erhalten haben und fieberfrei waren, mit ungünstigen neonatalen Ergebnissen verbunden (wie Hypotonie, früh einsetzende Krampfanfälle). Obwohl die Ursache des Fiebers nicht vollständig klar ist, wurden erhöhte mütterliche Serumspiegel von Interleukin-1 (IL-1) und eine hohe neonatale monozytäre Produktion von IL-1β und IL-6 vorgeschlagen.
- Infektion der Mutter. Eine seltenere Ursache für intrapartales Fieber ist eine Infektion der Mutter, zum Beispiel eine Chorioamnionitis. Neugeborene von Frauen, die während der Geburt Fieberhaben, werden häufiger auf eine Sepsis untersucht und erhalten Antibiotika als Neugeborene von fieberfreien Frauen. Diese Säuglinge müssen möglicherweise auch aufgrund eines niedrigen Apgar-Scores und einer Hypotonie reanimiert werden.
- Hyperthermie. Erhöhte Körpertemperatur während der ersten ein bis drei Tage des Lebens kann durch das Legen des Neugeborenen unter einen Wärmestrahler oder durch Dehydration verursacht werden. Im Gegensatz zu Fieber normalisiert sich die Körpertemperatur schnell, sobald die Ursache der Hyperthermie beseitigt wurde.

Kinder im Alter von drei Tagen bis zu drei Monaten zeigen die höchste Inzidenz schwerer bakterieller Infektionen (SBI), die bei Neugeborenen auf 12 % und bei Kindern im Alter von ein bis zwei Monaten auf 6 % geschätzt wird [8]. Eine eindeutige Identifizierung einer SBI erfordert eine positive Kultur aus Cerebrospinalflüssigkeit, Blut, Stuhl oder Harnwegen oder einen identifizierbaren bakteriellen Herd durch körperliche Untersuchung oder Röntgenaufnahme.

Trotz der hohen Inzidenz von Infektionen sind Fieberschübe in dieser Altersgruppe selten, und einige ernsthaft kranke Säuglinge sind normotherm oder hypotherm. In einer Serie von konsekutiv in einer ambulanten Klinik untersuchten Säuglingen unter 3 Monaten hatte nur 1 % eine rektale Temperatur von >38,0°C, wobei eine Temperatur >40,0°C bei 6 % dieser Fieberanfälle auftrat [9]. Es hat

Tab. 1.11 Symptome und Kennzeichen eines Kindes mit schwerer bakterieller Infektion

Allgemein	Reduzierte Aktivität, schwaches Weinen, mangelnder Augenkontakt, kein Lächeln
Körpertemperatur	Instabilität, Fieber, Hypothermie
Anzeichen eines Schocks	Kalte und fleckige Haut, langsame CRT > 2–3 s
Atmung	Apnoe, Tachypnoe, flacher Atem und Atemgeräusche
Gastrointestinal	Mangelnde Nahrungsaufnahme, Erbrechen, Bauchschmerzen, Durchfall
Zentrales Nervensystem	Müdigkeit, manchmal wechselnd mit Reizbarkeit (bei Meningitis sind geschwollene Fontanelle, andere meningeale Anzeichen wie Nackensteifigkeit in der Regel nicht vorhanden)

CRT Kapillarfüllzeit

sich gezeigt, dass die Häufigkeit von SBI proportional zur Höhe des Fiebers ist und bei 9,5 % der Kinder mit einer Temperatur <40°C und bei 36 % der Kinder mit einer Temperatur von 40 °C und mehr auftritt [10]. Eine normale Temperatur schließt eine Infektion nicht aus: 30 % der Kinder mit SBI waren bei der Aufnahme fieberfrei. Die Kinder präsentieren sich in der Regel mit unspezifischen und subtilen Symptomen (Tab. 1.11). Die Erreger einer SBI sind in Tab. 1.12 aufgeführt.

Fieber bei Kindern zwischen 3 und 36 Monaten ist die häufigste Fiebererkrankung in der Kindheit, mit etwa 6–12 Fieberschüben pro Jahr. Eine selbstlimitierende virale URTI ist die häufigste Infektion, die bei 50 % aller Fieberschübe auftritt. Eine Temperatur von mehr als 40°C ist häufig und tritt bei 20 % aller Fieberschübe auf. Solch hohes Fieber kann eine bakterielle oder virale Infektion begleiten. Im Gegensatz zu jüngeren Kindern sind die meisten Fiebererkrankungen harmlos und selbstlimitierend. SBI sind selten (etwa 2–3 %). Die Tab. 1.13 fasst Faktoren zusammen, die das Risiko einer SBI erhöhen.

Tab. 1.12 Die häufigsten Erreger früh einsetzender (<3 Tage) und spät einsetzender schwerer bakterieller Infektionen in Industrie- und Entwicklungsländern

Kinder <3 Monate alt	
Industrieländer	
Früh einsetzend	*E. coli,* GBS, *Staphylococcus epidermidis*
Spät auftretend	*E. coli,* GBS, CONS, *N. meningitidis, S. pneumoniae, Salmonella, Listeria monocytogenes*
Entwicklungsländer	
–	Nichttyphoide Salmonellen, *Klebsiella, E. coli, Pseudomonas, Staphylococcus aureus, H. influenzae, S. pneumoniae, S. pyogenes*
Kinder > 3 Monate	*S. pneumoniae, N. meningitidis, Salmonella*

GBS Gruppe-B-Streptokokken, CONS Coagulase-negative Staphylokokken, S. *Streptococcus,* N. *Neisseria,* H. *Haemophilus*

Tab. 1.13 Faktoren, die das Risiko einer schweren bakteriellen Infektion erhöhen

Alter	Säuglinge <3 Monate (3–36 Monate)
Temperatur	
Neugeborenes	Jeder Fiebergrad
Älteres Kind	>39.0°C, besonders >40°C
Vorerkrankung	
Neugeborenes	Frühgeburt, vorzeitiger Blasensprung, mütterliche Infektion (zum Beispiel GBS), Zentralvenenkatheter
Älteres Kind	Sichelzellanämie, Immunsuppression, nephrotisches Syndrom, Splenektomie, HIV-infektion
Anderes	Venenkatheter, Hautpetechien
Vorgeschichte und Anzeichen	Symptome und Anzeichen in Tab. 1.11 und 1.14
Laborbefunde	WBC >15.000
	CRP: >10 (Neugeborene); > 40 (ältere Kinder)
	Procalcitonin: >0,5 ng/ml
	CSF: >8 WBC/mm^3
	Urin: Positives Nitrat auf Teststreifen, Urinanalyse mit >10 WBC/hpf
	Röntgenaufnahme der Lunge: Infiltration
	Stuhl: >5 WBC/hpf Stuhlpräparat

hpf Hauptgesichtsfeld, *GBS* Gruppe-B-Streptokokken

Management eines Kindes mit Fieber wird in den Abb. 1.2 und 1.3 zusammengefasst

Das Management beinhaltet Anamnese, körperliche Untersuchung und Laboruntersuchung. Die größte Herausforderung für einen Arzt besteht darin, die Ursache der Erkrankung festzustellen, insbesondere die Bestätigung oder den Ausschluss einer schweren Erkrankung. Das Management umfasst die Anamneseerhebung mit Schwerpunkt auf:

- Beginn und Dauer des Fiebers, die zu Hause gemessenen Temperaturwerte, die Methode der Temperaturmessung
- Vorhandensein ähnlicher Symptome bei anderen Familienmitgliedern
- Muster der Ernährung, Aktivitätsgrad, Spielfreude zu Hause
- Merkmale, die auf eine SBI hinweisen
- Vorbestehende Erkrankung
- Vorherige Anwendung von Antibiotika
- Impfungen

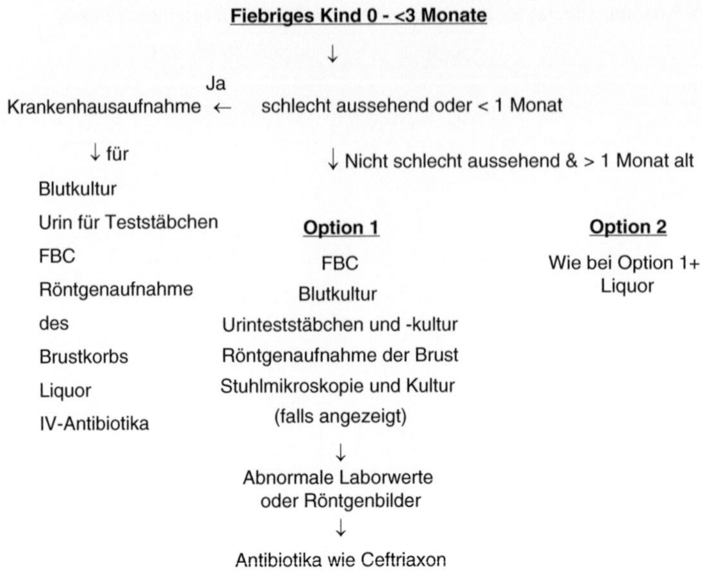

Abb. 1.2 Management eines Kindes im Alter von $0 \leq 3$ Monaten ohne Infektionsherd

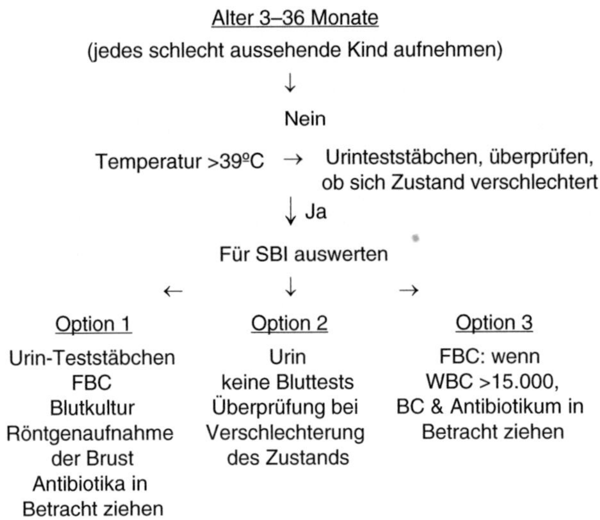

Abb. 1.3 Management eines Kindes im Alter von 3 bis 36 Monaten ohne Infektionsherd

Table 1.14 Zusammenfassung der Beobachtungsmerkmale, um ein Kind mit schwerer bakterieller Infektion zu identifizieren

Item	Unwohl	Sehr unwohl
Aussehen	Unwohl aussehend (Lethargie, reduzierte Aktivität)	Kein Augenkontakt, erkennt Eltern nicht, keine Aktivität
Qualität des Schreis	Wimmern	Schwacher Schrei, hoher Schrei
Reaktion auf Schmuserei	Langsame Reaktion, ungern	Zu schwach, um zu reagieren
Wachheit	Schläfrigkeit	Fällt häufig in Schlaf, schwer zu wecken
Hydration	Leicht trockener Mund	Trockener Mund, eingesunkene Fontanelle, trockene Haut
Farbe	Periphere Zyanose oder Blässe	Fleckig, blass oder aschfarben
Sozialisierung/Stimulation	Kurzes Lächeln und Reaktion	Kein Lächeln, ängstliches Gesicht, ausdruckslos

Körperliche Untersuchung, die aus zwei Teile n besteht:

- Betrachten von Gegenständen, um SBI vorherzusagen (siehe Tab. 1.14). Diese Elemente, kombiniert mit einer Anamnese und einer körperlichen Untersuchung, können die meisten schweren Erkrankungen bei Kindern identifizieren. Diejenigen Kinder, die krank sind, müssen sofort in das Krankenhaus eingeliefert, untersucht und behandelt werden.
- Körperliche Untersuchung mit dem Schwerpunkt auf der Suche nach einem Herd, der das Fieber erklären könnte.

Untersuchung, die Folgendes berücksichtigt:

- Bei einem Kind mit lokalen Symptomen einer Infektion sollte die Untersuchung minimal sein und sich auf die wahrscheinlichste Diagnostik konzentrieren.
- Screening-Tests umfassen eine Blutuntersuchung (FBC), insbesondere mit Blick auf die WBC-Anzahl, CRP und Urinteststreifen. Diese Tests sind besonders wichtig für kleine Kinder, die sich zwar wohl fühlen, aber abnorme Laborbefunde zeigen (siehe Bakteriämie). Tests umfassen WBC-Anzahl, CRP und Procalcitonin (PCT). PCT (>0,5 ng/mL) ist ein frühes sensitives und spezifisches Merkmal bakterieller Infektionen.
- Bei kleinen Kindern ist die Stethoskopie häufig unzuverlässig und ein Röntgenbild der Lunge ist in der Regel erforderlich, um die Diagnose einer Pneumonie zu stellen.
- Eine Blutkultur ist ein wichtiger Test, wenn vermutet wird, dass bei dem Kind eine SBI vorliegt, insbesondere bei fehlendem Infektionsherd.
- Die Pulsoximetrie ist ein Pflichttest für jedes kranke Kind.

Antipyretika-Behandlung (siehe Kap. 10).

Die antibiotische Behandlung sollte von der Grunderkrankung, dem Gesundheitszustand des Kindes, dem Alter des Kindes und der Höhe des Fiebers sowie den Befunden der Laboruntersuchungen abhängen. Sie ist angezeigt für:

- Jedes unter Erkrankung leidende Kind, unabhängig vom Alter
- Alle fiebernden Neugeborenen (<28 Tage alt) sollten in ein Krankenhaus eingeliefert, einer vollständigen Sepsis-Evaluierung unterzogen und einer empirischen intravenösen Antibiotikatherapie unterzogen werden
- Kinder, bei denen die Infektionsherde wahrscheinlich durch Bakterien verursacht werden

Für Kinder ab drei Monaten sind Antibiotika bei den meisten Infektionen nicht angezeigt, die in der Regel durch virale Infektionen verursacht werden und sich in den ersten Lebensjahren ereignen.

1.7.2 Fieber ohne Lokalisierung (Bakteriämie)

Wenn Anamnese und körperliche Untersuchung keine bestimmte Ursache für Fieber bei einem akut erkrankten Kind im Alter von 3–36 Monaten ohne toxisches Erscheinungsbild feststellen, wird die Erkrankung als Fieber ohne Lokalisierung oder Fieber ohne Ursache bezeichnet. Ungefähr 20 % aller Fieberschübe weisen bei der Präsentation keine Lokalisation auf. Die häufigste Ursache ist eine virale Infektion, die meistens in den ersten Lebensjahren auftritt. Eine solche Infektion sollte erst in Betracht gezogen werden, nachdem eine Harnwegsinfektion (UTI) und eine Bakteriämie ausgeschlossen wurden. Die Tab. 1.15 zeigt die häufigsten Ursachen für diese Gruppe. SBI umfassen Meningitis, septische Arthritis, Pneumonie, UTI, Cellulitis, Malaria in malariaendemischen Gebieten und Bakteriämie.

Eine Bakteriämie weist auf die Anwesenheit von Bakterien im Blut hin, während bei einer Septikämie Bakterien in das Gewebe eingedrungen sind, was zu einer Gewebeminderdurchblutung und Organfunktionsstörung führt. Septikämie ist in Neugeborenen und Säuglingen häufiger als Bakteriämie. Die Gesamtinzidenz der Bakteriämie bei fiebernden Kindern beträgt etwa 2 %; es bestehen jedoch höhere Risiken bei:

- Kindern im Alter von 3 bis 24 Monaten, bei denen die Inzidenz am höchsten ist. Sie wird bei 7- bis 12-Jährigen auf 3 bis 4 % geschätzt und ist bei 13- bis 18-Jährigen doppelt so hoch.
- Assoziation mit hohem Fieber. Während das Risiko einer Bakteriämie bei Temperaturen zwischen 38 und 39°C praktisch gleich null ist, besteht eine starke Korrelation zwischen der Inzidenz der Bakteriämie und höheren Temperaturen. Die Inzidenz beträgt bei Temperaturen zwischen 40 und 40,5°C 7 %, bei 40,5 bis 41,0°C 13 % und bei höheren Temperaturen 26 %. Die Dauer des Fiebers

sollte nicht zur Vorhersage der Wahrscheinlichkeit einer schweren Erkrankung herangezogen werden.

- Grunderkrankungen wie Immunschwäche, Neutropenie, Malaria und Mangelernährung.

Symptome und Anzeichen von Bakteriämie entsprechen häufig denen, die bei Kindern mit SBI auftreten (Tab. 1.11). Bei der körperlichen Untersuchung gibt es keine Infektionsherde, Fieber über 39,0°C und ein schlechtes Allgemeinbefinden sind die einzigen Manifestationen der Krankheit. Gelegentlich können bakteriämische Patienten mit bedrohlichen Symptomen wie Hypotonie, Bewusstseinseinschränkung, disseminierter intravaskulärer Koagulopathie (DIC) und Nierenversagen aufweisen.

Obwohl Bakteriämie häufiger als isolierte Primärerkrankung auftritt, ist bekannt, dass viele Infektionskrankheiten mit einer Septikämie einhergehen. Dazu gehören Meningitis (je nach Art des Erregers und Alter in bis zu 80 % der Fälle), Pneumonie (in etwa 10 % der Fälle), Malaria (5 %) und Mittelohrentzündung (1,5 %; [11]). Es wurde festgestellt, dass bakteriämische Pneumokokken-Pneumonien im Vergleich zu Pneumokokken-Pneumonien ohne Bakteriämie eine höhere Sterblichkeit aufweisen.

Die vorherrschenden Bakterien, die aus Blutkulturen von Neugeborenen und Kleinkindern isoliert wurden, waren Gruppe-B-Streptokokken (GBS), die für

Tab. 1.15 Übliche Ursachen für Fieber ohne Lokalisation

Fälle	Beispiele	Hinweise zur Diagnose
Infektionen	Bakteriämie/Sepsis	Krankes Aussehen, hoher Wert für C-reaktives Protein, Leukozytose
	Die meisten Viren (HHV-6)	Gut aussehend, normale Werte für C-reaktives Protein und Leukozytenzahl
	UTI	Urin-Teststreifen
	Malaria	In Malariagebiet
Fieber unbekannter Ursache	JIA	Periartikulär, Ausschlag, Splenomegalie, hohe Werte für antinukleären Faktor und C-reaktives Protein
Post	Dreifachimpfung	Zeitpunkt des Fieberbeginns im Zusammenhang mit der Impfung
	Masern	Zeitpunkt der Impfung
Arzneimittelfieber	Die meisten Medikamente	Anamnese der Medikamenteneinnahme, Diagnose durch Ausschluss (siehe Arzneimittelfieber)

HHV-6 humaner Herpesvirus 6, *UTI* Harnwegsinfektion, *JIA* juvenile idiopathische Arthritis

mehr als 50 % der frühkindlichen Sep tikämie verantwortlich waren. GBS sind seit den frühen 1990er-Jahren dramatisch zurückgegangen. Die häufigste Ursache von Bakteriämie bei fiebernden, weniger als drei Monaten alten Säuglingen ist derzeit *E. coli* (42 %), gefolgt von GBS (23 %; [12]). *E.-coli*-Bakteriämie ist sehr häufig mit UTI verbunden. Die häufigsten Isolate bei Malaria sind nichttyphoide Salmonellen. Vor der Einführung des Impfstoffs gegen *Haemophilus influenzae* Typ b (Hib) war Hib der häufigste Erreger bei Bakteriämien und bakteriellen Infektionen bei älteren Kindern. In den letzten Jahren wurde *Streptococcus pneumoniae* zum häufigsten Erreger.

Zusammenfassung der Behandlung eines fiebernden Kindes (Tab. 1.16)

Die Prognose der Bakteriämie ist im Allgemeinen gut, vorausgesetzt, die Möglichkeit wird bei jedem fiebernden Kind ohne Infektionsherd in Betracht gezogen und es wird frühzeitig eine geeignete Antibiotikatherapie eingeleitet. Jüngste Berichte weisen darauf hin, dass eine Bakteriämie in 40–60 % der Fälle spontan und ohne Antibiotika abklingt. In den übrigen Fällen kann es zu bakteriellen Komplikationen kommen, darunter in etwa 10 % der Fälle eine bakterielle Meningitis.

Auswirkung von Impfungen

Die Einführung der routinemäßigen Immunisierung von Säuglingen mit den Konjugatimpfstoffen (1990 für Hib; 2000 für *Streptococcus pneumoniae*) hat die Prävalenz der durch diese Organismen verursachten invasiven Krankheiten dramatisch verändert. So lag beispielsweise das Risiko einer bakteriellen Meningitis bei nicht geimpften Kindern früher bei etwa 10 % und war fast ausschließlich auf Hib zurückzuführen. Die Inzidenz von Bakteriämie bei fiebernden Kindern mit gutem Erscheinungsbild ist drastisch auf unter 1 % gesunken. Zu den häufigen Bakte-

Tab. 1.16 Zusammenfassung der Behandlung eines fiebernden Kindes

• Die Mehrheit der Kinder, die mit Fieber vorstellig sind, sind unter drei Jahre alt.
• Die Herausforderung für den Kliniker besteht darin, Kinder mit viralen von solchen mit schweren bakteriellen Infektionen (SBI) zu unterscheiden. Sorgfältige Anamnese und Beobachtung (während das Kind in den Armen des Elternteils liegt) durch einen erfahrenen Kliniker kann solche Unterscheidung ermöglichen.
• Eine Urinprobe sollte bei einem Kind mit Fieber, insbesondere bei einem Kind ohne Infektionsherd, mit Urin-Teststäbchen getestet werden. Das Vorhandensein von Nitrat erfordert eine Kultur des Urins und Antibiotikatherapie; negative Befunde für Nitrat und Leukozytenanzahl schließen fast sicher eine Harnwegsinfektion (UTI) aus.
• Die Behandlung eines Kindes, das krank erscheint oder einen offensichtlichen Infektionsherd aufweist, ist unkompliziert. Die überwiegende Mehrheit der Kinder ohne lokale Anzeichen einer Infektion haben in der Regel UTI, Bakteriämie oder eine virale Infektion.
• Anzeichen einer schweren bakteriellen Infektion (SBI) wie Meningitis, Bakteriämie und Pneumonie sind bei jungen Säuglingen subtil. Die Kultivierung von Blut und Zerebrospinalflüssigkeit sowie ein Röntgenbild der Lunge sind erforderlich, um eine SBI eindeutig zu identifizieren.

rienisolaten aus Blutkulturen gehören *E. coli*, *Staphylococcus aureus*, *N. meningitides*, Salmonellen und Gruppe-A-Streptokokken. Kinder mit hohem Bakteriämierisiko sollten ein empirisches parenterales Antibiotikum (Ceftriaxon) erhalten. Ein geeigneter Nachsorgetermin sollte nach Möglichkeit innerhalb von 24 Stunden vereinbart werden, insbesondere für Personen mit unvollständiger Immunisierung (weniger als zwei Hib-Dosen). Bei denjenigen, bei denen die Nachsorge unsicher ist, sollte eine parenterale Antibiotikatherapie begonnen werden.

1.7.3 Anhaltendes Fieber unbekannter Ursache

Dieser Begriff wird in der Regel verwendet, wenn Fieber ohne Lokalisierung länger als eine Woche andauert und während der Untersuchung im Krankenhaus keine Ursache gefunden wird. Im Jahr 1961 wurde PUO als Fieber von mehr als 38,3°C bei mehreren Gelegenheiten von mindestens drei Wochen und Unsicherheit der Diagnose nach einer einwöchigen Untersuchung im Krankenhaus definiert [13, 15]. Da die Krankheit bei Kindern schneller fortschreitet und tiefgreifendere Auswirkungen auf die Gesundheit hat als bei Erwachsenen, ist eine Fieberdauer von drei Wochen bei Kindern unpraktisch.

Einige Anmerkungen sind für die Diagnose von PUO von praktischer Bedeutung:

- Die Krankengeschichte des Patienten sollte nach einer Exposition gegenüber Tieren, Auslandsreisen und früherer Einnahme von Antibiotika gesucht werden.
- Bei der Feststellung einer Diagnose sind wiederholte körperliche Untersuchungen hilfreicher als aufwendige Untersuchungen.
- Bei einem Kind, bei dem bei Einlieferung ins Krankenhaus die Erstdiagnose PUO gestellt wird, stellt sich häufig heraus, dass es sich entweder um eine selbstlimitierende, gutartige Erkrankung handelt, wie zum Beispiel eine Virusinfektion, oder um eine häufige Krankheit, die mit einfachen Erstuntersuchungen, wie zum Beispiel einer Urinkultur oder einer Röntgenaufnahme des Brustkorbs, leicht diagnostiziert werden kann. Daher sind, sofern der Zustand des Kindes zufriedenstellend ist, zunächst keine aufwendigen Untersuchungen erforderlich. Eine atypische Präsentation einer häufigen Krankheit ist häufiger als eine seltene und exotische Krankheit.
- Mit Ausnahme der Knochenmarkspunktion sind invasive Verfahren wie Laparotomie, Laparoskopie oder Biopsie heutzutage selten zur Diagnose von PUO erforderlich. Eine rheumatoide Arthritis bei einem Kind mit gesicherter Diagnose PUO ist häufig die einzige Diagnose.

In Tab. 1.17 sind die wichtigsten Ursachen von PUO aufgeführt:

- Infektionen sind die häufigsten Ursachen und machen 60–70 % aller Fälle aus. Je jünger das Kind ist, desto höher ist der relative Prozentsatz der Infektion.

Tab. 1.17 Hauptursachen für Fieber unbekannter Ursache (PUO)

Ursache	Begründung, dass ein Fall von PUO vorliegt
Infektion (60–70 %)	
Lokalisiert	
Sinusitis	Standard-Sinus-Röntgenaufnahme wurde nicht durchgeführt oder ist negativ
Endokarditis	Bisher unbekannter Herzfehler
Okkulter Abszess	Das Fehlen klinischer Anzeichen (Bauch, Zähne)
Systemisch	
Virus (zum Beispiel EBV)	Fieber als einziges Anzeichen der Krankheit
Tuberkulose	Extrapulmonal, Tuberkulin-Test negativ
Kawasaki-Krankheit	Unvollständige Präsentation, Diagnose nicht in Betracht gezogen
Brucellose	Diagnostischer Test für *Brucella* nicht durchgeführt
Katzenkratzfieber	Blutkultur oft negativ (im Gegensatz zu Polymerasekettenreaktion)
Kollagen (etwa 20 %)	
JIA	Periarthritische Manifestation
SLE	Atypische Manifestationen
Neoplasmen (5 %)	
Leukämie	Atypische Präsentation; Bluttests negativ
Lymphom	Ungewöhnliche Lokalisierung
Neuroblastom	Disseminiert
Verschiedenes (5–10 %)	
Arzneimittelfieber	Diagnose nicht in Betracht gezogen, Einnahme des verdächtigen Medikaments nicht gestoppt
Vorgetäuschtes Fieber	Diagnose nicht in Betracht gezogen, Thermometer wurde dem Patienten überlassen
Autoinflammatorisch	Erkrankungen ohne diagnostische Kriterien

EBV Epstein-Barr-Virus, *JIA* juvenile idiopathische Arthritis, *SLE* systemischer Lupus erythematodes

Obwohl die meisten Virusinfektionen selten langanhaltendes Fieber verursachen, sind etwa 15 % der infektiösen Fälle von PUO auf eine Virusinfektion zurückzuführen.

- Kollagenosen machen etwa 20 % aus, wobei die häufigste Ursache die rheumatoide Arthritis ist, die als präarthritische Präsentation auftritt.
- Malignität, die sich als Fieber ohne andere Manifestationen präsentiert, ist bei Kindern im Vergleich zu Erwachsenen ungewöhnlich, kann aber bei bis zu 5 % auftreten.

- Sonstige Diagnosen machen 5–10 % aus und bleiben bei den restlichen 5 % unerkannt. Früher wurde ein hoher Prozentsatz von PUO (bis zu 25 %) als unerkannt eingestuft, aber mit den kürzlich entwickelten Techniken, insbesondere der Bildgebung, hat sich der Prozentsatz der undiagnostierten Fälle erheblich verringert.

Die körperliche Untersuchung eines Patienten mit PUO sollte Folgendes umfassen:

- Eine gründliche Untersuchung bei der Einweisung, die während des Krankenhausaufenthalts wiederholt werden sollte
- Messung der Temperatur durch eine Krankenschwester, die sich der Prozedur widmet, um die seltene Möglichkeit eines vorgetäuschten Fiebers auszuschließen, das bei weniger als 1 % von PUO bei Kindern auftritt
- Prüfung auf Schmerzempfindlichkeit der Nasennebenhöhlen, Knochen und Muskeln und Palpation der Lymphknoten
- Augenuntersuchung (insbesondere auf Uveitis als Frühindikator für rheumatoide Arthritis, bulbare Konjunktivitis bei Leptospirose, choroidale Tuberkel und Toxoplasmose-Läsionen)
- Beachten Sie, dass ein Fehlen von Schweiß bei hohem Fieber auf einen Hitzschlag, eine Dehydration, eine anhidrotische ektodermale Dysplasie oder eine familiäre Dysautonomie hindeuten kann.

Das Tempo der Laboruntersuchungen (Tab. 1.18) richtet sich nach dem Zustand des Kindes, während der Umfang der Untersuchungen auf Hinweisen aus der Anamnese beruht:

- Reisen ins Ausland
- Exposition gegenüber Tieren
- Ingestion von roher Milch
- Exposition gegenüber Infektion
- Berücksichtigung der ethnischen Zugehörigkeit
- Impfplan

Der Naproxen-Test kann verwendet werden, um zwischen infektiösem Fieber (keine Reaktion) und Patienten mit zugrunde liegenden neoplastischen Erkrankungen zu unterscheiden, die sofort mit einer Normalisierung der Temperatur reagieren (siehe Kap. 6).

Die Prognose von PUO ist bei Kindern besser als bei Erwachsenen, hauptsächlich aufgrund der höheren Inzidenz von Infektionen und der geringeren Inzidenz von Malignität. Bei weniger als 5 % der Patienten kann es zu Todesfällen kommen, die in erster Linie auf neoplastische Fälle zurückzuführen sind.

Tab. 1.18 Empfohlene Untersuchungen für ein Kind mit Fieber unbekannter Ursache

Initialtests	Weitere Untersuchungen
FBC, CRP, ESR, Blutbild	Serumalbumin-Globulin-Verhältnis
Blutkultur	Serologie für Brucellose, Toxoplasmose
Urin (Mikroskopie und Kultur)	Cytomegalovirus, Mononukleose
Stuhl (Mikroskopie und Kultur)	Salmonellen
Röntgenaufnahme der Lunge	Virale Studie
Tuberkulin-Test	Radiologie der Nasennebenhöhlen und des Mastoids
Lumbalpunktion	Ultraschall des Abdomens und des Herzens (auf Vegetation)
Leberfunktionstests	
Antinukleäre Antikörper	Blut für IgD
	Knochenmarkentnahme, Leberbiopsie
	Isotopen-Knochenszintigraphie
	CT-Scan des Abdomens

FBC vollständiges Blutbild, *CRP* C-reaktives Protein, *ESR* Erythrozytensedimentationsrate

1.8 Fetale Fehlbildung und Fieber

Eine Frau in der frühen Schwangerschaft mit hoher Körpertemperatur erhöht die Durchblutung der Haut und die Ventilation auf Kosten der Durchblutung von Uterus und Plazenta. Dies verringert die Wärmeabfuhr der Plazenta und führt beim Fetus zu hohem Fieber, was theoretisch zum Verlust des Fetus führen kann.

Fieber oder Hyperthermie haben sich bei Versuchstieren als teratogen erwiesen, und mehrere retrospektive Studien haben einen kausalen Zusammenhang zwischen Fieber (oder Hyperthermie) während der Schwangerschaft und kongenitalen Anomalien beim Menschen nahegelegt [14, 15]. Fieber von 38,9°C oder mehr oder ein 15-minütiger oder längerer Aufenthalt in einer heißen Sauna wurde als Indikator für übermäßige Hitze verwendet [16]. Wie aus Tab. 1.19 ersichtlich, wurde eine Vielzahl von Fehlentwicklungen beobachtet, insbesondere solche des zentralen Nervensystems. Es wurde postuliert, dass während der frühen Gestationsphase zum Zeitpunkt des Verschlusses des Neuralrohrs (22–28 Tage) die schnell proliferierenden Zellen hitzeempfindlich sind, was zu einer Unterbrechung der Mitose führt. Es wurde festgestellt, dass Skelettfehlbildungen, wie beispielsweise Arthrogryposen, in Tierversuchen bei höheren Temperaturen auftreten als solche, die mit Fehlbildungen des zentralen Nervensystems in Verbindung gebracht werden [17].

Trotz dieser Berichte ist die Evidenz für mütterliches Fieber oder Hyperthermie als Ursache für fetale Fehlbildungen aus folgenden Gründen nicht schlüssig:

- Die meisten Studien basieren auf Geburtsregistern und die Krankengeschichte wurde bis zu zehn Jahre zurückverfolgt. Die Genauigkeit einer solchen Krankengeschichte ist daher schwer zu bewerten.

Tab. 1.19 Liste an berichteten angeborenen Defekten

Ort	Defekt
Zentrales Nervensystem	Neuralrohrdefekt, Anenzephalie, Enzephalozele, Mikrozephalie und geistige Behinderung
Gesicht	Mikrognathie, Mikrophthalmie, Gaumenspalte
Herz	Angeborene Fehler (Atriumseptumdefekt, hypoplastisches Linksherzsyndrom)
Gliedmaßen/Skelett	Klumpfuß, Arthrogrypose, Reduktionsdefekt der Extremitäten
Genitalien	Hypospadie, Mikropenis
Darm	Morbus Hirschsprung

- Eine Temperatur von 38,9°C oder höher ist bei einer Infektion während der Schwangerschaft nicht ungewöhnlich. Falls es tatsächlich einen Zusammenhang zwischen erhöhter Temperatur und fetalen Fehlbildungen gibt, ist die Seltenheit dieser angeborenen Fehlbildungen schwer zu erklären. In einer umfangreichen prospektiven Studie mit 55.000 Frauen wurde ein Zusammenhang zwischen Fiebererkrankungen während der Schwangerschaft und fetalen Fehlbildungen nicht bestätigt [18]. Eine dänische Studie, an der über 24.000 Frauen teilnahmen, ergab keinen Hinweis darauf, dass Fieber in den ersten 16 Schwangerschaftswochen mit dem Risiko eines fetalen Todes verbunden ist [19]. Auch in neueren Studien wurden Zweifel über einen Zusammenhang zwischen der Wärme, die beim heißen Baden während der Schwangerschaft entsteht, und Neuralrohrdefekten geäußert [20, 21].
- Saunabenutzung als möglichen Ursprung von teratogener Hyperthermie wurde von finnischen Autoren angezweifelt, da ihre Untersuchungen keinen Anstieg von Anomalien des zentralen Nervensystems zeigten und die Inzidenz von Anenzephalie in Finnland mit nur 0,32/1000 sehr niedrig war im Gegensatz zu einer Inzidenz von 1/1000 in anderen europäischen Ländern und den USA [22]. In der Regel wird schwangeren finnischen Frauen die Saunabenutzung nicht untersagt. Aufenthalte von 10 bis 30 min in einer Umgebungstemperatur von 70 bis 100°C erhöhen die Körpertemperatur normalerweise nicht über 38,5°C. Während eines zehnminütigen Saunaaufenthalts steigt die Körpertemperatur von Kindern unter fünf Jahren um 1,6°C und von denen über 15 Jahren um 0,9°C.

1.9 Arzneimittelfieber

Dieser Zustand ist häufig und 3–7 % aller Fieberschübe werden auf eine Arzneimittelreaktion zurückgeführt. Es ist eine der wichtigsten Diagnosen bei PUO (siehe oben).

Definition: Eine Erkrankung, die durch eine Erhöhung der Körpertemperatur während der Verabreichung eines Medikaments und dem Verschwinden des Fiebers nach Absetzen des Medikaments (in der Regel innerhalb von 24 Stunden) gekennzeichnet ist, wenn keine andere Ursache für das Fieber nach sorgfältiger körperlicher Untersuchung und Laboruntersuchung feststellbar ist [23].

Klinische Merkmale umfassen:

- Ein klassisches Beispiel für Arzneimittelfieber ist ein Kind, dessen Infektion nach Antibiotikumeinnahme abklingt und nach anfänglicher Deferveszenz Fieber entwickelt.
- Im Allgemeinen fehlt ein charakteristischer Fieberverlauf. Hektisches, kontinuierliches intermittierendes oder remittierendes Fieber kann auftreten. Die Patienten wirken in der Regel nicht toxisch und die Körpertemperatur liegt zwischen 38,8°C (102°F) und 40,0°C (104°F ; [24]). Klassischerweise ist das Fieber ohne Herd.
- Arzneimittelfieber ist schwer zu diagnostizieren, da es sich um eine Diagnose durch Ausschluss handelt.
- Bedingungen, die zur Entwicklung von Arzneimittelfieber prädisponieren, sind Polypharmazie (mehr als vier Medikamente gleichzeitig), gleichzeitige Erkrankungen des zentralen Nervensystems und Immundefekte, wiederholte Exposition gegenüber dem Medikament, hochriskante Medikamente wie antibakterielle Mittel (insbesondere β-Laktam-Antibiotika, Sulfonamide), Antiepileptika (insbesondere Carbamazepin), zytotoxische Medikamente, Immunsuppressiva und Off-Label-und nicht zugelassene Arzneimittel.
- Arzneimittelfieber kann unmittelbar nach Beginn der Therapie auftreten, stellt sich jedoch häufiger mit 7–10 Tage Verzögerung ein. Ein schnellerer Beginn tritt bei zytotoxischen Medikamenten (Median: 0,5 Tage) und Antibiotika (Median: 6 Tage) auf.
- Häufig werden kutane Manifestationen beobachtet (18–29 %), insbesondere makulopapulös oder urtikariell. Morbilliforme Hautausschläge können in Verbindung mit Arzneimittelüberempfindlichkeitssyndromen (auch Arzneimittelreaktion mit Eosinophilie genannt) auftreten, die auch Lymphadenopathie, hämatologische Veränderungen (Leukozytose, erhöhte Eosinophilie, atypische Lymphozyten) und Organbeteiligung umfassen. Das Fieber tendiert dazu, hoch zu sein: 38–40°C. Die Reaktion tritt typischerweise mit Antiepileptika wie Carbamazepin oder Phenytoin auf.
- Einer der wichtigsten diagnostischen Anhaltspunkte ist ein Puls, der im Verhältnis zur Höhe der Temperatur (relative Bradykardie) unverhältnismäßig niedrig ist.
- Eindeutige Tests, einschließlich Arzneimittelantikörper, sind zur Bestätigung der Diagnose in der Regel nicht vorhanden und eine nochmalige Einnahme wird in der Regel nicht empfohlen. Eosinophilie und hepatische Transaminasen sind manchmal erhöht.

Medikamente können über verschiedene Mechanismen Fieber auslösen:

- Der häufigste Mechanismus ist eine Überempfindlichkeitsreaktion, der wahrscheinlich durch eine humorale Immunantwort vermittelt wird; das Medikament wirkt als Antigen. Ein Beispiel für diesen Mechanismus ist Penicillin.
- Ein weiteres Beispiel ist die Jarisch-Herxheimer-Reaktion, bei der Endotoxin aus Bakterien freigesetzt wird, die durch ein Antibiotikum wie Penicillin zerstört wurden. In der Regel kommt es zu einem abrupten Fieberanstieg mit Myalgie, der etwa 6–8 Stunden nach Beginn der Antibiotikagabe auftritt. Diese Reaktion ist mit erhöhten IL-1-, IL-6- und Tumornekrosefaktorspiegeln verbunden.
- Antibiotika und einige zytotoxische Medikamente, wie Bleomycin und Asparaginase, werden aus Mikroorganismen gewonnen und können gelegentlich mit Endotoxin kontaminiert sein, was Fieber auslösen kann.
- Einige Medikamente, zum Beispiel Kokain, haben eine direkte pyrogene Wirkung auf das hypothalamische Zentrum.
- Zytotoxische Medikamente führen häufig zu einer Immunsuppression mit anschließenden Infektionen und sind für die Mehrzahl der Fieberschübe verantwortlich.
- Veränderte Thermoregulation. Auch Medikamente können die Körpertemperatur erhöhen, indem sie auf verschiedene Weise Hyperthermie auslösen: durch erhöhte Wärmeerzeugung (zum Beispiel Medikamente, die maligne Hyperthermie auslösen, bei schwerer Salicylatintoxikation, Thyroxin), durch Verringerung der Schweißproduktion (zum Beispiel anticholinerge Medikamente wie Atropin) oder durch Induktion von Vasokonstriktion, wie mit Adrenalin (siehe Kap. 2 für durch Medikamente ausgelöste Hyperthermie).

Nahezu jedes Medikament kann als unerwünschte Reaktion Fieber auslösen. Dazu gehören Antibiotika (insbesondere Beta-Laktame und Sulfonamide), Antikonvulsiva (insbesondere Carbamazepin und Phenytoin), Antiarrhythmika (insbesondere Chinidin und Procainamid) und zytotoxische Medikamente. Einige Medikamente haben jedoch vorhersehbarere pyrogene Effekte bei der Entwicklung von Hyperthermie/Fieber und sind in der Tab. 1.20 aufgeführt.

Andere Medikamente, die mit einer hohen Inzidenz von Fieber verbunden sind:

- Prostaglandin zur Behandlung von persistierendem Ductus arteriosus Botalli: Ein Neugeborenes mit vermutetem angeborenem Herzfehler, insbesondere einem Ductus-arteriosus-abhängigen Defekt (zum Beispiel Pulmonalstenose, Trikuspidalatresie, hypoplastisches Linksherzsyndrom), sollte so schnell wie möglich eine Prostaglandininfusion erhalten, um die Durchgängigkeit des Ductus aufrechtzuerhalten. Das Verfahren ist besonders wichtig, wenn das Kind außerhalb eines Tertiärzentrums geboren wird (mit Herzchirurgie), damit das Kind zu einem geeigneten Zentrum zur Operation transportiert werden kann. Die häufigste Komplikation einer Prostaglandininfusion ist Fieber, das in etwa 60 % der Fälle auftritt. Diese Komplikation sollte verschwinden, sobald die

Tab. 1.20 Die wichtigsten Medikamente, die zur Erhöhung der Körpertemperatur führen können

Antimikrobiell	Blutdrucksenkend
Penicillin	Hydralazin
Ampicillin	Methyldopa
Rifampicin	Oxprenolol
Sulfonamid	Antiepileptikum
Isoniazid	Carbamazepin
Cephalosporine	Diphenylhydantoin
Cotrimoxazol	Phenothiazine
Nitrofurantoin	Promethazin
Amphotericin B	Chlorpromazin
	Haloperidol
Zytotoxische Medikamente	Andere
Bleomycin	Blut
Chlorambucil	Aspirin
6-Mercaptopurin	Quinidin
Daunorubicin	Procainamid
L-Asparaginase	

Dosis moderat reduziert wird. Andere Nebenwirkungen sind Apnoe und Tachykardie (oder Bradykardie, Hypotonie und kardiale Arrhythmie).

- Interferonbehandlung. Interferone sind endogene Pyrogene, die Fieber induzieren können. Interferon-alpha war die wirksamste Behandlung von Hepatitis B und C sowie Melanom. In einer Studie mit 100 Kindern (Durchschnittsalter sieben Jahre) mit Hepatitis B wurde bei 72 % Fieber beobachtet, das entweder periodisch oder während der gesamten 20-wöchigen Behandlung auftrat [25].
- Fieber der Mutter während der Entbindung (intrapartales Fieber), verursacht durch die Verwendung von Epiduralanästhesie (siehe oben Abschn. 1.7).

Literatur

Periodisches Fieber

1. Torreggiani S, Filocamo G, Esposito S. Recurrent fever in children. Int J Mol Sci. 2016;17(4):448–63. https://doi.org/10.3390/ijms17040448. Accessed 25 Mar 2016.
2. Bachove I, Chang C. Anakinra and related drugs targeting interleukin-1 in the treatment of cryopyrin-associated periodic syndromes. Open Access Rheumatol. 2014;6:15–25.

Manifestationen des Fiebers

3. O'Dempsey TJ, Laurence BE, TF MA, Todd JE, Lamont AC, Greenwood BM. The effect of temperature reduction on respiratory rate in febrile illnesses. Arch Dis Child. 1993;68:492–5.

Mögliche Komplikationen

4. Dubois EF. Why are fever temperatures over 106 °F rare? Am J Med Sci. 1949;217:361–8.
5. Tautner BW, Caviners AC, Gerlacher GR, et al. Prospective evaluation of the risk of serious bacterial infection in children who present to the emergency department with hyperpyrexia (temperature of 106 °F). Pediatrics. 2006;118:34–40.
6. Pomerance JJ, Richardson J. Hyperpyrexia as a sign of intraventricular haemorrhage in the neonate. Am J Dis Child. 1973;126:854–5.

Fieber mit Lokalisation

7. Lieberman E, Lang J, Richardson DK, et al. Intrapartum maternal fever and neonatal outcome. Pediatrics. 2000;105:8–13.
8. Greenwell EA, Wyshak G, Ringer SA, et al. Intrapartum temperature elevation, epidural use and adverse outcome in term infants. Pediatrics. 2012;129(2):e447–54.
9. O'Shea JS. Assessing the significance of fever in young infants. Clin Pediatr. 1978;17:854–6.
10. McCarthy PL, Dolan TF. The serious implication of high fever in infants during their first three months. Clin Pediatr. 1876;15:794–6.
11. Teele DW, Pelton SI, Grant MJA, et al. Bacteraemia in febrile children under 2 years of age: results of cultures of blood of 600 consecutive febrile children seen in a "walk in" clinic. J Pediatr. 1975;87:227–300.
12. Biondi E, Evans R, Mischler M. Epidemiology of bacteraemia in febrile infants in the United States. Pediatrics. 2013;132(6):990–6.

Anhaltendes Fieber unbekannter Herkunft

13. Pertersdorf RO, Besson PB. Fever of unexplained origin: report of 100 cases. Medicine. 1961;40:1–30.

Fetale Fehlbildung und Fieber

14. Ivarsson SA, Henriksson P. Septic shock and hyperthermia as possible teratogenic factors. Acta Paediatrica Scand. 1984;73(73):855–6.
15. Fraser FC, Skelton J. Possible teratogenicity of maternal fever. Lancet. 1978;3:634.
16. Pleet H, Graham JM, Smith D. Central nervous system and facial defects associated with maternal hyperthermia at four to 14 weeks gestation. Pediatrics. 1981;67:785–9.
17. Edwards MJ. Congenital defects in Guinea pigs. Acta Pathol. 1967;84:42–8.
18. Clarren SK, Smith DW, Ward HR, et al. Hyperthermia-a prospective evaluation of a possible teratogenic agent in man. J Pediatr. 1979;95:81–3.

19. Andersen AN, Vastrup P, Wohlfahrt J, et al. Fever in pregnancy and risk of fetal death: a cohort study. Lancet. 2002;360:1552–6.
20. Agopain AJ, Lupo PJ, Tinker SC, et al. Working towards a risk prediction model for neural tube defects. Birth Defects Res A Clin Mol Teratol. 2012;94(3):141–6.
21. Duong HT, Hashmi SS, Ramadhani T. Maternal use of hot tube and major structural defects. Birth Defects Res A Clin Mol Teratol. 2011;91:836–41.
22. Rapola J, Saxon L, Granroth G. Anencephaly and the sauna. Lancet. 1978;2:1162.

Arzneimittelfieber

23. Patel RA, Gallagher JC. Drug fever. Pharmacotherapy. 2010;30(1):57–69.
24. Lazear D. The truth about drug fever. Drugs & Therapy. 2011;25(6):1–4.
25. Liberek A, Luczak G, Korzan M, et al. Tolerance of interferon-alpha therapy in children with chronic hepatitis B. J Paediatr Child Health. 2004;40:265–9.

2 Hyperthermie

Kernaussagen

- Hyperthermie ist eine periphere (über Haut und Muskeln) vermittelte Erhöhung der Körpertemperatur, die sich deutlich von Fieber unterscheidet. Die Temperatur ist unkontrolliert, weil das hypothalamische Zentrum nicht beteiligt ist.
- Hyperthermie ist im Gegensatz zu Fieber selten, sollte aber zur Differenzialdiagnose bei erhöhter Körpertemperatur in Betracht gezogen werden.
- Obwohl Hyperthermie und Fieber sich in der Regel nicht anhand der Höhe der Temperatur klinisch unterscheiden lassen, deutet eine Temperatur über 42°C auf Hyperthermie hin. Eine normale Temperatur schließt Fieber aus, nicht jedoch Hyperthermie.
- Hyperthermie hat andere Ursachen, Symptome und Anzeichen als Fieber. Das Management ist spezifisch und unterscheidet sich auch von dem des Fiebers, zum Beispiel sind Antipyretika wirkungslos, während physikalische Methoden wirksam sind.
- Medikamente spielen bei der Entstehung von Hyperthermie eine wesentliche Rolle. Im Gegensatz zu Fieber kann Hyperthermie weitgehend verhindert werden.
- Hyperthermie hat viele Ursachen, wovon maligne Hyperthermie (Prototyp der erhöhten Wärmeproduktion) und Hitzschlag (Prototyp der verminderten Wärmeproduktion) die häufigsten und ernsthaftesten Ursachen sind.

2.1 Definition

Hyperthermie ist ein Zustand der thermoregulatorischen Fehlfunktion, die durch die Unfähigkeit entsteht, Wärme ausreichend abzuführen (zum Beispiel Hitzschlag) oder übermäßige Wärmeentwicklung bei normaler Wärmeverlustrate

A. S. El-Radhi (Hrsg.), *Klinisches Handbuch des Fiebers bei Kindern*,
https://doi.org/10.1007/978-3-031-29247-7_2

(zum Beispiel maligne Hyperthermie). Dehydration, die häufigste Ursache der Hyperthermie, führt zu Vasokonstriktion und verminderter Schweißbildung, die die Wärmeabfuhr beeinträchtigen und normalerweise zu einer leichten Erhöhung der Körpertemperatur führen. Hyperthermie kann zusammen mit Fieber auftreten: Hyperthermie, die durch Dehydration verursacht wird, kann zusätzlich zu Fieber aufgrund einer Infektion auftreten. In einer anderen Situation kann intensive muskuläre Kontraktion während eines Fieberkrampfs („febrile seizure", FS) zu Hyperthermie führen, was wiederum zu einer weiteren Erhöhung des Fiebers während des durch die Infektion verursachten Fieberkrampfs führt.

Im Gegensatz zu Fieber wird die Hyperthermie nicht durch Pyrogene oder Interleukin-1 (IL-1) vermittelt; auch ist die Körpertemperatur bei Hyperthermie höher als der hypothalamische Sollwert, der in der Regel normal ist. Weil die Hyperthermie nicht zentral reguliert wird, ist eine Temperatur von mehr als 42°C häufig und das Vorhandensein einer solch hohen Körpertemperatur macht die Hyperthermie diagnostisch sehr wahrscheinlich. Eine solch hohe Körpertemperatur von mehr als 42°C tritt selten, wenn überhaupt, bei Fieber auf, selbst bei den schwersten Infektionen. Trotz dieses Unterschieds schließt ein Fiebertemperaturbereich von 38 bis 42°C nicht aus, dass eine Hyperthermie vorliegt. Die Tab. 2.1 zeigt die wesentlichen Unterschiede zwischen Fieber und Hyperthermie.

Charakteristisch für Patienten mit Hyperthermie ist, dass sie sich warm fühlen und versuchen, die Hitze zu vertreiben, indem sie sich strecken, kalte Flüssigkeit trinken, eine kühlere Umgebung aufsuchen und ihre Kleidung ablegen.

2.2 Physiologie

Die Körpertemperatur wird durch Mechanismen reguliert, die das autonome Nervensystem (hauptsächlich über die Haut) und den Hypothalamus einschließen. Dazu gehören:

- Wärmeerzeugung durch Muskelaktivität (Anspannung oder Zittern) und zelluläre Stoffwechselvorgänge, vor allem im Leber-, Herz- und Gehirngewebe durch den Abbau der intrazellulären Proteine, Kohlenhydrate und Fette.

Tab. 2.1 Hauptunterschiede zwischen Fieber und Hyperthermie

Kriterien	Fieber	Hyperthermie
Auftreten	Häufig	Relativ selten
Klinische Befunde	Kältegefühl, kalte Haut	Hitzegefühl, trockene, gerötete Haut
Temperatur	Normalerweise 38–41°C	Kann 42°C überschreiten
Hauptbehandlung	Antipyretika	Physikalische Maßnahmen
Zentrale Regulierung	Ja	Nein
Zentraler Sollwert	Erhöht	Normal
Mortalität	Ungewöhnlich	Hoch (ohne unbedeutende Formen wie Dehydration)

- Wärmeabfuhr über die Haut und, in geringerem Umfang, über die Lunge durch Wärmeleitung, Konvektion, Wärmestrahlung und Verdunstung. Die Wärmeabgabe ist abhängig von der Luftfeuchtigkeit und der Umgebungstemperatur des Körpers.

Wärmeerzeugung und -verlust sind in der Regel so ausbalanciert, dass eine konstante Körpertemperatur zwischen 36,6 und 37,9°C gemessen wird.

Während der Neugeborenenzeit ist die dominierende Wärmequelle die zitterfreie Thermogenese, die den Stoffwechsel ohne Zittern erhöht. Dies kann bereits 15 min nach der Geburt beginnen. Der Ort der zitterfreien Thermogenese ist das braune Fettgewebe, das sich hauptsächlich im Interskapulärbereich, in den Achselhöhlen, im Perirenalbereich und um die großen Gefäße im Brustkorb befindet.

Wenn der Körper extremen Temperaturen ausgesetzt ist, führt eine übermäßige Wärmeerzeugung oder eine gestörte Wärmeabfuhr zu einem Versagen des thermoregulatorischen Systems, was zu Hitzestress und Hyperthermie führt.

2.3 Auswirkungen der Hyperthermie

Nicht alle Formen der Hyperthermie sind gefährlich. Hyperthermie ist eine physiologische Reaktion auf intensives Training, und bei hartem Training können moderate Temperaturen von 39 bis 40°C bei Athleten gefunden werden.

Hyperthermie, insbesondere wenn sie übermäßig ist, kann zu Zellschäden führen. Das Gehirn ist gegenüber extremen Körpertemperaturen besonders empfindlich. Obwohl es schwierig war, einen thermischen Schwellenwert oder ein kritisches thermisches Maximum (CTM) beim Menschen festzulegen (definiert als die Temperatur, oberhalb der Gewebeschäden auftreten können), ist eine Temperatur von 42°C wahrscheinlich, um solche Schäden zu verursachen [1]. Komplikationen und Mortalität oberhalb dieser Temperatur sind eher mit der Schwere der Grunderkrankung als mit der Höhe der Temperatur verbunden. Die obere thermische Grenze für das Überleben der meisten Organismen liegt bei etwa 45,0°C, da Proteine über dieser Temperatur dazu neigen, zu denaturieren. Es war jedoch schwierig, die klinischen Auswirkungen, die durch Hyperthermie selbst verursacht werden, von denen zu unterscheiden, die durch verwandte Manifestationen oder Komplikationen der Hyperthermie, wie Hypoxie, Hypotonie, metabolische Azidose, disseminierte intravasale Koagulation, Azotämie, Hypoglykämie, kardiovaskuläre Insuffizienz oder Krämpfe, verursacht werden. Diese sekundären Störungen spielen eine Rolle bei der Pathogenese von Organschäden und bei der schlechten Prognose der Hyperthermie. Die Tab. 2.2 fasst die Auswirkungen von Hyperthermie während der Narkose (siehe maligne Hyperthermie) zusammen.

Hyperthermie (zum Beispiel Hitzschlag) kann auch schädliche Auswirkungen auf Organe haben, darunter:

- Renal: Reduktion der glomerulären Filtrationsrate bei einem Anstieg der Körpertemperatur um 2°C, was zu erhöhten Konzentrationen von Kreatinin und Harnstoff führt.
- Gastrointestinal: Erhöhung der gastrointestinalen Permeabilität mit Verlust der Barriereintegrität, was zu einer Zunahme von bakteriellen Toxinen führt.
- Kardiovaskulär: Hypotonie trotz hyperdynamischer Durchblutung und erhöhtem Herzzeitvolumen. Dies ist auf die Blutverteilung und die Vasodilatation zurückzuführen. Das Elektrokardiogramm bei hoher Körpertemperatur zeigt in der Regel Erregungsausbreitungsstörungen mit Arrhythmie, QT-, ST- und T-Wellen-Abnormitäten.
- Zerebral: Die anfängliche Reizbarkeit wird bald durch Lethargie und Inaktivität, Verlust der kognitiven Dysfunktion und chronische Schäden ersetzt.
- Hepatisch: Leberdysfunktion mit erhöhten Enzymkonzentrationen treten bei einer Temperatur von mehr als 40,0°C auf, was zu hepatozellulären Schäden führt.
- Blut: Koagulopathie ist häufig und trägt zur Multiorganschädigung bei. Ebenfalls häufig sind Thrombozytopenie, verlängerte Gerinnungszeit, erhöhte Konzentrationen an Fibrinabbauprodukten im Plasma, spontane Blutungen und disseminierte intravasale Koagulopathie.

2.4 Ursachen für Hyperthermie

Es gibt mehrere Ursachen für Hyperthermie, die in Tab. 2.3 aufgeführt sind (die Differenzialdiagnose der Formen der Hyperthermie wird in Kap. 12 diskutiert).

Tab. 2.2 Zusammenfassung der Auswirkungen von Hyperthermie während der Narkose (die Merkmale stehen im Zusammenhang mit der hypermetabolischen Reaktion auf das Narkosemittel)

• Körpertemperatur: Erhöhung der Körperkerntemperatur um 1 bis 2°C alle 5 min
• Herz: Tachykardie (frühestes Anzeichen), verminderte Auswurfleistung durch direkte Schädigung des Myokards, was zu Herzinsuffizienz führt
• Atmung: Hypoxie, respiratorische Azidose
• Nieren: Nierenversagen, akute tubuläre Nekrose, Hyperkaliämie, metabolische Azidose
• Gastrointestinal: Durchfall, Leberschaden, Pankreatitis
• Blut: DIC
• Neurologisch: Verwirrung, Krampfanfall, Hirnödem
• Muskulatur: Muskelsteifigkeit, Rhabdomyolyse, erhöhter Kreatinkinasewert, Myoglobulinämie, Myoglobinurie
• Allgemein: ausgedehnte Funktionsstörung der lebenswichtigen Organe

DIC disseminierte intravasale Gerinnung

2.4.1 Durch erhöhte Wärmeproduktion verursachte Hyperthermie

Trainingsinduzierte Hyperthermie

Erhöhung der Körpertemperatur und Schwitzen sind zwei normale Reaktionen auf körperliche Aktivität. Bei Dehydration (zum Beispiel weniger als 2 % Gewichtsverlust) und Hyperthermie kann es zu Müdigkeit kommen, wenn die Flüssigkeit nicht ersetzt wird. Dies kann bei älteren Kindern nach intensiver und anhaltender körperlicher Aktivität auftreten, insbesondere in einem heißen Klima. Maximale körperliche Aktivität führt zu einem fast 15-fachen Anstieg des Blutflusses in der Haut. Das größere Verhältnis von Oberfläche zu Masse bei Kindern im Vergleich zu Erwachsenen ermöglicht einen höheren Wärmeaustausch. So hat zum Beispiel ein achtjähriges Kind ein Verhältnis von Oberfläche zu Masse von 360 bis 380 cm^2/kg, während es bei einem mittelgroßen Erwachsenen 240–260 cm^2/kg sind [2]. Obwohl die größere Oberfläche mehr Schweiß produziert, kann die daraus resultierende Dehydration schließlich den Wärmeverlust begrenzen. Kinder erzeugen mehr Stoffwechselwärme pro Masseneinheit als Erwachsene, was sich an der höheren Sauerstoffaufnahme bei Kindern zeigt, die die gleiche Arbeit wie Erwachsene verrichten. Kinder haben eine begrenzte Fähigkeit zum Schwitzen: Die Sekretion pro Drüse ist bei Erwachsenen fast 2,5-mal so hoch wie bei einem acht- bis zehnjährigen Kind.

Tab. 2.3 Ursachen für Hyperthermie

Hyperthermie, die durch erhöhte Wärmeproduktion verursacht wird
• Maligne Hyperthermie
• Neuroleptisches malignes Syndrom
• Serotoninsyndrom
• Medikamenteninduziert
• Trainingsinduzierte Hyperthermie
• Endokrine Hyperthermie
• Verschiedene klinische Störungen
Hyperthermie, die durch verminderte Wärmeabgabe verursacht wird
• Neonatale Hyperthermie
• Dehydration
• Hitzschlag
• Blutunterdruck und Enzephalopathie
• Plötzlicher Kindstod
• Medikamenteninduziert
Unbekannt
• Künstlich induziertes Fieber
• Induzierte Krankheit
• Induzierte Krankheit durch Proxy (Stellvertreter)

Aus diesen Gründen empfahl die American Committee on Sport Medicine [3] Folgendes:

- Bei längerer (mehr als 30 min) und intensiver körperlicher Aktivität in Umgebungstemperaturen, die 30°C überschreiten, und einer relativen Luftfeuchtigkeit von mehr als 90 % sollte mit Vorsicht vorgegangen werden.
- Es sollten regelmäßig Getränke zur Verfügung stehen, zum Beispiel 150 ml kaltes Leitungswasser alle 30 min.
- Die Kleidung sollte leicht sein, auf eine Schicht absorbierender Materialien beschränkt sein, um die Verdunstung zu erleichtern, und verschwitzte Kleidungsstücke sollten durch trockene ersetzt werden.

Maligne Hyperthermie

Maligne Hyperthermie (MH) ist eine autosomal-dominante Myopathie, die zu einem hypermetabolischen Zustand mit massiver Wärmeentwicklung führt. Die meisten der gängig verwendeten Narkosemittel und Muskelrelaxanzien können MH auslösen, aber die am häufigsten unter Verdacht stehenden Mittel sind Halothan, Isofluran, Sevofluran, Desfluran und das Muskelrelaxans Succinylcholin. Die Erkrankung ist auf mehrere Genmutationen zurückzuführen, von den die häufigste im Gen des skelettalen Ryanodinrezeptors (PYR1) auf Chromosom 19q13.1 ist. Patienten mit dieser Genmutation sind in der Regel asymptomatisch. Andere Patienten haben keine nachweisbare Genmutation. Während eines akuten MH-Anfalls steigt der intrazelluläre Kalziumgehalt in der Skelettmuskulatur an, was zu unkontrollierten Muskelkontraktionen und Hyperthermie führt.

Die Körpertemperatur kann sich während der Narkose in alarmierender Weise erhöhen (1–2°C alle 5 min) und ein Niveau erreichen, das 44°C übersteigt. Das hypothalamische Thermoregulationszentrum funktioniert normal, daher sind Antipyretika wirkungslos. Normothermie schließt MH nicht aus. Stattdessen sollte für Patienten mit MH-Risiko eine Überwachung der Körperkerntemperatur stattfinden.

MH ist eine potenziell tödlicher Zustand mit einer Mortalitätsrate von 50 bis 70 % wenn sie unbehandelt bleibt. Ein erweitertes Verständnis dieses Zustands führte zu einer verringerten Mortalitätsrate unter 5 %. Die berichtete Inzidenz liegt zwischen 1/10.000 und 1/50.000 Narkoseeingriffen, wobei Kinder ein höheres Risiko (1/15.000) aufweisen als Erwachsene. Auch sehr junge Kinder können betroffen sein.

Risikofaktoren für MH sind:

- Genetisch anfällige Patienten, die normal erscheinen, aber eine zugrunde liegende, subklinische Muskelerkrankung haben
- Anfälligkeit für Hitzestress, wie zum Beispiel Hitzschlag bei Anstrengung
- Eltern von an plötzlichem Kindstod im Zusammenhang mit hoher Körpertemperatur verstorbenen Babys

- Patienten mit chronischer Myopathie, zum Beispiel Central-Core-Myopathie, Duchenne-Muskeldystrophie, chondrodystrophische Myotonie (Schwartz-Jampel-Syndrom) und solche mit Noonan-Syndrom. Interessanterweise wurde festgestellt, dass MH und Central-Core-Myopathie mit einer Region auf Chromosom 19q13.1 assoziiert sind.
- Einige Patienten mit charakteristischen klinischen Merkmalen, einschließlich Wirbelsäulendeformitäten, Ptose und Kryptorchismus

Die klinischen Merkmale ergeben sich aus den abnormen Muskelkontraktionen und sind:

- Muskelrigidität, insbesondere des Kaumuskels, was zu Rhabdomyolyse führt
- Anstieg des endexspiratorischen Kohlendioxids, was oft ein frühes Anzeichen ist
- Tachykardie, steigender Blutdruck, kardiale Arrhythmie, Tachypnoe und Hyperpnoe (als Folge der respiratorischen und metabolischen Azidose)
- Schneller Anstieg der Körpertemperatur, die bis zu 44,0°C erreicht. Wenn die Temperatur 41°C überschreitet, ist die disseminierte intravasale Koagulopathie die übliche Todesursache.

Eine Zusammenfassung der Auswirkungen von MH auf den Körper ist in Tab. 2.2 dargestellt.

Diagnostische Hinweise sind:

- Vorgeschichte von Hyperthermie oder Tod unter Angehörigen
- Erhöhte Serum-Kreatinphosphokinasewerte
- In-vitro-Reaktion des vom Patienten biopsierten Muskels auf Halothan (Koffein-Halothan-Kontraktur-Test). Diese Goldstandarddiagnose wird bestätigt, wenn sowohl Koffein-und Halothan-Test-Ergebnisse positiv ausfallen, während negative Ergebnisse sowohl bei Koffein und Halothan die Diagnose ausschließen.
- Desoxyribonukleinsäure(DNA)-Marker zur Identifizierung des Bereichs auf Chromosom 19, der das Gen für MH-Anfälligkeit trägt
- Molekulargenetische Probenahme für MH aus Nabelschnurblut [4]

Die Behandlung von etablierten Fällen während der Operation umfasst:

- Wann immer möglich, sollte eine andere Lokalanästhesie als Lidocain verwendet werden, zum Beispiel Procain. Auch spinale, epidurale oder regionalen Blockaden werden empfohlen. Für die Allgemeinanästhesie sind Thiopenton (oder Diazepam) und Distickstoffoxid (Lachgas) sicher.
- Beendigung von Anästhesie und Operation bei fortgesetzter Beatmung.
- Einleitung einer schnellen und aggressiven Ganzkörperkühlung mit Eispacks oder Eiswasser über eine nasogastrische Sonde, intravenös und rektal. Antipyretika sind wirkungslos.

- Hundert Prozent Sauerstoff
- Korrektur der Azidose mit Natriumhydrogencarbonat (1 mg/kg und höher)
- Andere Medikamente: Furosemid (1 mg/kg) und Mannitol (1 g/kg als20%ige Lösung) intravenös, um die Harnproduktion aufrechtzuerhalten und das zerebrale Ödem zu reduzieren; Insulin und Dextrose zur Behandlung der Hyperkaliämie; Hydrocortison (100 mg alle vier Stunden)
- Dantrolen, das spezifische Gegenmittel, wird in einer Dosis von 2,5 mg/kg und dann alle 5–10 min gegeben. Das Medikament verhindert einen Anstieg des zytoplasmatischen Kalziums. Die Mortalitätsrate wurde mit Dantrolen auf 10 % reduziert.
- Arrhythmiebehandlung mit Lidocain oder Procainamidhydrochlorid.

Malignes neuroleptisches Syndrom (MNS)

Dies ist ein seltenes, aber potenziell tödliches, durch Dopaminantagonisten (Neuroleptika wie Haloperidol) verursachtes Syndrom. MNS hat die folgenden Merkmale:

- Erhöhte extrapyramidale Störung, veränderter mentaler Status (insbesondere Delirium), Muskelsteifigkeit und Hyperthermie.
- Eine Inzidenz, die zwischen 0,02 und 3,2 % der mit Neuroleptika behandelten Patienten variiert [5]. Medikamente, die MNS auslösen, sind in Tab. 2.4 angegeben.
- Fälle treten meist nach Einnahme von typischen oder atypischen Antipsychotika auf
- Einige diagnostische Kriterien [6] sind in Tab. 2.5 angegeben

Tab. 2.4 Medikamente, die malignes neuroleptisches Syndrom auslösen können

Phenothiazine	Monoaminoxidasehemmer
Thioridazin	Phenelzin
Chlorpromazin	
Benzodiazepin	Antimanika
Diazepam	Lithium
Butyrophenone	Trizyklische Antidepressiva
Haloperidol	Imipramin, Amitriptylin
Antikonvulsiva	Serotonin-Wiederaufnahmehemmer
Carbamazepin	Fluoxetin
Phenytoin	
Atypisches Antipsychotikum	Antiemetika
Olanzapin	Metoclopramid
Risperidon	Promethazin
Amisulprid	

- Symptome klingen sich in der Regel 5–7 Tage nach Absetzen des auslösenden Medikaments ab. Bei der Verwendung von Depotpräparaten können die Symptome länger anhalten.

Hyperthermie, oft über 41 °C, ist teilweise auf anhaltende Muskelkontraktion und teilweise auf zentrale Störungen der dopaminergen Bahnen im hypothalamischen Thermoregulationszentrum zurückzuführen. MNS ist eine potenziell lebensbedrohliche Erkrankung mit einer berichteten Mortalitätsrate von etwa 10 % [7].

Diese Komplikation von Neuroleptika ist von den häufigeren und ungefährlicheren Nebenwirkungen dieser Medikamente zu unterscheiden, die Fieber verursachen können. Bei Säuglingen mit Dehydration, Fieber oder gleichzeitiger Hirnschädigung besteht ein hohes Risiko für die Entwicklung von MNS.

Laboruntersuchungen sind nicht diagnostisch, aber ein erhöhter Kreatinphosphokinasewert weist auf die Diagnose hin.

Die Therapie ist ähnlich wie bei MH, einschließlich des Absetzens von Medikamenten, schneller Kühlmaßnahmen, engmaschiger Überwachung und der Einnahme von Dantrolen als Muskelrelaxans. Bromocriptin wurde erfolgreich eingesetzt. Anticholinergika sind von geringem Wert.

Serotoninsyndrom

Serotoninsyndrom überschneidet sich mit MNS. Obwohl beide Erkrankungen gemeinsame klinische Merkmale aufweisen (erhöhte Körpertemperatur, Muskelsteifigkeit, Delirium, autonome Instabilität und hoher Kreatinphosphokinasewert), sind für Serotoninsyndrom typischerweise folgende Merkmale zu beobachten:

- Verhalten: Verwirrung und Erregung oder Unruhe
- Autonom: Tachykardie, Hypo- oder Hypertonie, Mydriasis
- Neurologisch: myoklonische Anfälle, Klonus, Tremor, Hyperreflexie
- Darm: Durchfall

Tab. 2.5 Diagnostische Kriterien für maligne neuroleptische Hyperthermie (Modifiziert nach Referenz [6])

Wesentlich	Kürzliche Einnahme von Antipsychotika oder anderer dopaminerger Wirkstoffe oder kürzliche Absetzung eines Dopaminwirkstoffs (zum Beispiel Parkinson-Medikation Carbidopa/Levodopa)
Schwerwiegend	Erhöhte Körpertemperatur >38,0 °C
	Für die Temperatur wird keine andere Ursache gefunden
	Muskelsteifigkeit
	Erhöhter CPK-Wert >3-fach
Geringfügig	Tachykardie, Arrhythmie, Dystonie, Tremor, Tachypnoe, Bewusstseinsveränderung, instabiler Blutdruck, Myoglobinurie

CPK Kreatininphosphokinase

Die Hyperthermie ist bei Serotoninsyndrom im Vergleich zur MH und MNS weniger konsistent, tritt jedoch bei etwa 50 % der Fälle auf [8]. Das Syndrom wird durch übermäßige Serotoninstimulation verursacht. Am häufigsten wird es mit der Einnahme von Monoaminoxidaseinhibitoren, trizyklischen Antidepressiva und selektiven Serotonin-Wiederaufnahmehemmern, wie Fluoxetin (Prozac) und Sertralin, sowie mit dem Konsum von Kokain und Ecstasy in Verbindung gebracht.

Sympathomimetisches Syndrom

Sympathomimetika sind die am häufigsten für Hyperthermie verantwortlichen Medikamente. Die häufigsten Symptome sind Veränderungen des mentalen Zustands (Unruhe, Verwirrung, Panik, Halluzination). Sie stören die Wärmeabgabe und erhöhen die Wärmeproduktion durch erhöhte Muskelaktivität. Lebensbedrohliche Hyperthermie, die durch diese Wirkstoffe verursacht wird, ist idiosynkratisch und nicht mit Dauer und Art der Einnahme verbunden. Die am häufigsten verwendeten Mittel sind:

- Amphetamin erhöht die Freisetzung von Noradrenalin, Dopamin und Serotonin (5-Hydroxytryptamin, 5-HT) aus präsynaptischen Nervenendigungen und hemmt deren Wiederaufnahme aus den Synapsen.
- Ecstasy (3,4-Methylendioxy-N-methylamphetamin, MDMA) ist ein Amphetaminderivat, das durch Freisetzung von Serotonin aus Neuronen im zentralen Nervensystem eine sympathomimetische Wirkung hat. Es wurde in den 1970er- und 1980er-Jahren kurzzeitig als Ergänzung zur Psychotherapie eingesetzt. Seitdem ist diese Substanz bei Jugendlichen und jungen Erwachsenen beliebt und wird als illegale Droge missbraucht, was zu einer Reihe von unerwünschten Ereignissen und Todesfällen geführt hat. Hyperthermie wird hauptsächlich Rave-Partys zugeschrieben, mit hohen Umgebungstemperaturen, übermäßigem Tanzen und Dehydration. Bei schweren Fällen, insbesondere bei gleichzeitigem Konsum weiterer illegaler Drogen, können Rhabdomyolyse, disseminierte intravasale Koagulopathie, Krämpfe, Nieren- und Leberversagen sowie Herzstillstand auftreten. Es besteht ein Zusammenhang zwischen dem Ausmaß der Hyperthermie und der Überlebensrate von Patienten, die Ecstasy einnehmen.
- Kokain stimuliert die Freisetzung endogener Katecholamine und verhindert deren Wiederaufnahme, was zu einem erhöhten Stoffwechsel und einer Beeinträchtigung der Wärmeabgabe führt. Die Intoxikation mit Kokain und Ecstasy kann zu Todesfällen führen, die in direktem Zusammenhang mit dem Ausmaß der Hyperthermie stehen.
- Methylphenidat ist ein Stimulans des zentralen Nervensystems, das häufig zur Behandlung der Aufmerksamkeitsdefizit-Hyperaktivitätsstörung (ADHS) bei Kindern eingesetzt wird. Nebenwirkungen bei der üblichen Tagesdosis von 10 bis 60 mg sind Schlaflosigkeit, Reizbarkeit, Tachykardie und Überspanntheit. Bei Überdosierung treten Symptome ähnlich wie bei einer Amphetaminüberdosierung auf, wie zum Beispiel Unruhe, Halluzinationen, Psychose, Zittern, Krämpfe und Hyperthermie.

- Baclofen wird bei Spastik eingesetzt und zunehmend über eine implantierbare Pumpe intrathekal verabreicht, wo es eine hohe Konzentration im Liquor cerebrospinalis erreicht (100-mal höher als die, die durch orale Einnahme erreicht wird). Ein rascher Entzug (zum Beispiel durch Störung der Pumpe oder des Katheters) führt zu einem Syndrom, das durch veränderten mentalen Zustand, Tachykardie, Hypo- oder Hypertonie, Krämpfe, Rebound-Spastik (Muskelsteifigkeit bis hin zu tödlicher Rhabdomyolyse) und Hyperthermie infolge erhöhter Muskelaktivität gekennzeichnet ist. Es ist bekannt, dass Baclofen die Sympathikusaktivität auf Rückenmarksebene hemmt, sodass ein Absetzen des Medikaments zu einem Wiederanstieg der Sympathikusaktivität führen kann. Das Syndrom kann tödlich sein, wenn es nicht umgehend durch intrathekale Verabreichung des Medikaments, unterstützende Pflege und Einsatz von Benzodiazepinen behandelt wird.

Endokrine Hyperthermie (EH)

Endokrine Hyperthermie ist bei Kindern im Vergleich zu Erwachsenen eine seltene endokrine Störung. Die Tab. 2.6 fasst die wichtigsten endokrinen Störungen zusammen, die die Körpertemperatur erhöhen können.

- Hyperthyreose. Ungefähr zwei Drittel aller endokrinen Hyperthermien werden durch Schilddrüsenerkrankungen verursacht [9]. Die thyreotoxische Krise und die subakute Thyreoiditis (Thyreoiditis de Quervain) können durch Erhöhung der Stoffwechselrate und des hypothalamischen Sollwerts eine erhöhte Körpertemperatur verursachen. Im Gegensatz zur extremen Hyperthermie in der thyreotoxischen Krise (bis zu 41 °C) ist die Hyperthermie bei der subakuten Thyreoiditis in der Regel geringgradig und geht häufig mit Empfindlichkeit und Schmerzen im Schilddrüsenbereich, Tachykardie und hoher Erythrozytensedimentationsrate einher. Es kann sich bei Fieber allein als Fall von Fieber unbekannter Ursache handeln. Die Thyreoiditis, die durch eine Virusinfektion verursacht wird, lässt sich durch abnorme Schilddrüsenfunktionstests (hohe oder niedrige T4/T3-Werte) mit verringerter Isotopenaufnahme im Schilddrüsenscan

Tab. 2.6 Zusammenfassung der wichtigsten endokrinen Störungen, die zu Hyperthermie führen

Störung	Ursachen von Hyperthermie
Hyperthyreose	Kombination aus erhöhter Stoffwechselrate und erhöhter Empfindlichkeit gegenüber Aminen
Diabetes mellitus	Ähnliche Mechanismen wie bei maligner Hyperthermie
Phäochromozytom	Katecholamine verursachen übermäßige Wärmeproduktion, periphere Vasokonstriktion; im Tumor vorhandenes IL-6 kann als endogenes Pyrogen wirken
Nebenniereninsuffizienz	Dehydration, möglicherweise aufgrund von polyurischer Hyperkalzurie
Etiocholanolon-Fieber	Stimulierung der Bildung von Leukozytenpyrogenen

bestätigen. Der Spiegel des schilddrüsenstimulierenden Hormons (TSH) bleibt bei steigender Körpertemperatur unverändert, während der T3-Spiegel bei hohen Körpertemperaturen abnimmt.

- Diabetes mellitus. Das hyperglykämische, hyperosmolare nichtketotische Syndrom (HHNS) ist in der Regel mit Typ-2-Diabetes mellitus (DM) verbunden und bei Kindern selten. Es wurden mehrere Fälle von MH-ähnlichem Syndrom bei Kindern in Verbindung mit HHNS bei Typ-1-DM berichtet, die zu Rhabdomyolyse und Tod führten [10]. Die zugrunde liegende Ätiologie bleibt unklar (vielleicht Defekt in der Fettsäureoxidation oder genetische Prädisposition?). Eine seltene endokrine Störung ist das Insulinom, das mit erhöhter Körpertemperatur und schwerer Hypoglykämie verbunden sein kann [11]. Nach Entfernung des Tumors normalisiert sich die Körpertemperatur.
- Hyperparathyreoidismus ist die dritthäufigste endokrine Störung nach Erkrankungen der Schilddrüse und Diabetes. Er ist auf einen erhöhten Parathormonspiegel zurückzuführen, meistens aufgrund eines Nebenschilddrüsenadenoms, einer Hyperkalzämie (>2,5 mmol/L), einer Knochendemineralisierung und einer Nephrolithiasis. Polyurie kann zu einer Hyperthermie führen. Es ist eine der seltenen Ursachen für Pyrexie unbekannter Ätiologie.
- Phäochromozytom mit erhöhter Katecholaminproduktion kann sowohl zu einer erhöhten Wärmeproduktion als auch zu einem verminderten Wärmeverlust durch periphere Vasokonstriktion führen. Das Vorhandensein eines großen Tumors und einer Tumornekrose erhöht die Wahrscheinlichkeit einer Hyperthermie, die bei etwa einem Drittel der Patienten auftritt. Bewegung kann sowohl plötzliche Hyperthermie als auch Hypertonie auslösen.
- Bei Nebenniereninsuffizienz ist Hyperthermie nicht üblich. Die erhöhte Temperatur kann auf Dehydration, Polyurie, Hyperkalzämie und Elektrolytentgleisung Autoimmunerkrankungen oder Tuberkulose zurückzuführen sein.
- Etiocholanolon-Fieber. Etiocholanolon ist ein Hauptmetabolit von Testosteron und Androstendion. Es wirkt als Pyrogen und verursacht Fieber durch die Freisetzung von Interleukin-1 aus Leukozyten.

2.4.2 Durch verminderte Wärmeabgabe entstehende Hyperthermie

Neonatale Hyperthermie

Ein schneller Anstieg der Körpertemperatur am zweiten und dritten Lebenstag kann auf folgende Ursachen zurückzuführen sein:

- Dehydration (sogenanntes Dehydrationsfieber) ist das Ergebnis von Flüssigkeitsverlust, vor allem aufgrund der Verdunstung des Fruchtwassers vom Körper des Babys oder der Exposition gegenüber einer hohen Umgebungstemperatur. Dieses Problem resultiert aus der größeren Oberfläche des Säuglings im Verhältnis zum Gewicht im Vergleich zu Erwachsenen, was zu einem höheren Flüssigkeitsverlust durch die Haut führt. Dieser Zustand wurde bei 68 von 358 (19 %)

fiebernden Neugeborenen festgestellt, was ihn zur dritthäufigsten Ursache eines Körpertemperaturanstiegs nach Infektion und Geburtstrauma [12] macht. Hyperthermie sollte nicht mit Fieber verwechselt werden, das eine Reaktion auf eine Infektion ist, obwohl beide eine erhöhte Körpertemperatur verursachen können. Die Tab. 2.7 zeigt die wesentlichen Unterschiede zwischen neonataler Hyperthermie und infektiösem Fieber. Bis zu 10 % der gestillten Kinder entwickeln diese Komplikation aufgrund einer unzureichenden Sekretion der Brust und/oder der mangelnden Bereitschaft des Säuglings, zu trinken. Diese Inzidenz kann durch zusätzliche Gabe von Flüssigkeit (durch häufiges Stillen zum Ausgleich des Flüssigkeitsverlust) auf etwa 1 % gesenkt werden, was in etwa der Inzidenz bei Säuglingen entspricht, die Formulanahrung erhalten.

- Überhitzung aufgrund mechanischer oder elektrischer Fehlfunktion eines Wärmegeräts oder servogesteuerte Inkubatoren, die zu einer Überhitzung führen können, wenn sich der Hautsensor vom Säugling löst oder wenn das Baby über einen längeren Zeitraum unter einem Wärmestrahler gelassen wird. Auch zu stark eingepackte Säuglinge, die in einem warmen Raum zurückgelassen werden, sind gefährdet.
- Geburtstrauma kann eine Erhöhung der Körpertemperatur am zweiten und dritten Tag des Lebens verursachen. Dieses Phänomen trat bei 86 von 358 (24 %) Säuglingen auf [12]. In der Regel sinkt die Temperatur innerhalb von 1 bis 3 Tagen wieder, kann aber gelegentlich bei übermäßiger Unruhe oder Krämpfen bestehen bleiben. Eine mögliche Ursache dieser Hyperthermie ist die Unfähigkeit des kranken Säuglings, aufgrund unzureichend entwickelter thermoregulatorischer Mechanismen eine normale Körpertemperatur aufrechtzuerhalten.

Tab. 2.7 Unterscheidung von neonataler Hyperthermie und Fiebererkrankung

Kriterien	Hyperthermie	Fieber
Inzidenz	1–10 %	1 %
Hauptrisiko	Dehydration, Überhitzung	Frühgeburt, PRM[a]
Aussehen	Am Anfang gut	Unwohl
Symptome	Normalerweise keine, wenn Hyperthermie von kurzer Dauer ist. Wenn sie sich verlängert: Tachypnoe, Tachykardie, heiße und rote Haut, Reizbarkeit	Zahlreiche (siehe Kap. 1)
Reaktion der Temperatur auf Flüssigkeitsgabe	Schnelle Normalisierung	Keine Änderung
Bein-Rektal-Temperatur[b]	<1,5°C	>3,2°C
Laborbefunde	Hypernatriämie, hohe Harnstoffkonzentration	Erhöhter Wert an C-reaktivem Protein, Leukopenie

[a]Vorzeitiger Blasensprung

[b]Messung der Hauttemperatur des vorderen mittleren Unterschenkels gleichzeitig mit der rektalen oder tympanalen Temperatur

Die Behandlung von Hyperthermie bei Neugeborenen besteht in einer raschen Abkühlung durch Entkleiden und Exponieren des Säuglings gegenüber Raumtemperatur sowie durch häufiges Stillen. Wenn die Hauttemperatur über 39,0°C liegt, sollte mit lauwarmem Wasser von etwa 35,0°C begonnen werden, bis die Hauttemperatur 37,0°C erreicht.

Hitzschlag

In der medizinischen Literatur werden 14 verschiedene hitzebedingte Störungen beschrieben (zum Beispiel Hitzekrämpfe, Hitzeerschöpfung, Sonnenbrand usw.), wobei der Hitzschlag die wichtigste und ein medizinischer Notfall ist. Hitzschlag wird manchmal auch Siriasis genannt, in Anlehnung an die biblische Erwähnung, die zufällig mit dem Erscheinen des Hundssterns Sirius zusammenfiel [13]. Der Hitzschlag wurde von Rhazes vor mehr als 1000 Jahren in der Medizin als „eine andere Form von Fieber“ beschrieben (Kap. 13: Geschichte des Fiebers). In Europa wurde die Erkrankung erst im 18. Jahrhundert erkannt, als Soldaten in warme Länder geschickt wurden. Risikofaktoren, die zu hitzebedingten Erkrankungen führen, sind in Tab. 2.8 dargestellt.

Ein Hitzschlag ist definiert als Körperkerntemperatur von mehr als 40,6°C, begleitet von heißer, trockener Haut und Anomalien des zentralen Nervensystems wie Krämpfe, Delirium und Koma. Die beiden Hauptursachen sind eine hohe Umgebungstemperatur und Wasserentzug. Steigt die Temperatur über 40,2°C, kommt es zum Zelltod, und die Sterblichkeitsrate ist mit 80 % hoch. Eine Hitzeerschöpfung ist mit einer Kerntemperatur <40,0°C verbunden.

Ein Hitzschlag ist auf ein Versagen der Wärmeregulierungsmechanismen des Hypothalamus zurückzuführen, was zu einer Hemmung des Schwitzens führt. Zytokine im zentralen Nervensystem führen zu einem erhöhten intrakraniellen Druck, wodurch der Blutfluss verringert und eine Nervenverletzung verur-

Tab. 2.8 Risikofaktoren, die zu hitzebedingten Erkrankungen führen

Alter	Umgebung
Sehr jung und alt	Hohe Umgebungstemperatur
	Hohe Luftfeuchtigkeit
	Kein Wind
Dehydration	Medikamente
Fieber	Lithium, Antihistaminikum, Anticholinergikum, selektive Serotonin-Wiederaufnahmehemmer
Unzureichende Flüssigkeitsaufnahme	
Gastroenteritis	
Diuretikum	
Sport (Belastungshitzschlag)	
Kleidung	Zustand
Eingewickelt	Körperliche oder geistige Beeinträchtigung

sacht wird. Anfänglich kann es zu einem Schweißverlust kommen, der zu einer Dehydrierung führt, was die Hyperthermie verschlimmert.

Hitzschlag wurde aus einer Reihe von Hitzschläge wurden aus verschiedenen geografischen Gebieten gemeldet:

- In den USA [14] und Italien [15], erlitten Säuglinge Hitzschlag, die in einem geparkten Auto unter der Sonne bei unzureichender Belüftung schlafen gelassen wurden. Im Jahr 2003 wurden 42 Kinder gemeldet, die an Hitzschlag starben, nachdem sie unbeaufsichtigt in motorisierten Fahrzeugen zurückgelassen wurden.
- Im Vereinigten Königreich und anderen europäischen Ländern, in denen übertriebenes Einwickeln von Säuglingen manchmal praktiziert wird (vorwiegend in niedrigeren sozioökonomischen Schichten). Das Wickeln, eine uralte Praxis, ist als schlaffördernde Maßnahme immer beliebter geworden, manchmal mit tödlichen Folgen [16].
- In Melbourne, Australien, trat Hitzschlag während einer jüngsten Hitzewelle auf.
- In den Tropen kann es bei Kindern zu einem Hitzschlag kommen, der durch kombinierten Salz- und Wasserentzug oder schweren Sonnenbrand verursacht wird.

Zu den wichtigsten Merkmalen eines Hitzschlags gehören:

- Körpertemperatur: >40,6°C
- Haut: heiß, trocken und rot (Schwitzen kann vorhanden sein oder nicht)
- Störungen des zentralen Nervensystems: Störung des Bewusstseins, Schwindel, Kopfschmerzen, Krämpfe und Koma, unkontrollierbare Muskelzuckungen
- Kardial: Tachykardie, Arrhythmie und Herzversagen als Folge von umfangreichen Blutungen im Myokard
- Gastrointestinal: Durchfall, Übelkeit, Erbrechen, Krämpfe, Gelbsucht (Leberversagen)

Darüber hinaus sind Kinder in der Regel in einem Schockzustand (aufgrund einer Fehlverteilung des Bluts im Kreislauf), mit metabolischer Azidose. Die klinische Evaluation kann das Vorhandensein von Nierenversagen, disseminierte intravasale Koagulopathie, Rhabdomyolyse (aufgrund starker Muskelkontraktion), Lebervergrößerung mit erhöhter Enzymkonzentration und Anämie aufgrund erhöhtem Abbau von roten Blutkörperchen, Thrombozytopenie und Hyperkaliämie mit charakteristischen EKG-Abnormalitäten bestätigen.

Ein Kind mit Hitzschlag sollte

- in eine Intensivstation mit kontinuierlicher Überwachung und Beatmung eingeliefert werden. Die beiden Hauptziele der Therapie sind Kühlung und Förderung der Durchblutung.

- einer schnellen Kühlung unterzogen werden, die am besten durch Entfernen der Kleidung, Befeuchten mit Eiswasser (oder besser Eintauchen in Eiswasser) erreicht wird, bis die Körpertemperatur 38,5°C erreicht. Dann wird der Patient auf ein Bett gelegt und in eine Decke gewickelt. In schweren oder resistenten Fällen können eine intravenöse Eislösung, eine eiskalte Magenspülung und ein kalter Kochsalzeinlauf erforderlich sein.
- kräftig massiert werden, um die Vasodilatation zu fördern. Fächeln hilft, um die Konvektion zu erhöhen. Eine kontinuierliche Sauerstofftherapie wird in der Regel routinemäßig durchgeführt.
- eine intravenöse Flüssigkeitstherapie zur Korrektur der Dehydration und zum Ausgleich der Elektrolyte erhalten. Plasmaexpander und Mannitol (1 g/kg 20%ige Lösung, Dauer: 15–20 min) werden benötigt, um Hirnödem und Nierenunterperfusion zu behandeln.
- bei Hyperkaliämie mit Glukose und Insulin behandelt werden. Niereninsuffizienz erfordert möglicherweise eine frühe Dialyse sowie ausreichend Flüssigkeit, Elektrolyte und Bikarbonat.

Trotz intensiver Behandlung ist die Prognose von Hitzschlag schlecht; die Mortalität je nach Schwere des Hitzschlags und Alter des Patienten liegt zwischen 17 und 70 %. Bei der Obduktion werden Hirnödeme und Blutungen in verschiedenen Organen festgestellt.

Hämorrhagischer Schock und Enzephalopathie (HSE)

Diese Form der Hyperthermie wurde von Levin et al. 1983 beschrieben [17]. Trotz umfangreicher Untersuchungen, einschließlich virologischer und bakteriologischer Studien, wurde keine spezifische Ursache gefunden. Obwohl die klinischen Merkmale denen eines Hitzschlags ähneln, zeigten die meisten gemeldeten Fälle keine Anzeichen für Wickeln, Flüssigkeitsentzug oder hohe Umgebungstemperatur. Später wurde vermutet, dass HSE die Manifestation eines genetischen Defekts bei der Produktion oder Freisetzung des Serumproteaseinhibitors Alpha-1-Trypsin sein könnte [18].

Das mediane Alter der betroffenen Kinder beträgt fünf Monate (Bereich 17 Tage bis 15 Jahre) und fast 90 % sind weniger als ein Jahr alt. Normalerweise waren die Kinder 2–5 Tage vor dem Auftreten von HSE völlig gesund und zeigten nur milde, unspezifische Symptomen, wie zum Beispiel ein Infekt der oberen Atemwege oder eine fiebrige Gastroenteritis. Dann entwickeln sie plötzlich:

- einen schweren Schock, klinisch manifestiert durch Kollaps, Blässe, Zyanose und marmorierte Haut. Hypotonie ist ein spätes Anzeichen für einen Schock.
- Enzephalopathie, manifestiert durch das plötzliche Auftreten von Krämpfen und Koma.
- Hyperthermie als konstantes Merkmal, meistens mit einer Temperatur über 41°C.
- Blutungen aufgrund von disseminierter intravasaler Koagulopathie mit Durchfall, die auffällig sein und zu einer schweren Anämie führen können, was eine Transfusion erfordert.

Die Untersuchung ergibt Hepatomegalie und Azidose mit flachen Atemzügen. In den nächsten Stunden entwickelt sich eine Niereninsuffizienz mit erhöhtem Kreatininwert, Hyperkaliämie und Azidose. Zu weiteren Anomalien von Laborwerten gehören Leukozytose, Hypernatriämie, erhöhte Serumwerte von Kreatininphosphokinase, Leberenzymen und Trypsin, Hypoglykämie und Hypokalzämie, Thrombozytopenie, verminderte Faktoren II und V, Hyperfibrinogenämie und Alpha-1-Antitrypsin.

Schwerer Schock und Enzephalopathie müssen von Folgenden abgegrenzt werden:

- Hitzschlag mit Flüssigkeitsentzug und hoher Umgebungstemperatur
- Septikämie mit weniger abrupter Präsentation.
- Reye-Syndrom mit erhöhter Konzentration an Plasmaammoniak und charakteristischen histologischen Befunden der Leber; möglicherweise Einnahme von Aspirin.
- Hämolytisch-urämisches Syndrom mit Hämolyse, ausgeprägter Anämie.
- Toxisches Schocksyndrom und Kawasaki-Krankheit (beide haben einen weniger dramatischen Verlauf) und unbeabsichtigte Einnahme von Toxin.

Es gibt keine spezifische Behandlung für HSE und das Management ist ähnlich wie bei MH und Hitzschlag. Die Prognose ist schlecht mit einer Mortalität von 80 % und in der Mehrzahl der überlebenden Fälle kommt es zu schweren neurologischen Störung en. Die computertomografische Untersuchung und die Obduktion zeigen fokale Blutungen in vielen Organen und ein zerebrales Ödem.

Medikamenteninduzierte Hyperthermie

- Anticholinergische Vergiftung. Die dominierenden klinischen Merkmale sind:

Zentral: Verwirrung, Unruhe, Halluzinationen und Krämpfe
Peripherie: trockene Schleimhäute, Durst, gerötetes Gesicht, verschwommenes Sehen, geweitete Pupillen und Hyperthermie
Die Hyperthermie wird hauptsächlich durch verminderte Schweißproduktion verursacht.

Medikamente mit anticholinergischer Wirkung umfassen

Antispasmodikum	Zum Beispiel Belladonna, Propanthelin
Antiemetikum	Zum Beispiel Hyoszin, Cyclizin, Promethazin
Atypische Antipsychotika	Zum Beispiel Olanzapin
Bronchodilatator	Zum Beispiel Ipratropium
Antihistaminikum	Zum Beispiel Chlorpheniramin
Antidepressivum	Zum Beispiel Amitriptylin, Imipramin

Hyoscyamin ist eine der wichtigsten Alkaloidkomponenten von Belladonna. Hyoscyaminsulfattropfen werden manchmal bei Koliken bei Säuglingen verschrieben.

Kräutertee und chinesische Kräutermedizin haben auch zu anticholinerger Vergiftung und Hyperthermie geführt.

Die Behandlung umfasst eine schnelle und aggressive Kühlung. Das spezifische Gegenmittel ist Physostigmin. Benzodiazepine sind ebenfalls wirksam.

Zu weiteren hyperthermieauslösenden Medikamenten gehören:

- Topiramat ist ein Antikonvulsiv um mit positiver Wirkung bei verschiedenen Anfallsleiden. Nebenwirkungen umfassen Hypohidrose (oder Anhidrose), was zu Hyperthermie führt und sich als anhaltende oder intermittierende erhöhte Körpertemperatur manifestiert. Die verminderte Schweißproduktion kann durch Pilokarpin-Iontophorese-Schweißtest bestätigt werden.
  In einer Studie an 277 Kindern, die Topiramat einnahmen, entwickelten 161 (58 %) unerwünschte Wirkungen, darunter Nervosität, Gewichtsverlust und Hyperthermie [19]. Diese Nebenwirkungen besserten sich in den meisten Fällen nach Reduktion der Dosis wieder. Sie sind bei Monotherapie selten. Die Hyperthermie ist wahrscheinlich auf die Hemmung von Carboanhydrase in menschlichen ekkrinen Schweißdrüsen zurückzuführen.
- Salizylatvergiftung: siehe Kap. 10, Management von Fieber

2.4.3 Nicht klassifizierte Hyperthermie

Plötzlicher Kindstod

Dieses wichtige Thema wird aufgenommen, weil es einen möglichen Zusammenhang mit Hyperthermie gibt.

Die akzeptierte Definition von plötzlichem Kindstod („sudden infant death syndrome", SIDS) ist:

- Der plötzliche und unerwartete Tod eines Säuglings, der auch nach gründlicher Obduktion ungeklärt bleibt.
- Bei gründlicher Untersuchung des Todesorts wird die Ursache des SIDS nicht gefunden.
- Diagnose durch Ausschluss. Symptome wie eine Infektion der oberen Atemwege mit möglichem Fieber, die keine ernsten Auswirkungen auf den Zustand des Kindes haben, schließen die Diagnose nicht aus.

Obwohl SIDS immer noch die häufigste Todesursache bei Säuglingen im Alter von ein bis zwölf Monaten ist, ist seit Beginn der Kampagne „Back to Sleep" im Jahr 1991 (UK) und 1992 (USA) ein Rückgang zu verzeichnen.

- In den USA lag die Mortalität 1992 bei 1,2 Todesfällen pro 1000 lebend geborene Kinder, was im Lauf von zehn Jahren auf 0,56 Todesfälle pro 1000 lebend geborene Kinder (ein Rückgang um 53 %) zurückging [20]. Während dieses Zeitraums ist die Prävalenz der Bauchlage von 70 auf 11,3 % gesunken.

- In Großbritannien ist ein bemerkenswerter Rückgang der Inzidenz auf 0,4 Todesfälle pro 1000 lebend geborene Kinder im Jahr 2000 und ein weiterer Rückgang auf 0,26 im Jahr 2003 zu verzeichnen [21].

Trotz intensiver Forschung in den letzten Jahrzehnten ist die Ursache von SIDS unbekannt. Die vorherrschende Hypothese ist, dass bei bestimmten Säuglingen eine Fehlentwicklung oder eine verzögerte Reifung des neuronalen Netzes des Hirnstamms vorliegt, von dem abgenommen wird, dass es an der Erregung, der Chemosensitivität, dem Atemantrieb, der Thermoregulation und der Blutdruckreaktion beteiligt ist. Ein langer QT-Intervall kann auch zu SIDS führen. Eine multifaktorielle Ursache erscheint eher wahrscheinlich. Mit SIDS in Zusammenhang stehende Risikofaktoren sind in Tab. 2.9 dargestellt. Das Risiko steigt mit zunehmendem Alter des Säuglings und ist bei Neugeborenen (nur etwa 4 % aller SIDS-Fälle) gering. Die zwei wichtigsten Faktoren sind Bauchlage und Rauchen der Mutter.

Obwohl die überwiegende Mehrheit der Säuglinge, die in Bauchlage schlafen, nicht in Gefahr sind, an plötzlichem Kindstod zu sterben, wurden bis zu 88 % der Opfer in dieser Position gefunden. Ein Kind in Bauchlage kann seinen Kopf nur eingeschränkt bewegen und hat daher nur begrenzten Zugang zu frischer Luft. Dies könnte auch erklären, weshalb der plötzliche Kindstod in Asien selten vorkommt, wo die Kinder normalerweise in Rückenlage schlafen.

Plötzlicher Kindstod und Hyperthermie. Hyperthermie (zum Beispiel in Form eines Hitzschlags) wurde als Ursache für plötzlichen Kindstod in Betracht gezogen. Sie kann zu Apnoe als Ergebnis eines vorübergehenden Verlusts der Sensitivität der Atemwegschemorezeptoren führen. Der überzeugendste Beweis für den Zusammenhang zwischen plötzlichem Kindstod und Hyperthermie wurde von Stanton [22] berichtet, der feststellte, dass 32 der 34 SIDS-Fälle (94 %) in einer

Tab. 2.9 Risikofaktoren, die zu plötzlichem Kindstod beitragen

Allgemeine Faktoren	Hyperthermische Faktoren
Rauchen der Mutter	Bauchlage
Niedriges Geburtsgewicht	Gemeinsames Schlafen mit den Eltern
Intrauterine Wachstumsretardierung	Einwickeln
Zwillinge	Hohe Umgebungstemperatur
Opiatabhängigkeit	Atemwegsinfektionen
Junge Mutter	
Alkoholkonsum der Mutter	
Benachteiligter sozioökonomischer Status	
Polystyrolgefüllte Kissen	
Geschwister mit einer Vorgeschichte von plötzlichem Kindstod	
Verlängerter QT-Intervall im Elektrokardiogramm	

ungewöhnlich warmen Umgebung übermäßig bekleidet oder heiß und verschwitzt waren, als sie tot aufgefunden wurden. In diesen Fällen deuteten Schweiß und eine hohe Rektaltemperatur auf Hyperthermie hin.

Mechanismen, die zu Hyperthermie bei SIDS führen, sind:

- Übermäßiges Einpacken, dicke Bettwäsche, hohe Umgebungstemperatur (zum Beispiel durch Nähe zu einer Wärmequelle) und Bauchlage, die die Wärmeabgabe durch das Gesicht weiter einschränken kann, wenn das Kind zu stark eingewickelt ist. Schlafen in Seitenlage ist nicht so sicher wie Schlafen in Rückenlage.
- Eine leichte Infektion, die häufig SIDS vorausgeht, kann Fieber verursachen, das in Kombination mit übermäßigem Einpacken zu Hitzschlag und SIDS führen kann.
- Säuglinge, die sich mit anderen Personen das Bett teilen, erleben eine wärmere thermische Umgebung als diejenigen, die allein im Kinderbett schlafen.
- Darüber hinaus kann es im Säuglingsalter zu einem Ungleichgewicht in der Thermoregulation kommen, bei dem die Wärmeproduktion im Verhältnis zur Körperoberfläche etwa mit 5 Monaten ein Maximum erreicht, während sich die Wärmeabgabe durch Schwitzen erst allmählich im ersten Lebensjahr entwickelt.

Vorgetäuschte Hyperthermie („factitious hyperthermia", FF)

Die Erzeugung von „Fieber" durch Manipulation (in der Regel Thermometermanipulation) ist bei Kindern selten, insbesondere unterhalb des Jugendalters. FF wird jedoch gelegentlich als Differenzialdiagnose von PUO gefunden und tritt in etwa 2 % einer großen Studie über hauptsächlich erwachsene Fälle auf [23]. Sie kann die am schwierigsten zu stellende Diagnose sein. So wurde zum Beispiel ein 15-jähriger Jugendlicher aus den USA mit einer achtmonatigen Fiebergeschichte beschrieben [24]. Die Frage, ob ein Patient tatsächlich Fieber hat oder nicht, wird selten gestellt.

Viele FF-Patienten suchen offenbar nach Aufmerksamkeit und fühlen sich in einer Krankenhausumgebung geschützt. Gelegentlich ist es eine Flucht vor unerträglichen Bedingungen zu Hause. Von diesen Patienten häufig verwendete Methoden zur Induktion von FF sind das Halten des Thermometers neben einer Wärmeflasche, das Reiben gegen Bettwäsche, das Spülen des Munds mit einer heißen Flüssigkeit vor dem Einsetzen eines Thermometers oder das Auswechseln von Thermometern.

Diagnostische Hinweise sind:

- Widerspruch zwischen dem allgemein guten Aussehen des Kindes und des aufgezeichneten „Fiebers"
- Fehlen von warmer Haut, Schwitzen, Tachykardie und dem üblichen täglichen Schwanken des Fiebers
- Normaler Laborbefund, zum Beispiel für Entzündungsmarker: Leukozyten, C-reaktives Protein

- Normale Körpertemperatur, wenn eine Krankenschwester die Temperaturaufzeichnung vornimmt

Induzierte Erkrankung (vorgetäuschte Erkrankung, Münchhausen-Syndrom)

Dies ist die extremste Form der vorgetäuschten Störung. Im Jahr 1951 beschrieb Asher Patienten, die Krankheiten erfanden und sich medizinischen Untersuchungen und Behandlungen, einschließlich Operationen, unterzogen [25]. Obwohl es sich hauptsächlich um eine Erkrankung von Erwachsenen handelt, wurde das Syndrom auch bei Kindern berichtet [26] und zeichnet sich durch die in Tab. 2.10 dargestellten Merkmale aus.

In einer Übersicht über Publikationen über einen Zeitraum von 30 Jahren [27] wurden 42 Kinder (Durchschnittsalter 13,9 Jahre) mit gefälschten Krankheiten identifiziert. Die am häufigsten gefälschten Bedingungen waren Fieber (13 %). Die Täuschung wurde durch Erwärmung von Thermometern mit Wärmeunterlagen bewerkstelligt.

Induzierte Krankheit durch Stellvertreter („factitious illness by proxy")

Im Jahr 1977 berichtete Meadow über zwei Kinder, deren Eltern sie durch Fälschung unzähligen, schädlichen medizinischen Eingriffen unterzogen hatten [28]. In einem zweiten Bericht aus dem Jahr 1982 [29] stellte Meadow 19 Kinder unter sieben Jahren vor (über diesem Alter ist es wahrscheinlich, dass Kinder in der Lage sind, die Täuschung zu enthüllen), von denen vier Fieber als vorgetäuschtes Anzeichen hatten (die Inzidenz von Fieber liegt im Allgemeinen bei 10 %). Meadow hielt Epilepsie für die am häufigsten vorgetäuschte Erkrankung. Die Mortalitätsrate unter den diagnostizierten Kindern beträgt 9 %.

Das Syndrom betrifft einen Elternteil (meistens die Mutter) oder eine Pflegeperson, die tendenziell jung und gesprächig ist und eine Erkrankung bei einem Kind erfindet. Die Motivation für das Täterverhalten des Täters liegt ein psychologischen Bedürfnis, das Kind in die Rolle des Kranken zu versetzen. Der Täter

Tab. 2.10 Hauptmerkmale der induzierten Erkrankung

Wesentliche Merkmale
Pathologisches Lügen
Simulation einer Erkrankung
Verwunderung
Weniger bedeutsame Merkmale
Ungewöhnliche oder dramatische Geschichte
Vorausgehende Behandlung in einer Klinik
Vorausgehende diagnostische Verfahren
Multiple Narben
Erfahrungen in einem medizinischen Bereich
Antisoziale Persönlichkeitsmerkmale

zeigt häufig eine Persönlichkeitsstörung und eine erhebliche familiäre Dysfunktion. In der Familiengeschichte können ungeklärte Todesfälle von Kindern auftreten. Das Syndrom ist gekennzeichnet durch:

- Inkonsistenz zwischen Erkrankungsgeschichte, klinischen Befunden und dem gesunden Aussehen des Kindes
- Mutter erscheint weniger besorgt über die Erkrankung des Kindes als das medizinische Personal. In der Regel begrüßt sie sogar schmerzhafte Tests und Prozeduren für ihr Kind.
- „Krankheit" des Kindes ist wiederkehrend und medizinisch nicht erklärbar
- Vorgeschichte mit mehreren medizinischen Eingriffen
- Symptome und Anzeichen verschwinden bei Abwesenheit der Mutter
- Mutter ist in der Regel aufmerksam und im Krankenhaus anwesend
- Bei Konfrontation leugnet die Täterin normalerweise jegliches Wissen

Klinische Präsentationen folgen im Allgemeinen zwei Mustern:

- Apnoen, Fütterungsprobleme, Krämpfe und Zyanose (während des Säuglingsalters).
- Durchfall, Erbrechen und Fieber (bei älteren Kindern).

Obwohl die Mehrheit der vorgetäuschten Krankheiten nicht lebensbedrohlich sind, wurde über wiederkehrende Episoden von Herz-Kreislauf-Stillstand berichtet, die von der Mutter hervorgerufen wurden, was darauf hindeutet, dass das Münchhausen-Stellvertreter-Syndrom eine Form der Kindesmisshandlung ist. Ein Bericht über 56 Kinder unterstützte diese Sicht: Ein erheblicher Teil der Opfer litt unter Gedeihstörungen, nicht unfallbedingten Verletzungen, unangemessener Medikation oder Vernachlässigung [30].

2.4.4 Therapeutische Wirkung der Hyperthermie

Seit Tausenden von Jahren ist bekannt, dass Hyperthermie dem Körper gegen einige Krankheiten hilft. In den 1970er- und 1980er-Jahren zeigten mehrere Studien, dass Hyperthermie in Kombination mit Strahlen- oder Chemotherapie im Vergleich zur Strahlen- oder Chemotherapie allein bessere Ergebnisse bei der Behandlung von Krebs erzielt. Die therapeutische Anwendung von Hyperthermie und die Mittel zu ihrer Erzeugung sind in Tab. 2.11 dargestellt. Ihre potenzielle Verwendung umfasst:

Infektionskrankheiten

Hyperthermie stimuliert das Immunsystem, einschließlich die Produktion von Interferon (INF). Beispiele für Erkrankungen, die durch Hyperthermie behandelt werden, sind:

Tab. 2.11 Therapeutische Anwendung von Hyperthermie (oder Fieber) und Mittel zu ihrer Erzeugung

Applikation von Wärme	Lokal
	Tief (<3 cm unter der Haut)
	Oberflächlich
	Regional
	Tief (<3 cm unter der Haut)
	Oberflächlich
	Ganzer Körper
Extern erzeugte Wärme	Mikrowelle, Wärmedecke, Laser, Wärmestäbe, Infrarotstrahlung, Hochfrequenzelektrotherapie, Ultraschall, extrakorporal
Intern erzeugte Wärme	Pyrogene (bakterielle Substanz, die Fieber verursacht; Fiebertherapie)

- Während des 19. Jahrhunderts beobachteten Mediziner, dass sich Tumore nach einer Episode mit hohem Fieber aufgrund einer Infektion zurückbildeten. Wagner von Jauregg behandelte 1917 die Neurosyphilis mit Malaria, wofür er den Nobelpreis erhielt (siehe Kap. 13). Die besten Ergebnisse der Fiebertherapie wurden bei Gonorrhoe und Syphilis, einschließlich ihrer Komplikationen, wie Arthritis, Keratitis und Orchitis, beobachtet. Ungefähr 70–80 % der behandelten Fälle wurden durch künstliche Hyperthermie oder Malariafieber im Bereich von 40,5 bis 41,0°C für etwa 50 Stunden in mehreren Sitzungen gestoppt. *Borrelia*-Spirochäten, die Ursache der Lyme-Krankheit, könnten auch gegenüber einer Hyperthermie über 41°C empfindlich sein.
- Virale Nasopharyngitis: Nasale Inhalationen von befeuchteter Luft bei 43°C unterdrückten die Symptome bei 78 % der Patienten [31].
- Humanes Immunschwächevirus (HIV): Es wurde gezeigt, dass Temperaturen $\geq$ 42°C, die $\geq$ 25 min aufrechterhalten wurden, etwa 25 % der Viren inaktivieren [32]. Ein täglicher Gebrauch solcher Temperaturen senkt die Zahl der aktiv infizierten Zellen um 40 %. Eine Verringerung der Viren um 40 % würde den Verlust an T-Zellen wirksam umkehren. HIV-infizierte Zellen sind empfindlicher gegenüber Wärme als gesunde Lymphozyten. Diese Empfindlichkeit der Zellen nimmt bei Vorbehandlung mit Tumornekrosefaktor zu.

Muskel- und Skeletterkrankungen

Lokale und regionale Hyperthermie wurden seit der Antike zur Behandlung von Muskel- und Skeletterkrankungen eingesetzt. Gewebe, das auf 44°C erhitzt wird, erhöht die Dehnbarkeit des Gewebes, verringert Gelenksteifigkeit und Muskelkrämpfe. Diese Effekte treten hauptsächlich durch erhöhten Blutfluss auf. Ganzkörperhyperthermie induziert auch lösliche Tumornekrosefaktor-Rezeptoren (TNF-R), die entzündungshemmend wirken.

Krebserkrankungen

Hyperthermie gilt nach Chirurgie, Chemo-, Strahlen- und Immuntherapie als fünfte Behandlungsmethode von Krebserkrankungen. Die therapeutische Hyperthermie wird seit den 1970er-Jahren als adjuvante Therapie zur Behandlung von Patienten mit Krebs eingesetzt und hat bei einigen Patienten mit einer kompletten oder teilweisen Remission der Tumoren positive Ergebnisse erzielt. Es hat sich gezeigt, dass Hyperthermie die Strahlenreaktion und die Zytotoxizität der Chemotherapie synergistisch verstärkt. Die Erwärmung kann mit Mikrowellen, Radiowellen, Laser und Ultraschallwellen erzielt werden. Es gibt Hinweise darauf, dass eine Hyperthermie von 42°C oder mehr für 30 bis 60 min antitumoral wirkt. Der Zelltod wird hauptsächlich durch Proteindenaturierung im hyperthermischen Bereich von 40 bis 44°C verursacht. Die Hyperthermie verursacht auch zelluläre Schäden, einschließlich Apoptose, was zum Zelltod führt.

Die Hyperthermie in Kombination mit Chemotherapie hat sich als wirksam erwiesen bei

- einigen Patienten mit fortgeschrittenen Malignomen, zum Beispiel Nierenzellkarzinom [33].
- dem Management des Retinoblastoms, das sich in den letzten 10–15 Jahren langsam verändert e: Die Enukleation ist nur bei einem großen Tumor, der den größten Teil des Augapfels ausfüllt, vorzuziehen [34]. Mehr als 95 % der Kinder mit Retinoblastom werden mit modernen Techniken geheilt. Dazu gehören die transpupilläre Thermotherapie allein oder in Kombination mit systemischer Chemotherapie (Chemothermotherapie).
- vor allem Kindern mit Sarkom oder Keimzelltumoren zur Verbesserung der Operabilität: Verwendung der regionalen Hyperthermie (RHT) im Bauch- und Beckenbereich, an der Brustwand sowie an den Extremitäten [35].
- der Behandlung von bösartigen Gehirntumoren wie Glioblastom [36] und bösartigem Melanom.

Literatur

Klinische Auswirkungen von Hyperthermie

1. Bynum GD, Pandolf KB, Schuette WH, et al. Induced hyperthermia in sedated humans and the concept of critical thermal maximum. Am J Phys. 1978;235:R228–36.

Trainingsinduzierte Hyperthermie

2. Bar-Or O. Climate and the exercising child-review. Int J Sports Med. 1980;1:53–65.
3. Committee on sports medicine. Climatic heat stress and the exercising child. Pediatrics. 1982;69:808–9.

Bösartige Hyperthermie (MH)

4. Girard T, Joehr M, Schaefer C, et al. Perinatal diagnosis of malignant hyperthermia susceptibility. Anesthesiology. 2006;104:1353–6.

Malignes neuroleptisches Syndrom (MNS)

5. Caroff SN, Mann SC. Neuroleptic malignant syndrome. Med Clin North Am. 1993;77:185–202.
6. Nierenberg D, Disch M, Manheimer E, et al. Facilitating prompt diagnosis and treatment of the neuroleptic malignant syndrome. Clin Pharmacol Ther. 1991;50:580–6.
7. Oruch R, Pryme IF, Engelsen BA, et al. Neuroleptic malignant syndrome: an easily overlooked neurologic emergency. Neuropsychiatr Dis Treat. 2017;13:161–75.

Serotoninsyndrom

8. Halloran L, Bernard DW. Management of drug-induced hyperthermia. Curr Opin Pedaitr. 2004;16:211–5.

Endokrine Hyperthermie

9. Simon HB, Daniels GH. Hormonal hyperthermia, endocrinological causes of fever. Am J Med. 1979;66:257–63.
10. Kilbane BJ, Mehta S, Backeljauw PF, et al. Approach to management of malignant hyperthermia-like syndrome in pediatric diabetes mellitus. Pediatr Crit Care Med. 2006;7:169–73.
11. Goodman EL, Knochel JP. Endocrine hyperthermia. Heat stroke and other forms of hyperthermia. In: Mackowiak P, editor. Fever: basic mechanisms and management. New York: Raven Press; 1991. S. 281.

Neonatale Hyperthermie

12. Ws C. The early detection of pyrexia in the newborn. Arch Dis Child. 1963;38:29–39.

Hitzeschlag

13. Knochel JP. Environmental heat loss. Arch Intern Med. 1974;133:841–65.
14. McLaren C, Null J, Quinn J. Heat stroke from enclosed vehicles: moderate ambient temperatures cause significant temperature rise in enclosed vehicles. Pediatrics. 2005;116:217.
15. Ferrara P, Vena F, Caporale O, et al. Children left unattended in parked vehicles: a focus on recent Italian cases and a review of literature. Ital J Pediatr. 2013;39:71.
16. Van Gestel JPJ, L'Hoir MP, ten-Berge M, et al. Risk of ancient parties in modern times. Pediatrics. 2002;110(6):1–3.

Hämorrhagischer Schock und Enzephalopathie (HSE)

17. Levin M, Kay JDS, Gould JD, et al. Hemorrhagic shock and encephalopathy. A new syndrome with high mortality in young children. Lancet. 1983;2:64–7.
18. Levin M, Pincott JR, Hjelm M, et al. Haemorrhagic shock and encephalopathy: clinical, pathologic, and biochemical features. J Pediatr. 1989;114:194–203.

Medikamenteninduzierte Hyperthermie

19. Grosso S, Franzoni E, Iannetti P, et al. Efficacy and safety of topiramate in refractory epilepsy. J Child Neurol. 2005;20:893–7.

Nicht klassifizierte Hyperthermie

Plötzlicher Kindstod (SIDS)

20. American Academy of Pediatrics. The changing concept of SIDS: diagnosis, coding shifts, controversies regarding the sleeping environment. New variables to consider in reducing risk. Pediatrics. 2005;116:1245–55.
21. Blair PS, Sidebotham P, Berry PJ, et al. Major epidemiological changes in SIDS: a 20-year population-based study in the UK. Lancet. 2006;367:314–9.
22. Stanton AN. Overheating and cot death. Lancet. 1984;3:1199–201.

Vorgetäuschte Hyperthermie

23. Rumans LW, Vosti KL. Factitious and fraudulent fever. Am J Med. 1978;65:745–55.
24. Edwards MS, Butler KM. Hyperthermia of trickery in an adolescent. Pediatr Infect Dis J. 1987;6:411–4.

Induzierte Krankheit

25. Asher R. Munchausen's syndrome. Lancet. 1951;1:339–41.
26. Sneed RC, Bell RF. The dauphin of Munchausen: factitious passage of renal stones in a child. Pediatrics. 1976;58:127–30.
27. Libow JA. Child and adolescent illness falsification. Pediatrics. 2000;105:336–42.

Induzierte Krankheit durch Stellvertreter

28. Meadow R. Munchausen syndrome by proxy: the hinterland of child abuse. Lancet. 1977;2:343–5.
29. Meadow R. Munchausen syndrome by proxy. Arch Dis Child. 1982;57:92–8.
30. Bools CN, Neale BA, Meadow SR. Co-morbidity associated with fabricated illness (Munchausen syndrome by proxy). Arch Dis Child. 1992;67:77–9.

Therapeutische Wirkungen der Hyperthermie

31. Yerurshalmi A, Lwoff A. Traitement du coryza infectieux et des rhinitis persistantes allergiques par la thermotherapy. Camp Rendus Seances Acad Sci (Paris). 1980;291(Ser D):957–9.
32. Pennypacker C, Perelson AS, Nys N. Localized or systemic in vivo heat inactivation of HIV: a mathematical analysis. J Acquir Immune Defic Syndr Hum Retrovirol. 1995;8:321–9.
33. Ismail ZRS, Zhavrid EA, Potapnev MP. Whole body hyperthermia in adjuvant therapy of children with renal cell carcinoma. Pediatr Blood Cancer. 2005;44:679–81.
34. Shields CL, Meadows AT, Leahey AM, et al. Continuing challenges in the management of retinoblastoma with chemotherapy. Retina. 2004;24:849–62.
35. Seifert G, Budach V, Keilholz U, et al. Regional hyperthermia combined with chemotherapy in paediatric, adolescents, and young adult patients: current and future perspectives. Radiat Oncol. 2016;11:65.
36. Man J, Shoemake J, Ma T, et al. Hyperthermia sensitizes glioma stem-like cells to radiation by inhibiting AKT signaling. Cancer Res. 2015;75(8):1760–9.

3 Pathogenese von Fieber

Kernaussagen

- Obwohl Infektionen die häufigste Ursache von Fieber sind, ist Fieber auch ein häufiges Symptom bei Überempfindlichkeitsreaktionen, Autoimmunerkrankungen und Krebserkrankungen.
- Die Fieberreaktion wird durch endogene Pyrogene (Zytokine) in Reaktion auf exogene Pyrogene, vorwiegend Mikroorganismen oder deren direkte Produkte (Toxine), vermittelt.
- Die endogenen Pyrogene wirken auf thermosensitive Neuronen im Hypothalamus, die letztlich den Sollwert prostaglandinvermittelt erhöhen.
- Der Körper reagiert durch Steigerung der Wärmeerzeugung und Verringerung der Wärmeverluste, bis die Körpertemperatur den erhöhten Sollwert erreicht.
- Fieber, im Gegensatz zur Hyperthermie, steigt nicht unaufhörlich, da eine effektive zentrale Kontrolle durch das hypothalamische Zentrum vorhanden ist.
- Zytokine spielen bei der Immunreaktion durch Aktivierung von B-Zellen und T-Lymphozyten eine entscheidende Rolle. Die Gleichzeitigkeit von Fieberanstieg und Lymphozytenaktivierung stellt den klarsten und stärksten Beweis für die schützende Wirkung von Fieber dar.
- Die schützenden Prozesse der Immunreaktion sind bei hoher Temperatur (um 39,5°C) optimal.
- Nicht alle aus der Fieberproduktion resultierenden Effekte sind dem Wirt zuträglich; einige sind schädlich und sogar tödlich. Dies geschieht vorwiegend durch eine Überproduktion von Zytokinen oder ein Ungleichgewicht zwischen Zytokinen und deren Inhibitoren, wie zum Beispiel bei schweren und fulminanten Infektionen und septischem Schock.

A. S. El-Radhi (Hrsg.), *Klinisches Handbuch des Fiebers bei Kindern*,
https://doi.org/10.1007/978-3-031-29247-7_3

3.1 Forschungsgeschichte

Die Erforschung von Fieber konzentrierte sich auf die Hypothese, dass Fieber aus physiologischen Prozessen resultiert, die durch einen äußeren Reiz in Gang gesetzt werden. Ägyptische Gelehrte erkannten, dass lokale Entzündungen für Fieber verantwortlich sind. Im Jahr 1868 versuchte Billroth (1829–1894), diese uralte Beobachtung durch Injektion von Eiter in Tiere zu bestätigen, wodurch eine Fieberreaktion hervorgerufen wurde. Im Jahr 1943 führte Menkin ähnliche Experimente durch und isolierte ein Produkt, das als Pyrexin bezeichnet wurde [1]. Beeson isolierte 1948 eine fieberauslösende Substanz aus Leukozyten, Leukozytenpyrogene, die später als endogene Pyrogene bekannt wurden. Interleukin-1 (IL-1) wurde zuerst von Gery und Waksman als Zytokin identifiziert und als endogenes Pyrogen bestätigt [2].

3.2 Definitionen

- Fieber (Pyrexie) ist eine über dem Normbereich regulierte Körpertemperatur, die als Folge einer IL-1-vermittelten Erhöhung des hypothalamischen Sollwerts entsteht. Sobald Fieber da ist, wird die Körpertemperatur, wie bei Gesunden, durch ein Nettogleichgewicht zwischen Wärmeerzeugung und -verlust reguliert.
- Hyperthermie ist eine unregulierte erhöhte Körpertemperatur über dem Normbereich aufgrund eines Ungleichgewichts zwischen Wärmeerzeugung und -verlust. Interleukine sind nicht beteiligt und daher ist der hypothalamische Sollwert normal.
- Ein Pyrogen ist eine fieberauslösende Substanz (infektiöse Organismen oder deren Toxine , Zytokine).
- Exogene Pyrogene sind Substanzen, die außerhalb des Körpers entstehen und die in der Lage sind, Interleukine zu induzieren.
- Endogene Pyrogene sind Substanzen, die im Körper entstehen und in der Lage sind, Fieber durch die Aktivierung des hypothalamischen thermoregulatorischen Zentrums auszulösen. IL-1, Tumornekrosefaktor (TNF) und Interferon (INF) sind endogene Pyrogene. Die Produktion dieser Pyrogene wird durch das Vorhandensein von Bakterien, Viren oder Pilzen im Körper angeregt.
- Zytokine sind Proteine, die im ganzen Körper produziert werden, vor allem durch aktivierte Makrophagen, Monozyten und T-Zellen, um die Immunreaktionen im Körper zu regulieren, entzündliche und hämatopoetische Prozesse zu kontrollieren und Fieber zu induzieren. Da sie in den Blutkreislauf gelangen und auf entfernte Organe wirken, werden sie als Hormone betrachtet. Proinflammatorische Zytokine (zum Beispiel IL-1, IL-6, TNF-α, INF-γ, Granulozyten-Makrophagen-Kolonie-stimulierender Faktor, GM-CSF) sind für die Initiierung einer wirksamen Abwehr gegen exogene Organismen (zum Beispiel Akti-

vierung von Neutrophilen) verantwortlich. Ihre Überproduktion kann schädlich sein und zu Schock, multiplem Organversagen und Tod führen. Antiinflammatorische Zytokine (zum Beispiel IL-1-Rezeptor-Antagonist, IL-4, IL-10) wirken den proinflammatorischen Zytokinen entgegen und fördern so die Heilung und reduzieren die Entzündung.

- Monokine sind Zytokine, die von mononukleären phagozytotischen Zellen produziert werden.
- Chemokine sind Zytokine, die Zellen durch chemische Botschaften (Chemotaxis) zum Infektionsherd locken. Ein typisches Chemokin ist CXCL-8, das Neutrophile anlockt.
- Interleukine sind Zytokine, die als Mediatoren zwischen Leukozyten wirken, daher ihr Name. Ihre heute bekannte Anzahl ist enorm: Bisher wurden mindestens 37 Interleukine identifiziert. Sobald ihre Aminosäuresequenz bekannt ist, wird ihnen eine Nummer zugewiesen. Wenn die Sequenz nicht bekannt ist, werden sie nach ihrer biologischen Eigenschaft benannt. IL-1 und IL-6 spielen eine wichtige Rolle bei der Pathogenese von Fieber.
- Lymphokine sind Zytokine, die von Lymphozyten zur Regulation der Immunantwort freigesetzt werden. Wichtige Lymphokine sind IL-2, IL-3, IL-4, IL-5, IL-6, IL-9, IL-10, IL-13, IL-14 und TNF-gamma.
- Prostaglandine sind Lipide, die in Infektionsherden und in geschädigtem Gewebe gebildet werden, um Entzündung und Fieber als Teil des Heilungsprozesses zu verursachen.
- Akute-Phase-Reaktion ist der Begriff für die hämatologischen, endokrinologischen und metabolischen Veränderungen, die (innerhalb von Stunden oder Tagen) nach dem Auftreten von Fieber als Reaktion auf Infektionen oder lokale Gewebeschäden auftreten. Diese Veränderungen werden durch mehrere Zytokine (IL-6 ist der primäre Induktor) ausgelöst, die dem Wirt nützlich sind. Während der Reaktion werden verschiedene Akute-phase-Proteine, insbesondere C-reaktives Protein (CRP) und Serum-Amyloid-A, von Hepatozyten synthetisiert und in großen Mengen in die Zirkulation freigesetzt. CRP spielt eine Rolle bei der Komplementaktivierung, der Opsonisierung und der Erhöhung der Thrombozytenaggregation. Obwohl die Akute-phase-Reaktion eng mit Fieber verbunden ist, können die CRP-Werte bei Virusinfektionen normal sein und bei Krankheiten ohne Fieber (zum Beispiel Tumoren) hoch sein. Die Synthese von Albumin und Transferrin und die Konzentration von Eisen und Zink nehmen ab, während die Kupferkonzentration zunimmt. Der niedrige Eisengehalt ist das Ergebnis einer reduzierten intestinalen Eisenaufnahme und einer erhöhten Aufnahme von Eisen in der Leber. Diese Veränderungen tragen zur Wirtsabwehr bei, indem sie den eindringenden Mikroorganismen wichtige Nährstoffe wie Eisen und Zink entziehen. Der Prozess wird als ernährungsbedingte Immunität bezeichnet.

3.3 Exogene Pyrogene (ExP; Abb. 3.1)

Exogene Pyrogene (zum Beispiel Bakterien, Viren, Toxine) lösen Fieber in der Regel innerhalb von zwei Stunden nach der Exposition durch Interaktion mit Makrophagen oder Monozyten aus, was zur Induktion von Zytokinen führt. Weitere Mechanismen zur Initiierung von Fieber sind:

- Einige von Bakterien produzierte Endotoxine wirken direkt auf den Hypothalamus, wodurch sich der Sollwert verändert. IL-1 ist nicht beteiligt. Bestrahlung des Hypothalamus, Dichlordiphenyltrichlorethan, Vergiftung und Skorpiongift können durch eine direkte Wirkung auf den Hypothalamus Fieber auslösen.
- ExP kann Lymphozyten zur Ausschüttung von Lymphokinen, insbesondere INF-gamma, anregen, die wiederum Makrophagen und Monozyten zur Produktion von IL-1 stimulieren.
- Einige Bakterien produzieren Exotoxine, die Makrophagen und Monozyten dazu stimulieren, IL-1 freizusetzen. Dieser Mechanismus wirkt bei Scharlach und toxischem Schocksyndrom. Beim toxischen Schocksyndrom ist der Schock auf das Toxin zurückzuführen. Erkrankungen, bei denen Toxine produziert

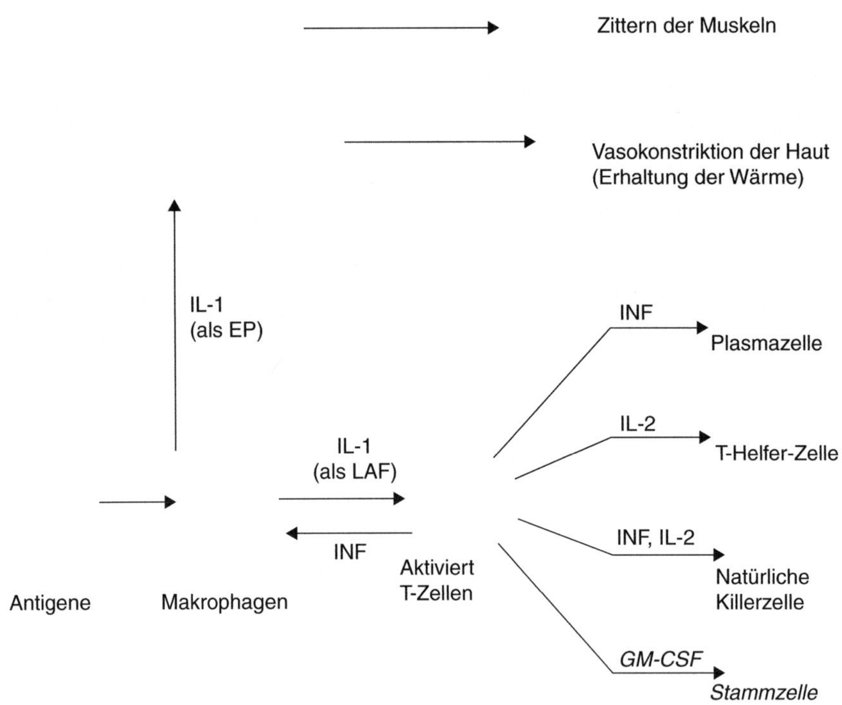

Abb. 3.1 Mechanismen der Fieberinduktion

werden, die durch Gram-positive Bakterien verursacht werden, führen weniger häufig zu Fieber als solche, die durch pyrogene Gram-positive Kokken produziert werden.

- Borrelia-Spirochäten (Ursache des Rückfallfiebers) enthalten kein Endotoxin, und die Anheftung dieser Bakterien an die mononukleären Zellen induziert IL-1.
- Andere Bakterien, wie Pneumokokken, enthalten weder Endotoxin noch andere Pyrogene, und die Mechanismen, die für das Fieber verantwortlich sind, sind vermutlich immunologischer Natur.

3.3.1 Mikrobielle exogene Pyrogene

- Gram-negative Bakterien. Die Pyrogenizität von Gram-negativen Bakterien (zum Beispiel *Escherichia coli*, *Salmonella*) ist auf einen hitzebeständigen Faktor, Endotoxin, zurückzuführen. Die aktiven Komponenten von Endotoxinen sind Lipide und Kohlenhydrate (Lipopolysaccharid, LPS), die die Hauptbestandteile der äußeren Membran dieser Bakterien bilden. Endotoxine verursachen eine dosisabhängige progressive Erhöhung der Temperatur. In schweren Fällen verursachen sie Schock mit Vasodilatation, Kapillarleckage und Hypotonie. Eine durch Endotoxine verursachte Septikämie löst in bestimmten Situationen kein Fieber aus, wie zum Beispiel bei Neugeborenen, Kleinkindern oder Kindern mit fulminanter Infektion oder mit Mangelernährung. Diese Kinder können bei schwerer Infektion mit normaler Temperatur oder sogar Hypothermie reagieren. Die Mortalität ist bei septischen Kindern [3] und erwachsenen Patienten [4] aufgrund der verminderten Fähigkeit zur Freisetzung von TNF-α und IL-β bei einer Infektion mit LPS deutlich erhöht.
- Gram-positive Bakterien. Das Hauptpyrogen der meisten Bakterien ist Peptidoglycan, das die Zellwand bildet. Penicillin wirkt, indem es die Biosynthese von Peptidoglycan hemmt, was zur Zelllyse führt. Dies erklärt, weshalb Penicillin gegen Gram-positive Bakterien wirksamer ist.
- Viren. In der klinischen Praxis ist bekannt, dass Viren Fieber verursachen. Mechanismen, wie Viren Fieber verursachen können, umfassen die direkte Invasion von Makrophagen, die Immunreaktion auf virale Komponenten mit Antikörperbildung, die Induktion durch INF und die von Viren ausgelöste Zellnekrose.
- Pilze. Produkte von lebenden oder abgetöteten Pilzen wirken als exogene Pyrogene, die Fieber auslösen. Die Induktion von Fieber tritt vor allem dann auf, wenn die Pilze in die Blutbahn gelangen. Kinder mit neoplastischen Erkrankungen, die Fieber in Verbindung mit einer Neutropenie entwickeln, haben ein hohes Risiko für eine invasive Pilzinfektion.

3.3.2 Nichtmikrobielle Pyrogene

- Phagozytose ist zu einem großen Teil für Fieber bei Bluttransfusionsreaktionen (wenn eine Infektion ausgeschlossen ist) und bei immunbedingter hämolytischer Anämie verantwortlich.
- Antigen-Antikörper-Komplexe. Ein exogenes Antigen kann mit zirkulierenden, sensibilisierten Antikörpern einen Komplex bilden, der die Produktion von IL-1 auslöst (immunbedingtes Fieber). Beispiele für immunbedingtes Fieber sind systemischer Lupus erythematosis und unerwünschte Arzneimittelreaktionen. Fieber, das mit einer Penicillin-Überempfindlichkeit verbunden ist, resultiert aus der Interaktion von Antigen-Antikörper-Komplexen mit Leukozyten, die IL-1 freisetzen.
- Die meisten Steroide sind endogene Antipyretika, die Fieber durch ihre hemmende Wirkung auf die Produktion von IL-1 und TNF-α sowie die Prostaglandinsynthese unterdrücken. Einige Steroide wirken jedoch beim Menschen pyrogen, indem sie die Freisetzung von IL-1 auslösen, wie zum Beispiel Etiocholanolon, ein 17-Ketosteroid und Hauptmetabolit von Testosteron. Etiocholanolon verursacht Fieber nur, wenn es intramuskulär (nicht intravenös) injiziert wird. Das Etiocholanolon-Fieber ist gekennzeichnet durch wiederkehrendes Fieber über mehrere Tage in Verbindung mit Arthralgie, Bauchschmerzen, Leukozytose, hoher Erythrozytensedimentationsrate und hohem Etiocholanolonspiegel. Dieses Fieber reagiert nicht auf Antipyretika, sondern auf Steroide, zum Beispiel Prednisolon. Etiocholanolon verursacht bei einigen Patienten mit adrenogenitalem Syndrom Fieber.
- Zu weiteren nichtmikrobiellen Pyrogenen gehören einige Hormone, Medikamente und intrakranielle Läsionen wie Blutungen und Thrombosen.

3.4 Monozyten-Makrophagen-System (MMS; Abb. 3.2)

Mononukleäre Zellen sind Leukozyten (3–8 % der Leukozyten) und hauptsächlich für die Produktion von IL-1 und die Induktion von Fieber verantwortlich. Polymorphnukleäre Granulozyten werden nicht mehr als verantwortlich für die Produktion von IL-1 gesehen, da Fieber in ihrer Abwesenheit auftreten kann, zum Beispiel bei Agranulozytose. Die mononukleären Zellen sind entweder zirkulierende Monozyten im peripheren Blut oder Gewebemakrophagen (Histozyten), die in Organen wie Lunge (alveoläre Makrophagen), Lymphknoten, Plazenta, Bauchhöhle und Unterhautgewebe verstreut sind. Der Ursprung sowohl der Monozyten als auch der Makrophagen ist die Granulozyten-Monozyten-Kolonie-bildende Einheit im Knochenmark. Monozyten gelangen in den Blutkreislauf, wo sie entweder einige Tage lang als zirkulierende Monozyten verbleiben, oder sie wandern in Gewebe ein, wo sie sich funktionell und morphologisch in Makrophagen umwandeln, wobei ihre Lebensdauer mehrere Monate beträgt. Diese Zellen spielen eine wichtige Rolle bei:

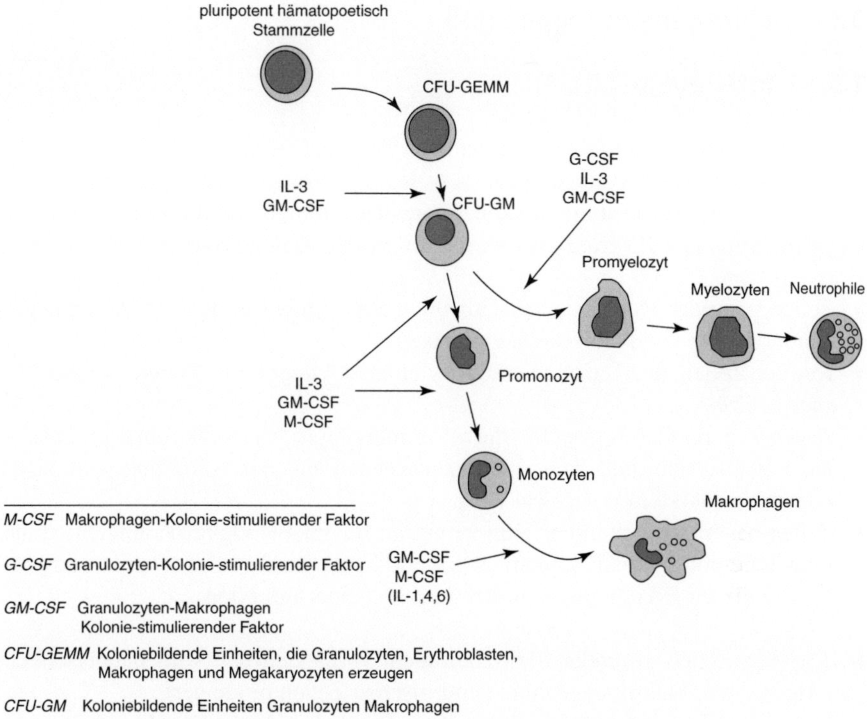

Abb. 3.2 Dargestellt ist der Entwicklungsweg von Monozyten und Makrophagen

- Wirtsabwehr, einschließlich Verschlingen („engulf") und Zerstören des Mikroben (Phagozytose), Erkennung der Antigene und deren Präsentation bei angehefteten Lymphozyten
- Aktivierung von T-Lymphozyten und Tumorzellzerstörung

Situationen, die mit einer reduzierten Funktion des MMS verbunden sind, umfassen Neugeborene, Kortikosteroid- und andere immunsuppressive Therapien, systemischer Lupus erythematodes, Wiskott-Aldrich-Syndrom (Immundefekt, der B- und T-Zellen, Ekzem und Thrombozytopenie umfasst) und chronische granulomatöse Erkrankung. Die beiden wichtigsten Produkte der Monozyten-Makrophagen-Zellen (Zytokine) sind IL-1 und TNF.

3.5 Endogene Pyrogene (EP)

3.5.1 Interleukin-1 (IL-1)

IL-1 besteht aus drei strukturell verwandten Polypeptiden, zwei Agonisten (IL-1α und IL-1β) und einem Antagonisten (IL-1-Rezeptor-Antagonist = IL-1ra), der die Aktivität der beiden leistungsstarken Agonisten inhibiert. Anakinra ist ein natürlich vorkommendes IL-1ra. IL-1α wird in folgenden Zellen produziert:

- Zellen gesunder Menschen, einschließlich aller Epithelzellen der Schleimhäute
- Blutmonozyten und Gewebemakrophagen
- Kupffer-Zellen der Leber, Keratinozyten und Langerhans-Zellen der Bauchspeicheldrüse.
- Astrozyten im Gehirngewebe, die zu immunologischen Reaktionen im zentralen Nervensystem und Fieber beitragen können, das durch Blutungen im zentralen Nervensystem verursacht wird.
- Zellen bestimmter maligner Tumoren (zum Beispiel Hodgkin-Krankheit, akute Leukämie und Nierenkarzinom). Dies erklärt die häufige Assoziation von Fieber mit diesen Erkrankungen in Abwesenheit einer Infektion.

IL-1β ist in Zellen gesunder Menschen nicht vorhanden und wird hauptsächlich von Monozyten, Makrophagen und dendritischen Zellen produziert.

Interleukin-1 hat wichtige Funktionen bei folgenden Zuständen (Abb. 3.3):

- Induktion von Fieber durch Wirkung auf den Hypothalamus zur Erhöhung seines Sollwerts
- Induktion der hepatischen Akut -Phase-Proteine (siehe oben)
- Induktion von Entzündungsreaktion und des Lymphozyten-Aktivierungsfaktors
- Appetitunterdrückung. IL-1 ist ein potentes anorektisches Zytokin (potenter als der Hungerhemmer Leptin), was die reduzierte Nahrungsaufnahme erklärt, die bei Fiebererkrankungen häufig zu beobachten ist. IL-1ra kehrt den Rückgang der Nahrungsaufnahme um. Zirkulierendes IL-1ra ist zusammen mit IL-18 bei Fettleibigkeit und Typ-2-Diabetes erhöht [5].

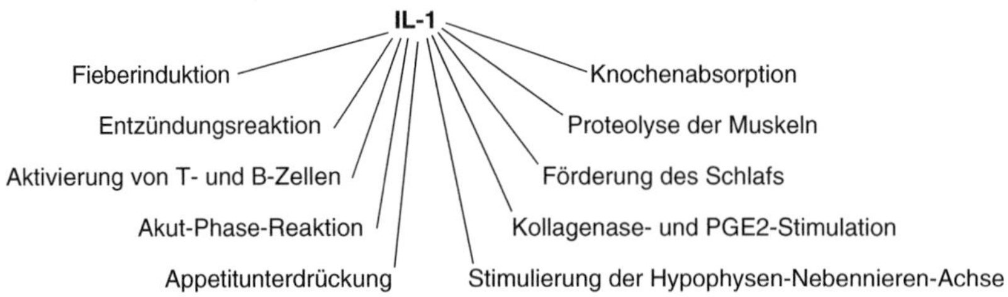

Abb. 3.3 Zusammenfassung der wichtigsten Funktionen von Interleukin-1 (IL-1)

- IL-1β (zusammen mit TNF-α) reguliert den Schlaf, indem es den Non-REM-Schlaf fördert. Dieses Zytokin wird in Astrozyten des Gehirns produziert. Die Wirkung von IL-1β könnte die Beobachtung von vermehrtem Schlaf bei Fiebererkrankungen erklären.
- Gelenkerkrankungen wie rheumatoide Arthritis (RA) und Spondylitis ankylosans. RA ist eine durch IL-1 vermittelte Autoimmunerkrankung. Die Behandlung mit Anakinra verhindert die Migration entzündungsfördernder Zellen in das Gelenk.
- Entzündung der Blutgefäße (Vaskulitis)
- Stimulierung der Leber zur Produktion von Akut-Phase-Proteinen (siehe oben).
- Ein angeborener Mangel an IL-1-Rezeptor-Antagonisten geht mit einer heftigen Entzündung von Haut, Gelenken und Knochen sowie einer starken Infiltration von Neutrophilen einher. Säuglinge mit dieser Erkrankung sterben früh, es sei denn, Anakinra wird verabreicht, was der Entzündung schnell entgegenwirkt und den Tod verhindert [6].
- Autoinflammatorische Erkrankungen sind durch periodische Fieber aufgrund wiederkehrender Episoden von systemischer und lokaler Entzündung gekennzeichnet. Anakinra hat sich bei der Behandlung von Krankheiten wie dem familiären Mittelmeerfieber bewährt (siehe Kap. 6).
- Die IL-1-vermittelte Entzündung trägt zu akuten ischämischen Erkrankungen wie Herzinfarkt, Schlaganfall, Leber- und Nierenversagen bei.
- HIV-Replikation. IL-1ra besitzt supprimierende Wirkungen auf das Virus.
- Makrophagenaktivierungssyndrom ist eine lebensbedrohliche Erkrankung bei Patienten, die an Epstein-Barr-Virus oder Cytomegalovirus leiden. Behandlung mit Anakinra führt zu einer schnellen Genesung.
- Diabetes (Typ 1 ist eine durch T-Lymphozyten vermittelte Autoimmunerkrankung; Typ 2 ist mit Adipositas und körperlicher Inaktivität verbunden, was zu Insulinresistenz führt). Beide Typen erzeugen eine hohe Glukosekonzentration, die IL-1β stimuliert und die Zerstörung der insulinproduzierenden β-Zellen der Bauchspeicheldrüse verursacht.

3.5.2 Tumornekrosefaktor (TNF)

TNF, entdeckt im Jahr 1975, ist ein proinflammatorisches Zytokin, das von Immunzellen, zum Beispiel Monozyten und Makrophagen (TNF-α), Lymphozyten (TNF-β), natürlichen Killerzellen, Kupffer-Zellen sowie Astrozyten und Mikroglia des zentralen Nervensystems, als Reaktion auf invasive oder schädigende Reize produziert wird. TNF-α ist ein endogenes Pyrogen, das auf den Hypothalamus wirkt, um Fieber zu induzieren. Im Gegensatz zu IL-1 hat TNF keine direkte Wirkung auf Stammzell- und Lymphozytenaktivierung. TNF-α zeigt verschiedene vorteilhafte biologische Wirkungen, darunter:

- Hat zahlreiche biologische Eigenschaften mit IL-1 gemeinsam, zum Beispiel frühzeitige Stärkung von Abwehrmechanismen gegen Infektionen, Förderung

der normalen Geweberückbildung, einschließlich der Wundheilung, Förderung der Chemotaxis von Makrophagen und Neutrophilen sowie Steigerung deren phagozytotischer und zytotoxischer Aktivität.
- Stimulans (zusammen mit IL-6) für die akute Phasenreaktion
- Wesentliche physiologische Prozesse im zentralen Nervensystem wie Lernen und Gedächtnis, Schlaf sowie Wasser- und Nahrungsaufnahme

Die anfängliche Begeisterung beim Einsatz von TNF-α als systemische Antitumortherapie ist aufgrund seiner erheblichen Toxizität und fehlender therapeutischer Vorteile abgeflaut. TNF-α-Blocker (monoklonale Antikörper, Infliximab, Adalimumab und Etanercept) haben die Behandlungsergebnisse von Kindern mit entzündlichen Darmerkrankungen wie Morbus Crohn und Colitis ulcerosa sowie rheumatoider Arthritis verändert. Laut einer systematischen Literaturübersicht [7] führt diese Behandlung bei Kindern zu einem erhöhten Infektionsrisiko, einschließlich bakterielle, fungale, virale und Tuberkuloseinfektionen. Einige Kinder starben.

3.6 Aktivierte Lymphozyten

Die antigenspezifischen Zellen des Immunsystems sind Lymphozyten, von denen es zwei Haupttypen gibt:

- B-Zellen sind für die Antikörperproduktion verantwortlich.
- T-Zellen sind die Regulatoren des antigenspezifischen adaptiven Immunsystems. Sie regulieren die Antikörpersynthese und vermitteln die zytotoxische Funktion sowie die Entzündungsreaktion der Hypersensibilität vom verzögerten Typ. T-Zellen sind entweder:
  - Th1-Zellen, die INF-γ, IL-2 und TNF-β produzieren und die zelluläre Immunität und die Phagozytoseaktivität fördern
  - Th2-Zellen, die IL-4, IL-5, IL-6, IL-9 und IL-10 produzieren. Diese fördern die Antikörperproduktion und spielen eine entscheidende Rolle bei allergischen Reaktionen (Hypersensibilität vom Soforttyp).

IL-1 spielt eine entscheidende Rolle bei der Aktivierung von Lymphozyten. T-Lymphozyten erkennen Antigene erst, nachdem sie von Makrophagen verarbeitet und präsentiert wurden; anschließend werden T-Lymphozyten aktiv.

3.6.1 Interferone (INF)

Interferone sind bekannt für ihre Fähigkeit, mit der viralen Replikation in infizierten Zellen zu interferieren (daher der Name). Darüber hinaus haben diese Zytokine pyrogene Wirkung, antitumorale und immunregulatorische Funktionen. Es gibt drei Typen, Typ 1 (IFN-α, IFN-β), Typ II (IFN-γ) und Typ III (IFN-λ). Nur Typ I wird zur Therapie eingesetzt. Typ I und III werden von einer Vielzahl von Zellen (wie Leukozyten, dendritischen Zellen, Fibroblasten und Makrophagen) produziert, während die Synthese von Typ II auf T-Lymphozyten beschränkt ist.

Die Funktionen der Interferone umfassen:

- Schlüsselmediatoren sowohl der angeborenen als auch der adaptiven Immunantwort, die B-Zellen zur Steigerung der Antikörperproduktion anregen und die Effizienz der natürlichen Killerzellen erhöhen
- Hemmung der viralen Replikation einschließlich der HIV-1-Replikation
- Interferon-γ-Release-Assays (IGRA) dienen als nützlicher Bluttest bei Patienten mit Tuberkulose. Das Ergebnis kann nicht zwischen latenter und aktiver Tuberkulose unterscheiden und wird nicht vom Bacille-Calmette-Guérin(B-CG)-Impfstatus beeinflusst.

Typ-I-INF wird zur Behandlung einer Vielzahl von Erkrankungen eingesetzt, darunter:

- Verschiedene virale Infektionen, insbesondere Hepatitis B und C
- Infektion der oberen Atemwege. INF-α in Nasenspray ist in der Lage, Symptome aufgrund von Rhinoviren erheblich zu reduzieren, wirkt jedoch nicht gegen Influenza-, Parainfluenza- oder Coronaviren.
- Thrombozytose im Zusammenhang mit myeloproliferativen Erkrankungen
- Behandlung kindlicher Angiomatose aufgrund des anti-proliferativen Effekts von INF.
- Malignom einschließlich Non-Hodgkin-Lymphom, Melanom, multiples Myelom, Basalzellkarzinom und chronische myeloische Leukämie. Die Haarzellenleukämie ist nach wie vor eine der wichtigsten Indikationen für die INF-α-Therapie mit einer Ansprechrate von mehr als 90 %.

Die toxischen Wirkungen von INF-Präparaten sind zahlreich und umfassen Fieber, Schüttelfrost, Gelenkschmerzen, Muskelschmerzen, starke Kopfschmerzen, Schläfrigkeit und Erbrechen. Fieber kann bei mehr als 50 % der mit INF behandelten Patienten auftreten und kann 40,0°C erreichen. Diese Nebenwirkungen sind Paracetamol- und Prednisolon-sensitiv. Schwere Nebenwirkungen umfassen Leber- und Herzinsuffizienz, Neuropathie und Panzytopenie. Die INF-Therapie ist in der Schwangerschaft aufgrund ihrer anti-proliferativen Wirkung kontraindiziert.

3.6.2 Interleukin-2 (IL-2)

IL-2 ist wahrscheinlich das zweitwichtigste Lymphokin (nach INF), das von aktivierten T-Lymphozyten (insbesondere CD4+ und CD8+) in Reaktion auf exogene Pyrogene freigesetzt wird. Es hat einen entscheidenden Einfluss auf das Wachstum und die Funktion von T-Zellen, natürlichen Killerzellen und B-Zellen und auf die Entwicklung von CD4+-T-Zellen. Es wurden Fälle von schwerer angeborener kombinierter Immunschwäche aufgrund eines spezifischen Defekts bei der Produktion von IL-2 berichtet. Die Auswirkungen von IL-2 umfassen:

- Stimulation der Freisetzung weiterer Zytokine, einschließlich IL-1, TNF und INF-γ
- Kontrolle der Schwere von chronischer allergischer Dermatitis, da es auch von Mastzellen produziert wird
- Zytotoxizität gegen Tumoren (zum Beispiel Melanom, einschließlich metastasierendem Melanom, Nierenzellkarzinom, akute myeloische Leukämie) infolge der Proliferation und Aktivierung von aktivierten zytotoxischen T-Lymphozyten.

3.6.3 Interleukin-6 (IL-6)

IL-6 ist das am dritthäufigsten untersuchte Zytokin, das folgende Eigenschaften besitzt:

- Proinflammatorisch, multifunktionell, von Makrophagen und T-Lymphozyten sezerniert, stimuliert sowohl B- als auch T-Zell-Funktion und Immunantwort gegen Infektionen
- Wirkung auf Hepatozyten, induziert Akut-Phase-Proteine wie C-reaktives Protein, Amyloid und Haptoglobin
- Früher Marker für Infektionen (vor dem Anstieg von C-reaktivem Protein), Reaktion innerhalb von drei bis vier Stunden nach bakterieller Infektion, zum Beispiel bei früh einsetzender neonataler bakterieller Infektion
- Erhöht bei vielen Krankheiten, zum Beispiel Sepsis, Autoimmunerkrankungen (zum Beispiel systemischer Lupus erythematodes), Kawasaki-Krankheit, Tumoren (zum Beispiel multiples Myelom, Nierenzellkarzinom), Hirnerkrankungen (zum Beispiel Astrozytom, Gliom, Psychose) und chronisch entzündlichen Erkrankungen.
- Deutliche Erhöhung bei zahlreichen rheumatischen Erkrankungen, einschließlich systemischer juveniler rheumatoider Arthritis (JRA) und Spondylitis ankylosans. Der Anti-IL-6-Rezeptor-Antikörper Tocilizumab wurde erfolgreich zur Behandlung von Patienten mit JRA eingesetzt.

Weitere Zytokine mit ihren Hauptwirkungen sind in Tab. 3.1 dargestellt.

Tab. 3.1 Hauptlymphokine, die von T-Zellen produziert werden, und ihre Hauptwirkung/Verwendung

Interleukin	Effekte
IL-3	Stimulierender Effekt auf hämatopoetische Zellen durch Kontrolle von Produktion und Funktion von Granulozyten und Makrophagen. Es spielt eine wichtige Rolle bei myelomonozytärer Leukämie
IL-4 (IL-13, IL-14)	B-Zell-Proliferation, Regulierung der Immunreaktion
IL-5	Eosinophilen-Differenzierungsfaktor, spielt eine wichtige Rolle bei Erkrankungen, die mit erhöhten Eosinophilen verbunden sind, z. B. Asthma
IL-7 (IL-27, IL-36)	Reguliert B- und T-Zellen, natürliche Killerzellen
IL-8	Proinflammatorisches Zytokin, potente neutrophile Aktivator und Chemotaktant
IL-9	Stimulation der Entwicklung von Mastzellen und der erythrozytären Zelllinie, Förderung des IL-2- und IL-4-abhängigen Wachstums von T-Helferzellen
IL-10 (IL-20)	Hemmung der Th1-Zellproduktion, einschließlich Th1-abhängigem IL-2, impliziert im entzündlichen Prozess der juvenilen idiopathischen Arthritis und der Entwicklung von hämatopoetischen Zellen. IL-20 unterstützt die Proliferation von Keratinozyten
IL-11 (IL-22)	Produktion von Akut -Phase-Proteinen. IL-11 ist wirksam bei chemotherapiebedingter Thrombozytopenie
IL-12	Hemmung der IL-1-Synthese, spielt eine Rolle in der Abwehr von Mykobakterien, Salmonellen, Toxoplasma, Masern-Virus, HIV-Virus
IL-13 (IL-14, 17)	Stimulation aktivierter B-Zellen zur Proliferation und Produktion von IgM, IgG und IgE. Es spielt eine wichtige Rolle bei der Colitis ulcerosa
IL-15	Erhöht bei Zöliakie und verantwortlich für deren Pathogenese und kann bei dieser Krankheit von therapeutischem Wert sein
IL-16	Chemoattraktion von Immunzellen
IL-17 (IL-23)	Vermittlung einer proinflammatorischen Reaktion, Differenzierung von T-Zellen
IL-18	Proinflammatorisches, immunregulatorisches Zytokin, das IFN-γ in T-Lymphozyten und natürlichen Killerzellen induziert; es verursacht kein Fieber; erhöht bei Fettleibigkeit und Typ-2-Diabetes
IL-28 (IL-29)	Rolle bei der Abwehr von Mikroorganismen durch den Wirt
IL-31 (IL-32, 33)	Induktion von Zytokinen (TNF, Il-8) und T-Helferzellen

3.6.4 Granulozyten-Makrophagen-Kolonie-stimulierender Faktor (GM-CSF)

Von den vier hämatopoetischen Kolonie-stimulierenden Faktoren Erythropoietin, Granulozyten-Kolonie-stimulierender Faktor (G-CSF), Makrophagen-Kolonie-stimulierender Faktor (M-CSF), und Granulozyten-Makrophagen-Kolonie-stimulierendes Faktor (GM-CSF) scheint GM-CSF das größte klinische Potenzial zu haben. Es ist ein proinflammatorisches Zytokin, das hauptsächlich von Lymphozyten, aber auch von Monozyten, Makrophagen und Mastzellen produziert wird. Die Hauptfunktionen und potenzielle therapeutische Anwendungen von GM-CSF sind:

- Stimulation von hämatopoetischen Vorläuferzellen zur Proliferation und Differenzierung in Granulozyten und Makrophagen, Steigerung der Phagozytose und Förderung der Leukozytenchemotaxis und -adhäsion
- Zur Behandlung bei sepsisassoziierter Immunsuppression
- Zentrale Rolle in der Pathogenese von Autoimmunerkrankungen wie rheumatoider Arthritis, multipler Sklerose und Morbus Crohn [8].
- Zulassung zur Behandlung von chemothermieinduzierter Neutropenie, Myelodysplasie und aplastischer Anämie im Zusammenhang mit Stammzelltransplantation.
- GM-CSF allein oder mit IL-4 wurden in der Krebsbehandlung, einschließlich Melanom, Nierenzellkarzinom und Gliom eingesetzt.

Die Gabe von GM-CSF kann mit der Entwicklung von Fieber einhergehen, das durch nichtsteroidale entzündungshemmende Medikamente wie Ibuprofen gehemmt wird.

3.7 Thermoregulation

Die Thermoregulation erfordert intakte periphere Mechanismen, die Wärmeerzeugung und -verlust ausgleichen, sowie eine funktionierendes hypothalamisches Thermoregulationszentrum, das diese Mechanismen steuert. Dieses Zentrum erhält über Thermorezeptoren Informationen über die Temperatur des Bluts, während es durch das Gehirn fließt (die Kerntemperatur), sowie über Thermorezeptoren der Haut. Es werden Kalt- und Warmrezeptoren unterschieden. Die Aktivierung von Warmrezeptoren führt zur Hemmung von Kälterezeptoren. Ziel der Thermoregulation ist es, eine relativ konstante Körpertemperatur von 37°C aufrechtzuerhalten.

3.7.1 Wärmeerzeugung

Wärme wird auf verschiedene Weise erzeugt:

- Im Ruhezustand tragen viele Organe wie Gehirn, Muskeln, innere Organe, Leber, Herz, Schilddrüse, Bauchspeicheldrüse und Nebennierenrinde zur Wärmeerzeugung auf zellulärer Ebene bei, wobei Adenosintriphosphat (ATP) beteiligt ist.
- Neugeborene haben aufgrund der Unreife der Skelettmuskulatur keine Möglichkeit zum Muskelzittern, sondern müssen sich auf die zitterfreie Ther-

mogenese verlassen, um Wärme zu erzeugen, die sie vor Kälteeinwirkung schützt. Das braune Fettgewebe, das hauptsächlich im Nacken- und Schulterbereich lokalisiert ist, ist stark durchblutet und enthält eine große Menge an Mitochondrien. Die Fettsäureoxidation in diesen Mitochondrien kann die Wärmeerzeugung als Reaktion auf Kälte verdoppeln.

- Bei älteren Kindern und Erwachsenen ist die erste Reaktion auf Kälte eine Verhaltensreaktion (zum Beispiel Zusammenrollen, mehr Kleidung anziehen). Ist diese Reaktion unzureichend, wird das hypothalamische Zentrum stimuliert, um die Wärme durch Vasokonstriktion zu erhalten und durch Zittern Wärme zu erzeugen. Der vorrangige Stimulus für das Zittern ist die Haut-, nicht die Körperkerntemperatur. Die erzeugte Energie wird als Wärme freigesetzt.
  Bis vor kurzem ging man davon aus, dass das braune Fettgewebe nur bei Neugeborenen und einigen Tieren eine Funktion hat. Braunes Fettgewebe zur zitterfreien Thermogenese hat sich inzwischen als wesentlicher Bestandteil der Thermoregulation bei der Erhöhung der Körpertemperatur herausgestellt. Dieser Prozess induziert und aktiviert Mitochondrien, wobei die chemische Energie aus der Fettsäureoxidation als Wärme freigesetzt wird. Die metabolische Thermogenese im braunen Fettgewebe wird durch Noradrenalin reguliert, das von sympathischen Nervenendigungen im braunen Fettgewebe freigesetzt wird.

Eine pathologisch unkontrollierbare Erhöhung der Wärmeerzeugung tritt bei maligner Hyperthermie auf (siehe Kap. 2).

3.7.2 Wärmeverlust

Als Reaktion auf eine Körpertemperatur, die 37°C übersteigt (oder eine Umgebungstemperatur, die 30–31°C übersteigt), wird Wärme aus dem Körper über vier physikalische Modalitäten abgegeben: Verdunstung, Wärmestrahlung, Konvektion und Wärmeleitung. Steigt die Körperkerntemperatur (zum Beispiel bei Fieber), wird die Verdunstung (durch Schwitzen) zum primären Wärmeverlustmechanismus. Dies ist mit einer peripheren Vasodilatation verbunden, die durch Acetylcholin-vermittelte Relaxation der glatten Gefäßmuskulatur herbeigeführt wird. Durch folgende Mechanismen treten Wärmeverlust in Ruhe auf:

- Etwa ein Viertel der Wärme geht durch Verdunstung über die Haut und die Lunge verloren, wenn Wasser von Flüssigkeit in Gas übergeht (58 kcal pro 100 ml Wasser).
- Im Allgemeinen gehen 60 % der Gesamtwärme durch Strahlung (kontaktloser Wärmeübergang von der Hautoberfläche an die äußeren Umgebung) in Form von elektromagnetischen Wellen verloren.
- Konvektion (12 % der Wärmeverluste) erhöht die Blutzirkulation zu den Körperoberflächen, um den Wärmeverlust zu maximieren.
- Wärmeleitung (3 % der Wärmeverluste) ist der Wärmeübergang zwischen zwei Objekten, die in direktem Kontakt stehen und unterschiedliche Temperaturen

besitzen. Dies ist die primäre Art des Wärmeverlusts vom Kern an die Oberfläche.

In einer warmen Umgebung oder bei erhöhter Körpertemperatur aktiviert das hypothalamische Thermoregulationszentrum efferente Fasern des autonomen Nervensystems, um Vasodilatation zu bewirken. Die erhöhte Durchblutung der Haut verursacht einen Wärmeverlust vom Kern über die Hautoberfläche an die Umgebung in Form von Schwitzen. Der Hypothalamus stimuliert die Vasodilatation, um den unmerklichen Verlust zu erhöhen (bei jeder Erhöhung der Körpertemperatur um 1 °C kommt es zu einem unmerklichen Verlust von 10 %), und aktiviert die Schweißdrüsen, um die Schweißproduktion zu erhöhen.

Offensichtlich beeinflussen physikalische Faktoren die Fähigkeit, auf Temperaturänderungen zu reagieren. Der größere Wärmeverlust beim Neugeborenen ist hauptsächlich auf die größere Oberfläche bezogen auf das Körpergewicht im Vergleich zu einem älteren Kind zurückzuführen. Bei anhidrotischer ektodermaler Dysplasie und bei Überdosierung von Anticholinergika kommt es zu einem Ausfall der Wärmeabgabe.

3.7.3 Temperaturregulation auf der Ebene des Zentralnervensystems

Nach dem klassischen Modell der Pathogenese umfasst die Fieberinduktion die folgenden Phasen:

- Pyrogene endogene Zytokine (zum Beispiel IL-1, TNF, IL-6 und Interferone) werden in den Blutkreislauf freigesetzt, um auf exogene Pyrogene zu reagieren (zum Beispiel Viren, Bakterien, Toxine).
- Diese endogenen Pyrogene wirken auf eine bestimmte präoptische Region des vorderen Hypothalamus, die Cluster thermosensitiver Neurone enthält, die in der rostralen Wand des dritten Ventrikels lokalisiert sind. Der Ort wird als Organum vasculosum laminae terminalis (OVLT) bezeichnet, das sich als Schnittstelle zwischen Kreislauf und Gehirn herausgestellt hat. Die Feuerrate dieser thermosensitiven Neuronen ändert sich je nach Temperatur des Blutversorgungsgebiets und dem Input der Haut- und Muskelthermorezeptoren. Die Feuerrate der wärmesensitiven Neuronen nimmt bei Erwärmung zu und bei Abkühlung ab, während die Feuerrate der kältesensitiven Neuronen bei Abkühlung zunimmt oder bei Erwärmung abnimmt.
- Endogene Pyrogene gelangen durch die gefensterte Kapillarwand in den perivaskulären Raum des OVLT und regen die Zellen zur Produktion von Prostaglandin E2 (PGE2) an, das in die benachbarte präoptische Region diffundiert, dort den Temperatursollwert erhöht und Fieber verursacht.
- Eine weitere Struktur bilden die zirkumventrikulären Organe (ZVO), die sich in der vorderen Wand des dritten Ventrikels befinden. Diese Organe zeichnen sich durch ein ausgedehntes Gefäßsystem und das Fehlen einer Blut-Hirn-Schranke

aus, was einen direkten Austausch zwischen Blut und Nervengewebe ermöglicht. Wenn zirkulierende pyrogene Zytokine durch die ZVO erkannt werden, wird PGE2 induziert.

- Das Endergebnis dieser komplexen Mechanismen ist ein e Verschiebung des thermostatischen Sollwerts nach oben auf ein Fieberniveau, das den efferenten Nerven, insbesondere den sympathischen Fasern, die die peripheren Blutgefäße innervieren, signalisiert, die Wärmeerhaltung (Vasokonstriktion) und die Wärmeerzeugung (Zittern) einzuleiten. Unterstützt wird dies durch Verhaltensweisen, die ebenfalls auf eine Erhöhung der Körpertemperatur abzielen, wie das Aufsuchen einer wärmeren Umgebung oder das Zudecken mit einer Decke. Der daraus resultierende Temperaturanstieg hält an, bis sich die Körpertemperatur der erhöhten Sollwerttemperatur angeglichen hat.
- Der erhöhte Sollwert wird wieder auf den Normalwert zurückgesetzt, wenn die Konzentration der Zytokine sinkt oder wenn Antipyretika verabreicht werden, die die Prostaglandinsynthese blockieren. Die Normalisierung der Temperatur wird durch Vasodilatation und Schwitzen durch eine erhöhte Hautdurchblutung initiiert, die durch sympathische Fasern gesteuert wird. Es hat sich gezeigt, dass Prostaglandin E2 eine negative Rückkopplung auf die Freisetzung von Zytokinen ausübt und so die Mechanismen beendet, die das Fieber ursprünglich ausgelöst haben.

Es wurde gezeigt, dass das Peptid Angiotensin 11 die Körpertemperatur in der letzten Phase des Fiebers senkt. Es ist daran beteiligt, die Körpertemperatur am Sollwert zu halten. Darüber hinaus wirkt Arginin-Vasopressin (AVP) im zentralen Nervensystem, um das durch Pyrogene ausgelöste Fieber zu senken. Ein Abfall der hypothalamischen Kalziumkonzentration oder ein Anstieg der Natriumkonzentration erhöhen die Körpertemperatur.

3.8 Zusammenfassung

Die Erzeugung von Fieber beinhaltet die folgenden Schritte:

- Zahlreiche körperexterne Substanzen, exogene Pyrogene, initiieren den Fieberzyklus. Endotoxin von Gram-negativen Bakterien mit seiner pyrogenen Komponente, Lipopolysaccharid ist das stärkste exogene Pyrogen. Fieber ist auch ein häufiges Symptom bei Kindern ohne offensichtliche Anzeichen einer Infektion, zum Beispiel bei einer allergischen Reaktion, einer Autoimmunerkrankung oder einer bösartigen Erkrankung.
- Exogene Pyrogene initiieren Fieber, indem sie Wirtszellen (vorrangig Makrophagen) dazu veranlassen, endogene Pyrogene wie Interleukin-1 zu produzieren und freizusetzen, das mehrere biologische Funktionen hat, die für die Immunantwort unerlässlich sind.
- Endogene Pyrogene werden an das hypothalamische Thermoregulationszentrum übermittelt, speziell an das Organum vasculosum laminae terminalis, wo

sie die Synthese von Prostaglandinen, von denen PGE2 das wichtigste ist, anregen. Diese erhöhen den thermostatischen Sollwert, um die Fieberreaktion einzuleiten.

- Das hypothalamische Thermoregulationszentrum erreicht Wärmeerzeugung durch Induktion von Muskelzittern und Wärmeerhaltung durch Vasokonstriktion. Bei einer festgelegten Körpertemperatur wird das Fieber reguliert (selbst bei einer Temperatur von über 41,0°C), und die Wärmeerzeugung entspricht in etwa dem Verlust, wie beim Gesunden, allerdings auf einem höheren Niveau des Sollwerts. Daher steigt das Fieber nicht unaufhaltsam an.
- Neben seiner Funktion als endogenes Pyrogen aktiviert IL-1 T-Lymphozyten zur Produktion verschiedener Faktoren wie INF und IL-2 , die für die Immunantwort unerlässlich sind. Die Erzeugung von Fieber bei gleichzeitiger Lymphozytenaktivierung ist der eindeutigste und stärkste Beweis für die schützende Rolle von Fieber.
- Die Induktion von Fieber führt zu einer Hemmung des Bakterienwachstums, einer erhöhten Bakterizidität von Neutrophilen, der Steigerung der Synthese der Akut-Phase-Proteine und anderen physiologischen Veränderungen wie Appetitlosigkeit und Schläfrigkeit. Diese Veränderungen deuten darauf hin, dass Fieber eine adaptive Rolle für das Überleben des Wirts während der Infektion spielt (siehe Kap. 9 für weitere Details).

Literatur

1. Menkin V. Chemical basis of fever. Science. 1944;100:337–8.
2. Gery I, Waksman BH. Potentiation of the lymphocyte response to mitogens: cellular source pf potentiating mediators. J Exp Med. 1972;136:143–54.
3. El-Radhi AS, Jawad MH, Mansor N, et al. Infection in neonatal hypothermia. Arch Dis Child. 1983;58(2):143–5.
4. Wiewel M, Harmon MB, van Vught LA, et al. Risk factors, host response and outcome of hypothermic sepsis. Crit Care. 2016;20:328.
5. Ballak DB, Stienstra R, Tack CJ, et al. IL-1 family members in the pathogenesis and treatment of metabolic disease: focus on adipose tissue inflammation and insulin resistance. Cytokine. 2015;75(2):280–90.
6. Dinarello CA, Simon A, van der Meer JWM. Treating inflammation by blocking interleukin-1 in a broad spectrum of diseases. Nat Rev Drug Discov. 2012;11(8):633–52.
7. Snydman DR, Pan N, Walters HM, et al. Infections in children and adolescents with juvenile idiopathic arthritis and inflammatory bowel disease treated with tumour necrosis factor alpha inhibitors: a systematic review of literature. Clin Infect Dis. 2013;57(9):1318–30.
8. Bhattacharya P, Budnick I, Singh M, et al. Dual role of GM-CSF as a pro-inflammatory and a regulatory cytokine: implications for immunotherapy. J Interf Cytokine Res. 2015;35(8):585–99.

Messung der Körpertemperatur

4

Kernaussagen

- Die Messung der Körpertemperatur dient in erster Linie dazu, das Vorhandensein oder Nichtvorhandensein von Fieber zu bestätigen.
- Unter Fachleuten gibt es nach wie vor erhebliche Kontroversen über das geeignetste Thermometer und die beste Körperstelle für die Temperaturmessung.
- Das medizinische Personal sollte sich der klinischen Zustände bewusst sein, die eine genaue Temperaturmessung erfordern (zum Beispiel fiebrige Neutropenie) oder bei denen ein Fieberscreening ausreichend ist (intrapartal).
- Die Körperkerntemperatur wird allgemein als die im pulmonalen Bereich gemessene Temperatur definiert.
- In einer Umgebung mit stabiler Temperatur (zum Beispiel Neugeborenenstation), ist die in der Achselhöhle gemessene Temperatur fast so genau wie die rektal gemessene Temperatur.
- Die rektale Temperatur ist zwar ein zufriedenstellender Referenzwert für die Körperkerntemperatur, doch ist sie nur dann zuverlässig, wenn sich der Körper im thermischen Gleichgewicht befindet und nur langsam auf Temperaturveränderungen reagiert.
- Es gibt Belege dafür, dass die tympanale Temperatur die pulmonalarterielle Temperatur auch dann genau wiedergibt, wenn sich die Körpertemperatur sich schnell verändert.

A. S. El-Radhi (Hrsg.), *Klinisches Handbuch des Fiebers bei Kindern*,
https://doi.org/10.1007/978-3-031-29247-7_4

4.1 Einführung

Die Körpertemperaturmessung wird am häufigsten durchgeführt, um das Vorhandensein oder Nichtvorhandensein von Fieber zu bestätigen. Viele Entscheidungen über die Untersuchung und die Behandlung von Kindern beruhen allein auf den Ergebnissen der Temperaturmessung. Eine falsche Temperaturmessung kann dazu führen, dass eine ernsthafte Erkrankung zu spät erkannt wird oder eine unnötige septische Behandlung erfolgt.

Trotz der Vielzahl der Instrumente, die in den letzten 40 Jahren verfügbar geworden sind, gibt es nach wie vor erhebliche Kontroversen über das geeignetste Thermometer und die beste Körperstelle (Abb. 4.1).

In diesem Kapitel werden die verschiedenen Stellen zur Messung der Temperatur, die Vor- und Nachteile der derzeit verfügbaren Techniken und die Funktionsweise der Instrumente sowie deren Genauigkeit beschrieben. Es werden auch Empfehlungen auf Grundlage vorhandener Beweise und persönlicher Erfahrungen gegeben.

4.2 Geschichte des Thermometers

Die Geschichte des Thermometers begann mit der Erfindung des Thermoskops durch Heron von Alexandria vor 2000 Jahren [1]. Bei diesem Instrument handelt es sich um ein Glasgefäß mit einer Wassersäule, die im Verhältnis zur zugeführten Wärme verdrängt wird. Das Instrument wurde Ende des 16. Jahrhunderts von Galileo Galilei (1564–1642) erneut erfunden. Die Temperatur wurde durch die

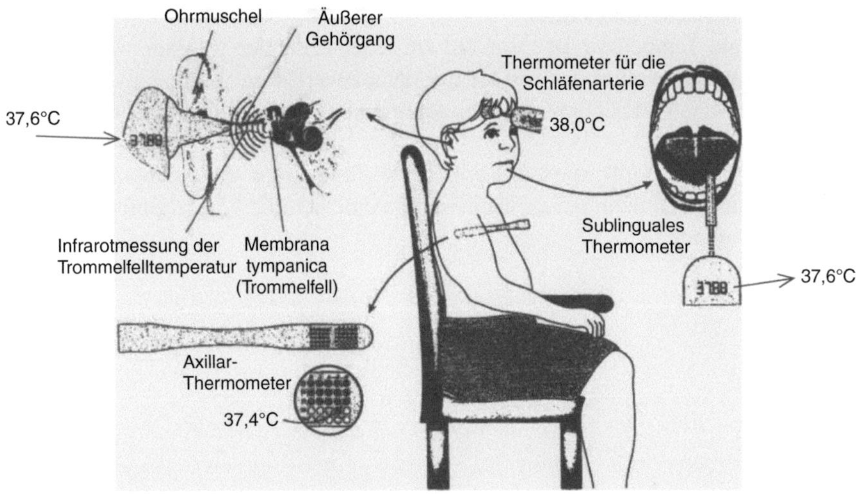

Abb. 4.1 Anatomische Lage der Temperaturmesswerte mit Fieberaufzeichnungen an den verschiedenen Stellen

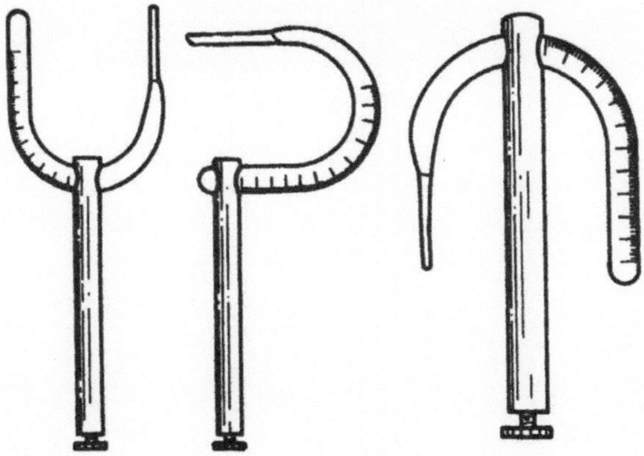

Abb. 4.2 Das erste Thermometer zur Messung der Temperatur wurde zum Einführen unter die Zunge des Patienten entwickelt (Aus Br Med J 1912; 1:1137)

Übertragung von Luft durch ein en Schlauch vom Mund zu einem Behälter mit Wasser registriert.

Im 18. Jahrhundert machte die Thermometrie bedeutende Fortschritte (Abb. 4.2). Gabriel Fahrenheit, ein polnischer Physiker, erfand 1714 das Quecksilberthermometer, indem er Salz, Wasser und Eis verwendete. Der Gefrierpunkt des Systems betrug 32°F und der Siedepunkt 212°F. Der Schwede Anders Celsius etablierte die Grad-Celsius-Skala im Jahr 1742. Ein Vergleich zwischen den Celsius- und Fahrenheit-Skalen ist in Abb. 4.3 dargestellt.

Carl Wunderlich, Medizinprofessor in Leipzig, begann 1851 mit der Sammlung von Daten von über eine Million Messungen der Körpertemperatur. Er verwendete ein Thermometer von einem Fuß Länge, das vor Ort (unter der Achselhöhle) abgelesen werden musste und 15–20 min zum Ausgleich benötigte. Er stellte fest, dass Kinder bei Infektionen mit höheren Temperaturen als Erwachsene reagieren. Seine Arbeit beeinflusste die medizinische Praxis erheblich und führte zur routinemäßigen Verwendung des Thermometers.

Im Jahr 1867 entwickelte Thomas Clifford Allbutt aus Leeds ein sechs Inch langes Thermometer aus Glas, das die Temperatur innerhalb von fünf Minuten messen konnte. Zwei Ärzte aus den USA, William Draper und Edouard Seguin, förderten die Verwendung des Thermometers und entwickelten das erste Bett-Diagramm in den 1880er-Jahren [2]. Seitdem gehört die Temperaturmessung neben Puls und Atmung zu den drei wichtigsten Vitalzeichen.

4.3 Kerntemperatur

Es gibt keine gleichmäßige Körperkerntemperatur im ganzen Körper. Der Hypothalamus ist der Ort, an dem die Körpertemperatur festgelegt und an dem die höchste Körpertemperatur gemessen wird. Da der Hypothalamus unzugänglich ist,

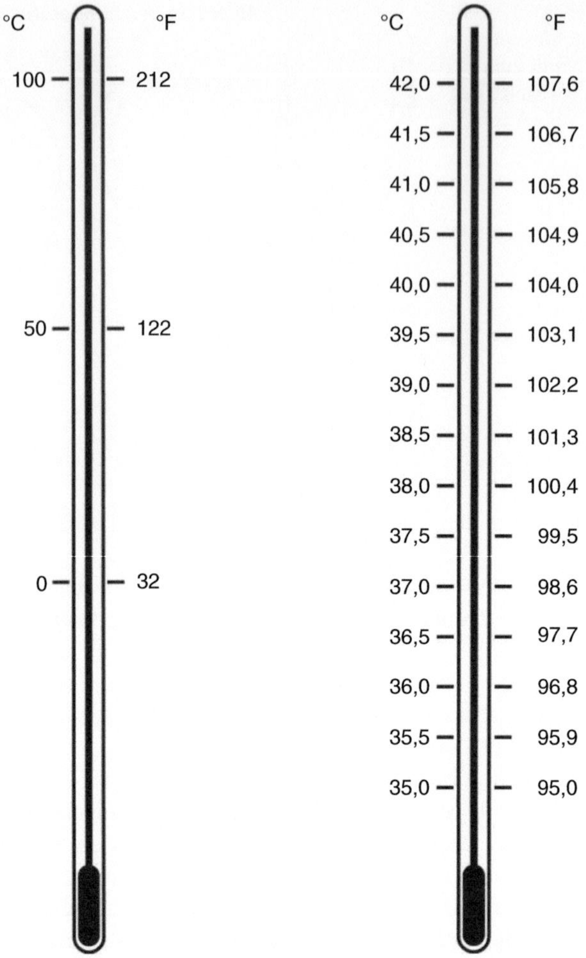

Abb. 4.3 Ein Vergleich der Celsius- und Fahrenheit-Skalen. NB: °C = (°F – 32) × 5/9; °F = (° C × 9/5) + 32

wird die Kerntemperatur allgemein als die in der Pulmonalarterie gemessene Temperatur definiert. Andere Standardstellen zur Überwachung der Kerntemperatur (distaler Ösophagus, Blase und Nasopharynx) liegen innerhalb einer Genauigkeit von 0,1 bis 0,2°C der Kerntemperatur [3] und sind nützlicher Ersatz für die tiefe Körpertemperatur. Während der Narkose korreliert die Blasentemperatur gut mit Ösophagus- und Pulmonalarterientemperatur. Diese Korrelation bleibt auch während der schnellen Wiedererwärmung des Körpers bestehen, mit einer unbedeutenden Abweichung von 0,04°C [4].

Da diese Messstellen in der Tiefe des Gewebes klinisch unzugänglich sind, haben Ärzte das Rektum als praktische Messstelle für die Körpertemperatur verwendet, da sie davon ausgehen, dass diese Stelle die Kerntemperatur am genauesten wiedergibt.

Jede Temperaturmessung sollte die normale tägliche Temperaturschwankung bis zu 1°C (1,8°F) berücksichtigen, mit einem Höhepunkt zwischen 5 und 7 Uhr und einem Minimum zwischen 2 und 6 Uhr. Diese täglichen Schwankungen, die sich ab einem Alter von vier Monaten entwickeln, können so groß sein, dass die Bestimmung einer exakten „normalen" Temperatur bei einem Individuum unmöglich ist, sondern eher eine Spanne und einen Mittelwert der Körpertemperatur darstellt.

4.4 Der Nutzen der Temperaturmessung: Präzise oder Screening

Die Anwesenheit von Fieber und seine Schwere können wichtige Indikatoren für Erkrankungen sein, die eine sorgfältige Untersuchung und prompte Behandlung erfordern. Die Genauigkeit der Körpertemperaturmessung ist besonders wichtig in den folgenden Situationen:

- Fieber bei neutropenen Kindern mit beispielsweise Krebserkrankung wird häufig durch eine bakterielle Infektion verursacht, was zu den häufigsten Todesursachen dieser Patienten zählt. Die Aufnahme in ein Krankenhaus und die intravenöse Gabe von Antibiotika basieren häufig allein auf dem Vorhandensein von Fieber. Kinder mit Sichelzellanämie sind besonders anfällig für schwere bakterielle Infektionen, und das Vorhandensein von Fieber hat häufig ähnliche Implikationen wie bei fiebernden Kindern mit Neutropenie.
- Da sich Epilepsie durch wiederkehrende Anfälle ohne Fieber auszeichnet, ist der einzige äußere Unterschied zwischen einem Fieber- und einem epileptischen Anfall das zu Beginn des Anfalls bestehende Fieber, der sogenannte Fieberkrampf („febrile seizure"). Da Untersuchung, Behandlung und Prognose von Kindern mit Fieberkrampf und Epilepsie unterschiedlich sind, ist die Messung der Körpertemperatur zu Beginn eines Anfalls von größter Bedeutung.
- Kritisch kranke Kinder wie jene in einer pädiatrischen Intensivstation
- Eine genaue Temperaturmessung ist bei Säuglingen unter drei Monaten von entscheidender Bedeutung. In dieser Altersgruppe wurde eine Temperatur von über 38°C mit einer schweren bakteriellen Infektion bei 3 bis 15 % der Patienten in Verbindung gebracht [5].
- Fieber der Mutter während der Entbindung ist ein Risikofaktor für die neonatale Sepsis, und daher ist die Überwachung der Körpertemperatur der Mutter während der Entbindung wesentlich.
- Während der Anästhesie ist eine kontinuierliche Überwachung der Körpertemperatur unerlässlich, da häufig das Risiko einer perioperativen Hypothermie besteht, die durch Hemmung der Thermoregulation aufgrund der Narkose und die Exposition des Patienten gegenüber einer kühlen Umgebung verursacht wird. Die Überwachung ist auch erforderlich, um das mögliche Auftreten einer malignen Hyperthermie zu erkennen.

- Eine Körpertemperatur von >42°C deutet auf Hyperthermie hin. Während bei Fieber (durch Interleukin-1-vermittelte Erhöhung des thermoregulatorischen Sollwerts des hypothalamischen Zentrums) die Körpertemperatur nicht anhaltend über 42°C steigt, kann dies bei Hyperthermie durch periphere Wärmeerzeugung und -verlust passieren.
- Ertrinken und Erfrieren können zu Hypothermie führen. Körpertemperatur von <30°C können zu Herzrhythmusstörungen und Tod führen.
- Hypothermie (Körpertemperatur <35°C) ist ein wesentlicher Grund für die Neugeborenensterblichkeit in Entwicklungsländern, weshalb die Kontrolle der Körpertemperatur bei Neugeborenen so wichtig ist. Eine niedrige Körpertemperatur von Neugeborenen bei der Aufnahme in die Neugeborenenstation steht mit einer erhöhten Mortalität in Zusammenhang [6].
- Ein Unterschied zwischen zentraler (Kern-) und peripherer (Haut-)Temperatur von >4,0°C ist für die Diagnose, das Management und die Prognose des Schocks von Bedeutung und korreliert mit den klinischen Kriterien des Hirntods bei Kindern [7].

Die oben genannten Situationen, in denen eine genaue Temperaturmessung erforderlich ist, sind in der klinischen Praxis selten. Oft ist es nicht möglich oder erforderlich, genaue Temperaturmessungen vorzunehmen, da Pädiater in der Regel nur an der Anwesenheit oder Abwesenheit von Fieber und seinen ungefähren Graden interessiert sind. Für Pädiater sind kleine Unterschiede der Körpertemperaturen weniger wichtig als die Frage, wie gut oder schlecht das Kind aussieht. In einem stark frequentierten Notfallsetting, in einer Hausarztpraxis sind eine pädiatrische Visite oder ein Screening zu Hause das, was gebraucht wird.

4.5 Messung der Körpertemperatur

Körpertemperaturmessungen variieren in Abhängigkeit vom Messort. In Tab. 4.1 sind die Bereiche und die Mittelwerte der Temperaturen an verschiedenen Orten [8] aufgeführt.

Gegebenenfalls sollte während der Anamnese auch danach gefragt werden, wie und mit welcher Art von Instrument die Temperatur zu Hause gemessen wurde. Die Temperaturaufzeichnungen durch die Eltern sollten notiert werden.

4.5.1 Taktile Beurteilung

Einfaches Tasten wurde seit Tausenden von Jahren zur Beurteilung der Körpertemperatur verwendet. Selbst heutzutage bei Verfügbarkeit von elektronischen und Infrarotthermometern ist die taktile Beurteilung immer noch die am weitesten verbreitete Methode zur Evaluierung der Körpertemperatur. Einige Ärzte befürworten sie, da die Körpertemperaturmessung per Thermometer dem taktilen Verfahren bei der Beurteilung von fiebernden Kindern keinen Vorteil biete.

Tab. 4.1 Normale Temperaturen an verschiedenen Orten (überarbeitet nach [8])

Körperstelle	Art des Thermometers	Normalbereich	Durchschnitt (°C)	Fieber (°C)
Axilla	Elektronisch, Tempa-Dot	34,7–37,3	36,4	37,4
Sublingual	Elektronisch, Tempa-Dot	35,5–37,5	36,6	37,6
Rektal	Elektronisch, Tempa-Dot	36,6–37,9	37,0	38,0
Tympanal	Infrarotemission	35,7–37,5	36,6	37,6

Die Palpation ist weit davon entfernt, genau zu sein, hauptsächlich aufgrund der Senkung der Hauttemperatur während der frühen Fieberphase aufgrund von Vasokonstriktion. Wenn medizinisches Personal Palpation als Screening-Methode durchführte, wurde das Vorhandensein von Fieber nur in 42% der Fälle richtig beurteilt [9]. Mütter hingegen trafen in über 80% der Fälle die richtige Vorhersage [10]. Somit war die Palpation durch Mütter empfindlicher als durch medizinisches Personal. Die Unzuverlässigkeit des Tastens bei der Einschätzung der Körpertemperatur wurde in eine afrikanischen Studie [11] bestätigt, in der die Fähigkeit von Medizinstudenten und Müttern untersucht wurde, um zu bestimmen, ob 1090 Kinder Fieber hatten. Es wurde festgestellt, dass durch Tasten die Häufigkeit des Vorhandenseins von Fieber überschätzt wird und dass bei einem Kind, das sich heiß anfühlt, eine Temperaturmessung zur Bestätigung von Fieber erfolgen muss.

4.5.2 Instrumentierung

Ein ideales Thermometer sollte

- die Körperkerntemperatur in allen Altersgruppen genau widerspiegeln;
- bequem, einfach und komfortabel für Patient und Praktiker zu verwenden sein, ohne Verlegenheit zu verursachen;
- schnelle Ergebnisse liefern;
- keine Kreuzinfektion verursachen;
- nicht von der Umgebungstemperatur beeinflusst werden;
- sicher sein;
- kosteneffektiv sein;
- über hohe Reproduzierbarkeit verfügen, d. h. mehrere Messungen desselben Geräts stimmen gut miteinander über.

Das ideale Thermometer sollte eine Kombination all dieser Kriterien sein oder zumindest die meisten davon erfüllen. Trotz fortschrittlicher Techniken werden keine der Temperaturmessgeräte allen oben genannten Kriterien gerecht. In der Praxis scheinen elektronische und tympanale Thermometer dem idealen Thermometer zur Fiebermessung am nächsten zu kommen.

Elektronische Thermometer wurden in den 1970er-Jahren eingeführt und werden zunehmend zur Messung der rektalen, axillaren und oralen Temperaturen verwendet. Die Technik ist schnell und sicher, erfordert keine Entfernung der Kleidung (bei oraler Verwendung) und wird nicht durch die Umgebungstemperatur beeinflusst (bei oraler oder rektaler Verwendung). Die Dauer der Temperaturmessung beträgt bis zu 30 s. Obwohl bei der rektalen und oralen Verwendung eine gute Genauigkeit erzielt wird, werden bei der Verwendung des elektronischen Thermometers in der Axilla ungenaue Ergebnisse erzielt (siehe unten). Mit der Einführung von kontaktlosen Infrarot-Ohrthermometern wurden erhebliche Fortschritte erzielt. Sie messen die Körpertemperatur, indem sie die thermische Infrarotenergie erfassen, die natürlicherweise von der Trommelfellmembran ausgestrahlt wird. Die Messungen sind schnell und bequem, insbesondere bei Verwendung in einem stark frequentierten Notfallsetting, in dem das Screening auf Fieber Routine ist [12]. Es werden chemische Thermometer verwendet, darunter das Einweg-Thermometer Tempa-Dot verwendet, das die orale Temperatur in einer Minute und die axillare Temperatur in drei Minuten messen kann.

4.6 Ort der Temperaturmessung

Jeder Ort, an dem die Körpertemperatur gemessen wird, hat zahlreiche Vor- und Nachteile, die in Tab. 4.2 zusammengefasst sind.

4.6.1 Axilla

Diese Körperstelle hat mehrere Vorteile:

- Sie ist sicher, leicht zugänglich und ziemlich komfortabel.
- Es wurde festgestellt, dass in Neugeborenenstationen axillare Temperaturmessungen so genau sind wie rektale Messungen [13]. Diese Studien beinhalteten jedoch fieberfreie Neugeborene in einer Pflegeeinrichtung, in der Umgebungstemperaturen und Luftfeuchtigkeit optimal gehalten wurden.

Es gibt auch mehrere Nachteile:

- Die Messung erfordert Aufsicht, da eine Positionsveränderung des Thermometers möglich ist. Die axillare Temperaturmessung dauert länger als die rektale oder sublinguale Messung (dauert 40–80 s mit einem elektronischen Thermometer), was hinsichtlich der Pflegezeit nicht kosteneffektiv ist.
- Die Temperaturmessung an dieser Körperstelle ist bekanntermaßen ungenau. Zu Beginn des Fiebers, wenn die periphere Vasokonstriktion stark ist, kann die Hauttemperatur abkühlen, während die Kerntemperatur steigt. Außerdem füh-

Tab. 4.2 Zusammenfassung der Vor- und Nachteile jeder Thermometrie

Messung	Vorteile	Nachteile
Axillare Messung	Sicher, leicht zugänglich und komfortabel. In Neugeborenenstationen sind axillare Messungen so genau wie rektale Messungen	Erfordert Aufsicht, um eine Veränderung der Positionierung des Thermometers zu vermeiden. Die Messung dauert länger als an anderen Körperstellen, zum Beispiel 30–40 s mit einem elektronischen Thermometer, was im Hinblick auf die Pflegezeit nicht kosteneffektiv ist Die Messung ist ungenau. Aufgrund von Schwitzen und Verdunstung werden die Ungenauigkeiten größer
Haut, zum Beispiel Arteria temporalis	Bequem; einfach zu bedienen, sicher; komfortabel; schnelle Ergebnisse	Die Messung ist ungenau und zeichnet häufig trotz erhöhter Körperkerntemperatur falsche normale Temperatur auf
Orale Messung	Nicht von der Umgebungstemperatur beeinflusst; leicht zugänglich, genau; genau bei hervorragender Korrelation mit der pulmonalarteriellen Temperatur	Erfordert Zusammenarbeit, daher bei Kindern unter fünf Jahren, bei Entwicklungsverzögerung oder bei komatösen oder intubierten Patienten ungeeignet. Heiße Bäder, Bewegung, heiße und kalte Getränke und Mundatmung beeinflussen die Ergebnisse. Die Genauigkeit hängt vom geschlossenen Mund ab. Die Stelle sollte bei Tachypnoe, die zu einer Abkühlung im Mund führt, nicht verwendet werden. Je nach Platzierung des Kolbens variiert die aufgezeichnete Temperatur
Rektale Messung	Wird weitgehend als Goldstandard in Bezug auf Genauigkeit betrachtet Die Stelle wird nicht von der Umgebungstemperatur beeinflusst und seine Anwendung ist nicht durch das Alter begrenzt	Das Vorgehen ist für kleine Kinder erschreckend und für ältere Kinder möglicherweise psychisch schädlich. Es kann Unbehagen und Schmerzen bei Patienten mit perirektaler Infektion oder Reizung verursachen. Die Stelle ist unhygienisch und stellt ein Infektionsrisiko dar. Eine mögliche Übertragung von HIV über diesen Weg verursacht Bedenken. Die rektale Messung sollte bei Patienten mit Neutropenie nicht angewendet werden. Onkologiezentren meiden diese Stelle routinemäßig. Die Messung ist zeitaufwendig, erfordert Privatsphäre und wurde mit rektalen Problemen in Verbindung gebracht. Die rektale Messung variiert in Abhängigkeit davon, wie tief das Thermometer in das Rektum eingeführt wird, wie stark die lokale Durchblutung ist und ob Stuhlgang oder Durchfall vorliegen. Sie hinkt einer schnell steigenden oder fallenden Körperkerntemperatur deutlich hinterher. Daher sollte die rektale Messung während der Narkose nicht zur Patientenüberwachung verwendet werden

(Fortsetzung)

Tab. 4.2 (Fortsetzung)

Messung	Vorteile	Nachteile
Tympanale Messung	Schnell und einfach zu verwenden, ohne das Risiko einer Keimübertragung; unbeeinflusst von der Umgebungstemperatur; spart Pflegezeit und ist daher kosteneffektiv	Der Hauptgrund, warum die tympanale Messung noch nicht als Goldstandard für die Körpertemperaturmessung angesehen wird, ist, dass einige Studien über Ungenauigkeiten berichten, vor allem bei Kindern unter zwei bis drei Jahren

ren Schwitzen und Verdunstung dazu, dass die axillare Temperatur niedriger ist als die Körperkerntemperatur. Daher ist die Korrelation zwischen axillarer Temperatur und Körpertemperatur gering. Die Sensitivität der axillaren Temperatur zur Feststellung von Fieber liegt Berichten zufolge bei nur 27,8–33 % [14, 15]. Die rektale und die axillare Temperatur unterschieden sich um bis zu 3°C, und die axilläre Temperatur war gelegentlich sehr niedrig.

Zusammenfassend lässt sich sagen, dass die axillare Temperaturmessung mit ihrer geringen Sensitivität nicht zur Erkennung von Fieber bei Kindern herangezogen und wenn möglich vermieden werden sollte. Die axillare Temperaturmessung ist keine empfohlene Methode zum Fieberscreening und schon gar nicht, wenn eine genaue Temperaturmessung erforderlich ist (außer auf einer Neugeborenenstation). Die American Academy of Pediatrics empfiehlt die axillare Temperaturmessung, um bei Neugeborenen Fieber festzustellen, da bei einer rektalen Messung die Gefahr einer Rektumperforation besteht [15].

4.6.2 Haut

Ein Gerät zur Messung der Körpertemperatur an der Haut ist das Arteria-temporalis-Thermometer (ATT). Dabei wird ein Infrarotthermometer verwendet, das die Oberfläche von der Stirn bis hinter dem Ohr abtastet, wobei die höchste Temperatur über der Schläfenarterie gemessen wird. Obwohl sich dieses Gerät als einfach in der Bedienung erwiesen hat (ein sanftes Streichen über die Stirn und anschließendes Platzieren hinter der Ohrmuschel), bleibt seine Genauigkeit ein Problem: Die Sensitivität der Fiebererkennung liegt bei nur 66% [16]. Vergleiche zwischen Schläfen- und pulmonalen Arterienmessungen zeigten eine nur mäßige Übereinstimmung zwischen den beiden Messstellen [17]. Eine aktuelle systematische Überprüfung und Metaanalyse kam zu dem Schluss, dass die Schläfenarterienmessung nicht ausreichend genau ist, um eine der Referenzmethoden wie die rektale, Blasen- oder invasiven Temperaturmessung wiederzugeben [18].

Mehrere Unternehmen haben wiederverwendbare oder einmalig verwendbare, kunststoffummantelte thermophototrope Flüssigkristalle für Stirnanwendungen auf den Markt gebracht. Die Substanzen ändern mit steigender Temperatur die Farbe. Sie eignen sich am besten für den Heimgebrauch. Ihre Vorteile gegenüber herkömmlichen Thermometern sind offensichtlich: praktische Anleitung, einfache Handhabung, Sicherheit, Komfort und schnelle Ergebnisse. Die Messung mit diesen Geräten ist ungenau und zeigt häufig eine normale Temperatur an, obwohl Fieber vorhanden ist.

4.6.3 Sublingual

Beim Messen der oralen Temperatur

- platzieren Sie den Kolben (oder die Spitze von Tempa-Dot) des Thermometers unter die Zunge am Mundboden. Da die Temperatur an diesem Standort schwankt (Abb. 4.4), sollte sich der Kolben des Thermometers im Bereich der maximalen Temperatur befinden.
- bitten Sie das Kind, den Mund geschlossen zu halten und durch die Nase zu atmen.
- halten Sie das Thermometer etwa 40 s lang (bei einem elektronischen Thermometer). In der Regel gibt das Thermometer ein Piepsen von sich, das das Ende der Messung signalisiert.

Diese Stelle wird häufig bei Kindern über fünf Jahren verwendet. Ihre Vorteile:

- Geringere Beeinflussung durch Umgebungstemperatur und höhere Genauigkeit als Axilla
- Leichte Zugänglichkeit. Die durchschnittliche orale Temperatur, die mit einem elektronischen Thermometer oder einem chemischen Indikator gemessen wird, ist etwa 0,4°C niedriger als die gleichzeitig gemessene durchschnittliche Temperatur der pulmonalen Arterie.

Es gibt mehrere Nachteile:

- Die Messung erfordert die Zusammenarbeit des Kindes. Sie ist daher für Kinder unter fünf Jahren, bei einigen Kindern mit Entwicklungsverzögerung oder bei komatösen oder intubierten Patienten ungeeignet.
- Heiße Bäder, Bewegung, heiße und kalte Getränke und Atmung durch den Mund beeinflussen die Ergebnisse. Diese Körperstelle sollte bei Tachypnoe nicht verwendet werden, da dies zu einer verstärkten Verdunstungskälte in der Mundhöhle führt und die Ergebnisse daher irreführend niedrig sind.
- Orale Läsionen und Mund-zu-Mund-Kreuzinfektion können auftreten.

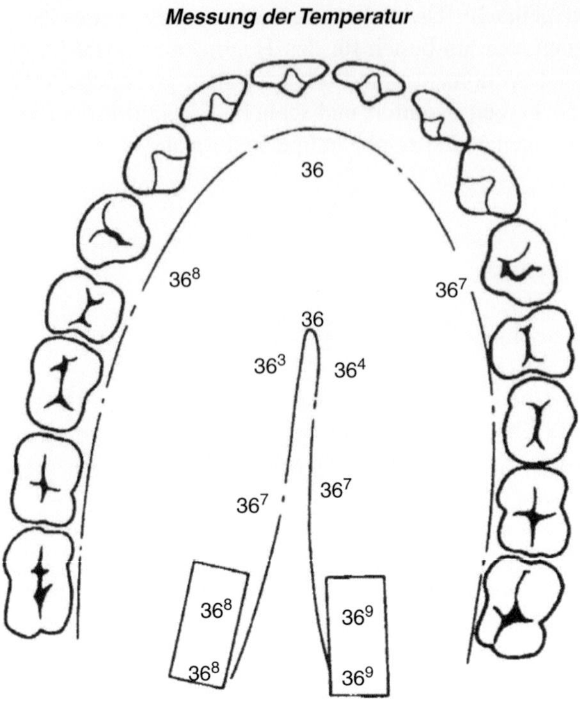

Abb. 4.4 Zeichnung des Mundbodens mit Temperaturabweichungen. Das Thermometer sollte an der Stelle platziert werden, an der die maximale Temperatur gemessen werden kann

4.6.4 Rektal

Das Rektum blieb ein Jahrhundert lang unangefochten der bevorzugte Ort für die Messung der Kerntemperatur. In den 1960er-Jahren wurde er durch die axillare und sublinguale Messung ersetzt. Das Messverfahren funktioniert wie folgt:

- Tragen Sie ein steriles Gleitgel auf die Spitze des Fühlers oder, bei elektronischen Thermometern, auf die Einwegsonde auf.
- Nach der richtigen Positionierung des Kindes werden die Gesäßbacken getrennt und das Thermometer wird ohne Kraft 5 cm in das Rektum eingeführt.
- Die Messdauer beträgt 40 s.

Die rektale Temperaturmessung hat die folgenden Vorteile:

- Es wurde weitgehend als Goldstandard für die routinemäßige Messung der Körpertemperatur betrachtet. Die Messung der rektalen Temperatur mit einem Thermometer mit niedrigem Messbereich gilt bei der Behandlung von potenzieller Hypothermie als beste klinische Praxis, zum Beispiel bei Beinahe-Ertrinken und neonatalen Kälteverletzungen.

- Sie wird nicht von der Umgebungstemperatur beeinflusst und seine Verwendung ist nicht durch das Alter eingeschränkt.

Die routinemäßige Verwendung hat zahlreiche praktische Nachteile:

- Es ist für kleine Kinder erschreckend und kann für ältere Kinder psychologisch schädlich sein.
- Die Prozedur kann unangenehm sein und ist für Patienten mit perirektaler Infektionen oder Reizungen schmerzhaft.
- Die Körperstelle ist nicht hygienisch und stellt eine Infektionsgefahr dar. Bei Neugeborenen wurde über einen Ausbruch einer *Salmonella*-Kreuzinfektion berichtet [19]. Die Übertragung von HIV auf diesem Weg gibt weiterhin Anlass zur Sorge. Aus demselben Grund sollte diese Körperstelle nicht bei Patienten mit Neutropenie oder anderen immunologischen Störungen verwendet werden. Onkologiezentren meiden routinemäßig die rektale Temperaturmessung.
- Die Messung ist zeitaufwendig, erfordert Privatsphäre und wird mit Rektumproblemen in Verbindung gebracht [20], die in weniger als einem von zwei Millionen Messungen auftreten [21].
- Die rektale Temperatur hängt davon ab, wie tief das Thermometer in das Rektum eingeführt wird, von der lokalen Durchblutung und vom Vorhandensein von Stuhlgang und Durchfall.
- Die rektale Temperatur kann aufgrund des relativ schlechten Blutflusses zum Rektum deutlich hinter einer schnell steigenden oder fallenden Kerntemperatur zurückbleiben. Selbst in einem stabilen Zustand unterscheidet sich die rektale Temperatur nachweislich signifikant von der Temperatur der Pulmonalarterie. Wenn sich die Körpertemperatur ändert, dauert die Temperaturänderung im Rektum doppelt so lange wie in der Pulmonalarterie. Daher sollten rektale Temperaturen nicht zur Patientenüberwachung während der Narkose verwendet werden. Aus demselben Grund kann nach der Verabreichung eines antipyretischen Mittels eine irreführend hohe Temperatur nach Deferveszenz gemessen werden. Bei einem Schock kann die Durchblutung des Darms, einschließlich des Rektums, stark beeinträchtigt sein, und die rektale Temperatur bleibt deutlich hinter einer schnell steigenden oder fallenden Kerntemperatur zurück.

Zusammenfassend ist fraglich, ob die rektale Temperatur als Goldstandard für die Körpertemperaturmessung gelten sollte.

4.6.5 Tympanal

Die Methode der Temperaturmessung ist wie folgt:

- Ein tympanales Infrarotthermometer wird mit einer Einwegsonde verwendet.
- Zuerst wird die Ohrmuschel sanft zurückgezogen und das Thermometer wird einige Millimeter tief in den linken äußeren Gehörgang eingeführt, bis ein Piepton die Messung bestätigt.

- Die Messung wird zweimal wiederholt und die höchste Anzeige wird festgehalten.

Das grundlegende Prinzip des Infrarot-Ohr-Thermometers (IRET) ist folgendes:

- Unter normalen Bedingungen entweichen 60 % der gesamten Wärme über Strahlung in Form von Infrarotwärmestrahlen, einer Form elektromagnetischer Energie. Dieser Wärmeverlust steigt während eines Fiebers an.
- Da das Trommelfell von der Arteria carotis durchblutet wird, kann seine Temperatur die des in den Hypothalamus strömenden Bluts entsprechen und damit eng mit der Körperkerntemperatur korrelieren.
- Das Thermometer misst die vom Trommelfell emittierten Infrarotstrahlen.

Die Infrarot-Ohr-Thermometrie hat viele potenzielle Vorteile:

- Das Instrument ist schnell und einfach zu bedienen, ohne das Risiko einer Kreuzinfektion und das Ergebnis wird nicht von der Umgebungstemperatur beeinflusst. Eltern und Krankenschwestern bewerteten tympanale Thermometer als vorteilhafter in Bezug auf Handhabung, Geschwindigkeit, Sauberkeit und Sicherheit als orale oder rektale Thermometer. Die Anzahl der an einem nosokomialen Ausbruch von Vancomycin-resistenten Enterokokken- und Clostridium-difficile-Infektionen beteiligten Personen wurde durch den Ersatz von Rektal- und Oralthermometern durch tympanale Thermometer gesenkt [22].
- Die tympanale Thermometrie ist eine praktische Methode, um die Körpertemperatur bei Kindern in einer Notfallsituation zu messen. Es ist genauer als die Messung mit einem elektronischen axillaren Thermometer. Es spart Pflegezeit und ist daher kosteneffektiv, da die Messung viel schneller als axillare Messungen ist [23].

In den letzten Jahren sind tympanale Thermometer sehr beliebt geworden, sowohl bei Gesundheitsfachleuten als auch zu Hause. In den USA nutzen 65 % der Kinderärzte und 64 % der Allgemeinmediziner regelmäßig ein infrarotbasiertes Ohrthermometer [24]. Da die Genauigkeit der Körpertemperaturmessung bei kindlichen Krebspatienten mit Neutropenie besonders wichtig ist, bieten sich IRET aufgrund der hohen Genauigkeit an [25]. Diese Gruppe benötigt eine besondere Genauigkeit bei der Temperaturmessung, da intravenöse Antibiotika ausschließlich auf der Grundlage einer erhöhten Temperatur verabreicht werden.

Der Hauptgrund, weshalb tympanale Thermometer noch nicht als Goldstandard für die Körpertemperaturmessung betrachtet werden, sind die in einigen Studien berichteten Unsicherheiten, insbesondere bei Kindern unter drei Jahren. In diesen Studien wurde die tympanale mit der rektalen oder oralen Temperatur als Referenzstandard verglichen. Es gibt keine Anhaltspunkte dafür, dass eine dieser Stellen die Körperkerntemperatur wiedergibt.

Es ist seit etwa 40 Jahren bekannt, dass die tympanale Temperatur eine genaue Messung der Körperkerntemperatur ermöglicht. Neuere Studien (siehe unten) haben gezeigt, dass die tympanale Temperatur die Temperatur der Pulmonalarterie genau wiedergibt, selbst wenn die Körpertemperatur sich schnell ändert. Es wurde festgestellt, dass die Infrarotmessung eine zuverlässige Methode zur Überwachung der Körpertemperatur während der Narkose ist, wenn bei dem Patienten ein Risiko für die Entwicklung einer malignen Hyperthermie oder Hypothermie besteht.

4.7 National -Institute -of -Health -and -Care -Excellence-Richtlinie [26]

Bei Säuglingen unter vier Wochen sollte die Körpertemperatur mit einem elektronischen Thermometer in der Achselhöhle gemessen werden. Bei Kindern im Alter von vier Wochen bis fünf Jahren sollten Gesundheitsfachkräfte die Körpertemperatur mit einer der folgenden Methoden messen:

- Elektronisches Thermometer in der Achselhöhle
- Chemisches Punkthermometer in der Achselhöhle
- Infrarot-Ohrthermometer im Ohr

Chemische Stirnthermometer sind unzuverlässig und dürfen nicht von Gesundheitsfachkräften verwendet werden.

4.8 Evidenzbasierte Temperaturmessung

Hinsichtlich der Messung der Körpertemperatur wurde eine Suche nach allen evidenzbasierten medizinischen Bewertungen sowie systematischen Überprüfungsstudien (Cochrane DSR, ACP Journal Club, DARE und CCTR für systematische Überprüfungen 1991–2003: 39 Artikel; CINAHL 1982–2003: 83 Artikel; und PubMed 1980–2003: 582 Artikel zu Temperaturmessungen) [27] durchgeführt. Es besteht allgemeines Einvernehmen darüber, dass die axillare Temperaturmessung im Vergleich zur Kerntemperatur (zum Beispiel der Pulmonalarterie, dem Ösophagus oder der Blase) ungenau und unempfindlich ist, mit Ausnahme von fieberfreien Neugeborenen in Neugeborenenstationen, in denen Umgebungstemperatur und -feuchtigkeit für Neugeborene optimal gehalten wurden. Eine systematische Überprüfung von 20 Studien mit 3201 Kindern bestätigte die Ungenauigkeit der axillaren Temperaturmessung [28]. Eine systematische Überprüfung von 44 Studien mit 5935 Patienten, die die tympanale und die rektale Temperatur miteinander verglichen, ergab, dass die Infrarot-basierte tympanale Temperatur keine gute Annäherung an die rektale Temperatur ist, obwohl die mittleren Abweichungen zwischen den rektalen und den tympanalen Temperaturmessungen gering waren [29]. Eine dritte systematische Überprüfung der Literatur zur Bestimmung der optimalen Methoden zur Temperaturmessung bei Kindern ergab, dass die rektale

Temperaturmessung die optimale Methode ist, bis das Kind alt genug ist, um bei der oralen Temperaturmessung kooperieren zu können [30]. Eine weitere Überprüfung und Metaanalyse mit 75 Studien (8682 Patienten) ergab, dass alle peripheren Temperaturmessungen (tympanal, oral, Haut und axillar) nicht verwendet werden sollten, wenn eine genaue Messung die klinischen Entscheidungen beeinflussen wird [31].

Die Frage bleibt: ist die rektale Temperaturmessung der zufriedenstellende Referenzstandard für die Kern-temperatur? Die rektale Temperaturmessung ist nur dann zuverlässig, wenn der Körper im thermischen Gleichgewicht ist und langsam auf Temperaturänderungen reagiert. Da es Konsens darüber gibt, dass die Temperatur der Pulmonalarterie, des Ösophagus und der Blase repräsentativ für die Kerntemperatur sind, wurde in PubMed eine Suche nach allen Studien durchgeführt, die die tympanale Temperatur mit diesen Stellen verglichen; das Ergebnis ist in Tab. 4.3 dargestellt. Die Mehrheit dieser Studien (die fiebernde Patienten oder Patienten umfasste, die während einer Herzchirurgie gekühlt und wieder aufgewärmt wurden) zeigen, dass die tympanale Temperaturmessung genau ist, einschließlich von drei Studien mit Kindern. Die Genauigkeit wurde als Bereich von 0,1 bis 0,6°C oder hohe Korrelation ($r > 0{,}80$ pulmonalarteriellen Temperatur) bei tympanaler Temperaturmessung definiert [32, 33].

4.9 Zusammenfassung

Über die beste anatomische Stelle für die Temperaturmessung herrscht nach wie vor Uneinigkeit. Es besteht jedoch Konsens darüber, dass:

- Die Messung der axillaren Temperatur liefert außer in Umgebungen, in denen die Temperatur stabil ist, wie zum Beispiel in Neugeborenenstationen und bei fieberfreien Neugeborenen, keine genauen Messungen.
- Die rektale Temperaturmessung wird von Eltern und Krankenschwestern nicht bevorzugt und viele Krankenhäuser haben diese Methode aufgegeben. Die Zurückhaltung bei der Verwendung der rektalen Temperaturmessung ist kulturell bedingt und besonders verbreitet in Großbritannien, Australien und Neuseeland. In allen anderen Ländern messen Krankenhäuser und Mütter die Temperatur von Babys in der Regel rektal. Die rektale Temperaturmessung ist bei neutropenischen Onkologiepatienten kontraindiziert. Bei dieser Gruppe ist besondere Genauigkeit bei der Temperaturmessung erforderlich, da intravenöse Antibiotika allein aufgrund einer erhöhten Temperatur verabreicht werden können.
- Die orale Temperaturmessung wird bei Kindern unter fünf Jahren nicht verwendet, und dies ist die Altersgruppe mit der höchsten Inzidenz von Fieber.
- Die tympanale Messung mit dem Infrarot-Thermometer scheint für die Verwendung in Krankenhäusern, in Arztpraxen und zu Hause am geeignetsten zu sein. Die Belege für die Genauigkeit des Infrarot-Ohr-Thermometers sind unvollständig; dies ist wahrscheinlich darauf zurückzuführen, dass tympanale Messungen mit rektalen oder oralen Messungen verglichen wurden. Keiner der beiden Standorte gibt die wahre Kerntemperatur wieder.

Tab. 4.3 Ergebnis der Vergleichsstudien zwischen Kerntemperatur (PA = pulmonale Arterie, O = Ösophagus, B = Blase) als Referenzstandard und tympanaler Temperatur

Nummer der Referenz	Anzahl Patienten	Stelle der Kerntemperatur	Andere Stellen	Wichtigstes Ergebnis/ Schlussfolgerung
Gruppe A				
40	15 C	PA/O	AT/RT	TT akkurater als RT
41	18 A	PA/O	AT/RT	TT 2nd to 0, TT ist der bevorzugte Wert
42	27 A	PA	RT	TT bildet PA genau ab
43	30 C	B	AT/RT	TT korreliert relativ gut mit PA
44	38 A	PA/B	AT/OT	TT ist eine relativ nahe Schätzung von PA
45	50 A	B	AT/OT	TT zeigt eine gute Korrelation mit B
46	96 A	O	AT	Kein Unterschied zwischen TT und O
47	51 A	PA	RT	Beide TT und RT sind genau
48	128 A	PA	AT/RT	PA und TT sind eng korreliert
49	13 A	PA	AT/OT/RT	Wenn RT kontraindiziert ist, ist OT oder TT akzeptabel
50	9 A	PA	RT	PA und TT: nicht signifikant unterschiedlich
51	20 C	PA	AT/RT	TT kann anstelle von PA verwendet werden
52	32 A	PA	AT/RT	TT spiegelt PA genauer als RT und AT wider
Gruppe B				
53	15 A	PA/B	Keine	TT scheint hohe Werte zu geben
54	60 A	PA	AT	TT ist klinisch nicht zuverlässig
55	102 A	PA	OT	OT ist am genauesten
56	72 A	PA	OT	OT ist genauer
57	32 A	PA	AT/OT	TT ist nicht ideal
58	25 A	PA/B/O	AT/OT/FS	Keine nicht-invasive Methode ist zulässig

Gruppe A = Studien fanden die tympanale Temperaturmessung genau oder nah an genau
Gruppe B = Studien fanden die tympanale Temperaturmessung weniger oder nicht genau
CT Kerntemperatur, *TT* tympanale Temperaturmessung, *OT* orale Temperaturmessung, *AT* axillare Temperaturmessung, *FS* Temperaturmessung an der Haut der Stirn, *RT* rektale Temperaturmessung

Es gibt noch einige offene Fragen. Mit dem tympanalen Thermometer treten Fehler auf, wenn die Sonde nicht auf das Trommelfell gerichtet ist. Es wird erwartet, dass bei der tympanalen Thermometrie in Zukunft ein sichtbares Signal (zum Beispiel ein grünes Licht) anzeigt, wenn die Sonde des Thermometers korrekt auf das Trommelfell gerichtet ist. Es gibt nur wenige kleine Studien, die bei Neugeborenen die tympanale Temperatur mit der Kerntemperatur vergleichen. Die Bemühungen sollten fortgesetzt werden, um ein geeignetes IRET für diese Altersgruppe zu finden. Sobald diese Bedenken berücksichtigt werden, ist die tympanale Messung wahrscheinlich der Goldstandard für alle Kinder.

Literatur

1. Sarton G. Sarton on the history of science. Cambridge, MA: Harvard University Press; 1962.
2. Musher DM, Dominguez EA, Bar-Sela A. Edouard Seguin and the social power of thermometry. N Engl J Med. 1987;316:115–7.
3. Webb GE. Comparison of oesophageal and tympanic membrane monitoring during cardiopulmonary bypass. Anesth Analg. 1973;52:729–33.
4. Lilly JK, Boland JP, Zekan S. Urinary bladder temperature monitoring: a new index of body core temperature. Crit Care Med. 1980;8:742–4.
5. Baskin MN, O'Rourke EJ, Fleisher GR. Outpatient treatment of febrile infants b28 to 89 days of age with intramuscular administration of ceftriaxone. J Pediatr. 1992;120:22–7.
6. El-Radhi AS, Jawad MH, Mansor N, et al. Sepsis and hypothermia in the newborn infant: value of gastric aspirate examination. J Pediatr. 1983;103:300–2.
7. Miller G, Stein F, Trevino R, et al. Rectal-scalp temperature difference predicts brain death in children. Pediatr Neurol. 1999;20:267–9.
8. El-Radhi AS, Carroll J. Fever in paediatric practice. Hoboken: Blackwell; 1994. S. 68–84.
9. Bergeson PS, Steinfeld HJ. How dependable is palpation as screening method for fever. Clin Pediatr. 1974;13:350–1.
10. Banco L, Veltri D. Ability of mothers to subjectively assess the presence of fever in their children. Am J Dis Child. 1984;138:976–8.
11. Whybrew K, Murray M, Morley C. Diagnosing fever by touch. BMJ. 1998;317:321.
12. El-Radhi AS, Patel S. An evaluation of tympanic thermometry in a paediatric emergency department. Emerg Med J. 2006;23:40–1.
13. Mayfield SR, Bahtia J, Makamura KT, et al. Temperature measurement in term and preterm infants. J Pediatr. 1984;104:271–5.
14. Haddock BJ, Merow DL, Swanson MS. The falling grace of axillary temperatures. Pediatr Nurs. 1996;22:121–5.
15. Kresh MJ. Axillary temperature as a screening test for fever in children. J Pediatr. 1984;104:596–9.
16. Siberry GK, Diener-West M, Shappell E, et al. Comparison of temple temperatures with rectal temperatures in children under two years of age. Clin Pediatr. 2002;41:405–14.
17. Suleman MI, Doufas AG, Akca O, et al. Insufficiency of a new temporal artery thermometer for adult and paediatric patients. Anaesth Analg. 2002;95:67–71.
18. Geijer H, Udumyan R, Lohse G, et al. Temperature measurements with a temporal scanner: systematic review and meta-analysis. BMJ Open. 2016;6:e009509. https://doi.org/10.1136/bmjopen-2015-009509.
19. McAllister TA, Roud JA, Marshall A, et al. Outbreak of salmonella eimsbuettel in newborn infants spread by rectal thermometer. Lancet. 1986;2:1262–4.
20. Smiddy FG, Benson EA. Rectal perforation by thermometer. Lancet. 1969;3:805–6.

21. Morley CJ, Hewson PH, Thornton AJ, et al. Axillary and rectal temperature measurements in infants. Arch Dis Child. 1992;67:122–5.
22. Brooks S, Khan A, Stoica D, et al. Reduction of vancomycin-resistant enterococcus and clostridium difficile infections following change to tympanic thermometers. Infect Control Hosp Epidemiol. 1998;19:333–6.
23. El-Radhi AS. Determining fever in children: the search for an ideal thermometer. Br J Nurs. 2014;23(2):91–4.
24. Silverman BG, Daley WR, Rubin JD. The use of infrared ear thermometers in pediatric and family practice offices. Public Health Rep. 1998;113:268–72.
25. El-Radhi AS, Patel S. Temperature measurement in children with cancer: an evaluation. Br J Nurs. 2007;16:1313–6.
26. www.nice.org.uk/nicemedia/pdf/CG47niceguideline.
27. El-Radhi AS, Barry W. Thermometry in paediatric practice. Arch Dis Child. 2006;91:351–6.
28. Craig JV, Lancaster GA, Taylor S, et al. Infrared ear thermometry compared with rectal thermometry in children: a systematic review. Lancet. 2002;360:603–9.
29. Craig JV, Lancaster GA, Williamson PR, et al. Temperature measured at the axilla compared with rectum in children and young people: systemic review. BMJ. 2000;320:1174–8.
30. Duce SJ. A systematic review of the literature to determine optimal methods of temperature measurement in neonates, infants and children. DARE Rev. 1994;4:1–124.
31. Niven DC, Gaudet JE, Laupland KB, et al. Accuracy of peripheral thermometers for estimating temperature: a systematic review and meta-analysis. Ann Intern Med. 2015;163(10):768–77. https://doi.org/10.7326/M15-1150.
32. Erickson RS, Meyer LT. Accuracy of infrared thermometry and other temperature methods in adults. Am J Crit Care. 1994;3:40–54.
33. Summers S. Axillary, tympanic and oesophageal temperature measurement: descriptive comparisons in postanesthesia patients. J Post Anesth Nurs. 1991;6:420–5.

Fieber bei häufigen Infektionskrankheiten

5

Kernaussagen

- Infektionen der Atemwege sind bei Kindern der häufigste Grund für die Inanspruchnahme medizinischer Hilfe und die Aufnahme ins Krankenhaus. Eine virale Infektion der oberen Atemwege (URTI) ist die häufigste Infektion der Atemwege.
- In Entwicklungsländern bleibt die akute Atemwegsinfektion eine der Hauptursachen für die Sterblichkeit von Kindern unter fünf Jahren. Jährlich sterben weltweit 1,5 bis 2 Mio. Kinder unter fünf Jahren an den Folgen.
- In entwickelten Ländern sind Viren für die meisten Infektionen der oberen und unteren Atemwege, einschließlich Pharyngitis und Pneumonie, verantwortlich.
- Obwohl die Höhe von Fieber nicht zur Unterscheidung zwischen viralen und bakteriellen Erkrankungen dienen kann, ist hohes Fieber mit einer höheren Inzidenz schwerer bakterieller Erkrankungen wie Pneumonie oder Meningitis verbunden.
- Weltweit sind Durchfallerkrankungen die häufigste Todesursache bei Kindern unter fünf Jahren.
- Wenn keine offensichtliche Ursache für das Fieber festgestellt werden kann, sollte eine Infektion der Harnwege in Betracht gezogen werden, insbesondere wenn das Fieber 39,0°C übersteigt oder länger als 24 bis 48 Stunden andauert.
- Die weit verbreiteten Impfungen gegen Meningitis-verursachende Bakterien, wie Hib, und Impfungen gegen Meningokokken und Pneumokokken haben die Häufigkeit von Meningitis drastisch reduziert.
- Ein Kind mit Fieber und nicht -bleichem Hautausschlag sollte umgehend auf eine Meningokokken-Erkrankung überprüft werden.

A. S. El-Radhi (Hrsg.), *Klinisches Handbuch des Fiebers bei Kindern*,
https://doi.org/10.1007/978-3-031-29247-7_5

- Bei Kleinkindern mit Malaria kann es zu unregelmäßigem Fieber und nicht zu den typischen Fieberschüben kommen, was insbesondere bei einer frühen *Plasmodium-falciparum*-Infektion oder als Folge einer vorangegangenen Chemoprophylaxe auftritt, die den typischen Fieberverlauf verändert.

5.1 Akute Infektionen der oberen Atemwege

Eine Infektion der oberen Atemwege ist die häufigste Infektion bei Kindern und macht dabei die Hälfte bis zwei Drittel aus. Dieser Begriff umfasst virale Infektionen der oberen Atemwege, Tonsillopharyngitis, Otitis media und Epiglottitis.

5.1.1 Virale Infektion der oberen Atemwege

Virale Infektionen der oberen Atemwege (URTI, auch bekannt als grippaler Infekt) sind äußerst häufige Infektionen, die durch Nasenobstruktion und -sekretion, Husten, Halsschmerzen, vorhandenem oder nicht vorhandenem Fieber, vermindertem Appetit und unruhigem Schlaf gekennzeichnet sind. Die anfänglich wässrige Nasensekretion wird schnell durch eine mukopurulente Nasensekretion ersetzt, die nicht unbedingt auf eine bakterielle Infektion hinweist. Es wurde geschätzt, dass junge Kinder bis zu zwölf Atemwegsinfektionen pro Jahr haben können, wenn sie eine Krippe besuchen, neun Infektionen pro Jahr, wenn ein Geschwisterkind eine Schule besucht, und sechs oder sieben Infektionen pro Jahr, wenn das Kind und ein Geschwisterkind nicht in die Schule gehen.

Es sind bereits mehr als hundert Atemwegsinfektionen verursachende Viren bekannt, wie Rhinoviren (häufigste Virusart), Influenza A und B, Coronaviren, Parainfluenza 1, 2 und 3, Adenoviren und respiratorisches Synzytial-Virus. Die Infektion kann durch Inhalation, Selbstinokulation an der Nasenschleimhaut oder durch Infektion der Bindehaut über die Luft erfolgen. Kinder neigen dazu, größere Konzentrationen von Viren im Nasensekret zu haben und sie über längere Zeiträume auszuscheiden als Erwachsene. Eine Virämie ist seltener und die Infektion beschränkt sich in der Regel auf die Schleimhäute, einschließlich der Nasennebenhöhlen und der Eustachi-Röhre. Virale URTI können durch sekundäre bakterielle Infektionen wie akute Otitis media und Sinusitis verkompliziert werden. Die akute idiopathische Perikarditis (mit Schmerzen in der Brust und perikardialem Reiben bei m Abhören) ist eine seltene Komplikation, der in der Regel eine kürzlich aufgetretene URTI vorausgegangen ist. Die Infektion mit Influenza-Viren erfolgt während der jährlichen Winterepidemien und ist in der Regel eine selbstlimitierende Erkrankung. Sie kann jedoch zu schweren Erkrankungen und Todesfällen führen, insbesondere bei Kindern mit medizinischen Risikofaktoren und neurologischen, genetischen und chromosomalen Störungen.

Entzündungsmediatoren wie Interferone (IFN), Interleukin(IL)-1, IL-6 und IL-4 und Tumornekrosefaktor (TNF) sind an den entzündlichen Veränderungen der URTI beteiligt. Die Symptome treten als Folge der Wirkung dieser Zytokine auf, nicht als Folge des Virus selbst. Die Verabreichung von IFN-alpha an Freiwillige verursachte Fieber, allgemeines Unwohlsein, Kopfschmerzen und Myalgie.

Fieber bei URTI:

- Fieber bei URTI ist bei etwa 50 % der älteren Kinder und bei 90 % der Säuglinge und Kleinkinder vorhanden.
- Obwohl hohes Fieber sowohl bei viralen als auch bei bakteriellen Infektionen auftreten, kann hohes Fieber auf eine schwere bakterielle Infektion hinweisen.
- Hohes Fieber (>39,5°C) ist häufig mit Influenza-A-Virusinfektionen verbunden und tritt bei mehr als 50 % der erkrankten Kinder auf. Bei Adenovirusinfektionen übersteigt das Fieber in etwa 20 % der Fälle 40°C, während das Fieber bei Rhinovirusinfektionen in der Regel fehlt oder mild ist.
- Fieber, das mit einer Infektion der Atemwege verbunden ist, kann 3–5 Tage andauern. Eine längere Fieberdauer ist jedoch häufig. Fieber, das fünf Tage oder länger andauert, tritt bei mehr als 30% der Kinder mit dieser Infektion auf. Die längste Fieberdauer (über sieben Tage) kann in Verbindung mit Adenovirus auftreten. Die kürzeste Fieberdauer ist mit Parainfluenza-2-Viren verbunden.
- Fieber stärkt die körpereigene Immunität gegen Infektionen und Antipyretika können sich negativ auf den Krankheitsverlauf auswirken. Daher sollten Antipyretika nur symptomatischen Kindern, zum Beispiel bei Unwohlsein, und nicht wegen Fiebers an sich verabreicht werden.
- Wiederkehrende URTI werden meist durch Viren verursacht, die beim Besuch von Kindergärten übertragen werden.

Die Erkenntnis, dass Viren hohes und/oder anhaltendes Fieber verursachen können, ermöglicht Ärzten, mit einer Antibiotikabehandlung und mit umfangreichen Untersuchungen von Kindern mit anhaltendem Fieber abzuwarten, insbesondere wenn die Kinder einen guten Allgemeinzustand zeigen und häufige schwere Infektionen (zum Beispiel Harnwegsinfektion, UTI) ausgeschlossen waren.

Zu den Erkrankungen, die einer URTI ähneln, gehören:

- Allergische Rhinitis. Häufig gibt es eine familiäre Vorgeschichte von Atopie, eine Vorgeschichte nasaler Symptome bei Exposition gegenüber potenziellen Allergenen und der Neigung zu anhaltenden Symptomen. Eine nasale Eosinophilie, ein erhöhter Serum-IgE-Spiegel und die Feststellung möglicher Allergene mithilfe von Pricktests oder Bluttests können die Diagnose bestätigen.
- Racheninfektion mit Streptokokken. Kinder sind meist mehr als fünf Tage krank. Das Fieber neigt dazu, höher zu sein als bei einer URTI. Nasale Symptome sind meist nicht vorhanden.
- Eine Sinusitis sollte bei einem Kind mit eitrigem Nasenausfluss und Fieber (üblicherweise 38–39°C), lokalisierten Schmerzen und Schwellungen, Schleimhauterythem und Kopfschmerzen in Betracht gezogen werden, während ein höheres Fieber mit Schüttelfrost auf eine Ausbreitung der Infektion über die Nasennebenhöhlen hinaus hindeuten kann.

Behandlung eines fiebernden Kindes mit URTI:

- Für die Mehrheit der Kinder ist keine spezifische Therapie angezeigt und das Ziel der Behandlung ist es, dass es dem Kind einigermaßen gut geht.
- Das am häufigsten verschriebene analgetisch-antipyretische Mittel ist Paracetamol (81 %), gefolgt von der Kombination aus Ibuprofen und Paracetamol [1]; URTI sind der häufigste Grund für die Gabe von Antipyretika.
- Mit Antipyretika wird eine symptomatische Linderung von Schmerzen, übermäßiger Myalgie und allgemeinem Unwohlsein erzielt. Paracetamol in einer Dosis von 10 bis 15 mg/kg alle vier bis sechs Stunden kann bei Kindern mit Fieber $\geq$39,0°C gegeben werden. Ein übermäßiger Gebrauch von Paracetamol kann Asthma verschlimmern. Die Verabreichung von Ibuprofen wird bei dehydrierten Kindern nicht empfohlen. Die Praxis, Antipyretika (Paracetamol und Ibuprofen) abzuwechseln, sollte vermieden werden, da die wissenschaftlichen Belege für diese Praxis fehlen.
- Antibiotika sind bei unkomplizierten Fällen nicht angezeigt und sollten vermieden werden, ebenso wie Antihistaminika und Hustensuppressiva. Die Wirkung von Antibiotika auf Fieber bei Kindern, die mit oder ohne Antibiotika genesen sind, ist in Abb. 5.1 dargestellt.
- Nasenschleimhautdekongestiva werden selten benötigt, außer vielleicht für Säuglinge mit Fütterungs- oder Schlafstörungen, die durch Nasenobstruktion verursacht werden.
- Vitamin C wird bei Erkältungen empfohlen, sein Nutzen ist jedoch nicht bewiesen. Es gibt Belege dafür, dass Vitamin D akute virale URTI verhindern kann.
- Kräuterpräparate werden oft verwendet. Extrakt aus Efeublättern *(Hedera helix)* ist als Antitussivum in vielen europäischen Ländern beliebt. Es enthält Saponine, die schleimlösend, spasmolytisch, bronchodilatatorisch und antibakteriell wirken.
- Kinder, insbesondere solche mit hohem Risiko für medizinische Komplikationen, erhalten jährlich eine Influenzaimpfung, um eine Infektion zu verhindern.
- Oseltamivir und Zanamivir reduzieren die Replikation von Influenza-A- und B-Viren und können die Dauer der Influenza um einen Median von 36 Stunden verkürzen. Sie sind auch wirksam zur Vorbeugung von Influenza-Komplikationen wie Pneumonie oder Myokarditis. Oseltamivir ist für die Anwendung von Kindern unter einem Jahr nicht zugelassen. Für weitere Informationen zur Behandlung von Influenza siehe NICE-Richtlinien.
- Von der Anwendung physikalischer Methoden zur Fiebersenkung wird abgeraten.

5.1.2 Tonsillopharyngitis

Die Tonsillen dienen der Abwehr mit T-Lymphozyten und Makrophagen. Die Hauptphase des Immunerwerbs dauert bis zum sechsten Lebensjahr, und daher sind vergrößerte Tonsillen (Hyperplasie) in diesem Alter physiologisch, gefolgt

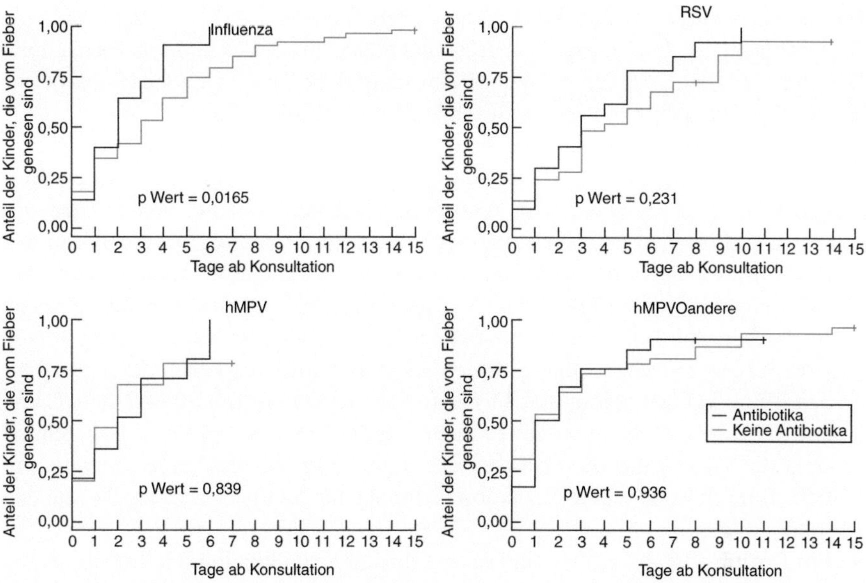

Abb. 5.1 Zeit bis zum Verschwinden des Fiebers (Tage ab Konsultation) je nach nachgewiesenem Virus und verschriebenem Antibiotikum. *hmpv* humanes Metapneumovirus, *RSV* respiratorisches Synzytial-Virus (Aus *Arch. Dis. Child.* 2007; 92; 594–597; ursprünglich online veröffentlicht am 16.03.2007; https://doi.org/10.1136/adc.2007.116665)

von einer Rückbildung der Größe bis zum zwölften Lebensjahr. Obwohl die meisten Fälle von Tonsillopharyngitis durch virale Erreger verursacht werden, sind beta-hämolysierende Streptokokken der Gruppe A mit 20 bis 30 % der Fälle die häufigste bakterielle Ursache. Seltenere Ursachen sind Pneumokokken und andere Gruppen von beta-hämolysierenden Streptokokken.

Streptokokken-Tonsillopharyngitis ist hauptsächlich eine Krankheit mit einer Dauer von 5 bis 15 Tagen. Sie kann plötzlich mit Fieber (in über 90 % der Fälle), allgemeinem Unwohlsein, Halsschmerzen, Schluckbeschwerden, Kopfschmerzen und Bauchschmerzen beginnen. Die Tonsillen sind ödematös und hyperämisch. Es kann zu purulentem Exsudat kommen, das auf die vergrößerten Tonsillen beschränkt ist. Das umgebende Gewebe ist nicht so vergrößert wie es im Fall eines Peritonsillarabszesses ist. Das Gaumenzäpfchen ist rot und geschwollen und die oberen, vorderen Halslymphknoten sind vergrößert (> 2 cm) und schmerzempfindlich. In der Regel fehlen Bindehautentzündung, Schnupfen oder Husten. Die Diagnose wird durch eine Rachenkultur und einen mehr als zweifachen Anstieg des Antistreptolysin-O-Titers zwischen zwei Serumproben, die im Abstand von zwei Wochen entnommen wurden, gestellt. Schnelltests zum Antigennachweis und PCR-Tests sind nützlich, um ein schnelles Ergebnis zu erhalten.

Mechanismen der Fieberinduktion: Pyrogene Exotoxine, wie das pyrogene Streptokokken-Endotoxin A, veranlassen menschliche mononukleäre Zellen zur

Produktion zahlreicher Zytokine, insbesondere TNF-α, IL-1β und IL-6, die eine führende Rolle in der Pathogenese des Entzündungsprozesses und von Fieber spielen. Hohes Fieber korreliert mit hohen Konzentrationen dieser beiden Zytokine.

Die Differenzialdiagnosen der Streptokokken-Tonsillitis sind:

- Scharlach ist das Ergebnis bestimmter Streptokokken-Stämme, die ein erythrogenes Toxin produzieren. Der Ausschlag ist gekennzeichnet von erythematösen punktförmigen Hautveränderungen, die unter Druck blass werden und den Bereich um den Mund verschonen. Die Zunge hat zunächst einen dicken weißen Belag und entwickelt sich in wenigen Tagen zur typischen Himbeerzunge. Abgesehen von Belag und veränderter Zunge gibt es im Wesentlichen keinen Unterschied zwischen einer Streptokokken-Tonsillitis und Scharlach. Bei beiden Erkrankungen beträgt das Fieber in der Regel zwischen 39 und 40,5°C und erreicht seinen Höhepunkt am zweiten Tag der Erkrankung. Ohne Behandlung sinkt die Temperatur in der Regel am fünften Tag, während eine Therapie mit Penicillin zu einer schnellen Normalisierung innerhalb von 12 bis 24 Stunden führt.
- Ein Peritonsillarabszess ist eine seltene eitrige Komplikation der Tonsillitis, die ein toxisches Aussehen des Kindes, eine fluktuierende peritonsillare Gewebemasse und eine asymmetrische Abweichung der Gaumenmandel verursacht.
- Gingivostomatitis wird in der Regel durch Herpes-simplex-Infektion bei Säuglingen und kleinen Kindern verursacht. Sie ist gekennzeichnet durch Unruhe, Appetitlosigkeit und Fieber, das in der Regel in der Größenordnung von 38,5 bis 39,5°C liegt (kann auch 40–40,5°C betragen). Das Kind hat schmerzhafte orale Blasen, die bald aufbrechen. Submandibuläre Lymphadenitis kann auftreten. Die Erkrankung ist selbstlimitierend und dauert etwa eine Woche.
- Coxsackievirus A kann Herpangina verursachen. Die anfängliche Temperatur reicht von normal bis 41°C; die Temperatur ist bei jüngeren Kindern tendenziell höher. Andere Symptome sind Kopfschmerzen und Erbrechen. Die Untersuchung des Rachens zeigt diskrete punktförmige Blasen umgeben von erythematösen Ringen auf dem weichen Gaumen, dem vorderen Gaumensegel und dem Gaumenzäpfchen.
- Diphtherie, die sich schleichend entwickelt, ruft einen grauen, dicken Belag hervor. Das mit Diphtherie einhergehende Fieber ist typischerweise niedrig. Häufig kommt es zu Rötungen und Stauungen im Rachenraum (mit oder ohne Tonsillarexsudate). Eine anteriore zervikale Adenitis ist häufig vorhanden.

Die Behandlung schließt Antipyretika ein (siehe oben). Penicillin beseitigt Streptokokken aus dem Rachen, wodurch die Symptome, einschließlich Fieber, schnell unter Kontrolle gebracht und suppurative und nichtsuppurative Komplikationen wirksam verhindert werden. Makrolide werden bei Penicillinallergie verwendet. Vitamin D wird empfohlen, um eine rezidivierende Tonsillopharyngitis zu verhindern.

5.1.3 Otitis media

Otitis media ist eine der häufigsten Infektionen bei Kindern, insbesondere während der ersten beiden Lebensjahre, die etwa 60 % aller Kinder trifft. Gefährdet sind Kinder, die eine Kindertagesstätte besuchen, und Kinder, deren Eltern zu Hause rauchen. Die Infektion entsteht in der Regel aus einer URTI, die sich über die kurze und gerade Eustachi-Röhre auf das Mittelohr ausbreitet. Die meisten Bakterien sind *Streptococcus pneumoniae*, gefolgt von nicht typisierbaren *Haemophilus influenza* und *Moraxella catarrhalis*. Viren (respiratorisches Synzytial-Virus, Adenovirus, Rhinovirus) sind derzeit die häufigste Ursache für Otitis media.

Bakterielle Otitis media tritt häufig mit einer plötzlichen Fiebererkrankung auf, die sich durch folgende Symptome charakterisiert:

- Anamnese oder Vorhandensein einer viralen URTI und plötzlicher Anstieg des Fiebers
- Hohes Fieber, Reizbarkeit, Ohrenschmerzen und eine schnelle Reaktion auf Antibiotika. Fieber von <39°C treten bei etwa 25 % und Fieber von >39°C bei etwa 75 % der Kinder auf. Das höchste Fieber wird bei Kindern unter zwei Jahren aufgezeichnet. Nur 4 % der Kinder haben Fieber, das länger als 48 Stunden dauert. Das anhaltende Fieber deutet auf eine virale Ursache, resistente Bakterien, ungeeignete Antibiotika oder eine Komplikation von Otitis media hin.
- Zu den Befunden gehören ein starkes Erythem und eine mehr oder weniger starke Vorwölbung des Trommelfells, mit oder ohne Ohrausfluss.
- Hohe Zytokinspiegel, die mit der Höhe des Fiebers korrelieren. Bei Otitis media und Mittelohrsekret sind hohe Zytokinspiegel vorhanden, einschließlich IL-1β, Il-2, IL-4, IL-10 und TNF-α. Hohe IL-10-Spiegel treten bei Infektionen mit *S. pneumoniae* auf.

Das Fehlen von Fieber deutet auf eine schleichende Form von Otitis media hin, die durch leichte Abgeschlagenheit und Reizbarkeit charakterisiert ist. Eine Schallleitungsschwerhörigkeit ist bei dieser Variante häufig.

Zu den Komplikationen gehören Trommelfellperforation, Mastoiditis, chronische Otitis, Cholesteatom, Fazialisparese, erhöhter intrakranieller Druck (verursacht eine Ausbuchtung der Fontanelle bei Säuglingen), Meningitis, Hirnabszess oder Sinusvenenthrombose.

Die Einführung von Pneumokokken-Impfstoffen hat die Zahl an bakteriellen Mittelohrinfektionen reduziert. Die Verwendung von Antibiotika ist umstritten, außer bei Fällen mit Hinweisen auf eine bakterielle Beteiligung. Wenn Antibiotika verschrieben werden, gehören Amoxicillin und ein Makrolid zur sinnvollen Wahl. Die Verwendung von Antihistaminika, Ohrentropfen oder Dekongestiva ist umstritten. Analgetika werden häufig zur Schmerzlinderung benötigt. Bei einem vorgewölbten Trommelfell oder wenn auf Antibiotika nicht sofort angesprochen wird, kann in seltenen Fällen eine Myringotomie zur Entfernung von Flüssigkeit in Betracht gezogen werden.

5.1.4 Infektiöse Mononukleose

Infektiöse Mononukleose ist eine akute, durch den Epstein-Barr-Virus verursachte Infektion. Symptome, Laborbefunde und Komplikationen sind in Tab. 5.1 dargestellt. Das Virus greift die Gedächtnis-B-Lymphozyten und T-Lymphozyten an; letztere geben eine Vielzahl von Zytokinen (zum Beispiel IL-1β, IL-6, TNF-γ und IFN-γ) frei, die die Symptome der infektiösen Mononukleose verursachen.

Eine prodromale Phase von drei bis fünf Tagen mit Unwohlsein, Müdigkeit und Kopfschmerzen kann dem Ausbruch des Fiebers vorausgehen. Die Mehrheit der Patienten (80 %) zeigt Fieber, Pharyngitis und posteriore zervikale Lymphadenopathie (pharyngeale Form) und 20 % der betroffenen Kinder präsentieren sich allein mit Fieber (typhoide Form). Das Fieber kann vier Tage bis zwei oder drei Wochen (Durchschnittsdauer zwei Wochen) dauern, der Krankheitshöhepunkt zeigt sich am fünften Tag der Erkrankung. Der Verlauf des Fiebers ist häufig intermittierend, mit einer üblichen Spanne zwischen 38,5 und 39,5°C, selten höher.

Tab. 5.1 Klinische Daten zu Merkmalen und Komplikationen der infektiösen Mononukleose[a]

Körperliche Anzeichen	%	Laborbefunde	%	Komplikationen	%
Fieber	100	Epstein-Barr-IgM	100	Pneumonie	3
Lymphknotenschwellung	80	Monospot-Test	98	Hämolytische Anämie	3
Pharyngitis	80	Hohe Transaminasewerte	90	Agranulozytose	0,1
Splenomegalie	50	>50 % Lymphozyten	50	Thrombozytopenie	0,1
Ausschlag				Neurologisch	1,5
Palatale Petechie	50			Guillain-Barré-Syndrom	
Exanthem	10			Meningoenzephalitis	
				Transverse Myelitis	
Hepatomegalie	20				
Gelbsucht	5			Andere seltene Komplikationen:	
				Milzruptur	
Atemwegsobstruktion	1–3,5			Myokarditis	
				Perikarditis	
				Arthritis	
				Nephritis	
				Pankreatitis	

[a] Überarbeitet aus den Quellen [2, 3]

Infektiöse Mononukleose äußert sich in der Regel wie folgt:

- Asymptomatische Infektion, die bei etwa 90 % der Kinder während der frühen Kindheit auftritt
- Typische Infektiöse-Mononuklease-Trias mit plötzlichem Fieberanstieg von niedrigem bis hohem Fieber, Pharyngitis und zervikaler Lymphadenopathie (vor allem posterior), die hauptsächlich bei Jugendlichen und jungen Erwachsenen auftritt
- Ein Fall von Fieber unbekannter Ursache mit Fieber als einzigem Anzeichen der Erkrankung
- Eine der in Tab. 5.1 aufgeführten Komplikationen, darunter in seltenen Fällen auch bösartige Erkrankungen, zum Beispiel Burkitt-Lymphom, Hodgkin-Lymphom und Nasopharynxkarzinom.
- Eine Cytomegalovirus-Mononukleose, die durch langanhaltendes Fieber, Leber- und Blutveränderungen gekennzeichnet ist. Heterophile Antikörper sind stets nicht vorhanden. Pharyngitis ist ungewöhnlich.
- Tonsillopharyngitis, die nicht auf eine Antibiotikabehandlung anspricht, oder als ausgedehnter Ausschlag nach der Einnahme von Ampicillin oder Amoxicillin.

Leukozytose im Bereich von 15.000 bis 20.000 ist häufig. Absolute Lymphozytose (mehr als 50 %) und mindestens 10 % atypische Lymphozyten sind übliche Befunde. Tests zum Nachweis heterophiler Antikörper (positiv bei mehr als 80 %) wurden durch mehrere schnelle Folientests (Monospot) ersetzt. IgM ist in fast 100 % der Fälle positiv. Die Polymerasekettenreaktion zur Erkennung von Epstein-Barr-Viren wird jetzt routinemäßig zur Diagnostik eingesetzt.

Therapie: Infektiöse Mononukleose ist in der Regel selbstlimitierend und erfordert nur eine symptomatische Behandlung. Nichtsteroidale Antirheumatika reduzieren die Entzündungssymptome selbst bei niedrigen Dosen. Paracetamol wird zur Fiebersenkung und Schmerzlinderung verabreicht, sollte aber aufgrund der Belastung der Leber bei infektiöser Mononukleose sparsam eingesetzt werden. Aspirin sollte aufgrund des Blutungsrisikos und einer Assoziation von infektiöser Mononukleose mit Reye-Syndrom nicht verschrieben werden. Steroide beeinflussen weder die Höhe noch die Dauer des Fiebers, sind aber hauptsächlich bei drohender Atemnot angezeigt. Eine Hyperplasie des lymphatischen Gewebes im Waldeyer-Rachenring kann gelegentlich zu einer schweren Obstruktion der Atemwege führen und spricht auf eine zweiwöchige Behandlung mit Steroiden an. Eine antivirale und antibakterielle Behandlung ist nicht angezeigt. Eine enge Nachsorge wird empfohlen. Patienten, insbesondere solche mit Splenomegalie, sollten sich vor übermäßiger Aktivität und Trauma schützen, um das Risiko einer Splenektomie zu minimieren. Spontane Splenektomie und neurologische Komplikationen sind zwar selten, machen aber die Mehrheit der Todesfälle aus.

5.1.5 Akute Obstruktion der oberen Atemwege

Keuchhusten (Laryngotracheitis) ist eine häufige Ursache für eine Obstruktion der oberen Atemwege im Bereich der Subglottis. Er ist gekennzeichnet durch inspiratorischen Stridor, Fieber, Husten, Heiserkeit und einem variablen Ausmaß an Atemnot. Obwohl die Symptome oft alarmierend erscheinen, ist die Infektion eine benigne, selbstlimitierende Erkrankung, die in der Regel zwei bis sechs Tage dauert. Parainfluenza-Viren machen etwa 75 % aller Isolate aus. Andere Erreger sind Influenza-A - und B-Viren, Adenovirus und *Mycoplasma pneumoniae*. Die Erkrankung ist im zweiten Lebensjahr am häufigsten (in der Regel drei Monate bis drei Jahre), und männliche Kinder sind überwiegend betroffen. Das Auftreten ist plötzlich (in der Regel nachts) mit lautem Stridor und einem bellenden Husten, der 24–72 Stunden vor einer URTI liegt. Die Schwere des Keuchens wird anhand eines Bewertungssystems beurteilt (Tab. 5.2).

Fieber gehört zu den Hauptbeschwerden bei Kindern mit Infektionen der oberen Atemwege. Bei 40 % der Patienten mit Keuchhusten tritt Fieber unterschiedlicher Höhe auf, das zwischen 38 und 39°C (Durchschnitt 38,7°C) liegt. Kinder mit bakterieller Infektion, die mit Stridor (zum Beispiel bakterielle Tracheitis) vorstellig werden, sind meist fiebrig mit höherem Fieber. Kinder mit spastischem Keuchhusten sind normalerweise fieberfrei.

Die Behandlung eines Kindes mit Keuchhusten umfasst folgendes:

- Kinder mit Keuchhusten erholen sich bei minimaler medizinischer Intervention in der Regel schnell. Kinder mit mildem Keuchhusten und minimaler oder keiner Atemnot können zu Hause behandelt werden. Wenn ein Krankenhausaufenthalt erforderlich ist, sollte die Mutter, wann immer möglich, bei ihrem Kind sein, um den Stress zu minimieren.
- Eine wichtige Rolle spielen Einweisung und Beratung der Eltern hinsichtlich der Anzeichen von Atemnot und wann medizinische Hilfe in Anspruch genommen werden sollte.
- O_2 bei Hypoxie (O_2-Sättigung <94 %) in Form von Unruhe oder Belastung
- Dexamethason 0,6 mg/kg wirkt sich innerhalb einer Stunde nach der oralen Einnahme positiv auf die Atemnot aus; die Wirkung hält etwa zehn Stunden an.

Tab. 5.2 Bewertungssystem der Schwere für Kinder mit Keuchhusten

	Mild bis moderat	Schwer
Keuchender Husten	Gelegentlich	Häufig
Stridor	Minimal	Schwer
Retraktion	Keine	Offensichtlich
Luftzufuhr	Normal	Verringert
Unruhe/Aufregung	Abwesend	Anwesend
Bewusstseinsniveau	Normal	Desorientiert, schläfrig

- Epinephrin (Adrenalin), das mittels Inhalation verabreicht wird, wirkt sich drastisch auf die Obstruktion der Atemwege aus und kann bei schwerem Keuchhusten vor der Intubation angewendet werden.
- Obwohl die Befeuchtung häufig angewendet wird, haben Studien gezeigt, dass dies den klinischen Verlauf von Keuchhusten nicht wesentlich beeinflusst.
- Paracetamol 10–15 mg/kg wird verabreicht, wenn das Kind unter Fieber oder Halsschmerzen leidet.

Spastischer Keuchhusten ist eine weitere Erkrankung unbekannter Ätiologie. Der Beginn ist immer nachts. Das typische Krankheitsbild zeigt sich bei einem Kind, dem es zuvor gut ging, ohne dass eine Infektion der oberen Atemwege vorlag, und das nachts mit plötzlicher Dyspnoe, Keuchhusten und inspiratorischem Stridor erwacht. Fieber ist normalerweise nicht vorhanden.

Bakterielle Tracheitis ist eine akute, potenziell lebensbedrohliche bakterielle Infektion, die hauptsächlich durch *Staphylococcus aureus* der Trachealmukosa verursacht wird und häufig zähes, eitriges Exsudat produziert. Diese Infektion beginnt normalerweise als Viruserkrankung oder Keuchhusten mit Stridor, verschlechtert sich aber schnell zu hohem Fieber, Toxizität und zunehmender Atemnot. Die Diagnose sollte bei jedem krank aussehenden Kind in Betracht gezogen werden, das nicht auf vernebeltes Adrenalin reagiert.

Epiglottitis ist eine akute bakterielle Infektion, die durch eine deutliche Schwellung der Glottis und der Arytenoide gekennzeichnet ist. Eine von *H. influenzae* Typ B verursacht e Septikämie ist in den meisten Fällen vorhanden. Die Epiglottitis ist heutzutage nach Hib-Impfungen selten zu finden. Die Infektion beginnt abrupt mit hohem Fieber, Atemnot, Schluckbeschwerden, Speichelfluss, Reizbarkeit, Unruhe, Angst und einer stark gedämpften Stimme. In einem Bericht über 100 aufeinanderfolgende Aufnahmen von Kindern mit Epiglottitis wurde bei 88 Kindern Fieber festgestellt, wobei die Temperatur zwischen 39 bis 40,5°C lag und der Mittelwert 39,1°C betrug [1].

Die Unterscheidung der Epiglottitis von viralem Keuchhusten kann schwierig sein. Epiglottitis ist jetzt sehr selten. Die Patienten sehen sehr krank aus, mit höheren Fiebergraden und Atemnot, und es gibt normalerweise Leukozytose und hohe CRP.

5.2 Akute Infektion der unteren Atemwege

5.2.1 Bronchiolitis

Eine klare Unterscheidung zwischen Bronchiolitis und Bronchitis in den ersten beiden Jahren des Lebens ist schwierig und besitzt keine therapeutische Bedeutung. Beide n geht eine URTI voraus. Ungefähr 20 % der Kinder entwickeln während ihres ersten Lebensjahres eine Bronchiolitis. Die Diagnose einer Bronchiolitis wird bei Vorliegen einer Vorgeschichte einer URTI mit akutem Auftreten von Atemnot mit Husten, Atemnot, Pfeifen, Tachypnoe und klinischen Anzeichen einer Lungenüberblähung während einer Winterepidemie der Bronchiolitis gestellt. Das respiratorische Synzytial-Virus (RSV) ist für 60–80 % der Fälle verantwortlich. Der Alterspeak liegt bei vier bis sechs Monaten. Eine vorbestehende chronische Lungenerkrankung, eine angeborene Herzerkrankung, Immundefizienz, Frühgeburtlichkeit und rauchende Eltern sind Risikofaktoren für eine schwere Bronchiolitis.

Fieber bei Bronchiolitis: Informationen über die Häufigkeit von Fieber bei Bronchiolitis oder über seinen Zusammenhang mit der klinischen Schwere der Bronchiolitis sind begrenzt. In einer Studie über 90 Kinder mit Bronchiolitis [2] hatten 28 Säuglinge (31 %) Fieber (definiert als eine einzelne Aufzeichnung von >38°C oder zwei aufeinanderfolgende Aufzeichnungen von >37,8°C). Fiebernde Kinder hatten einen längeren durchschnittlichen Krankenhausaufenthalt und einen schwereren klinischen Verlauf im Vergleich zu denen, die kein Fieber hatten (Tab. 5.3). Bei Säuglingen mit Bronchiolitis ist Hypoxie häufig und bis zu 40–50 % benötigen eine Versorgung mit Sauerstoff. Eine Erhöhung der Körpertemperatur führt zu einer Zunahme des Energieverbrauchs um etwa 10 % pro 1 °C Temperaturanstieg. Diese Veränderungen werden von einer Zunahme des Sauerstoffverbrauchs um 10 bis 12 % pro 1 °C Temperaturanstieg begleitet. Die geringe Häufigkeit von Fieber bei einer Bronchiolitis kann auf eine geringe Interferonproduktion zurückzuführen sein. Obwohl Interferon als potentes endogenes Pyrogen bekannt ist, ist dieses Zytokin während einer akuten RSV-Bronchiolitis signifikant gering. RSV induziert proinflammatorische Zytokine (IL-1β, IL-6, IL-8, IL-10 und TNF-α), die Fieber verursachen und Leukozyten anziehen.

Die wichtigste Behandlungsmethode besteht aus:

- Ausreichende Sauerstoffversorgung und Hydratation. Hypoxie, gemessen mithilfe der Pulsoximetrie, erfordert die Gabe von Sauerstoff.
- In moderaten oder schweren Fällen ist häufig die Ernährung mit einer nasogastralen Sonde oder intravenöse Flüssigkeit erforderlich, um den Flüssigkeitshaushalt aufrechtzuerhalten, den Flüssigkeitsverlust durch unmerkliches Schwitzen oder Tachypnoe zu ersetzen und Aspiration zu minimieren.
- Die Inhalation von hypertonem Salznebel (3 %) kann die klinische Schwere verbessern.
- Die Inhalation eines Beta-2-Agonisten (Salbutamol) oder eines Anticholinergikums (Ipratropium) ist wirksam, wenn Anzeichen eines Bronchospasmus (Keuchen) vorliegen.

Tab. 5.3 Zusammenfassung der klinischen Daten von 90 Kindern, die wegen Bronchiolitis stationär aufgenommen wurden

Gruppe	Durchschnittliche Aufenthaltsdauer in Tagen	Klinische Schwere	
		Schwer	Leicht
Fiebernd ($n = 28$)	4,2 (1–13)	20 (71 %)	8 (28,6 %)
Ohne Fieber ($n = 62$)	2,7 (1–10)	18 (29 %)	44 (71)
P -Wert	<0,005	<0,005	

- Antibiotika sind nur dann von Wert, wenn die Erkrankung durch bakterielle Infektion verkompliziert ist. Kortikosteroide, Antihistaminika, Hustenmittel und Schleimlöser sind ebenfalls unbelegt. Ribavirin kann wirksam sein, um die Virusfreisetzung zu reduzieren, und wird bei immunsupprimierten Patienten eingesetzt. Palivizumab, ein Antikörper gegen das Virus, wird empfohlen, um RSV bei Patienten mit hohem Risiko, zum Beispiel immunsupprimierte Kinder, zu verhindern.

5.2.2 Asthma

Asthma wird als reversible Obstruktion der unteren Atemwege definiert, das durch Bronchospasmus, Schleimhautödeme und Schleimhautverstopfung gekennzeichnet ist. Die Obstruktion der Atemwege ist ungleichmäßig über die Lunge verteilt, was zu einem Ungleichgewicht zwischen Ventilation und Perfusion und zu Hypoxie führt. Die Atemwege reagieren verstärkt auf verschiedene Reize, darunter respiratorische Viren (verantwortlich für bis zu 90 % bei jungen Kindern), Hausstaub, Bewegung, Luftschadstoffe, Zigarettenrauch und Medikamente. Zytokine steigern die Differenzierung und Reifung von Eosinophilen sowie die Endotheladhäsion und -aktivierung.

Die klinischen Merkmale der Erkrankung sind Paroxysmen expiratorischen Keuchens mit verlängerter Exspirationsphase, unproduktives Husten und Dyspnoe. Die vorherrschende Asthmaform bei Schulkindern (6–16 Jahre) ist die klassische atopische Variante, die mit Allergieproblemen in Verbindung steht, wie sie durch eine starke Korrelation mit Serum-IgE-Spiegeln und mit Hauttestreaktivität auf Allergene belegt wird. Im Gegensatz dazu ist Asthma bei Kindern im Alter von ein bis fünf Jahren durch rezidivierendes, transientes Auftreten von Keuchen gekennzeichnet, das durch virale Infekte ausgelöst wird, ein Typ, der zuvor als „wheezy bronchitis" bezeichnet wurde und jetzt als „preschool viral wheeze". Bei der körperlichen Untersuchung zeigen sich Tachykardie, Tachypnoe, Einsatzes der akzessorischen Atemmuskulatur und Rasselgeräusche bei der Auskultation in unterschiedlichem Ausmaß. Schläfrigkeit, Müdigkeit, vermindertes Keuchen und weniger Atemgeräusche deuten in der Regel auf eine Ateminsuffizienz hin.

Zu den Markern für den Schweregrad von Asthma gehören eine Krankenhauseinweisung in den vergangenen zwölf Monaten, eine weniger privilegierte soziale Schicht, das Rauchen der Eltern und die Häufigkeit früherer und aktueller Atemwegsinfektionen. Umweltfaktoren wie Klima und Luftverschmutzung wurden als Einflussfaktoren für die Prävalenz und Schwere des Asthmas identifiziert. Höhere Expositionsraten gegenüber Kakerlaken und Hausstaubmilben wurden ebenfalls mit der Schwere von Asthma korreliert. Es gibt drei Stufen des Schweregrads von Asthma:

- Im Frühstadium führt die Hypoxie zu einer erhöhten Minutenventilation, einem Abfall des Kohlendioxidpartialdrucks und einem normalen oder erhöhten pH-Wert (respiratorische Alkalose).
- Das moderate Asthma ist mit erhöhter Hypoxie, normalem Kohlendioxidpartialdruck und pH verbunden.

- Beim schweren Asthma treten Hyperkapnie, niedriger pH-Wert und respiratorische/metabolische Azidose (respiratorisches Versagen) als Folge der Ermüdung der Atemmuskulatur, der Hypoxie und anaerober Zellmetabolismus mit Laktatazidose auf.

Beziehung zwischen Asthma und Fieber: Es gibt einen Mangel an Informationen über Fieber und dessen Zusammenhang mit Asthma. Eine Medline-/PubMed-Suche hat 65.993 Publikationen über das Thema Asthma seit 1966 identifiziert [3]. Es gab nur drei Berichte über das Auftreten von Fieber bei Asthma, und keinen zur Inzidenz von Fieber bei Kindern mit Asthma oder dessen Zusammenhang mit der Schwere der Erkrankung.

Fieber ist kein häufiger Befund bei akuter Verschlimmerung von Asthma. Es wurde bei nur 18,8 % der 202 Patienten erfasst, die meist jünger als 5 Jahre alt waren (Tab. 5.4; [3]). In dieser Studie wurde festgestellt, dass die Schwere des Asthmas invers proportional zur Höhe des Fiebers ist: Kinder mit schwerem Asthma waren in der Regel fieberfrei und Kinder mit leichtem Asthma hatten häufig Fieber. Fieber kann daher als Marker für leichtes Asthma angesehen werden. Ähnliche Beobachtungen wurden zu Beginn des letzten Jahrhunderts gemacht, als festgestellt wurde, dass Patienten mit Fieber eine vorübergehende Linderung ihres Asthmas verspürten. Anschließend wurden verschiedene Methoden (Diathermie) zur Behandlung von Asthma verwendet. Folgendes ist möglich:

- Fieber als Reaktion auf eine Infektion die Ausbreitung der Infektion begrenzen kann, indem es die Abwehrmechanismen des Wirts zur Vireneliminierung verbessert.

Tab. 5.4 Klinische Daten von 202 Kindern mit Asthma

	Durchschnittsalter in Monaten (Bereich)	Durchschnittlicher Aufenthalt an Tagen im Krankenhaus (Bereich)	Schweregrad des Asthmas	
			Schwer	Leicht
<5 Jahre				
Fiebernd = 27	24 (12–42)	1,7 (1–4)	1	26
Ohne Fieber = 70	31 (12–58)	1,9 (1–9)	5	65
p-Wert	0,012	0,484	0,603	
95 % Konfidenzintervall	1,6–12,7	−0,3–0,7	n/a	
>5 Jahre				
Fiebernd = 11	113 (78–172)	1,4 (1–2)	1	10
Ohne Fieber = 94	118 (60–180)	2,2 (1–6)	18	76
p-Wert	0,700	0,065	0,688	
95 % Konfidenzintervall	19,1, 28,3	0,65, 15	n/a	

- Da die Entzündung der Atemwege ein wesentliches Merkmal von Asthmas ist, ist bekannt, dass Cortisol, ein potentes Glukokortikoid, bei Fiebererkrankungen erhöht ist und eine Rolle als endogener entzündungshemmender Wirkstoff spielen könnte.

Die Gründe für die Fieberfreiheit der Mehrheit der asthmatischen Kinder können folgende sein:

- Tachypnoe, die Asthma begleitet, erhöht die Wärmeverluste durch Verdunstung.
- Bei Kindern mit Bronchiolitis und Asthma wurde eine reduzierte Interferonproduktion berichtet. Interferon ist als potentes endogenes Pyrogen bekannt, das Fieber auslösen kann. Zytokine, die an der Pathogenese von Asthma beteiligt sind, wie IL-5, IL-8, IL-4 und eosinopiles kationisches Protein, sind als potente Pyrogene bekannt und es ist unwahrscheinlich, dass ihre Anwesenheit Fieber bei Asthma auslöst [4].

Laboruntersuchungen wie Blutbild, Konzentrationsbestimmung von C-reaktivem Protein und Erythrozytensedimentationsrate sind bei Asthma von geringem Wert. Leukozytose ist bei fehlender bakterieller Infektion häufig. Ein Röntgenbild der Lunge ist selten angezeigt, es sei denn, die Diagnose ist unsicher, Patienten haben Fieber >39°C und in Fällen von schwerem Asthma. Die Messung der Sauerstoffsättigung ist immer dann angezeigt, wenn ein Kind in das Krankenhaus eingeliefert wird. Bei älteren Kindern ist die Peak-Flow-Messung wichtig und sollte mehrfach durchgeführt werden. Allergietests (zur Erkennung von IgE-Antikörpern in der Haut gegen Inhaltsstoffe wie Pollen und Hausstaubmilben) und der Radio-Allergo-Sorbent-Test (RAST, der IgE gegen verschiedene Allergene im Serum nachweist) werden häufig durchgeführt, scheinen aber keinen großen diagnostischen oder therapeutischen Wert zu haben.

Die Therapie zielt auf eine schnelle Behebung der Atemwegsobstruktion ab. Vernebelte Beta-2-Agonisten bleiben die erste Behandlungslinie. Kortikosteroide werden bei Patienten mit akutem schwerem Asthma empfohlen, deren Wirkung jedoch langsam ist. Die Therapie mit inhalativen Steroiden (IS) reduziert die Symptome und bronchiale Hyperreagibilität und wird derzeit häufig als entzündungshemmende Behandlung bei Asthma eingesetzt. Für Kinder, die eine Steroidtherapie erhalten und die noch unzureichend kontrolliert sind, wird die Verabreichung eines lang wirkenden inhalativen Beta-2-Agonisten oder einer höheren Dosis von inhalativen Steroiden empfohlen. Kinder mit leichtem Asthma, die nicht ausreichend Flüssigkeiten zu sich nehmen, und alle Kinder mit schwerem Asthma sollten eine intravenöse Flüssigkeitstherapie erhalten. Sauerstoff sollte bei allen Fällen mit Hypoxie, d. h. bei einer Sauerstoffsättigung <92 %, verabreicht werden.

Die Einnahme von Paracetamol und Ibuprofen während der Schwangerschaft und während des ersten Lebensjahres wurde mit einem erhöhten Risiko für Asthma in Zusammenhang gebracht. Andere Berichte fanden keine Belege dafür, dass Paracetamol bei Fiebererkrankungen mit einem erhöhten Risiko für Asthma in Zusammenhang steht. Es sind weitere Studien erforderlich, um diesen Zusammenhang zwischen Asthma und Antipyretika festzustellen.

5.3 Pneumonie

Im Jahr 1900 war die Lungenentzündung, die von Osler als „Kapitän der Todeskandidaten" bezeichnet wurde, immer noch die häufigste Todesursache bei Kindern unter fünf Jahren und verursachte jährlich über eine Million Todesfälle, vor allem in Entwicklungsländern. Bei Kindern ist die Pneumonie häufig, aber ihre wahre Inzidenz ist aufgrund des Fehlens einer akzeptierten klinischen Definition nicht festzustellen. Die bakterielle Inzidenz ist jedoch nach der Einführung des *Haemophilus-influenzae*-Typ-B- und des konjugierten Pneumokokken-Impfstoffs PCV7 deutlich zurückgegangen. Die Höchstinzidenz liegt im Kindesalter, zwischen sechs Monaten und fünf Jahren. Faktoren, die das Risiko einer Pneumonie erhöhen, sind Mangelernährung, rauchende Eltern, Immunsuppression, niedriger sozioökonomischer Status und Frühgeburtlichkeit. In den letzten Jahren hat die HIV-Infektion zu einem Anstieg der Inzidenz und der Mortalität beigetragen.

Die Lunge ist nicht nur am Gasaustausch, sondern auch an der Vermittlung der Wirtsabwehr beteiligt. Dazu gehören nichtimmunologische Abwehrmechanismen (wie die Sekretion von Lysozym durch Makrophagen) und immunologische Abwehrmechanismen (wie die Aktivierung von Makrophagen und B- und T-Lymphozyten). Die alveolären Makrophagen reagieren auf die Aktivierung durch exogene Pyrogene (wie Endotoxin, das durch Gram-negative Bakterien freigesetzt wird) mit der Freisetzung potenter entzündungsfördernder Mediatoren, einschließlich IL-1, TNF und IL-8. Dies führt zu einer Fieberreaktion, zur Ansammlung von Neutrophilen am Ort der Infektion und zur Hemmung und Reparatur von Gewebeschäden. IL-8 ist besonders wichtig für die Neutrophilenchemotaxis.

Die Diagnose der Pneumonie basiert auf den folgenden Merkmalen:

- Ambulant erworbene Pneumonie wird definiert über Fieber, klinische Zeichen wie Husten, Dyspnoe, Tachypnoe, Atemgeräusche und Nasenflügeln und übertragener Schmerz) und Röntgenaufnahmen von Infiltraten in einem bisher gesunden Kind. Eine Unterlappenpneumonie kann Schmerzen im unteren Bauch verursachen, die eine akute Appendizitis vortäuschen. Eine Oberlappenpneumonie kann zu Meningismus führen (erhöhter Liquordruck, aber ansonsten normale Liquorwerte).
- Die Befunde umfassen inspiratorische Krepitationen und bronchiales Atmen bei der Auskultation. Tachypnoe (>40/min im Alter von über einem Jahr, >50/min im Alter von zwei bis zwölf Monaten und >60/min im Alter von unter zwei Monaten) ist das WHO-definierte Kriterium, um Pneumonie zu diagnostizieren.
- Keuchen, Husten und Fieber können bei Mykoplasma-Infektion auftreten.
- Eine Röntgenaufnahme ist diagnostisch hilfreich, aber sie ist häufig von begrenztem Wert bei der Unterscheidung bakterieller und viraler Ätiologie. Das Vorhandensein eines Ergusses und/oder einer lobären Konsolidierung deutet auf eine bakterielle Ätiologie.

Die Isolation der Erreger der Pneumonie ist in der Praxis meist nicht möglich. Eine bakterielle Kultur aus dem Rachenraum oder ausgehustetem Sputum ist unzuverlässig. Allerdings können Erreger identifiziert werden durch:

- Blutkultur (positiv in 10 % der Fälle mit bakterieller Pneumonie)
- Serum- oder Urin-Gegenimmunelektrophorese als schnellere und empfindlichere Technik als die Blutkultur zum Nachweis bakterieller Antigene
- Kultur von aspiriertem Pleuraerguss
- Hohe IgM, beispielsweise gegen *Mycoplasma pneumoniae*
- Respiratorische Sekretion schneller Virusantigene (zum Beispiel RSV, Parainfluenza)
- Serologische Tests zeigen vierfachen Anstieg der Antikörpertiter
- Zunehmender Einsatz der Polymerasekettenreaktion (PCR)

Eine markierte Leukozytose, manchmal über 40.000/mm^3 (Leukämie-ähnliche Reaktion), ist sehr aussagekräftig für eine bakterielle Pneumonie, insbesondere eine Pneumokokken- oder *H.-influenzae*-Pneumonie. Obwohl Entzündungsmarker (Leukozytenzahl, Konzentration von C-reaktivem Protein) bei viraler Pneumonie in der Regel normal sind, kann eine leichte Leukozytose mit einer Linksverschiebung im Differenzialblutbild auftreten, insbesondere bei Influenza-Pneumonie.

Fieber bei Pneumonie: Fieber ist häufig bei Kindern mit Pneumonie, die älter als ein Monat sind. Berichte [5] über Fieber und Pneumonie haben folgendes gezeigt:

- Von 100 fiebernden Kindern mit Pneumonie hatten 45 eine Temperatur von >40°C, während die restlichen 55 Kinder ein Fieber von <40°C hatten.
- Fieber war bei allen Kindern mit *H.-influenzae*-Pneumonie vorhanden, mit einer durchschnittlichen Temperatur bei Einweisung von 39,9°C (*H.-influenzae*-Pneumonie ist heutzutage selten).
- Der Beginn einer Pneumokokken-Pneumonie war in der Regel abrupt mit einer Temperatur von 39,5–40,5°C. Die höchsten Temperaturen traten jedoch bei Staphylokokken-Infektionen auf (eine Temperatur von 41°C ist nicht ungewöhnlich).
- Die Wahrscheinlichkeit einer Pneumonie stieg mit zunehmender Dauer des Fiebers von mehr als drei Tage n, zum Beispiel während einer fiebrigen URTI. Eine Studie über 711 Kinder mit Pneumonie aus 13 Krankenhäusern in England ergab, dass weder die Konzentration von C-reaktivem Protein, Röntgenveränderungen der Lunge noch Fieber mit einem erhöhten Schweregrad der Erkrankung in Zusammenhang standen.
- Bei unter drei Jahren alten Kindern deutet eine Kombination aus >38,5°C, Brustkorbabsenkung und einer Atemfrequenz von >50/min auf eine Pneumonie hin. Dyspnoe ist bei älteren Kindern ein zuverlässigeres Zeichen für eine Pneumonie (Richtlinien der British Thoracic Society).

5.3.1 Pneumonie bei Neugeborenen

Im Neugeborenenalter wird eine Pneumonie in der Regel durch, während oder vor der Geburt erworbene Erreger, hauptsächlich *E. coli* und Gruppe-B -Streptokokken, verursacht. Das Fruchtwasser kann infiziert sein oder die Mutter ist ein asymptomatischer Träger dieser Erreger. Prädisponierende Faktoren sind ein langer Riss der Fruchtblase, ein langwieriger Geburtsprozess oder eine infizierte, fiebernde Mutter. Die Infektion mit diesen Bakterien ist vor allem auf einen geringen Gehalt an opsonisierenden Antikörpern, die sich gegen die Polysaccharide des Mikroorganismus richten, sowie auf eine eingeschränkte Funktion der Lungenmakrophagen und der polymorphkernigen Leukozyten zurückzuführen. Eine Pneumonie kann auch mit einer generalisierten intrauterinen Infektion durch Cytomegalovirus, Toxoplasmen, Listerien oder Rubellavirus einhergehen. *Chlamydia trachomatis* ist klassischerweise eine afebrile Pneumonie mit trockenem Husten und zunehmender Tachypnoe. Konjunktivitis ist in etwa 50 % der Fälle vorhanden.

Das neugeborene Kind mit Pneumonie präsentiert sich in der Regel mit Anzeichen einer Atemnot mit Tachypnoe und Atemgeräuschen. Die Körpertemperatur ist normalerweise normal. Wenn die Mutter vor der Entbindung Fieber hat, kann beim Säugling in den ersten Lebensstunden eine erhöhte Temperatur festgestellt werden, da während der Schwangerschaft ein konstantes Temperaturgefälle zwischen Mutter und Kind besteht.

5.3.2 Pneumonie im Alter von einem Monat bis vier Jahren

In diesem Alter ist der Anteil an viralen Pneumonien hoch, insbesondere bei Kindern im Alter von etwa sechs Monaten. RSV bleibt die häufigste Ursache der Pneumonie in industrialisierten Ländern. Febrile Pneumonien werden häufig durch RSV, Influenza A und B, Parainfluenza Typ B und Adenoviren verursacht, während afebrile Pneumonien in der Regel auf *Chlamydia trachomatis*, Cytomegalovirus oder *Mycoplasma hominis* zurückzuführen sind. Häufig geht eine URTI dem Auftreten einer Pneumonie voraus.

In Entwicklungsländern werden Ursachen und Verläufe von Pneumonien durch Unterernährung, schlechte Wohnbedingungen, fehlende frühe medizinische Versorgung und Impfungen beeinflusst. Pneumokokken, Streptokokken, Kolibakterien, *H. influenzae* und Staphylokokken sind verbreitetere Ursachen von Pneumonie mit hoher Mortalität.

Die Staphylokokken-Pneumonie ist eine eher seltene Ursache der Pneumonie, die manchmal als Komplikation einer Influenzavirusinfektion auftritt. Sie präsentiert sich mit Schüttelfrost und hohem Fieber >40°C, Blässe, Tachypnoe, abdomineller Distension und in seltenen Fällen Zyanose. Die Diagnose sollte bei jedem Kind gestellt werden, das jünger als ein Jahr ist, krank erscheint und nicht schnell auf konventionelle Antibiotika wie Penicillin und Ampicillin reagiert. Die Röntgenaufnahme zeigt multiple Knötchen, die sich zu Zysten (Pneumatozysten) und Empyemen entwickeln.

5.3.3 Pneumonie im Alter von über vier Jahren

Pneumokokken und *Mycoplasma pneumoniae* sind die am häufigsten identifizierten Erreger, während Viren in diesem Alter weniger häufig sind. Bei der Pneumokokken -Pneumonie zeigen die Patienten oft über mehrere Tage grippeähnliche Symptome, bevor die Pneumonie plötzlich mit heftigem und hohem Fieber beginnt. Der Husten ist zunächst kein Merkmal, wird jedoch später intensiv und ist meist mit Brustschmerzen verbunden. Das Sputum ist aufgrund von Alveolarblutungen rostrot gefärbt, was jedoch heutzutage bei Kindern selten ist.

Mycoplasma-pneumoniae-Infektionen sind durch ein langsames Auftreten von Fieber, Kopfschmerzen und Bauchschmerzen gekennzeichnet, gefolgt von Husten. Bei etwa 10 % der Fälle tritt ein vorübergehender Hautausschlag auf. Die klinischen und radiologischen Merkmale einer Mykoplasma-Pneumonie ähneln einer pneumokokken- und staphylokokkenbedingten Infektion. Im Gegensatz zu diesen Infektionen erscheinen Kinder mit *M. pneumoniae* jedoch trotz der Ausdehnung der Läsionen im Röntgenbild wohlauf. Fieber ist bei mehr als 90 % der Patienten vorhanden. In einer Studie mit 66 Kinder mit Mykoplasma-Infektion [11] war die Temperaturverteilung wie folgt: Temperatur <38°C war bei 22 % der Patienten, 38,3–38,9°C bei 30 %, 39,4–40°C bei 44 % und >40,6°C bei 4 % vorhanden.

Die Diagnose einer Infektion mit *M. pneumoniae* ist schwierig, kann jedoch durch eine Kombination aus folgenden Merkmalen gestellt werden:

- Unempfindlichkeit gegenüber Penicillin oder Amoxicillin in der Vorgeschichte
- Ein vierfacher Anstieg des Antikörpertiters oder ein Einzeltiter von 128 oder mehr
- IgM-Antikörper
- Serum-Kälteagglutinine in 50–70 % der Fälle
- Röntgenaufnahme ist nicht diagnostisch, zeigt jedoch häufig peribronchiale und perivaskuläre interstitielle Infiltrate
- Hohe Konzentration an C-reaktivem Protein, Erythrozytensedimentationsrate und eine normale Zahl an Leukozyten

Bei etwa 5 % können neurologische Komplikationen wie Enzephalitis, Meningitis, zerebelläre Ataxie, fokale Neuropathie oder zerebraler Infarkt auftreten. Weitere Komplikationen sind hämolytische Anämie, Arthritis, Ausschlag (verbreitet, vesikulär, Erythema multiforme), Myokarditis, Perikarditis und interstitielle Nephritis.

5.3.4 Pneumonie in jedem Alter

Aspirationspneumonie kann bei schwachen oder neurologisch beeinträchtigten Kindern (zum Beispiel bei Frühgeborenen, Zerebralparese) und bei Kindern mit Tachypnoe (zum Beispiel Bronchiolitis) nach der Aspiration von Sekret aus dem Oropharynx oder nach Inhalation oder versehentlicher Aufnahme von Kerosin oder Aspiration von Magensäure auftreten. Das Kind präsentiert sich mit Dyspnoe, Tachypnoe, subkostaler Retraktion, Husten, Keuchen und Zyanose. Kinder mit Aspirationspneumonie sind in der Regel asymptomatisch, eine Ausnahme kann Kerosinpneumonie sein, die häufig mit Fieber von 38 bis 39,5°C verbunden ist. Röntgenaufnahmen der Lunge zeigen Infiltrationen, die in der Regel den rechten Oberlappen bei Säuglingen und den rechten Unterlappen bei älteren Kindern betreffen.

Pneumocystis-jiroveci-Pneumonie (PJP, früher als *Pneumocystis-carinii*-Pneumonie bekannt) tritt fast ausschließlich bei Patienten auf, deren Immunsystem geschwächt ist, einschließlich derjenigen, die aufgrund einer bösartigen Erkrankung, Organtransplantationen oder HIV-Infektionen Immunsuppressiva erhalten. Etwa 85 % der Patienten mit HIV entwickeln während des Verlaufs ihrer Erkrankung PJP. Im Gegensatz zu den meisten infektiösen Komplikationen bei Krebspatienten kann PJP auftreten, während sich der Patient in Remission von der primären Ursache befindet. Die klinischen Manifestationen umfassen Fieber, Husten, Zyanose, starke Tachypnoe mit interkostaler Retraktion und eine n Mangel an körperlichen Zeichen einer Pneumonie. Unter 1251 Kindern mit bösartigen Erkrankungen wurde bei 51 (4,1 %) eine PJP festgestellt [12]. Fieber war das erste Anzeichen einer Auffälligkeit und trat bei fast allen Patienten mit oder kurz vor einer Tachypnoe auf. Das Ausmaß des Fiebers variiert von mild bis schwer.

Die Diagnose wird durch eine Röntgenaufnahme des Brustkorbs gestellt, die eine diffuse, beidseitige alveoläre Infiltration zeigt. Durch eine Sputumuntersuchung und eine bronchoalveoläre Lavage (BAL) kann die PJP in den meisten Fällen nachgewiesen werden. Die Diagnose wird durch den Feststellung einer PJP durch den histologischen oder zytologischen Nachweis von dickwandigen Zysten bestätigt, die durch BAL oder perkutane transthorakale Nadelaspiration der Lunge gewonnen werden.

Die Antibiotikabehandlung der Pneumonie hängt vom Alter des Kindes und der wahrscheinlichsten Identität des verursachenden Erregers ab. Neugeborene werden mit Penicillin und Gentamicin behandelt. Ältere Kinder reagieren auf Amoxicillin und Cephalosporine der zweiten oder dritten Generation oder Co-Amoxiclav. Bei Verdacht auf Staphylokokken-Pneumonie sollte mit einem Antistaphylokokkenwirkstoff wie Flucloxacillin behandelt werden. Patienten mit Mykoplasma-Pneumonie reagieren in der Regel gut auf Makrolide. Die Behandlung der Wahl von Patienten mit PJP ist Trimethoprim-Sulfamethoxazol 20 mg/kg/Tag.

5.4 Gastroenteritis

Weltweit ist Durchfall die häufigste Todesursache von Kindern unter fünf Jahren. Mehr als zwei Millionen Kinder sterben jedes Jahr an Gastroenteritis, fast alle in Ländern mit begrenzten Ressourcen. Gäbe es keine Durchfallerkrankungen, würde die Säuglings- und Kindersterblichkeit in Entwicklungsländern insgesamt nicht wesentlich von der in Industrieländern abweichen. Daten aus 276 Umfragen über Durchfall in 60 Ländern ergaben, dass ein Drittel aller Todesfälle bei Kindern unter fünf Jahren durch Durchfall verursacht wurden. Jährlich treten etwa 1,5 Milliarden Durchfallerkrankungen und 4,6 Millionen Todesfälle (oder 12.600 Todesfälle/Tag) bei Kindern auf, was 21–29,3 % aller Todesfälle bei Kindern ausmacht [6].

In Entwicklungsländern sind bakterielle (*Escherichia coli, Salmonella, Shigella, Campylobacter* und *Yersinia enterocolitica*) und parasitäre (*Entamoeba histolytica, Giardia lamblia, Cryptosporidium*-Arten) Erreger Hauptursachen der Gastroenteritis, insbesondere in den Sommermonaten (Tab. 5.5). In Industrieländern sind Viren für etwa 70 % der Gastroenteritisfälle verantwortlich. Virale Gastroenteritis verursacht eine kürzere Krankheitsdauer als bakterielle Gastroenteritis und ist im Vergleich zur bakteriellen Gastroenteritis mit erhöhtem Risiko für Erbrechen und Dehydrierung verbunden. Rotavirus ist der häufigste kausale Erreger, gefolgt von Norovirus und Adenovirus. Enterisches Adenovirus ist mit länger anhaltenden Durchfällen verbunden.

Fieber ist sowohl bei bakterieller als auch bei viraler Gastroenteritis häufig. Bei vielen bakteriellen Ursachen ist hohes Fieber häufig (zum Beispiel *Shigella, Salmonella,* Shigatoxin-bildende *E. coli*). Fieber ist bei anderen Erkrankungen oft nicht vorhanden oder nur schwach ausgeprägt (zum Beispiel enteropathogene *E. coli,* Cholera). In Tab. 5.6 werden andere Fiebererkrankungen aufgeführt, die Durchfall verursachen und von Gastroenteritis abgegrenzt werden müssen.

Bakterien oder Viren, die als exogene Pyrogene wirken, können Fieber verursachen, indem sie endogene Pyrogene induzieren, die den hypothalamischen Temperatursollwert erhöhen. Klinische und laborchemische Befunde, die eine bakterielle von einer viralen Ätiologie der akuten Gastroenteritis unterscheiden können, sind in Tab. 5.7 dargestellt.

Tab. 5.5 Wichtigste enteropathogene Erreger bei Kindern mit Gastroenteritis

Bakterien	Viren	Parasiten
Salmonella	Rotavirus	*Giardia lamblia*
Shigella	Adenovirus	*Entamoeba histolytica*
E. coli	Andere Viren	
Campylobacter jejuni		
Yersinia		
Vibrio cholerae		
Andere Bakterien		

Tab. 5.6 Fiebererkrankungen, die keine Enteritis sind und Durchfall verursachen

Bedingungen	Diagnostischer Hinweis
Darminvagination	Unregelmäßige kolikartige Bauchschmerzen
HUS	Blutiger Durchfall, Bauchschmerzen, Erbrechen
Appendizitis	Junges Alter von ein bis drei Jahren, überwiegend diffuser Bauchschmerz
Neuroblastom	Abdominaler Tumor
Primäre Immunschwäche	Assoziierte rezidivierende Infektionen
HIV-Infektion	Häufig assoziiert mit Soor, rezidivierenden Infektionen, Gewichtsverlust
Kawasaki-Krankheit	Lymphknotenschwellung, Konjunktivitis, Ausschlag
Morbus Addison	Durchfall bei chronischer Nebenniereninsuffizienz, abnormale Elektrolyte, Pigmentierung, Adynamie
Morbus Crohn	Assoziiert mit Gewichtsverlust, Anämie, hoher Konzentration an C-reaktivem Protein

HUS Hämolytisch-urämisches Syndrom

Tab. 5.7 Faktoren, die die Ätiologie der akuten Gastroenteritis erkennen lassen

Bakterielle Ätiologie	Virale Ätiologie
Fieber >39°C	Kein oder niedriges Fieber
Blutiger Stuhl	Kein blutiger Stuhl
Sommermonate	Wintermonate
Hohe Konzentration an C-reaktivem Protein und IL-6, hohe Zahl an Leukozyten	Normale oder leicht erhöhte Konzentration an C-reaktivem Protein und IL-6, normale oder leicht erhöhte Zahl an Leukozyten
Hyponatriämie ist häufig	Hyponatriämie ist selten
Erhöhte Zahl an Leukozyten im Stuhl	Keine bis wenige Leukozyten im Stuhl
Hohe Konzentration an Serum-TNF-alpha	Niedrige Konzentration an Serum-TNF-alpha

Dehydrierung, die häufigste Ursache von Hyperthermie, führt zu kutaner Gefäßverengung und verminderter Schweißsekretion, was wiederum zu einer Erhöhung der Körpertemperatur führt. Bei hypernatriämischer Dehydration kann die erhöhte Aktivität der Natriumpumpe, die zum Ausgleich der hohen extrazellulären Natriumkonzentration erforderlich ist, die Körpertemperatur weiter erhöhen. Hohe Natriumwerte können auch direkt auf den Hypothalamus wirken und so den Sollwert erhöhen. Pro Erhöhung der Körpertemperatur um 1°C steigt der unmerkliche Wasserverlust um 10 %. In Tab. 5.8 sind typische Wasserverluste auf der Grundlage eines Energieaufwands von 100 kcal/kg/Tag eines 10 kg schweres Kind dargestellt.

Tab. 5.8 Typische Wasserverluste pro 100 kcal Energieaufwand bei einem gesunden, 10 kg schweren Kind

Ursprung des Wasserverlusts	Ungefährer Wasserverlust (mL/kg/Tag)
Unempfindlich	
Haut	30
Respiratorisch	15–20
Empfindlich	
Stuhl	10
Urin	50–60
Gesamt	105–120[a]

[a] Ergibt sich aus den obigen Durchschnittswerten. Von der Summe der unmerklichen Wasserverluste (durchschnittlich 50 ml/kg/Tag) werden 16 ml/kg/Tag für endogenes Wasser zur Oxidation abgezogen. Dies ergibt 34 ml/kg/Tag. Der Ausgleich von 66 ml/kg/Tag Urinverlust ergibt einen Flüssigkeitsbedarf von 100 ml/kg/Tag

5.4.1 Bakterielle Gastroenteritis

Bakterielle Gastroenteritis wird entweder durch sekretorische Erreger (zum Beispiel Cholerabakterien, die durch Besiedlung und Anhaftung an der Dünndarmschleimhaut wässrigen Durchfall verursachen) oder invasive Erreger verursacht (zum Beispiel Shigellen , die entzündliche Zellexsudate im distalen Darm und/ oder Dickdarm verursachen). Sekretorische Erreger führen voraussichtlich zu schwerem Durchfall. Invasive Organismen können wässrigen oder stark blutigen Durchfall mit Krämpfen und Tenesmus verursachen, aber schwerer Durchfall ist selten.

Salmonellen sind eine Gattung Gram-negativer Stäbchenbakterien mit über 1400 bekannten Arten. Die häufigsten Serotypen sind *S. typhimurium, S. enteritidis* und *S. infantis*. In Industrieländern ist eine Infektion mit nichttyphoiden Salmonellen (NTS) häufiger. Dies ist in der Regel eine selbstlimitierende und benigne Erkrankung, und eine Invasion über den Magen-Darm-Trakt tritt bei nur etwa 5 % der Patienten auf. In vielen afrikanischen Ländern ist die Bakteriämie eine Hauptursache für Todesfälle. NTS machen 20–50 % der Fälle aus und stehen damit hinter der Pneumokokken-Pneumonie an zweiter Stelle der bakteriellen Todesursachen bei Kindern. Die meisten menschlichen Infektionen treten im späten Sommer und frühen Herbst auf und werden durch den Verzehr kontaminierter Nahrungsmittel (Fleisch, Geflügelprodukte, Eier) oder Wasser verursacht. Eine erhöhte Infektionsanfälligkeit tritt bei Kindern mit Sichelzellanämie, gestörter zellulärer Immunität und Achlorhydrie auf. Ungefähr 12–48 Stunden nach dem Verzehr kontaminierter Lebensmittel beginnt die Erkrankung abrupt mit Übelkeit, Fieber und krampfartigen Bauchschmerzen, gefolgt von lockerem, wässrigem Durchfall, der gelegentlich Schleim, Blut oder beides enthält. Die Erkrankung ist nicht von einer *Shigella*-Infektion zu unterscheiden. Erbrechen ist bei der Salmonellose kein auffälliges Merkmal. Während die Salmonellose bei älteren Kindern in der Regel eine selbstlimitierende Erkrankung ist, die keine Antibiotikatherapie erfordert, ist die Inzidenz von Bakteriämie (15–45 %) und Meningitis bei Säuglingen unter drei Monaten erheblich. Die Bakteriämie kann auch in Abwesenheit von Fieber in dieser Altersgruppe auftreten. Das Fehlen von Fieber schließt in der Regel die Bakteriämie bei älteren Kindern aus.

Fieber bei Gastroenteritis

- Endotoxin ist eine komplexe Lipopolysaccharidstruktur, die den äußeren Teil der Zellwand von Salmonellen bildet. Endotoxin setzt IL-1 aus Makrophagen in den Blutkreislauf frei, was zu Fieber und anderen systemischen Manifestationen der Krankheit führt. Zytokine sind für die Symptome und die Entwicklung von Schutzmechanismen der Krankheit verantwortlich. Die mittleren Serumkonzentrationen von TNF-alpha, TNF-gamma und IL-12 sind während der akuten Phase der Krankheit erhöht. IL-8 und IL-10 sind an der Pathogenese der Rotavirus-Gastroenteritis beteiligt.
- Durchfall ist in der Regel häufiger bei fieberfreien Fällen als bei denen mit Fieber.
- Kinder mit bakterieller Gastroenteritis entwickeln eher hohes Fieber, als diejenigen mit viraler Gastroenteritis, und es besteht ein signifikanter Zusammenhang zwischen höherem Fieber und Shigellen-Gastroenteritis.
- In einer finnischen Studie [7] mit 102 an Salmonellen-Gastroenteritis erkrankten Kindern hatten 15 ein Fieber >40°C, 66 ein Fieber von 38 bis 39,9°C und 21 eine Temperatur von <37,9°C. Es wurde eine signifikante Korrelation zwischen der Höhe des Fiebers und der Dauer der Ausscheidung des Erregers festgestellt: Ein Fieber von >40°C hatte die kürzeste und kein Fieber die längste Ausscheidungsdauer (Tab. 5.9). Fieber scheint also einen günstigen prognostischen Einfluss auf die Dauer der Salmonellenausscheidung zu haben. Der Gastrointestinaltrakt fungiert als wichtige Barriere gegen potenziell schädliche Substanzen, beispielsweise Mikroben. Immunologische Abwehrmechanismen umfassen sekretorische IgA, Makrophagen und aktivierte T-Lymphozyten in den Peyer-Plaques und der Lamina propria. Fieber ist für den infizierten Wirt von Vorteil, da es die Aktivität von Makrophagen sowie T- und B-Zellen verbessert.

Tab. 5.9 Fieber bei Krankenhauseinweisung und Dauer der bakteriellen Ausscheidung bei 102 an Salmonellen-Gastroenteritis erkrankten Kindern (Ref [7])

Grad der Fieber (°C)	Anzahl der Kinder	Dauer der Salmonellenausscheidung (Wochen)		
		Bereich	Durchschnitt	Durchschnitt (Standardabweichung)
(A) > 40 0	15	0–10	0	1,9 (2,9)
(B) 38–38,9	66	0–18	3	4,1 (4,0)
(C) < 37,9	21	2–60	7	11,7 (15,1)

P-Werte: (A) vs. (B), $p = 0{,}160$; (B) vs. (C), $p = 0{,}0011$; (A) vs. (C), $p = 0{,}0001$

- Während der Durchfallerkrankung können Krämpfe auftreten. Ungefähr 10 % entwickeln febrile oder afebrile Anfälle. Fieberanfälle sind besonders häufig bei Shigella-Infektionen. Gelegentlich kann ein fieberfreier Anfall im Zusammenhang mit Dehydrierung, Elektrolytungleichgewicht, Hypoglykämie oder Hypokalzämie auftreten. Eine dritte Anfallsform ist fieberfrei, insbesondere während viraler Gastroenteritis, ohne Dehydration oder Elektrolytungleichgewicht. Diese Art von Anfall ist in der Regel harmlos. Rückenmarksflüssigkeit und Elektroenzephalografie sind normal. Paracetamol beugt Fieberanfällen nachweislich nicht vor.
- Ibuprofen ist ein Antipyretikum, das fiebernden Kindern mit Gastroenteritis häufig verabreicht wird. In Verbindung mit Ibuprofen kann akute Niereninsuffizienz auftreten und sollte daher vermieden werden.

Typhus umfasst Infektionen mit *S. typhi* und *S. paratyphi* A, B und C, selten *S. choleraesuis, S. heidelberg* und *S. typhimurium.* Die Inzidenz von Typhus in den USA beträgt 0,2 Fälle pro 100.000 Einwohner, mit einer Sterblichkeitsrate von 1,3 % [8].

Erhöhte Konzentrationen an proinflammatorischen pyrogenen Zytokinen, insbesondere TNF-α und IL-6, sind für das für die Erkrankung charakteristische anhaltende Fieber verantwortlich. Hohe Serumkonzentrationen dieser Zytokine wurden mit einem schweren Krankheitsverlauf in Verbindung gebracht. Eine hohe IL-6-Konzentration deutet auf ein schlechtes Ansprechen auf die Antibiotikatherapie hin, und ihr Rückgang korreliert mit einer erfolgreichen Therapie. Starker Gebrauch von Antipyretika kann zu Schock führen.

Bei älteren Kindern stellt sich ein typischer Fall wie folgt dar:

Der Beginn ist zunächst unauffällig, mit leichtem Fieber (ohne Schüttelfrost), das bei allen Patienten auftritt und mit Kopfschmerzen, Husten und Bauchschmerzen einhergeht. Die Symptome nehmen dann allmählich über zwei bis drei Tage zu. Das Kind hat häufig Verstopfung, ist angewidert und appetitlos. Die Temperatur steigt schrittweise weiter auf 40–41 °C an. Bei Kleinkindern beginnt das Fieber häufiger plötzlich und wird dann anhaltend oder intermittierend. Das schrittweise Auftreten von Fieber ist weniger häufig. Das Fieber kann bei allen Altersgruppen trotz erfolgreicher Antibiotikatherapie viele Tage andauern, und das Kind wird erst nach Beendigung der Therapie fieberfrei. Am Ende der ersten Woche bleiben die Patienten fiebrig mit heißer, trockener Haut, Bauchschmerzen, Leber- und Milzvergrößerung und relativer Bradykardie. Bei etwa 20 bis 40 % der Patienten können rosenfarbene Flecken entdeckt werden, die durch einige diskrete erythematöse Läsionen auf der vorderen Brust und dem Bauch gekennzeichnet sind. Delirium, Krämpfe, meningeale Reizung, Psychose und Ataxie können beobachtet werden. Bei fehlender Antibiotikabehandlung bleibt das Fieber fortwährend für zwei bis drei Wochen bei 39–40,5 °C, bevor es langsam zurückgeht. Am Ende der zweiten Woche kann es aufgrund von Typhusulzerationen und Gerinnungsstörungen bei etwa 5 % der Patienten zu Perforationen oder Blutungen kommen. Diese schwere Komplikation ist mit 50 % Mortalität verbunden. Bei etwa 3 bis 5 % der die Infektion überlebenden Patienten persistieren die Typhusbazillen für unbestimmte Zeit im Gallengang.

Laborbefunde umfassen Leukopenie, Anämie, Thrombozytopenie und erhöhte Konzentration an Serum-Aspartat-Transaminase (SGOT). Erhöhte Agglutinationskonzentrationen der O- und H-Antigene sind mit 1:160 signifikant. Die Diagnose basiert auf der Isolierung von *S. typhi* oder anderen Salmonellenstämmen aus Blut- oder Knochenmarkkulturen.

Shigellen sind Gram-negative Stäbchenbakterien mit weltweiter Verbreitung. Menschen sind der Hauptwirt für Shigellen (bakterielle Dysenterie). Die Mehrheit der Patienten ist unter fünf Jahre alt; die Infektion wird selten bei Säuglingen unter sechs Monaten beobachtet.

Vier Serotypen sind bekannt: *Shigella flexneri, S. dysenteriae, S. sonnei* und *S. boydii*. Die ersten beiden Arten sind in Entwicklungsländern häufiger, während *S. boydii* und *S. sonnei* in Industrieländern oft eine selbstlimitierende fiebrige Erkrankung verursachen. *Shigella* muss die Mukosa durchdringen, um Dysenterie zu verursachen.

Der Krankheit beginnt in der Regel akut mit Fieber und Unwohlsein und geht häufig in eine Dysenterie über, die sich durch Krämpfe, Tenesmus und häufigem Stuhl, größtenteils bestehend aus Blut und Mukosa, äußert. Schwere Dehydration ist kein typisches Merkmal der Infektion. Hohes Fieber ist häufig. Von 57 Kindern mit *Shigella*-Gastroenteritis hatten 27 (47 %) bei der Vorstellung Fieber über 40°C, 21 (37 %) Fieber zwischen 38 und 40°C, während die restlichen 9 (16 %) fieberfrei waren [9].

Zu den Komplikationen gehören toxisches Megakolon, Proteinverlust-Enteropathie, Hyponatriämie aufgrund gestörter Sekretion von antidiuretischem Hormon, disseminierte intravasale Koagulation, Nierenversagen, hämolytisch-urämisches Syndrom und Bakteriämie. *Shigella*-Bakteriämie tritt bei 4,0 % der Patienten auf. Neurologische Symptome, insbesondere Krampfanfälle, gehören zu den häufigsten extraintestinalen Manifestationen der Shigellose, die mit oder ohne Nachweis der Produktion von Shiga-Toxin (Neurotoxin) auftreten. Bei Kindern mit schlechtem Ernährungszustand kann es zum Tod kommen.

Die Amöbenruhr, die durch *Entamoeba histolytica* verursacht wird, kann zu einer Shigellose-ähnlichen Kolitis führen. Die Virulenz von *E. histolytica* hängt von der Fähigkeiten der Trophozoiten ab, sich an das Kolonepithel zu binden. Die Infektion verläuft in der Regel chronisch mit intermittierendem, wässrigem oder halbflüssigem Durchfall (mit Blut und Schleimhaut) ohne oder mit geringem Fieber. Bei Kleinkindern treten häufig akute Symptome auf, die einer *Shigella*-Infektion ähneln. Einige Monate nach der Darminfektion kann ein Leberabszess auftreten , der Beschwerden im Bereich der Leber, intermittierendes Fieber mit Schüttelfrost und Schwitzen sowie Gewichtsverlust verursacht. Zu den Befunden, die auf einen Amöbenleberabszess hindeuten, gehören ein erhöhtes rechtes Zwerchfell, Hepatomegalie und eine Kolitis in der Vorgeschichte. Die Diagnose einer Amöbiasis wird durch den Nachweis von *E. histolytica* im Stuhl (bewegliche Trophozoiten während des Durchfalls, Zyste bei Abwesenheit von Durchfall) oder in Geweben bestätigt. Die indirekte Hämagglutination (HA) und die Enzyme-linked Immunosorbent Assays (ELISA) sind bei fast allen Patienten mit Amöbenleberabszess und bei der Mehrheit der Patienten mit Darminfektion positiv.

Escherichia coli verursachen entweder nichtblutigen Durchfall (zum Beispiel enterotoxische *E. coli,* ETEC; enteropathogene *E. coli,* EPEC) oder blutigen Durchfall (zum Beispiel Shigatoxin-produzierende *E. coli,* STEC; enteroinvasive *E. coli,* EIEC). *E. coli* verursachen erheblichen Flüssigkeitsverlust und Dehydration, aber blutige Stühle sind relativ selten.

- ETEC produzieren Enterotoxine, die in Entwicklungsländern schwere, wässrige Durchfälle verursachen. In schwerer Form ähnelt die Erkrankung der Cholera und ist für die hohe Mortalität bei Kleinkindern verantwortlich. In Industrieländern ist sie eine seltene Ursache für Durchfallerkrankungen, aber sie ist die häufigste Ursache für Reisedurchfall. EPEC-Infektionen waren in der Vergangenheit eine häufige Ursache für Ausbrüche von Durchfall bei Kindern in Industrieländern und traten in der Regel bei Neugeborenen und Kleinkindern unter zwei Jahren auf. Seit den 1970er-Jahren wird die Infektion seltener gemeldet und der Schweregrad der Erkrankung hat bei Kindern aus diesen Länder abgenommen. Sie kann zu langwierigem Durchfall führen.
- EIEC und STEC produzieren Shigatoxine, die einen ruhrähnlichen Durchfall und ein hämolytisch-urämisches Syndrom (HUS) durch den Stamm O157:H7 verursachen.

Fieber im Bereich von 38 bis 40°C ist häufig. Fieber, sehr häufig geringgradig, wird bei nur einem Drittel der mit EIEC und STEC infizierten Kinder berichtet. EPEC verursacht normalerweise keine systemischen Manifestationen, da die Organismen sich auf das Darmlumen beschränken. Fieber wurde bei nur 5 der 49 infizierten Kinder aus Addis Abeba [10] gefunden.

Campylobacter enteritis ist eine wichtige Ursache von Enteritis in Industrie- und Entwicklungsländern. *C. jejuni* ist die bedeutsamste Art. Die Enteritis ist eine Zoonose und eine Mensch-zu-Mensch-Übertragung ist ungewöhnlich. Rohmilch von Kühen und unvollständig gekochtes Geflügel haben in Großbritannien die meisten Ausbrüche verursacht. Verunreinigtes Wasser ist eine weitere Ursache von Ausbrüchen in Entwicklungsländern.

In Industrieländern ist eine Infektion in der Regel selbstlimitierend und dauert zwei bis vier Tage, nach einer Inkubationszeit von durchschnittlich fünf Tagen. Bei Kindern treten akute Krankheitssymptome wie Fieber, Durchfall und blutige Stühle in etwa 90 % der Fälle auf. Bauchschmerzen treten bei fast allen auf, Übelkeit ist mild und tritt bei etwa 30 % auf. In einer kanadischen Studie entwickelten alle 32 Kinder mit dieser Infektion, die älter als zwölf Wochen waren, Fieber bis zu 40,5°C, während alle fünf Kinder, die jünger als zwölf Wochen waren, fieberfrei blieben. In einer Studie aus dem Irak wurden bei 202 Kindern mit Durchfall bei 13,86 % *C. Jejuni* und bei 82,14 % Fieber gefunden [11].

Yersinia enterocolitica ist ein anaerobes, Gram-negatives Stäbchenbakterium, das vor allem in kühleren Klimazonen wie Skandinavien und Kanada vorkommt. Der Serotyp O:3 ist das häufigste Isolat. Die Übertragung von *Y. enterocolitica* auf den Menschen erfolgt durch den Verzehr kontaminierter Lebensmittel (insbesondere kontaminierter Wurst), Wasser und Milch.

Bei etwa einem Drittel der Patienten kommt es zu blutigem Durchfall. Das Fieber ist in der Regel mild und liegt zwischen 38 und 39°C. Die damit verbundenen Bauchschmerzen können manchmal eine Appendizitis (Pseudoappendizitis) vortäuschen. Die Krankheit ist in der Regel mild, kann aber auch länger andauern (ein Tag bis drei Wochen). In einer kanadischen Studie mit 181 Kindern mit *Yersinia*-Infektion (45) trat Durchfall bei 98 %, Fieber bei 88 %, Bauchschmerzen bei 64,5 % und Erbrechen bei 38 % auf [12].

Seltene Komplikationen sind Arthritis und Erythema nodosum. Andere seltene Komplikationen sind Darmperforation, diffuse Ulzeration, ileokolische Intussuszeption, Peritonitis, Glomerulonephritis, Meningitis und Perimyokarditis. Die Infektion kann als Sepsis auftreten und die Patienten zeigen dann hohes Fieber, ein toxisches Aussehen und Verwirrtheit.

5.4.2 Virale Gastroenteritis

Die Rotavirusinfektion ist bei 30–60 % aller Fälle mit Dehydration und Durchfall bei Kleinkindern (Höhepunkt bei 3–15 Monaten) in Industrie- und Entwicklungsländern verantwortlich. Die Infektion ist in den Wintermonaten weit verbreitet. Jährlich treten weltweit etwa 125 Mio. Fälle von Rotavirusdurchfall auf, was etwa 800.000–900.000 Todesfälle pro Jahr bedeutet [13]. Obwohl Virämien bei gesunden Personen selten sind, wurde sie bei 67 % der immunkompetenten Kinder mit Rotavirusdurchfall berichtet.

Es gab nosokomial erworbene Ausbrüche von Rotavirus in Neugeborenenstationen und Kinderkrankenhäusern. Das Virus kann in oropharyngealen Aspiraten mit oder ohne Durchfall nachgewiesen werden. Die Verbreitung erfolgt über den fäkal-oralen Weg. Das Virus wird in Form von Stuhl in hoher Konzentration ausgeschieden, was seine einfache Identifizierung durch Elektronenmikroskopie ermöglicht.

Oft ist eine vorausgehende oder begleitende Obstruktion der oberen Atemwege oder Mittelohrentzündung vorhanden. Innerhalb von zwei Tagen nach der Exposition treten Fieber und Erbrechen auf, die ein bis drei Tage andauern und in der Regel dem Beginn des wässrigen Durchfalls vorausgehen, der vier bis sieben Tage andauert. Die Dehydration tritt als Folge eines starken Flüssigkeitsverlusts im Stuhlgang auf.

Die meisten Kinder mit Rotavirusdurchfall haben Fieber. In einer finnischen Studie [14] wurde bei 336 Säuglingen festgestellt, dass 14 % Fieber von 39 bis 40,2°C und 65 % eine Temperatur unter 39°C hatten. Viele Zytokine, insbesondere IL-6, IL-10 und INF-γ, spielen eine wichtige Rolle bei der Pathogenese sowie beim Schutz vor einer erneuten Rotavirusinfektion. Die Konzentration von IL-6 ist bei Kindern mit Fieber erhöht.

Enterisches Adenovirus: Mehrere Studien haben gezeigt, dass das Adenovirus mit Abstand das zweithäufigste Virus ist, das zu viraler Gastroenteritis führt und häufig im ersten Lebensjahr auftritt. Die Infektion wurde bei 8,6 % der 900 stationär behandelten Kinder mit Durchfall identifiziert, wobei die Serotypen 40 und 41 die häufigsten Isolate waren [15]. Im Gegensatz zu enterischen Adenoviren sind andere respiratorische Adenoviren nicht mit Durchfall verbunden. Wässriger Durchfall ist die häufigste Präsentation, gefolgt von ein bis zwei Tagen Erbrechen. Die Erkrankung dauert in der Regel fünf bis zwölf Tage (durchschnittlich neun Tage). Die Dauer des Durchfalls ist im Vergleich zu Rotavirusinfektionen in der Regel länger. Schwere Dehydration ist im Vergleich zu Rotavirusinfektionen seltener.

Ein niedriggradiges Fieber mit der Dauer von ein bis drei Tagen wird häufig bei Adenovirusenteritis berichtet. Eine kanadische Studie [16] mit 127 Kindern mit Adenovirusenteritis fand, dass 41 % eine rektale Temperatur von >38°C aufwiesen. Die Körpertemperatur reichte von 36,2 bis 40,8°C (Durchschnitt 38°C). Die durchschnittliche Fieberdauer betrug 1,6 Tage (Spanne 1–30 Tage).

Das Ergebnis der Adenovirusgastroenteritis ist im Allgemeinen gut. Adenoviren werden heutzutage häufiger bei immunsupprimierten Patienten diagnostiziert (mithilfe der Polymerasekettenreaktion) und sind ein wichtiger Grund für Mortalität.

Andere Viren: Noroviren sind die Hauptursache für kleinere und größere Ausbrüche von Erbrechen in der Winterzeit bei älteren Kindern und Erwachsenen mit oder ohne Durchfall. Diese Ausbrüche treten häufig in Freizeitlagern, Gemeinden oder Schulen in den USA auf. Das Krankheitsbild ähnelt dem anderer viraler Gastroenteritiden und umfasst Appetitlosigkeit, Unwohlsein, Fieber und Bauchkrämpfe, gefolgt von Erbrechen und wässrigem Durchfall innerhalb von 48 Stunden. Die Symptome dauern in der Regel zwei bis drei Tage mit anschließend meist vollständiger Genesung. Astrovirus kann auch Gastroenteritis verursachen. Die Infektion ist bei Neugeborenen häufig asymptomatisch.

Therapie: Muttermilch ist die beste Prophylaxe gegen Gastroenteritis, und ausschließlich gestillte Kinder bleiben in Industrie- und Entwicklungsländern bemerkenswert frei von schweren Durchfällen.

Die Standardbehandlung aller Durchfallerkrankungen ist der Ersatz des Flüssigkeits- und Elektrolytverlusts. Dies wird am besten durch orale Rehydrationslösung (ORS) erreicht, die die Behandlung von Durchfallerkrankungen in Entwicklungsländern revolutioniert hat. Sie ist sicher, billig, bequem zu verwenden und überlegen gegenüber intravenösen Flüssigkeiten, weil sie bereits zu einem frühen Zeitpunkt zu Hause verabreicht werden kann. Die von der WHO empfohlene Zucker-Elektrolyt-Mischung enthält (in mmol/L Wasser) Natrium 90, Chlorid 80, Kalium 20, Natriumhydrogencarbonat 30 und Glucose 111 mit einer Osmolalität von 331 mosmol/L. Eine hypotone Lösung mit einer Natriumkonzentration von nur 50–60 mmol/L und einer Osmolalität von 224 mosmol/L hat sich in Finnland als klinisch vorteilhaft gegenüber der Standard-ORS erwiesen. Auf Reis basierende ORS reduzierte im Vergleich zur Standard-ORS das 24-Stunden-Stuhlvolumen. Intravenöse Elektrolyt-Glukose-Lösung sollte bei Kindern mit mittelschwerer bis schwerer Dehydration und anhaltendem Erbrechen verwendet werden.

Eine Antibiotikatherapie ist für Patienten mit Gastroenteritis in der Regel nicht erforderlich, da sie den klinischen Verlauf in der Mehrheit der Fälle nicht beeinflusst. Schwere systemische Manifestationen, die mit bakterieller Gastroenteritis (insbesondere *Shigella, Campylobacter, Yersinia* und Cholera) in Zusammenhang stehen, erfordern wahrscheinlich Antibiotika. Säuglinge unter drei Monaten mit Salmonellengastroenteritis sollten mit einem Antibiotikum, beispielsweise einem Cephalosporin der dritten Generation oder einem Chinolon, je nach regionalem Resistenzmuster, behandelt werden. Patienten mit Typhus und *E. histolytica* sollten ebenfalls eine Antibiotikabehandlung erhalten.

5.5 Virale Hepatitis

Hepatitis tritt als Folge einer Vielzahl von Ursachen auf, darunter Viren (Hepatitisviren, Epstein-Barr-Virus, Cytomegalovirus), Bakterien (Leptospirose), parasitäre Infektion (Amöbiasis) und Medikamente.

5.5.1 Hepatitis-A-Virus

Hepatitis-A-Virus (HAV) ist eine hochansteckende Infektion, die sich hauptsächlich durch fäkal-oralen Kontakt von Person zu Person verbreitet.

Die klinischen Merkmale sind in der Regel mild und die meisten infizierten Kinder zeigen eine anikterische Erkrankung mit grippeähnlichen Symptomen oder Gastroenteritis mit Lethargie, Übelkeit, Erbrechen, Bauchschmerzen und Appetitlosigkeit. Klinische Befunde enthüllen oft eine schmerzempfindliche und vergrößerte Leber. Eine Splenomegalie ist bei etwa 20 % der Fälle vorhanden. Ungefähr 99 % der Kinder erholen sich vollständig von der Infektion. Eine fulminante hepatozelluläre Insuffizienz kann bei dem verbleibenden 1 % auftreten. Chronische Hepatitis oder Leberzirrhose sind kein Teil einer HAV-Infektion.

Fieber, in der Regel niedriggradig zwischen 38 und 39°C, findet sich bei etwa 40 % der Fälle. Die geringe Häufigkeit des Fiebers bei einer Hepatitis ist wahrscheinlich auf eine verminderte Produktion von IL-1β zurückzuführen, die während der ersten Woche der Erkrankung leicht zunimmt, wobei ein Peak während der zweiten und dritten Woche erreicht wird und sie danach auf ein normales Niveau zurückgeht. IL-1, IL-6 und TNF-α vermitteln den Entzündungsprozess, während IL-10 ihn unterdrückt.

Die Diagnose beruht auf dem Nachweis des spezifischen IgM, das ein Marker für eine kürzlich erfolgte Infektion ist. Es ist in der Regel vor dem Auftreten der Gelbsucht positiv, erreicht seinen Höhepunkt nach einer Woche und ist vier bis acht Wochen später nicht mehr nachweisbar. IgG-anti-HAV weisen auf eine frühere Exposition hin und sind etwa eine Woche später nachweisbar als IgM und bleiben als Zeichen der Immunität über Jahre bestehen. Hohe Konzentrationen an Transaminasen sind charakteristisch für die Erkrankung. Die Konzentrationen dieser Enzyme sind in der anikterischen Erkrankungsphase erhöht und bleiben in der Regel einige Wochen lang bestehen. Serumbilirubin- und Alkalische-Phosphatase-Konzentration sind leicht oder mäßig erhöht. Die Prothrombinzeit ist in der Regel normal.

Standardimmunglobulinpräparate, die innerhalb von zwei Wochen nach der Exposition verabreicht werden, haben sich bei der Vorbeugung von Hepatitis A als wirksam erwiesen. Ein Impfstoff gegen HAV ist wirksam.

5.5.2 Hepatitis-B -Virus

Weltweit sind etwa 350 Mio. Menschen chronisch mit Hepatitis-B-Virus (HBV) infiziert. Die Übertragung des Virus erfolgt in der Regel vertikal von der Mutter auf das Kind während der Entbindung oder über Körpersekrete oder -flüssigkeiten. Kinder, die mehrfach Bluttransfusionen erhielten, haben ein hohes Risiko, sich mit dem Virus zu infizieren. Die Inkubationszeit für eine HBV-Infektion beträgt zwischen sechs Wochen und sechs Monaten (durchschnittlich 90 Tage). Das Hepatitis-B-Oberflächenantigen (HBsAg) erscheint während der Inkubationszeit einige Wochen vor dem Auftreten einer klinischen oder biochemischen Erkrankung und ist in der Regel nach sechs Monaten nicht mehr nachweisbar. Das Core-Antigen (HBcAg) und das e-Antigen (HBeAg) sind weitere Antigene des HBV, die mit einer höheren Infektiosität verbunden sind. HBeAg ist das einzige HBV-Virusprotein, das die Plazentaschranke überwindet.

Neugeborene sind einem hohen Risiko ausgesetzt, wenn die Mutter an einer akuten Hepatitis erkrankt ist oder während der Entbindung HBsAg trägt (chronische Trägerin). Die Ansteckung mit dem Virus kann durch das Verschlucken von mütterlichem Blut während der Entbindung erfolgen, seltener über den transplazentaren Weg oder durch die Einnahme von Muttermilch. Die meisten der von HBsAg-positiven Müttern geborenen Kinder bleiben über Monate und Jahre hinweg symptomlos.

Klinische Manifestationen sind in der Regel nicht vorhanden oder mild, ohne Anzeichen von Fieber. Die überwiegende Mehrheit der Kinder (>90 %), die mit diesem Virus infiziert sind, entwickeln einen chronischen Trägerstatus, und weniger als 5 % entwickeln eine Hepatitis. Bei Kindern besteht das Risiko, ein hepatozelluläres Karzinom zu entwickeln, weshalb sie regelmäßig mittels Ultraschalluntersuchungen und Serum-alpha-Fetoprotein überwacht werden sollten. Die Patienten weisen erhebliche Anomalien der zellvermittelten Immunität und der Zytokinproduktion auf, einschließlich einer verminderten Produktion von TNF-alpha.

Bei HBV-Infektionen älterer Kinder können Prodromalsymptome wie Urtikaria und Arthralgie auftreten, die einem Spektrum klinischer Erscheinungsbilder vorausgehen, das von akuter Virushepatitis, schwerer oder fulminanter Hepatitis, chronisch persistierender Hepatitis, chronisch aktiver Hepatitis bis hin zum asymptomatischen chronischen Trägerstatus reicht.

5.6 Harnwegsinfektion

Harnwegsinfektion (UTI) ist eine häufige Ursache für eine akute Fiebererkrankung bei Kindern, die 7 % der Mädchen und 2 % der Jungen betrifft. Die Infektion wird hauptsächlich durch aufsteigende Fäkalbakterien vom Perineum zur Blase verursacht. UTI ist häufig die Folge einer Sepsis während der ersten drei Lebensmonate und tritt häufiger bei Männern auf. Bekannte prädisponierende Faktoren für UTI sind mütterliche fiebrige UTI, angeborene Fehlbildungen des Harnsystems, Urolithiasis, Dauerblasenkatheter, Verstopfung und unbeschnittener Penis. Die wichtigste Folge einer ist der vesikoureterale Reflux, der in 30 % der akuten Fälle auftritt und bei Erwachsenen zu chronischer Niereninsuffizienz und/oder Hypertonie führen kann.

Die häufigsten Erreger sind:

- Uropathogene *E. coli,* die Lipopolysaccharid, Lipoprotein und Proteoglycan enthalten. Durch die Anheftung der Bakterien an den Harntrakt sind diese Substanzen in der Lage, eine Entzündungsreaktion und Fieber auszulösen.
- Zu den weniger häufigen ätiologischen Erregern gehören *Proteus mirabilis, Klebsiella pneumoniae, Enterococci* und *Staphylococcus epidermidis.*

Die proinflammatorischen Zytokine IL-6 und IL-8 spielen bei m Entzündungsprozess von UTI eine wichtige Rolle. Die Konzentrationen von IL-6 im Serum und im Urin und die Konzentration von IL-1β im Urin korrelieren positiv mit Fieber in UTI. Die Zytokine binden die Bakterien in der Blase und verringern ihren Aufstieg in die Nieren.

UTI präsentiert sich auf eine der folgenden Arten:

- Hohes Fieber, Schüttelfrost, Erbrechen, Meningismus und Bauchschmerzen, Rückenschmerzen und Schmerzhaftigkeit, betrifft in der Regel Säuglinge und Kleinkinder
- Als Sepsis mit oder ohne Fieber, die bei etwa 30 % der Neugeborenen, 20 % der Säuglinge im Alter von ein bis zwei Monaten und 5,0 % der Säuglinge über drei Monate auftritt
- Fieberkrampf als erstes Symptom einer zugrunde liegenden UTI
- Als untere UTI (Blasenentzündung) mit Dysurie, Häufigkeit, Harndrang oder Harntröpfeln, die bei älteren Kindern, insbesondere bei Mädchen, die normalerweise fieberfrei sind
- Asymptomatische (ohne Fieber) Bakteriurie häufig bei Schulmädchen (1–2 %), die Infektion ist jedoch von geringer klinischer oder prognostischer Bedeutung

Die Diagnose einer UTI basiert auf folgenden Befunden:

- Ein fieberndes Kind ohne fokale Symptome, dessen Urin positiv auf Nitrit und Leukozyten in den Urinteststäbchen getestet wurde, was sehr auf die Diagnose hindeutet. Ein negatives Ergebnis dieser beiden Indikatoren schließt UTI praktisch aus. Ein positiver Urinbefund ist definiert als fünf oder mehr Leukozyten pro High-Power-Feld.
- Eine Urinkultur als ultimatives Mittel zur Bestätigung oder Ausschluss der Diagnose. Eine UTI wird diagnostiziert, wenn der Urin eine Kolonienzahl von 100.000 Kolonien/mL einer einzigen Bakterienart aufweist. Die suprapubische Blasenpunktion ist während der Säuglingszeit für eine genaue Diagnose wichtig, und eine Kultur von 50.000 Kolonien ist diagnostisch. Bei älteren Kindern ist eine Urinprobe des Mittelstrahls ausreichend.
- Laboruntersuchungen: Leukozytose >15.000, hohe Konzentration an C-reaktivem Protein (>40 mg/L), um die Diagnose zu unterstützen. Die Konzentration an C-reaktivem Protein ist besonders wertvoll, wenn das Fieber länger als zwölf Stunden anhält. Die IL-6-Konzentration ist ein nützliches diagnostisches Mittel zur Früherkennung einer UTI. Die Prokalzitoninkonzentration (PCT) von >0,5 ng/mL ist ein starker Prädiktor (im Vergleich zur Leukozytenzahl und der Konzentration an C-reaktivem Protein) für die Identifizierung von Kindern mit akuter UTI (Pyelonephritis) während der frühen Stadien.
- Bei Bestätigung einer UTI empfehlen die jüngsten NICE-Richtlinien eine Ultraschalluntersuchung der Nieren für alle Kinder unter sechs Monaten innerhalb von sechs Monaten nach der Infektion und keine Ultraschalluntersuchung bei Kindern über sechs Monaten mit unkomplizierter febriler UTI. Bei schweren oder wiederkehrende n Infektionen sollte frühzeitig eine Ultraschalluntersuchung durchgeführt werden. Die Miktionszystourethrographie wird derzeit weniger häufig durchgeführt als früher und sollte (zusammen mit der 2,3-Dimercaptosuccinsäure-Isotopszintigraphie) atypischen Präsentationen oder rezidivierenden Infektionen im Säuglingsalter vorbehalten bleiben.

Fieber bei UTI hat folgende Bedeutung:

- Etwa 5 % der stark fiebernden Säuglinge und Kleinkinder haben eine UTI (Pyelonephritis), und 20 % der Kinder ohne Infektionsherd haben eine UTI.
- Etwa 95 % der Kinder mit UTI haben Fieber, meist >39,0°C.
- Die Diagnose einer UTI sollte bei jedem fiebernden Kind in Betracht gezogen werden, insbesondere wenn das Fieber ohne fokale Symptome ist und länger als 24–48 Stunden andauert. Eine Verzögerung von Diagnose und Behandlung erhöht das Risiko einer Nierenvernarbung.
- Das Verschwinden des Fiebers nach Beginn der Antibiotikatherapie deutet auf eine angemessene Therapie hin.
- Anhaltendes Fieber über 48 Stunden ist ein Grund, das Kind in ein Krankenhaus einzuweisen (wenn es ambulant behandelt wurde), eine Ultraschalluntersuchung zu veranlassen und eine intravenöse Antibiotikatherapie einzuleiten.
- Fieberfreiheit ist ein Kriterium für die Entlassung aus dem Krankenhaus.

Therapie: Es gibt keine signifikanten Unterschiede in Bezug auf dauerhafte Nierenschädigung oder die Dauer des Fiebers zwischen oralen Antibiotika (ein Cephalosporin der zweiten Generation oder Coamoxiclav) für sieben bis zehn Tage und kurzer intravenöser Therapie (zwei bis vier Tage), gefolgt von oraler Therapie für denselben Zeitraum. Harnentleerungsstörungen (zum Beispiel ineffektive Blasentleerung) sollte beseitigt werden. Bei rezidivierenden UTI bei Jungen sollte eine Beschneidung in Betracht gezogen werden. Probiotika können nützlich sein.

5.7 HIV-Infektion

Es wird geschätzt, dass weltweit mehr als 3 Mio. Kinder <15 Jahren HIV-infiziert sind. Dies entspricht mehr als 10 % der gesamten HIV-infizierten Bevölkerung. Jedes Jahr werden etwa 50.000–60.000 HIV-infizierte Säuglinge geboren. Die große Mehrheit der Kinder (90–95 %) wird durch vertikale Übertragung von Mutter auf das Kind infiziert (in utero, intrapartum und über die Muttermilch). Typische Symptome sind Fieber, Asthenie, Wachstumsstörungen, anhaltender Durchfall, rezidivierende Infektionen und Lymphadenopathie.

Fieber bei HIV-Infektion: Fieber tritt bei 85 % auf und wird verursacht durch:

- Häufige virale oder bakterielle Infektionen, ähnlich wie bei Kindern ohne HIV-Infektion. Länger als sieben Tage anhaltendes Fieber ist eher auf bakterielle oder parasitäre Infektionen als auf virale Infektionen zurückzuführen. Längeres Fieber kann auf Tuberkulose, Erkrankungen des Bindegewebes oder bösartige Erkrankungen zurückzuführen sein.
- Die HIV-Infektion selbst. Ein akutes retrovirales Syndrom kann zwei bis vier Wochen nach der Infektion, vor allem bei Jugendlichen, als Fiebererkrankung auftreten, die dem Pfeifferschen Drüsenfieber ähnelt.
- Das Immunrekonstitutionssyndrom. Dabei handelt es sich um eine vorübergehende Verschlechterung oder das Auftreten neuer Symptome einer opportunistischen Infektion (zum Beispiel hohes Fieber, Verschlimmerung von Lymphadenitis-Läsionen im zentralen Nervensystem), die nach Beginn der antiretroviralen Therapie (ART) auftreten. Das Syndrom tritt auch nach Beginn einer Anti-Tuberkulose-Behandlung bei Patienten auf, die bereits eine ART erhalten.
- Sekundäre Infektionen (wie Tuberkulose)
- Arzneimittelfieber, das häufig mit ART in Verbindung steht
- Unbekannte Fieberursachen.

Die Häufigkeit von Fieber ist bei einer Co-Infektion wie Tuberkulose höher. Kinder mit Fieber >39,0°C sind einem hohen Risiko für eine Bakteriämie mit *S. pneumonia* ausgesetzt. Unerklärt anhaltendes und/oder wiederkehrendes Fieber (>37,5°C intermittierend oder konstant) über mehr als einen Monat bei HIV gilt als mittelschwer.

In einer Studie [17] mit 316 fiebernden Kindern mit fortgeschrittener HIV-Erkrankung wurde bei 36 % eine disseminierte Mykobakterium-avium-Komplex-Infektion (MAC), bei 16 % eine Tuberkulose, bei 6 % ein B-Lymphom, bei 4 % eine disseminierte Cytomegalovirus-Infektion, bei 3,5 % eine extrapulmonale Kryptokokkeninfektion diagnostiziert, und 17 % der Fälle präsentierten sich als Fieber unbekannter Ursache (PUO). Andere seltenere Diagnosen waren Arzneimittelfieber, Endokarditis, HIV-Primärinfektion, Pankreasabszess, *Pseudomonas-aeruginosa*-Bakteriämie und viszerale Leishmaniose.

Die Mehrheit dieser Patienten (etwa 75 %) erhielt eine Prophylaxe mit Co-Trimoxazol mit oder ohne antiretrovirale r Therapie.

Kinder mit HIV-Infektion präsentieren sich häufig mit:

1. Fieber ohne Infektionsherd und Dauer <14 Tage in HIV (Tab. 5.10)
2. Fieber ohne Infektionsherd und Dauer >14 Tage (Tab. 5.11)

Die Bewertung des Fiebers bei Patienten mit HIV-Infektion erfordert eine detaillierte Anamnese mit Schwerpunkt auf:

- Dauer des Fiebers
- Reise in ein Gebiet mit Malaria oder Dengue-Fieber

Tab. 5.10 Differenzialdiagnose bei Fieber ohne Infektionsherd und Dauer <14 Tage bei HIV-infizierten Kindern

Differenzialdiagnose	Diagnostische Hinweise
Malaria	• Wohnhaft oder vergangene Aufenthalte in Malariagebieten • Blutfilm/Teststreifen positiv • Vorhandensein von Anämie, geringe Blutplättchenzahl
Typhus	• Schwer krank ohne erkennbare Ursache • Bauchschmerzen • Relative Bradykardie im Verhältnis zur Körpertemperatur • Makulopapulöser Ausschlag, der oft die Handflächen verschont
Harnwegsinfekt	• Dysurie, Häufigkeit, Pyurie, Empfindlichkeit in den Nierenwinkeln • Positiver Nitratwert und Leukozyten-Dipstick
Dengue-Fieber	• Patient aus Risikogebieten • Plötzlicher Beginn von hohem Fieber mit Kopfschmerzen, Schmerzen hinter den Augen, Gelenk- und Muskelschmerzen • Makulärer Ausschlag bei 50 % (zentrifugal, juckend) (Bei Dengue-hämorrhagischem Fieber besteht zusätzlich eine Blutungsneigung, zum Beispiel aus Nase, Darm, Fingern)
Sepsis	• Schwer krank ohne erkennbaren Grund
Inflammatorisches Immunrekonstitutions-syndrom	• Kürzlicher Start einer HAART • $CD4^+$-Lymphozytenzahl < 10 % zu Beginn der HAART • Anstieg der $CD4^+$-Lymphozytenzahl
Medikamentenbedingtes Fieber	• Nevirapin, Cotrimoxazol, Dapson, ß-Laktame, Isoniazid, Antikonvulsiva, Abacavir, Efavirenz

HAART hochaktive antiretrovirale Behandlung

Tab. 5.11 Differenzialdiagnose bei Fieber ohne Infektionsherd und Dauer >14 Tage bei HIV-infizierten Kindern

Differenzialdiagnose	Diagnostische Hinweise
Disseminierte Tuberkulose	• Fortgeschrittenes HIV/AIDS mit Anämie • Säurefeste Bakterien werden in Sputum, Gastroskopie, Liquor, Pleuraerguss und/oder Fine-needle-Aspiration der Lymphknoten gesehen • Vergrößerte mediastinale oder hiläre Lymphknoten, pulmonale Infiltrate oder miliäre Läsionen auf dem Röntgenbild des Brustkorbs ; vergrößerte Leber oder Milz oder vergrößerte Lymphknoten im abdominalen Ultraschall
*Mycobacterium-avium-*Komplex (MAC)	• Schwere Immunsuppression oder WHO-Stadium-4-Erkrankung • Symptome, die mit disseminierter Tuberkulose kompatibel sind, aber auf Tuberkulosemedikamente nicht reagieren • Fehlen einer peripheren Lymphadenopathie • Schwere Anämie und Neutropenie
Cytomegalovirus (CMV)	• Sehr niedrige CD4-Zahl (CD4 < 50 Zellen/mm^3 bei Kindern über fünf Jahren) oder WHO-Stadium-4-Erkrankung; blinde Flecken in einem oder beiden Augen mit Anzeichen einer Retinitis
Disseminierte Kryptokokkeninfektion	• Sehr niedrige CD4-Zahl (CD4 < 50 Zellen/mm^3 bei Kindern über fünf Jahren) oder WHO-Stadium-4-Erkrankung • Kopfschmerzen, Molluscum-ähnliche Hautläsionen • Positiver Serum-Kryptokokken-Antigen-Tests • Isolation des Erregers aus dem Liquor cerebrospinalis, den Lymphknoten, dem Sputum oder den Hautgeschwüren (Indigofarbstoff)
Viszerale Leishmaniose	• Splenomegalie, Lymphadenopathie. Panzytopenie • Nachweis von Amastigoten in Gewebe- oder Körperflüssigkeitsproben unter dem Mikroskop (Giemsa-Färbung)
Bakterielle Endokarditis	• Vergrößerte Milz, Herzgeräusch • Petechien auf der Haut und den Schleimhäuten, Anämie • Splinter-Hämorrhagien im Nagelbett
Rückfallfieber	• Exposition gegenüber Zecken oder Kleiderläusen • Rezidivierender Fieberverlauf; Kopfschmerzen, Muskelschmerzen, vergrößerte Leber und Milz, rote Augen und Fotophobie
Abszesse	• Schmerzempfindliche oder fluktuierende Knoten, häufig im Ultraschall erkannt
Trypanosomiasis	• Reiseaufenthalt oder wohnhaft in Region mit Tsetse-Fliegen • Anamnese schmerzhafter Trypanosomenschanker an der Inokulationsstelle des Parasiten • Anfälle von hohem, mehrere Tage andauerndem Fieber unterbrochen von fieberfreien Perioden, Lymphadenopathie, Juckreiz und makulopapulären Ausschlägen

- Hautausschlag, Husten, Schluckbeschwerden, Kopfschmerzen, Durchfall, Dysurie
- Gewichtsverlust
- Letzte CD4-Zellzahl? (normale CD4-Zahl: 600–1000)
- Aktuelle Behandlung (zum Beispiel ART) und Adhärenz

Die Untersuchung sollte eine routinemäßige körperliche Untersuchung umfassen, die sich auf Bereiche konzentriert, die bei der Infektion wahrscheinlich betroffen sind, wie zum Beispiel gründliche Palpation der Lymphknoten, neurologische Untersuchung und Fundoskopie auf Cytomegalovirus (CMV) und Tuberkulose.

Laboruntersuchungen sollten Folgendes umfassen:

- Bluttests: komplettes Blutbild mit Differenzialzählungen; Blutchemie (Transaminasen, Alkaliphosphatase, Laktat-Dehydrogenase); Blutausstrich für Malaria; Serum-Kryptokokken-Antigen-Test (SCrAg); Dipstick für Malaria (Schnelltests), falls Anwesenheit in endemischem Gebiet; virale Last, CD4-Zahl; Dengue-Serologie (wohnhaft oder Reiseaufenthalt in endemischem Gebieten)
- Urintest
- Röntgenaufnahme des Brustkorbs, abdominaler Ultraschall
- Stuhluntersuchung auf Bakterien und säurefeste Bakterien
- Lumbalpunktion
- Mantoux-Test oder INF-gamma-Assay

Die Behandlung von neu diagnostizierten Kindern, die sich mit PUO vorstellen, umfasst Folgendes:

- Vor Beginn einer antiretroviralen Therapie sollte eine gründliche Untersuchung eine angemessene Behandlung der Sekundärinfektionen durchgeführt werden.
- Die oben genannten Untersuchungen sollten vor Beginn der Behandlung durchgeführt werden.
- Es kann erforderlich sein, während des Wartens auf die Untersuchungsergebnisse Antibiotika zur Behandlung der wahrscheinlichen Infektionen, insbesondere *Streptococcus pneumoniae,* zu verabreichen.
- Patienten mit bestätigter oder wahrscheinlicher Tuberkulose (abnormes Röntgenbild des Brustkorbs, positive Gastroskopie/säurefeste Bakterium im Sputum, abdominales Lymphknotensyndrom, positiver IFN-gamma-Release-Assay) sollten mit der Tuberkulosebehandlung beginnen. Diese Behandlung ist auch als empirische Therapie in Fällen von unerklärlichem Gewichtsverlust und Fieber bei fortgeschrittenem AIDS angezeigt.
- Wenn sich der Zustand des Patienten unter Tuberkulosebehandlung nicht bessert, sollten alternative Diagnosen wie *Mycobacterium-avium*-Komplex in Betracht gezogen werden.

- Patienten, die auf eine *Mycobacterium-avium*-Komplex-Therapie ansprechen, sollten die Behandlung fortsetzen, bis sich die Zahl an CD4-Zellen ausreichend erholt hat. Dies kann Monate bis Jahre dauern.
- Während der gesamten Behandlungsdauer sollten die Patienten wiederholt auf das Auftreten neuer Symptome und Anzeichen, die auf hinzugekommene Infektionen hinweisen, untersucht werden.

Behandlung von HIV-Patienten mit PUO unter Einnahme von antiretroviraler Therapie:

- Ein mit einem Hautausschlag verbundenes Fieber sollte den Verdacht auf ein Arzneimittelfieber wecken. Nevirapin ist dafür eine häufige Ursache. Abacavir ist auch eine Ursache für Hypersensibilitätsreaktionen.
- Patienten, die sich zunächst einer Behandlung von opportunistischen Infektionen unterzogen haben, bevor sie eine antiretrovirale Therapie (zum Beispiel erneutes Auftreten von Fieber) begannen, sollten als Immunrekonstitutionssyndrom (wenn andere offensichtliche Ursachen für Fieber ausgeschlossen sind) betrachtet werden. Die Patienten sollten die Therapie opportunistischer Infektionen und die antiretrovirale Therapie weiterhin einnehmen, jedoch sollte eine Steroidbehandlung in Betracht gezogen werden.

5.8 Infektionen des zentralen Nervensystems

5.8.1 Meningitis

Meningitis ist nach wie vor eine der wichtigsten infektiösen Ursachen für neurologische Beeinträchtigungen und Todesfälle im Kindesalter. Neugeborene und Kinder im Alter von sechs bis zwölf Monaten sind gegenüber älteren Kindern einem höheren Meningitisrisiko ausgesetzt; 90 % der gemeldeten Fälle treten unter fünf Jahren auf. Angeborene und erworbene T- und B-Zelldefekte, Sichelzellanämie, Splenektomie und Mangelernährung begünstigen Meningitis.

Definitionen der klinischen Varianten von Infektionen des zentralen Nervensystems werden in Tab. 5.12 dargestellt.

Die Meningitis tritt am häufigsten bei Personen auf, die asymptomatische Träger der Erreger sind. Die Erreger gelangen über anfällige Stellen der Blut-Hirn-Schranke (Plexus choroideus oder zerebrales Mikrogefäßsystem) in das Zentralnervensystem. Die Zellwandkomponenten dieser Erreger stimulieren Makrophagen-äquivalente Hirnzellen (Astrozyten, Mikroglia). Erreichen die Bakterien den Liquor cerebrospinalis, ist ihr Überleben wahrscheinlich, da die humoralen Abwehrmechanismen, einschließlich Immunoglobuline, Komplement und opsonische Aktivitäten, praktisch abwesend sind. Meningitis kann auch durch hämatogene Verbreitung oder selten durch direkte Invasion aus Ohr- oder Nasennebenhöhleninfektionen resultieren. Die Konzentration mehrerer Zytokine, insbesondere IL-1-

Tab. 5.12 Definitionen von Meningitis, Meningokokken-Erkrankung und Enzephalitis

• Bestätigte Meningitis: Isolierung von Bakterien aus Rückenmarksflüssigkeit oder Blut oder DNA-Detektion mittels Polymerasekettenreaktion bei einem Patienten mit einer Liquorpleozytose >10 Leukozyten/mm^3. Bei Neugeborenen wird eine Pleozytose von >20 Leukozyten/mm^3 toleriert. Die Diagnose wird auch bei einer postmortalen Diagnose anerkannt.
• Wahrscheinliche Meningitis: Das Vorhandensein klinischer Symptome und Anzeichen einer bakteriellen Meningitis in Abwesenheit einer Laborbestätigung
• Meningokokken-Erkrankung: Klinische Erkrankung, verursacht durch *Neisseria meningitidis* mit purulenter Konjunktivitis, septischer Arthritis und Sepsis mit oder ohne Meningitis
• Aseptische Meningitis: Das Vorhandensein einer Liquorleukozytenzahl >10/mm^3; Liquor ist negativ für bakterielle Kulturen, die in der Regel im Sommer auftreten. Viren sind die häufigsten Ursachen.
• Enzephalitis: Entzündung des Hirngewebes, die durch eine Infektion verursacht wird und durch unterschiedliche Grade an Bewusstseinsstörungen gekennzeichnet ist

beta, IL-2, IL-4, IL-6, TNF-alpha und INF-gamma, sind in Blut und Liquor cerebrospinalis bei nahezu allen Kindern mit Meningitis erhöht (Abb. 5.2).

Es wird geschätzt, dass Meningitis weltweit jährlich 180.000 Todesfälle verursacht. Die weit verbreitete Verwendung von Impfstoffen gegen *Neisseria meningitidis, H. influenzae* Typ B (Hib) und Pneumokokken hat die Inzidenz dieser Formen der Meningitis und ihrer Komplikationen in gut immunisierten Populationen um etwa drei Viertel verringert. Dies führte zu einer Erhöhung des mittleren Alters der Patienten mit bakterieller Meningitis auf fast 40 Jahre. In Entwicklungsländern mit niedrigen Impfraten treten diese Arten von bakterieller Meningitis jedoch weiterhin auf.

Bakterielle Meningitis

Die neonatale Meningitis ist während der ersten Lebenswoche am häufigsten (frühes Auftreten). Jenseits der ersten Lebenswoche wird sie als spät eingestuft. Die Anfälligkeit von Neugeborenen für Meningitis, insbesondere Frühgeborene, ist hauptsächlich auf die unreifen zell- und antikörpervermittelten Abwehrmechanis-

Gram-negatives Lipopolysaccarid oder Gram-positives Peptidoglykan

↓

Entzündungsmediatoren von Astrozyten, Ependymzellen und Gliazellen des ZNS
(IL-1, TNF-alpha, IL-6, IL-8, IL10)

↓

Fieber, entzündliche Veränderungen, proteolytische Produkte, toxische Sauerstoffradikale

↓

Hirnödem, erhöhter ICP, neuronaler Zelltod durch Apoptose

↓

Symptome, einschließlich Fieber

Abb. 5.2 Pathogenese von Meningitis und Fieber. *ICP* intrakranieller Druck, *ZNS* Zentralnervensystem

Tab. 5.13 Ursachen der bakteriellen Meningitis

Neugeborene	
• Früher Beginn	Verursacht durch vertikale Übertragung Gruppe-B-Streptokokken *Escherichia coli* *Listeria monocytogenes* Koagulase-negative Staphylokokken *Haemophilus influenzae*
• Spät auftretend	Verursacht durch nosokomiale oder gemeinschaftliche Verbreitung Gram-negative Darmbakterien: *Escherichia coli, Klebsiella, Enterobacter, Salmonella, Proteus, Pseudomonas*
Ältere Kinder	• *Neisseria meningitidis* • *Streptococcus pneumoniae* • *Haemophilus influenzae*

men zurückzuführen. Das Neugeborene wird durch Bakterien aus dem mütterlichen Genitaltrakt infiziert, wobei das Risiko nach dem Blasensprung erhöht ist.

Eine Studie mit 274 Neugeborenen aus England und Wales hat eine jährliche Inzidenz der bakteriellen Meningitis von 0,21/1000 Geburten ermittelt [18]. Die Gesamtmortalitätsrate betrug 6,6 %. Gruppe-B-Streptokokken sind die häufigsten Erreger (etwa 50 % der Fälle; Tab. 5.13). Derzeit wird vorwiegend *E. coli* isoliert. Im Gegensatz zu älteren Kindern ist der Beginn der neonatalen Meningitis in der Regel unauffällig. Neugeborene weisen folgende Symptome auf:

- Symptome wie Nahrungsverweigerung, Lethargie im Wechsel mit Reizbarkeit, Krämpfe, Erbrechen, thermische Instabilität (Fieber oder Hypothermie), Zyanose, Apnoe, Gelbsucht und Atemnot.
- Anzeichen wie ein krankes Aussehen, gespannte oder vorgewölbte Fontanelle, Blässe und verminderte Kapillarfüllungszeit. Nackensteifigkeit und Kopfretraktion sind keine Symptome.

Komplikationen umfassen Hydrozephalus, Ventrikulitis, neurologische Beeinträchtigungen und Krämpfe.

Meningitis bei älteren Kindern ist meist meningokokkenbedingt (in Kombination mit Sepsis wird sie als Meningokokkenerkrankung, MCD, bezeichnet) oder pneumokokkenbedingt. Seltenere Ursachen sind *E. coli,* Gruppe-B-Streptokokken, Staphylokokken, *Listeria, Borrelia burgdorferi* (Lyme-Krankheit), Tuberkulosebakterien und Pilze. Faktoren, die das Risiko für bakterielle Meningitis erhöhen, sind Immunglobulinmangel (zum Beispiel bei HIV-Infektion), Asplenie, neurochirurgische Eingriffe (zum Beispiel ventrikuloperitonealer Shunt), penetrierende Kopfverletzung und Cochleaimplantate (insbesondere bei Pneumokokken-Meningitis).

Meningitis zeigt sich in einer Vielzahl von Erscheinungsformen:

- Bei der Meningokokkenerkrankung treten in den ersten vier bis sechs Stunden unspezifische frühe Symptome (Fieber, Reizbarkeit und Appetitlosigkeit) auf. Darauf folgen (median nach acht Stunden) frühe Symptome der Sepsis: Beinschmerzen, abnormale Hautfarbe und kalte Hände und Füße. Später (13–22 Stunden) treten klassische Meningitissymptome auf: purpurartiger Ausschlag, Bewusstseinsstörungen und Meningismus.
- Fieber, Erbrechen, Reizbarkeit oder Schläfrigkeit, Kopfschmerzen und Lichtempfindlichkeit
- Status epilepticus mit Fieber

Die tuberkulöse Meningitis macht etwa 5–10 % der extrapulmonalen Fälle von Tuberkulose aus. Sie tritt häufig innerhalb von sechs Monaten nach der initialen Tuberkuloseinfektion auf, und zwar nach hämatogener Dissemination oder Ruptur eines subependymalen Herdes in den Subarachnoidalraum. Fieber ist das häufigste Symptom, und Meningismus (zum Beispiel Nackensteifigkeit) ist der häufigste Befund bei der Vorstellung. Die Inzidenz ist bei Kindern im Alter von ein bis fünf Jahren am höchsten. Die drei anerkannten Stadien sind:

- Bewusst, mit unspezifischen Symptomen (Fieber, Nachtschweiß, Appetitlosigkeit, Gewichtsverlust, Müdigkeit) und keine neurologischen Symptome
- Auftreten neurologischer Symptome: Kopfschmerzen, Verwirrung, Schläfrigkeit, Nackensteifigkeit
- Stupor, tiefere Bewusstlosigkeit, fokale neurologische Symptome

Beziehung zwischen Meningitis und Fieber

Fieber bei bakterieller Meningitis

- ist das häufigste Symptom bei Kindern jenseits des neonatalen Alters aufgrund der Anwesenheit von entzündungsfördernden Mediatoren, insbesondere IL-1 und TNF im Blut oder im Zentralnervensystem. Bei Meningokokken-Erkrankung ist Fieber das erste Symptom bei Kindern unter fünf Jahren und 94 % entwickelten Fieber zu einem bestimmten Zeitpunkt.
- ist selten bei Neugeborenen. Es tritt bei 30 % der Neugeborenen mit *E.-coli*-Meningitis auf. Neugeborene haben eine eingeschränkte Fähigkeit, Zytokine zu produzieren, was die häufige Fieberfreiheit erklären könnte.
- ist normalerweise sehr hoch bei älteren Kindern. Temperaturen zwischen 40 und 41°C sind häufig, mit einem Durchschnitt von 39,2°C. Die Höhe des Fiebers hängt vom Alter des Patienten und von den verursachenden Organismen ab. Die Inzidenz von Fieber beträgt 71 % bei Meningokokken-Infektion, 88 % bei Staphylokokken-Infektion und 90 % bei Infektionen mit *H. influenzae* Typ B. Kinder mit tuberkulöser Meningitis zeigen die höchste Inzidenz von Fieber mit 97 % [19].

- ist abwesend in seltenen Fällen von schwerer Infektion. Mit Hypothermie geht eine schlechte Prognose einher.
- kann als fieberbedingte Krämpfe mit Meningitis als zugrunde liegender Ursache auftreten. Diese Kinder sind normalerweise symptomatisch (zum Beispiel beeinträchtigtes Bewusstsein), bevor die Krämpfe auftreten. Merkmale wie ein komplexer Anfallstyp (zum Beispiel lang anhaltend oder fokal) deuten auf eine mögliche Meningitis hin.
- ist ein wichtiges Symptom bei der Überwachung der Therapie, zum Beispiel ist die Normalisierung des Fiebers ein deutlicher Hinweis auf ein gutes Ansprechen und eine Verbesserung. Bei Patienten, die nicht auf die Therapie ansprechen, können die folgenden Fieberverläufe auftreten:
  - Anhaltend für vier bis sieben Tage
  - Lang anhaltend mit mehr als sieben Tagen
  - Sekundäres Fieber (Fieber, das nach mindestens einem fieberfreien Tag wieder auftritt)

Folgende Überlegungen sollten bei persistierendem oder anhaltendem Fieber angestellt werden:

- Die Antibiotika oder die Dosierung sind zur Therapie der Meningitis ungeeignet
(zum Beispiel Verabreichung von Penicillin bei Staphylokokken-Meningitis).
- Die Meningitis kann aseptisch oder eine tuberkulöse Meningitis sein.
- In Tab. 5.14 sind Komplikationen aufgeführt.

Tab. 5.14 Ursachen für persistierendes, anhaltendes und sekundäres Fieber bei Meningitis

Persistierend
• Ursächliche Erreger *Streptococcus pneumoniae* oder *Haemophilus influenzae,* Pilze
• Infektionsherde
• Nosokomiale Infektion
• Subdurale Effusion
• Arzneimittelfieber
• Phlebitis
Anhaltend
• Subdurale Effusion
• Arzneimittelfieber
• Arthritis
Sekundär
• Ursächliche Erreger *Streptococcus pneumoniae* oder *Haemophilus influenzae,* Pilze
• Nosokomiale Infektion
• Subdurale Effusion
• Arzneimittelfieber

- Das Kind muss einer gründlichen Neuevaluierung unterzogen werden, um den Grund für das Fieber zu finden.
- Morbidität und Mortalität sind höher als bei den Fällen, die auf die Behandlung angesprochen haben.

Tierexperimente zur Meningitis haben wesentliche Informationen über die Fieberpathophysiologie der Krankheit geliefert. Eine Fieberstudie an experimenteller Meningitis bei Kaninchen ergab, dass eine hohe Körpertemperatur einen direkten inhibierenden Effekt auf die Bakterienwachstumsrate im Liquor cerebrospinalis hat. Je niedriger die Temperatur ist, desto höher ist die Bakterienwachstumsrate. Fieber ist also wahrscheinlich eine Abwehrreaktion des Wirtes bei dieser Krankheit. Humane Studien kommen zu ähnlichen Ergebnissen. Die berichtete Gesamttodesrate bei 100 Kindern mit Meningokokkeninfektion (55 hatten Meningitis) deutete nicht auf eine schlechte Prognose hin, aber alle Kinder mit Hypothermie starben [19].

In einer Studie mit 476 Kindern mit Meningitis wurden 90 % der Patienten mit *S. pneumoniae* und *N. meningitidis* innerhalb von fünf Tagen nach der antibiotischen Therapie fieberfrei, im Vergleich mit 72 % der Patienten mit *H.-influenzae*-Meningitis. Die Rate an persistierendem Fieber, anhaltendem Fieber und sekundärem Fieber betrug 13, 13 bzw. 16 % [20]. Meningitis-Komplikationen sind nach der routinemäßigen *H.-influenzae*-Impfung seit 1992 und der seit kurzem erfolgenden Pneumokokken-Impfung zurückgegangen, treten aber weiterhin bei anderen Arten von bakterieller Meningitis auf, einschließlich persistierendem und anhaltendem Fieber.

Laborbefunde umfassen:

- Typische Liquor-cerebrospinalis-Befunde (Tab. 5.15) und Identifizierung der Erreger im Liquor und/oder in Blutkulturen und/oder durch Polymerasekettenreaktion. Zusätzliche positive Befunde bei tuberkulöser Meningitis sind d er Nachweis von säurefester Bakterien in Liquor, Magenflüssigkeit, Sputum (Ziehl-Neelsen-Färbung), Tuberkulin-Test >5 oder 10 mm Induration, Kontaktgeschichte zu Tuberkulose und radiologische Hinweise auf ein Tuberkulom und/oder andere Veränderungen im Zentralnervensystem, wie Hydrocephalus.
- Eine polymorphkernige Leukozytose und eine hohe Konzentration an C-reaktivem Protein im Blut.
- Hohe Prokalzitoninkonzentration (>0,5 ng/mL). Prokalzitonin ist eine Vorstufe von Kalzitonin, das früher als C-reaktives Protein und IL-6 eine bakterielle von einer viralen Meningitis unterscheiden kann. Die Prokalzitoninkonzentration ist auch bei schwererer Erkrankung erhöht.
- Andere Abnormalitäten: Inadäquate Sekretion von Antidiuretischem Hormon (ADH) mit Hyponatriämie, Wasserretention, erhöhter intrakranieller Druck, disseminierte intravasale Gerinnung (DIC; sich manifestierend als Thrombozytopenie, erhöhte Konzentration an Fibrinabbauprodukten und verlängerte Prothrombin- und partielle Thromboplastinzeit).

Tab. 5.15 Übliche Liquor-cerebrospinalis-Befunde bei verschiedenen Infektionen des zentralen Nervensystems im Vergleich zu fehlender Infektion (normal)

Normal	Anzahl an Zellen pro mm^3	Protein mg/dL	Liquor-Serum-Glukose-Verhältnis %
Normal	0–5 (Lymphozyten)	20–40	>50
Bakterielle Meningitis	100 bis 1000 (PMN)	100–500	<0,5
Tuberkulose	30–600 (Lymphozyten)[a]	>100 bis 3 g	<0,5
Virale Meningitis	100–2000 (Lymphozyten)[a]	Normal bis 200	Normal
Enzephalitis	Normal bis wenige hundert	50–100	Normal
Abszess	10–100 (PMN/Lymphozyten)	30–200	Normal

PMN polymorphkernige Zellen
[a]PMN sind anfangs überwiegend, nach 48 Stunden Lymphozyten

Komplikationen sind Krämpfe, neurologische Beeinträchtigungen, Lähmung der Hirnnerven, subdurale Ansammlung, Blindheit, Hydrocephalus, zerebrale Herniation und Taubheit.

Die Therapie besteht aus einer schnellen intravenösen Verabreichung von Antibiotika. Neugeborene werden mit Cefotaxim, Penicillin (oder Ampicillin) und Gentamicin für eine Dauer von zwei (Gruppe-B-Streptokokken und Listeria) oder drei Wochen (Gram-negative Bakterien) behandelt. Ältere Kinder werden mit einem Cephalosporin der dritten Generation, Cefotaxim oder Ceftriaxon, behandelt. Die Behandlung der tuberkulösen Meningitis ist in Tab. 5.16 dargestellt. Dexamethason wurde für die Behandlung der bakteriellen Meningitis vorgeschlagen. Es hat sich gezeigt, dass die frühzeitige Verabreichung von Dexamethason die Dauer des Fiebers, die Zytokinkonzentration und das Auftreten von Hörschäden reduziert. Es ist vor allem bei *H.-influenzae-* und *S.-pneumoniae*-Meningitis von Vorteil, wenn es zusammen mit oder vor Antibiotika gegeben wird.

Die intravenöse Flüssigkeitszufuhr sollte eingeschränkt werden, um Auswirkungen einer inadäquaten ADH-Wirkung und zerebrale Ödeme zu minimieren.

Tab. 5.16 Empfohlene Behandlung von Kindern mit Tuberkulose

Medikament	Tagesdosis in mg	Maximale Tagesdosis in mg/kg/Tag	Hauptnebenwirkungen
Isonicotinsäurehydrazid	10	300	Periphere Neuropathie
Rifampicin	10–20	600	Hepatitis
Pyrazinamid	25–35	2000	Hepatotoxizität
Ethambutol	15–20	2000	Optikusneuritis
Streptomycin	40	1000	Ototoxizität

Die Überwachung von Elektrolyten und Körpergewicht ist wichtig für die Regulierung des Flüssigkeits- und Elektrolythaushalts.

Koma, Schock, Krämpfe und Hypothermie sind mit einer schlechten Prognose verbunden. Kinder mit tuberkulöser Meningitis erholen sich in der Regel vollständig, wenn sie bei der Vorstellung bei vollem Bewusstsein sind, während bei Kindern im Koma eine hohe Rate an neurologischen Beeinträchtigungen und Todesfällen zu verzeichnen ist. Je jünger das Kind ist, desto schlechter ist die Prognose.

Virale Meningitis

Die tatsächliche Inzidenz der viralen Meningitis ist unbekannt, hauptsächlich, weil der Liquor cerebrospinalis bei aseptischer Meningitis häufig nicht auf Viren untersucht wird. Die Inzidenz der nachgewiesenen viralen Meningitis beträgt 0,05/1000 Lebendgeburten. Da durch die routinemäßige Impfung das Auftreten der bakteriellen Meningitis erheblich abgenommen hat, werden die meisten Kindermeningitiden in Industrieländern nun durch Viren verursacht. Die häufigsten Erreger sind weiterhin Nicht-Polio-Enteroviren (Echoviren und Coxsackieviren). Die Mumps-Meningitis, die vor der Kombinationsimpfung gegen Masern, Mumps und Röteln (MMR) im Jahr 1988 die häufigste Form der viralen Meningitis darstellte, ist dramatisch zurückgegangen. Die Symptome ähneln denen der bakteriellen Meningitis, sind jedoch in der Regel mild und die Kinder erscheinen allgemein gesund. Diese Infektion betrifft vor allem ältere Kinder.

Die Körpertemperatur liegt in der Regel zwischen 38,5 und 39,5°C, selten höher. Fieber zusammen mit Benommenheit und Reizbarkeit sind die wichtigsten Symptome bei der Vorstellung. Die Inzidenz von Fieber liegt bei etwa 70 %.

Von den verschiedenen Zytokinen, die Fieber auslösen können, scheint INF-gamma, das im intrathekalen Raum gebildet wird, mit der Pathogenese der viralen Meningitis und der Entstehung von Fieber in Zusammenhang zu stehen. Die INF-gamma-Konzentration im Liquor korreliert gut mit dem Schweregrad der Fieberepisoden.

Laborbefunde schließen klaren oder selten opalisierenden Liquor ein. C-reaktives Protein und Leukozytenzahl sind in der Regel normal. Procalcitonin ist ein nützlicher Marker zur Unterscheidung von bakterieller und aseptischer Meningitis.

Die Diagnose erfordert die Isolierung des spezifischen Virus aus dem Liquor und/oder einen vierfachen Anstieg des Virus-Antikörpertiters. Viele Viren können schnell durch Immunfluoreszenzuntersuchung des Liquor identifiziert werden. Die Prognose ist sehr gut.

5.8.2 Akute virale Enzephalitis

Bei der akuten viralen Enzephalitis handelt es sich um eine Erkrankung mit akutem Ausbruch und raschem Fortschreiten, die in der Regel durch Herpes-simplex-Virus verursacht wird. Andere Viren sind Varizella, Cytomegalo-, Epstein-Barr, Coxsackie-, Echo-, Polio-, Mumps-, Masern- und Adenovirus. Die jährliche Inzidenz beträgt 8,8/100.000 Kinder unter 16 Jahren [21].

Die klinischen Merkmale hängen von der Art des verursachenden Virus, dem Alter des Patienten und dem Schweregrad der Infektion ab. Häufig beginnt die Erkrankung mit plötzlich einsetzendem Fieber, Kopfschmerz und Erbrechen. Anzeichen von Meningismus und Nackensteifigkeit fehlen häufig. Auf eine Enzephalitis deuten Benommenheit, Lähmungen, Koma, Krampfanfälle (Fieberkrampf), Ataxie, Tremor, geistige Verwirrung oder Übererregbarkeit hin. Ataxie ist häufig, insbesondere nach einer Varizella-Enzephalitis.

Fieber ist bei viraler Enzephalitis unabhängig vom auslösenden Erreger häufig. Bei 30 % der Patienten mit Mumps-Enzephalitis, bei 85 % mit Coxsackievirus-B-Enzephalitis und bei 90 % der Patienten (ein Drittel hatte Fieber von mehr als 39°C) mit Herpes-Enzephalitis [22] war es vorhanden. Fieber, Lethargie und Kopfschmerzen können vier bis fünf Tage andauern, bevor andere Symptome (wie Verhaltensstörungen) auftreten.

Die Labordiagnose der Herpes-Enzephalitis basiert hauptsächlich auf dem Nachweis mittels Polymerasekettenreaktion aus dem Liquor, der sehr sensibel und spezifisch ist. Das Elektroenzephalogramm zeigt häufig paroxysmale fokale Anomalien (zum Beispiel langsame Komplexe alle zwei bis drei Sekunden) in den betroffenen Schläfenbereichen. Das Computertomogramm des Kopfes kann zusätzlich zu einem diffusen Hirnödem charakteristische Läsionen mit geringer Dichte in diesen Bereichen zeigen. Ein Kernspintomogramm ist besser, um ein- oder beidseitige Läsionen im Schläfenbereich nachzuweisen.

Die Behandlung mit Acyclovir sollte bei allen Fällen vermuteter Enzephalitis begonnen werden, während auf die Laborbestätigung gewartet wird.

Die subakute sklerosierende Panenzephalitis (SSPE) ist eine fortschreitende entzündliche Erkrankung des Zentralnervensystems, die durch eine persistierende, aberrante Masernvirusinfektion verursacht wird und durch einen fortschreitenden Verlust der intellektuellen Leistungsfähigkeit, mit Verhaltens- und Lernschwierigkeiten, häufig einhergehend mit abnormen myoklonischen Bewegungen, gekennzeichnet ist. Hohe Antikörpertiter in Serum und Liquor bestätigen die Diagnose. Der mittlere Zeitraum zwischen Masern und dem Auftreten der SSPE beträgt etwa zehn Jahre. Die MMR-Impfung hat zur nahezu vollständigen Eliminierung der SSPE geführt. Fieber ist kein Teil der SSPE.

5.8.3 Hirnabszess

Hirnabszesse sind bei Kindern selten. Sie können als Komplikation einer Mittelohrentzündung, Mastoiditis, Sinusitis oder Meningitis oder einer Infektion eines Ventrikuloperitoneal-Shunts, nach einem Trauma oder einem chirurgischen Eingriff am Schädel oder als Folge einer hämatogenen Ausbreitung bei Kindern mit azyanotischem angeborenem Herzfehler auftreten.

Fieber war der häufigste klinische Befund in einer Studie [23] mit 101 Kindern mit Hirnabszess, der bei 80 % der Kinder auftrat, gefolgt von Erbrechen, Kopfschmerzen, Krampfanfällen, fokalen neurologischen Störungen und Lethargie. Papillenödem und Meningismus waren auch häufig. Die Gesamtmortalität betrug

30 %. Hohes Fieber, Alter unter einem Jahr, multiple Hirnfoci und das Vorhandensein von Meningismus oder Koma haben eine schlechtere Prognose.

Die häufigsten auftretenden Erreger sind *S. aureus,* Streptokokken und Gram-negative aerobe Bakterien.

Laborbefunde der Liquorkulturen sind in der Regel negativ, es sei denn, der Abszess ist in die Ventrikel eingedrungen. Ein Computertomogramm zeigt das charakteristische Merkmal einer ringförmigen Läsion.

Die Therapie besteht aus einer antimikrobiellen Behandlung (Cephalosporin der dritten Generation, Vancomycin und Metronidazol) mit oder ohne chirurgischer Entfernung oder Aspiration.

5.9 Osteomyelitis und septische Arthritis (siehe auch Kap. 12: Differenzialdiagnose: Arthritis)

Als Komplikation einer Septikämie oder aufgrund eines lokalen Traumas (zum Beispiel Wunde, Abschürfung) kann eine Knocheninfektion auftreten. Die akute hämatogene Osteomyelitis betrifft am häufigsten die schnell wachsende Metaphyse der langen Knochen. Die häufigsten betroffenen Knochen sind Femur und-Tibia. Die septische Arthritis ist in der Regel hämatogen erworben oder das Ergebnis einer Ausweitung einer osteomyelitischen Läsion. Das Knie ist am häufigsten betroffen. *Staphylococcus aureus* ist das häufigste infektionsverursachende Bakterium (verantwortlich für 90 % der Fälle), gefolgt von *Kingella kingae, Streptococcus pneumonia, S. pyogenes* und *Pseudomonas aeruginosa* als weniger häufige Ursachen. Kinder mit Sichelzellanämie und anderen Hämoglobinopathien sind einem erhöhten Risiko für Osteomyelitis durch nichttyphoide Salmonellen ausgesetzt.

Diese Infektion äußert sich bei

- Neugeborenen durch Unruhe und Schmerzempfindlichkeit bei Berührung der betroffenen Stelle. Die Bewegung der betroffenen Extremitäten ist eingeschränkt (Pseudoparalyse). Das Fieber ist entweder mild oder fehlt.
- älteren Kindern durch hohes Fieber, Gehunlust, Knochenschmerzen und Hinken (wenn die unteren Extremitäten betroffen sind). Bei der Untersuchung zeigen sich lokale Schmerzen, Schmerzempfindlichkeit, Wärme und Rötung der betroffenen Stelle.

Die Diagnose basiert auf den folgenden Kriterien:

- Isolierung bakterieller Erreger oder positiver Nachweis durch Polymerasekettenreaktion aus Blut (positiv in 30 bis 60 % der Fälle), Knochen oder Gelenk. Durch Nadelaspiration des Weichgewebes oder Inzision und Drainage des Knochens kann der Organismus gefunden werden. Bei der septischen Arthritis ergibt die Gelenkflüssigkeitsaspiration in der Regel purulente Exsudate mit >50.000 Leukozyten/mm^3, Gram-positive Kokken und eine positive Kultur.

Leukozytose und erhöhte Konzentration an C-reaktivem Protein sind in der Regel vorhanden. C-reaktives Protein ist ein sehr zuverlässiger Parameter, um die Wirksamkeit der Behandlung und die Genesung zu bewerten.
- Radiologische Befunde (Weichteilschwellung, Knochenrarefizierung, Periostanhebung, Knochennekrose) sind während der ersten beiden Wochen der Infektion möglicherweise nicht vorhanden. Vor der Sichtbarkeit einer Läsion im Röntgenbild ist ein nuklearmedizinisches Knochenszintigramm (mit erhöhter Isotopaufnahme) ein wertvolles Hilfsmittel zur Diagnose und häufig positiv.

Fieber ist das häufigste Symptom einer Knocheninfektion und tritt bei 90 % der Patienten bei der Aufnahme mit einer durchschnittlichen Körpertemperatur von 39,1 °C auf [24]. Die Mehrheit der Patienten, die bei der Aufnahme fieberfrei sind, entwickeln während der nachfolgenden 48 Stunden nach der Aufnahme Fieber. Das Fieber normalisiert sich während der ersten Woche trotz Antibiotikatherapie in der Regel nicht. Das Fieber bleibt in der Regel vier bis fünf Tage nach der Behandlung erhöht. Daher bedeutet das Vorhandensein von anhaltendem und hohem Fieber während der Behandlung nicht unbedingt ein Versagen der Antibiotikatherapie.

Die initialen Antibiotika umfassen in der Regel intravenöses Ceftriaxon mit Clindamycin, Flucloxacillin oder Fucidin für drei bis sechs Wochen.

5.10 Virale Exantheme

Virale Exantheme sind häufige Ursachen für Fiebererkrankungen bei Kindern. Mehr als 50 virale Erreger sind bekannt, die Ausschlag verursachen. In der Vergangenheit wurden Exantheme in der Reihenfolge nummeriert, in der sie von anderen Exanthemen unterschieden wurden. So war das erste virale Exanthem Masern, das zweite Scharlach, das dritte Röteln, das vierte die sogenannte Filatov-Dukes-Krankheit (die heute nicht mehr als Entität anerkannt wird) das fünfte Erythema infectiosum und das sechste Exanthema subitum. Je mehr Exantheme beschrieben wurden, desto unpraktischer wurde die numerische Zuordnung.

5.10.1 Masern

Der erste schriftliche Nachweis von Masern wird dem persischen Arzt Razes des zehnten Jahrhunderts zugeschrieben; zuvor dachte man, dass Masern eine milde Form von Pocken war. Sydenham im 17. Jahrhundert zeichnete ein genaues klinisches Bild der Krankheit, einschließlich der Beschreibung ihrer Komplikationen. Als die USA im 17. und 18. Jahrhundert von Masern heimgesucht wurden, glaubte man noch, dass die Infektion eine Folge von Pocken war. Das Masernvirus wurde 1938 erstmalig kultiviert.

Bevor es den Impfstoff gab, lag die Masernerkrankungsrate weltweit bei nahezu 100 % und Masern waren eine bedeutende Todesursache. Die Masernimpfung führte zu einem Rückgang der Maserntodesfälle um etwa 80 % und verhinderte zwischen 2000 und 2015 geschätzte 20,3 Millionen Todesfälle [25]. In Entwicklungsländern ohne Impfung erkranken fast alle Kinder im Alter bis vier Jahre an Masern, wobei die höchste Inzidenz in der zweiten Hälfte des zweiten Lebensjahres zu verzeichnen ist. Die Mortalität lag in der Vergangenheit zwischen 15 und 25 %. In jüngster Zeit ist die Sterblichkeit in den Entwicklungsländern schrittweise zurückgegangen. Der wichtigste Faktor, der die Mortalität beeinflusst, ist ein schlechter Ernährungszustand, der zu einem Mangel an zellvermittelter Immunität und häufig zum Tod durch Riesenzellpneumonie, Diarrhöe oder Einschlusskörper-Enzephalitis führt.

Masern werden durch Paramyxoviren verursacht, das durch Tröpfchen von Person zu Person übertragen wird. Die Inkubationszeit beträgt etwa elf Tage. Die Verbreitung des Virus erfolgt in folgenden Schritten:

- Eindringen des Virus in die Epithelzellen der Bindehaut und der oberen Atemwege
- Virale Antigene aktivieren Makrophagen und T-Zellen, um die proinflammatorischen Zytokine TNF, IL-1β, IL-6 und IL-17 zu produzieren. Die IFN-Produktion wird unterdrückt.
- Die Menge an IL-2-Rezeptoren mit hoher Affinität steigt vor dem Ausbruch des Ausschlags und bleibt mehrere Wochen lang erhöht
- Nach der Ausbreitung bis zum fünften Tag auf die mononukleären Phagozyten in Leber und Milz setzt das Virus seine Ausbreitung bis zum achten Tag über das Blut in sein Zielgewebe (Auge, Lungen- und Darmepithel) fort. In diesen Stadien wird die Virusausbreitung durch natürliche Killerzellen und zytotoxische T-Zellen begrenzt. Die B-Zellen werden zur Antikörperproduktion angeregt.
- Komplikationen treten bei etwa 30 % der Fälle auf und umfassen Pneumonie (viral oder bakteriell), Mittelohrentzündung, Gastroenteritis, Laryngitis, Enzephalitis, Bronchiektasie, Reaktivierung von Tuberkulose und SSPE.

Fieber bei Masern: Klinisch verläuft die Infektion in folgenden Stufen:

- Die Präexanthem-Phase äußert sich wie eine gewöhnliche Erkältung, mit plötzlichem hohen Fieber, Niesen, trockenem Husten und Konjunktivitis. Die Temperatur steigt allmählich an und erreicht ein Niveau zwischen 39 und 40,5°C, das vier bis sieben Tage andauert. Ungefähr 24 Stunden vor dem Auftreten des Exanthems können bei etwa 80 % der Fälle kleine (etwa 1 mm) weißliche Flecken in der Schleimhaut der Wangen gegenüber den unteren Backenzähnen als Koplik-Flecken erkannt werden.
- Das Exanthem tritt auf dem Höhepunkt der Symptome bei einer Temperatur von etwa 39,5°C auf. Der Ausschlag erscheint zuerst hinter den Ohren und breitet sich dann über das Gesicht, den Hals, den Rumpf und die Extremitäten aus. Er beginnt am dritten Tag abzuklingen. Während der Exanthem-Phase erreicht das Fieber in der Regel am zweiten oder dritten Tag seinen Höhepunkt

und fällt dann innerhalb von 24 Stunden ab. Fieber, das über den dritten Tag hinaus anhält, kann auf eine bakterielle Komplikation hinweisen. Es gibt Anzeichen einer Pharyngitis, einer zervikalen Lymphadenopathie und gelegentlich einer milden Splenomegalie. Kurz nach dem Auftreten des Ausschlags wird das Kind anerg, mit Unterdrückung der verzögerten Hypersensitivität gegenüber Hauttestantigenen und verminderter Lymphoproliferation und Lymphokinproduktion als Reaktion auf mitogene Stimuli. Die Infektiosität nimmt mit dem Auftreten des Hautausschlags erheblich ab.

Laborbefunde: Die Blutuntersuchungen zeigen oft Leuko- und Lymphopenie. Die Unterdrückung der Immunfunktion zeigt sich in vivo durch den Verlust der Reaktion auf den Tuberkulin-Hauttest. Die Diagnose von Masern kann durch Masern-Komplementbindung oder Hämagglutinations-Antikörpertest bestätigt werden. Blut oder Speichel können verwendet werden, um masernspezifische IgA nachzuweisen.

Therapie: Paracetamol oder Ibuprofen können zur Linderung von Fieber und Schmerzen eingenommen werden. Aspirin sollte wegen des Risikos eines Reye-Syndroms vermieden werden. Gamma-Globulin (0,25 mg/kg) innerhalb von fünf Tagen nach Exposition gegenüber Masernviren verhindert die Erkrankung. Die Behandlung erfolgt symptomatisch. Orales Vitamin A (400.000 IE) kann die Mortalität bei Kindern in Entwicklungsländern verringern.

5.10.2 Varizellen

Das Varizella-Zoster-Virus ist ein Mitglied der Herpesvirus-Familie. Hautausschlag ist häufig das erste Anzeichen für den Ausbruch der Varizellen, insbesondere bei Kleinkindern. Ältere Kinder und Erwachsene können ein bis zwei Tage vor dem charakteristischen Exanthem prodromale Symptome haben, die Fieber in der Regel im Bereich von 38 bis 38,5°C (Temperatur bis zu 40,5°C kann selten während der ersten drei Tage auftreten), allgemeines Unwohlsein, Kopfschmerzen und Bauchschmerzen umfassen. Das charakteristische Exanthem von Flecken und Knötchen erscheint zuerst auf dem Rücken und breitet sich dann auf den restlichen Rumpf, das Gesicht und den Kopf aus. Die Läsionen entwickeln sich von Flecken über Knötchen zu Bläschen und beginnen innerhalb von acht bis zehn Stunden zu verkrusten. Typischerweise finden sich diese Läsionen gleichzeitig.

Wenn Windpocken vier Tage nach der Geburt bei der Mutter auftritt, entwickeln Neugeborene innerhalb von fünf bis zehn Tagen nach der Geburt schwere Windpockenerkrankung. Die Erkrankung ist mit einer Mortalität von etwa 20 % verbunden, die auf disseminierte Windpocken zurückzuführen ist, in der Regel mit schwerer Pneumonitis. Treten die maternalen Varizellen 10–20 Tage vor der Entbindung, führt die Übertragung mütterlicher Antikörper zu einer weniger schweren Erkrankung.

Zu den Komplikationen gehören in etwa 1 % der Fälle eine Lungenentzündung (vor allem bei Erwachsenen und Neugeborenen), bei der im Röntgenbild knotige

Infiltrate zu erkennen sind, eine sekundäre Staphylokokken-Hautinfektion, thrombozytopenische Purpura, zerebelläre Ataxie und Enzephalitis. Eine sekundäre bakterielle Infektion durch Staphylokokken und Streptokokken kann tödlich sein und erfordert dringend eine Behandlung. Varizellen sind schwerwiegend und können bei Patienten mit geschwächter zellulärer Immunität, wie zum Beispiel bei Patienten, die zytotoxische Medikamente erhalten, tödlich sein. Kinder mit Hypogammaglobulinämie erholen sich normalerweise von Varizellen.

Therapie: Die Mehrheit der Patienten benötigt keine besondere Behandlung. Aspirin sollte nicht eingenommen werden, da das Risiko eines Reye-Syndroms besteht. Juckreiz kann durch einfache lindernde Lotionen wie Calamin und orale Antihistaminika gemildert werden. Patienten mit schweren Varizellen oder mit Komplikationen sollten Acyclovir erhalten. Dieses antivirale Medikament fördert die Heilung der Haut und reduziert die Dauer des Fiebers. Ein Impfstoff ist heutzutage verfügbar und wird zunehmend zur Vorbeugung dieser Erkrankung eingesetzt. Die Impfung ist mit einem erhöhten Risiko für Fieberkrämpfe verbunden und die prophylaktische Verwendung von Antipyretika vor der Impfung verhindert Fieberkrämpfe nicht.

5.10.3 Röteln

Das Rötelnvirus kann eine unauffällige oder schwere Infektion verursachen. Die Infektion ist in der Regel mild und Kinder präsentieren sich meist mit Halsschmerzen, Hautausschlag, Lymphadenopathie und geringem Fieber (selten über 39°C) über mehrere Tage. Das Fieber kann ein bis zwei, selten drei Tage andauern. Bei älteren Kindern, insbesondere bei weiblichen nach der Pubertät, ist die Infektion schwerer und dauert länger. In der Regel sind die Lymphknoten schmerzhaft und sichtbar vergrößert, wobei die postaurikulären, okzipitalen und posterioren Halslymphknoten betroffen sind, mit Polyarthralgie oder Arthritis.

Die Infektion mit dem Rötelnvirus ist für Kinderärzte wegen der möglichen fötal-maternalen Übertragung besonders wichtig. Die angeborene Infektion (Rötelnembryofetopathie) ist in den frühen Schwangerschaftswochen am höchsten, was sich in Augenerkrankungen (Katarakt, Retinopathie, Glaukom), sensorineuraler Taubheit, Herzerkrankungen (Ductus arteriosus, Stenose der Pulmonalarterie, Aortenstenose, Koarktation der Aorta oder Ventrikelseptumdefekt), neurologischen Störungen oder thrombozytopener Purpura manifestiert. Die Prävention maternaler Röteln erfolgt durch die routinemäßige Impfung aller Mädchen im Alter von 11 bis 14 Jahren und Frauen im gebärfähigen Alter, aber die MMR hat sich als erfolgreicher erwiesen, wenn es darum geht, die Rötelnembryofetopathie zu reduzieren, indem die Übertragung des Virus von Kindern auf schwangere Mütter verhindert wird. Röteln könnten, wie Masern, weltweit eliminiert werden, wenn eine umfassende Impfung erreicht würde.

5.10.4 Erythema infectiosum

Erythema infectiosum oder die fünfte Krankheit ist eine akute, ansteckende, benigne Erkrankung mit einem charakteristischen Ausschlag, der in der Regel bei Kindern im Alter von 5 bis 15 Jahren auftrifft. Die Infektion wird durch das Parvovirus B19 verursacht, das auch eine vorübergehende aplastische Krise bei Patienten mit hämolytischer Anämie, Knochenmarkversagen, Anämie und Hydrops während der Schwangerschaft und Arthritis ähnlich der rheumatoiden Arthritis verursachen kann.

Fieber bei Erythema infectiosum: Während der fünf- bis zehntägigen Inkubationszeit können Kinder asymptomatisch sein oder milde grippeähnliche Symptome mit Fieber entwickeln. Der Ausschlag ist in der Regel die erste und einzige diagnostische klinische Manifestation der Erkrankung und tritt in 100 % der Fälle auf. Er beginnt im Gesicht mit „geschlagenen Wangen", der die Nase verschont, ähnlich wie bei Scharlach. Der Ausschlag breitet sich ein bis vier Tage nach dem Auftreten des Gesichtsausschlags auf Rumpf und Extremitäten aus. Der Ausschlag ist erythematomaculopapulös und neigt dazu, ein retikuläres oder spitzenartiges Muster anzunehmen, das vier bis sechs Tage andauert. Fieber wird bei etwa 23 % der Fälle beobachtet. Häufige mit dem Krankheitsbild verbundene klinische Befunde sind Juckreiz, Arthralgie/oder Arthritis (vor allem bei Erwachsenen) und Kopfschmerzen. Eine sehr seltene Komplikation ist Enzephalitis.

5.10.5 Exanthema subitum

Exanthema subitum ist eine häufige, sich selbst begrenzende Erkrankung, die durch das humane Herpesvirus-6 (HHV-6) verursacht wird, das 1988 identifiziert wurde. HHV-7 kann auch Exanthema subitum verursachen. Das Virus ist eine der Hauptursachen für Fiebererkrankungen mit Virämie und hoher Körpertemperatur (Durchschnitt 39,7°C). Manchmal kann das Virus Fieberkrämpfe, eine inapparente Infektion ohne Fieber oder Ausschlag ohne Fieber oder Fieber ohne erkennbaren Fokus verursachen. HHV-6 spielt eine Rolle bei medikamenteninduziertem Hypersensitivitätssyndrom, multipler Sklerose, chronischer lymphozytärer Thyreoiditis und chronischem Müdigkeitssyndrom.

Exanthema subitum ist das häufigste fiebrige Exanthem bei Kindern unter drei Jahren, das bis zu 20 % aller Fiebererkrankungen verursacht. Ungefähr 30 % der Kinder entwickeln irgendwann diese Krankheit. Neunzig Prozent aller Fälle treten bei Kindern im Alter von 6 bis 24 Monaten auf. HHV-6 stimuliert die Sekretion von proinflammatorischen Zytokinen wie IL-1β, IL-15, TNF-α und Interferon.

Vor dem Ausbruch der Krankheit kann es bei Kindern zu einer kurzen Phase der Reizbarkeit und des Unwohlseins kommen. Das Fieber beginnt plötzlich (manchmal mit einem Fieberkrampf), ist charakteristisch kontinuierlich (oder seltener intermittierend) und erreicht oft 40–41°C. Das Fieber hält bei etwa 75 % der Patienten drei bis vier Tage und bei den verbleibenden 25 % fünf bis sechs Tage

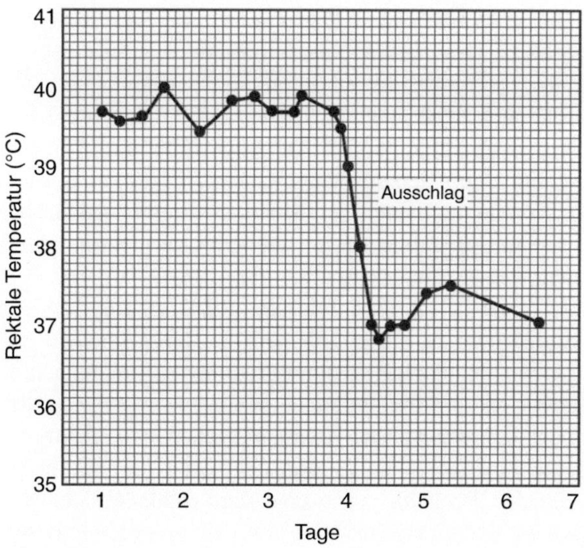

Abb. 5.3 Kontinuierlicher Fieberverlauf, wie es beim Exanthema subitum mit einem Temperaturabfall durch Krisen auftritt

an. In der Regel gibt es keinen Herd, der das Vorhandensein von Fieber erklären könnte, außer einer leichten Pharyngitis, einer subokzipitalen oder posterioren zervikalen Lymphadenopathie. Die Temperatur sinkt in der Regel innerhalb weniger Stunden um eine Krise, die mit dem Auftreten des Ausschlags zusammenfällt (Abb. 5.3). Der Ausschlag erscheint vorwiegend am Hals und auf der Brust und hält 24–36 Stunden an. Typischerweise geht es dem Kind gut und es hat kein Fieber, wenn der Ausschlag ausbricht.

Wenn das Fieber intermittierend ist, ist die Temperatur am Morgen normal oder leicht erhöht, steigt aber am frühen Abend auf 40 bis 40,5°C an. Das Fieber fällt in der Regel nach 24–36 Stunden.

Laborbefunde zeigen häufig eine Leukozytose von 12.000–20.000 Zellen mit einer leichten Zunahme der Neutrophilen.

5.11 Tropische Krankheiten

5.11.1 Tuberkulose

Tuberkulose ist eine der Hauptursachen für Morbidität und Mortalität weltweit. Obwohl die Zahl der gemeldeten Fälle vor allem in den Industrieländern zurückgegangen ist, erkranken jedes Jahr immer noch etwa eine Million Kinder an Tuberkulose, und etwa 210.000 sterben an den Komplikationen [26]. Kinder infizieren sich bei Erwachsenen, die aktiv erkrankt sind und Tuberkelbazillen aushusten.

Kinder selbst sind nicht ansteckend. Daher sollte jeder Versuch unternommen werden, um die Quelle zu identifizieren und zu beseitigen.

Neugeborenentuberkulose entsteht durch die Übertragung der Infektion von der Mutter auf das Neugeborene über die Plazenta oder das Fruchtwasser. Neugeborene zeigen Schwierigkeiten bei der Nahrungsaufnahme, Wachstumsstörungen, Gelbsucht, Atemnot oder Hepatosplenomegalie. Fieber ist normalerweise nicht vorhanden. Die Röntgenaufnahme des Brustkorbs zeigt eine Bronchopneumonie. Die Krankheit verläuft oft fulminant mit schneller Vermehrung der Tuberkelbazillen und minimaler Riesenzellbildung.

Ältere Kinder erleben oft eine typische Reaktivierung der Tuberkulose mit klassischen Symptomen wie Fieber (38–38,5°C), Nachtschweiß und Husten. Radiologisch ist eine parenchymale Läsion normalerweise nicht sichtbar, aber hilarische Lymphadenitis ist auffällig und kann zu einer Kompression des benachbarten weichen Bronchus führen, was zu Atemgeräuschen und nichtproduktivem Husten führt. Mit zunehmender Kompression oder nach Perforation eines infizierten Lymphknotens in den Bronchus kann eine segmentale Atelektase auftreten. Andere Präsentationen sind Erythema nodosum, Keratoconjunctivitis phlyctaenularis (als Folge einer Hypersensitivitätsreaktion) oder tuberkulöse Pneumonie, die radiologisch einer bakteriellen Pneumonie mit hohem Fieber, Husten und Dyspnoe ähnelt. Die hämatogene disseminierte Tuberkulose kann bei Kindern unter drei Jahren und innerhalb von zwei bis sechs Monaten nach der Infektion eine Miliartuberkulose verursachen. Die Erkrankung kann entweder plötzlich oder, was häufiger der Fall ist, indolent und langwierig sein, wobei in etwa 75 % der Fälle Fieberschübe auftreten. Zu den Begleitsymptomen gehören Appetitlosigkeit, Gewichtsverlust, Nachtschweiß und Dyspnoe. Mithilfe der Ophthalmoskopie können typische choroidale Tuberkel in der Netzhaut erkannt werden.

Extrapulmonale Manifestationen machen etwa 30 % der Fälle aus, von denen zwei Drittel eine Lymphadenitis der Halslymphknoten aufweisen, gefolgt von einer tuberkulösen Meningitis.

Die Diagnose von Tuberkulose wird durch folgende Kriterien etabliert:

- Kontakt mit einem infektiösen Fall in der Vergangenheit
- Symptome: anhaltender, unaufhörlicher Husten, anhaltendes Fieber und Müdigkeit, Nachtschweiß, Brustschmerzen und Gewichtsverlust
- Identifizierung der Mykobakterien (positiv bei etwa 30 bis 40 % der Fälle) in Sputum, frühmorgendlicher Magensaft, Pleuraflüssigkeit, Liquor oder anderen Geweben oder durch Polymerasekettenreaktion. Ein säurefester Abschnitt ist bei 10 bis 20 % positiv.
- Röntgenbefunde, oft in Form einer „ungeklärten Pneumonie", mit erweiterten mediastinalen Lymphknoten
- Positiver Tuberkulin-Test, der mit fünf Tuberkulin-Einheiten des gereinigten Proteinderivats durchgeführt wird. Eine positive Reaktion liegt vor, wenn nach 48-72 Stunden eine Verhärtung von 5 mm oder mehr vorhanden ist.
- Nachweis von *Mycobacterium-tuberculosis*-spezifischen Antigenen (IFN-γ-Release-Assays)

Fieber bei Tuberkulose kann in folgenden Situationen auftreten:

- Bei pulmonaler Tuberkulose, disseminierter Tuberkulose, zum Beispiel Miliartuberkulose, und bei extrapulmonaler Tuberkulose. Kinder mit kombinierter intrapulmonaler und extrapulmonaler Tuberkulose haben ein höheres Fiebermaximum und eine längere Fieberdauer als solche mit intrapulmonaler Tuberkulose allein.
- Als persistierendes Fieber ohne Fokus über mehrere Wochen und manchmal über mehrere Monate mit Präsentation als Fieber unbekannter Ursache.
- Bei HIV als Koinfektion, oft präsent als nicht abheilende Pneumonie. Diese ist trotz adäquater Anti-Tuberkulose- und HIV-Therapie von einer hohen Mortalität gekennzeichnet.
- Bei Hypersensitivität gegen Antituberkulosemedikamente (meist zwischen dem dritten und fünften Tag der Behandlung). Dies sollte bei jedem Patienten mit persistierendem Fieber nach Behandlungsbeginn in Betracht gezogen werden. Eine solche Medikamentenreaktion sollte vermutet werden, wenn das Fieber trotz Behandlung steigt und andere Manifestationen der Hypersensitivität wie Hautausschlag oder Eosinophilie auftreten.

Zur Behandlung von Tuberkulose verwendete Medikamente sind in Tab. 5.16 aufgeführt. Es wird ein Sechs-Monats-Regime für medikamentenempfindliche Tuberkulose mit Isoniazid und Rifampicin und Pyrazinamid für die ersten zwei Monate gefolgt von Isoniazid und Rifampicin für die verbleibenden vier Monate empfohlen. Dieses Regime heilt 99 % der Fälle. Wenn eine Arzneimittelresistenz möglich ist, sollte die Erstbehandlung Ethambutol, Streptomycin, Amikacin oder Ciprofloxacin beeinhalten. Kurzzeitige Regime mit vier Medikamenten in der initialen Phase werden zunehmend angewendet. Nach Beginn der Anti-Tuberkulosetherapie nimmt das Fieber in der Regel innerhalb von einer Woche und gelegentlich innerhalb von zwei Wochen nach Beginn der Medikation ab. Nebenwirkungen der Medikamente umfassen Hepatotoxizität (aufgrund von Isoniazid und Rifampicin) und Fieber, die hauptsächlich mit Pyrazinamid verbunden sind.

5.11.2 Malaria

Malaria wird durch einen Protozoen der Gattung *Plasmodium* übertragen, der von *Anopheles*-Mücken übertragen wird. Die vier Arten, die den Menschen häufig infizieren, sind *P. malariae* (benigne Malaria quartana), *P. vivax, P. ovale* (benigne Malaria tertiana) und *P. falciparum* (maligne Malaria tertiana). Während *P. vivax* vorwiegend die jüngsten Erythroblasten und *P. malariae* vorrangig ältere Erythrozyten infizieren, sind in beiden Fällen nicht mehr als 1–2 % der Erythrozyten gleichzeitig infiziert. *Plasmodium falciparum* greift dagegen alle Altersgruppen der Erythrozyten unterschiedslos an, was zu einer sehr hohen Infektionsrate und Mortalität führt. Die Zahl der Malariafälle und -todesfälle ist seit 2000 weltweit gesunken. Im Jahr 2013 gab es 584.000 Todesfälle und 198 Millionen Malariafälle. In vielen Teilen Afrikas werden mehr als 50 % der Todesfälle bei Kindern auf Malaria zurückgeführt [27].

Patienten mit *P.-falciparum*-Infektion weisen erhöhte Werte an Tumornekrosefaktor-alpha (TNF-α), löslichen IL-2-Rezeptoren und natürliche Killerzellaktivität, jedoch eine Abnahme des Verhältnisses zwischen CD4 und CD8-Lymphozyten. Das Niveau des TNF korreliert mit dem Schweregrad und der Mortalität bei Patienten mit dieser Infektion. Die Veränderungen des TNF korrelieren auch mit dem Anstieg und dem Rückgang der Körpertemperatur während der *P.-vivax*-Paroxysmen.

Kinder mit Malaria zeigen Fieber, Müdigkeit, Kopfschmerzen, Husten, Appetitlosigkeit, Übelkeit, Erbrechen, Durchfall, Bauchschmerzen und Dehydration. Die körperliche Untersuchung ergibt eine Splenomegalie (fast 100 % der Fälle) und häufig auch eine Hepatomegalie. Bei einer *P.-malariae*-Infektion kann ein nephrotisches Syndrom auftreten. Die klinischen Anzeichen einer zerebralen Malaria sind schwere Kopfschmerzen, Reizbarkeit, Delirium, Koma, Hyperpyrexie, Krämpfe und Meningismus.

Beziehung zwischen Malaria und Fieber: Es gibt eine starke positive Korrelation zwischen Malaria und Fieber. Malaria ist eine Hauptursache für Fieber und tritt in nahezu 100 % der Fälle auf. Von 11.480 fiebernden Kindern unter fünf Jahren aus Nairobi, Kenia, hatten 22 % Malaria [28]. Die klassische Periodizität des Fiebers tritt bei Kindern in den ersten Lebensjahren möglicherweise nicht auf, sondern intermittierende, kontinuierliche oder remittierende Verläufe. In endemischen Gebieten wird Malaria häufig allein aufgrund des Vorhandenseins von Fieber diagnostiziert und empirisch behandelt.

Ein Kind mit Fieber, das durch Malaria verursacht wird, könnte sich mit folgenden Symptomen präsentieren:

- Ein typischer tertiärer Paroxysmus (*P. vivax* und *P. ovale*) bei einem nicht immunen Kind mit Schüttelfrost und Rigor (normalerweise am Nachmittag oder Abend), der ein bis zwei Stunden dauert. Die Haut ist kalt und blass. Die nächste Stufe ist durch hohes Fieber bis zu 41°C gekennzeichnet, das zwei bis vier Stunden dauert. Die Haut ist trocken und warm, der Patient fühlt sich heiß und hat normalerweise Kopfschmerzen. Die letzten zwei bis vier Stunden sind durch ein Absinken der Körpertemperatur auf ein normales Niveau und Schwitzen gekennzeichnet. Bei tertiärer Infektion treten die Paroxysmen alle 48 Stunden (Abb. 5.3 und 5.4) auf, während bei quartärer Infektion die Paroxysmen alle 72 Stunden (Abb. 5.4) wiederkehren. Früh in der Infektion mit *P. falciparum* kann das Fieber unregelmäßig oder kontinuierlich sein. Schwere Parasitämie von 2 % oder mehr und hohes Fieber korrelieren signifikant.
- Fieberkrampf; Malaria ist die weltweit häufigste Ursache für Fieberkrämpfe
- Schwarzwasserfieber, ein Zustand der akuten intravasalen Hämolyse, die von Hämoglobinurie begleitet wird, als Komplikation einer *P.-falciparum*-Infektion
- Infektion mit Humanem Parvovirus B19, die zur Schwere der Anämie beiträgt. Das Virus ist hoch erythrotrop und infiziert erythroide Vorläuferzellen.
- Komplikation der Malaria, zum Beispiel Pneumonie oder Anämie
- Fieber unbekannter Ursache mit Fieber als einzigem Anzeichen für Malaria ohne Anämie oder Splenomegalie

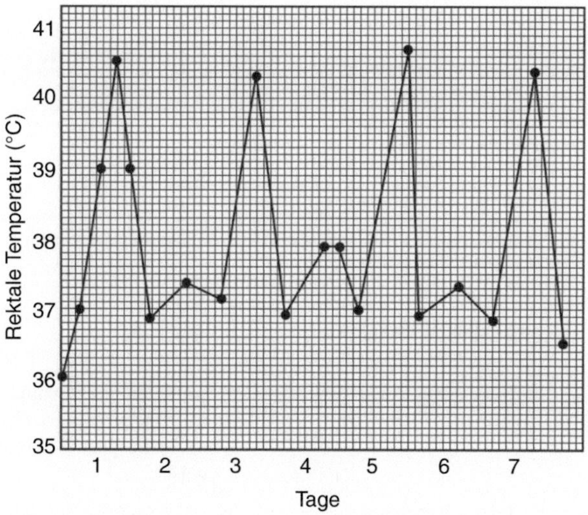

Abb. 5.4 Fieberzyklus bei Malaria tertiana, die durch *Plasmodium-vivax*-Infektion verursacht wird

- Wiederkehrendes Fieber Monate nach Behandlung der *P.-falciparum*-Malaria aufgrund eines Rückfalls

Die Diagnose ist leicht zu stellen, wenn die Kinder mit typische Fieberschübe haben. Eine definitive Diagnose wird durch Giemsa-gefärbte Blutausstriche (dicke Ausstriche erhöhen die Ausbeute) gestellt. Ein Schnelldiagnosetest kann unter Anwendung von ribosomaler Ribonukleinsäure (rRNA) des Parasiten durchgeführt werden. Die Laborbefunde umfassen Anämie (Hb: 5–11 g/dL), Leukopenie, Thrombozytopenie, Hyponatriämie und Hypoglykämie.

Therapie: Bei jedem Kind mit Verdacht auf oder bestätigter Malaria ist ein Krankenhausaufenthalt immer angezeigt, um Schweregrad und Ausmaß der Erkrankung zu beurteilen. Paracetamol wird häufig zur Fieberbehandlung verabreicht. Es wurde berichtet, dass Paracetamol die Parasitämie verlängern kann, obwohl die Beweise dafür als unzureichend angesehen werden. Chemoprävention und Therapie sind in Tab. 5.17 dargestellt. Chloroquin bleibt die Behandlung der Wahl für benigne Malarien, während Chinin bei *P.-falciparum*-Malaria verabreicht wird. Kinder, die Eisenpräparate erhalten, weisen möglicherweise ein erhöhtes Fieberrisiko bei schwerer Parasitämie auf (siehe Abschnitt zur Anämie in Kap. 6).

5.11.3 Brucellose

Brucellose ist in erster Linie eine zoonotische Infektion, die durch kleine, unbewegliche, Gram-negative Kokkobazillen der Gattung Brucella verursacht wird. Es

Tab. 5.17 Medikamente zur Prophylaxe und Behandlung von Malaria[a]

	Dosis	Unerwünschte Reaktion
Prophylaxe		
Chloroquin	5 mg Base/kg/wöchentlich	Retinale Schädigung
Fansidar	125–750 mg (je nach Alter)	Schwere mukokutane Reaktion
Therapie		
Chloroquin	10 mg/kg, gefolgt von 5 mg/kg in 6 h, dann 5 mg/kg zweimal täglich für zwei Tage	Magen-Darm-Beschwerden, Sehstörungen, Ausschlag
Chinin	25 mg/kg/Tag dreimal für 10 bis 14 Tage	Tinnitus
Primaquin	0,3 mg Base/kg einmal täglich für 14 Tage	Methämoglobulinämie, hämolytische Anämie (bei Glukose-6-Phosphat-Dehydrogenase-Mangel)

[a]Die Behandlung von Malaria ist weltweit sehr unterschiedlich und die Beratung zu Malariamedikamenten hängt vom jeweiligen Ort und der fachlichen Expertise ab

gibt vier für den Menschen wichtige pathogene Arten: *B. melitensis* (Maltafieber, vor allem bei Ziegen und Schafen), *B. abortus* (Abortusfieber bei Rindern), *B. suis* (Schweine) und *B. canis* (Hunde). Die Infektion wird durch direkten Kontakt mit infizierten Tieren oder deren Produkten und durch Verzehr von infizierter Milch, Milchprodukten oder Fleisch auf den Menschen übertragen. Weltweit treten jährlich mehr als eine halbe Million Fälle auf.

Die klinischen Merkmale der Brucellose hängen weitgehend von der Art des infektiösen Organismus ab. Die Infektion mit *B. melitensis* verursacht schwerere Symptome als Infektionen durch andere Arten. Fieber tritt in der Regel gemeinsam mit unspezifischen Symptomen von migräneartigen Gelenkschmerzen, Muskelschmerzen, Appetitlosigkeit und Nachtschweiß auf. Hepatosplenomegalie und zervikale Lymphknotenschwellung sind häufige Befunde.

Fieber tritt bei fast jedem Patienten (90–100 % der Fälle) auf als

- wellenförmiges Fieber, das sich über einen Zeitraum von ein bis drei Wochen allmählich entwickelt und dessen Temperatur ansteigt, um 39–40°C zu erreichen, dann wie eine Welle (Abb. 5.5) abfällt, um für zehn Tage auf normalem Niveau zu bleiben, bevor es wieder steigt.
- remittierender Verlauf mit plötzlichem Schüttelfrost. Das Fieber steigt am Nachmittag auf einen Höchstwert von 40,5°C und fällt in der Nacht auf ein normales Niveau.
- Fieber unbekannter Ursache, insbesondere in endemischen Gebieten.

Komplikationen umfassen Spondylitis, Osteomyelitis, granulomatöse Reaktion des Auges, Meningitis oder Meningoenzephalitis. Endokarditis verursacht durch

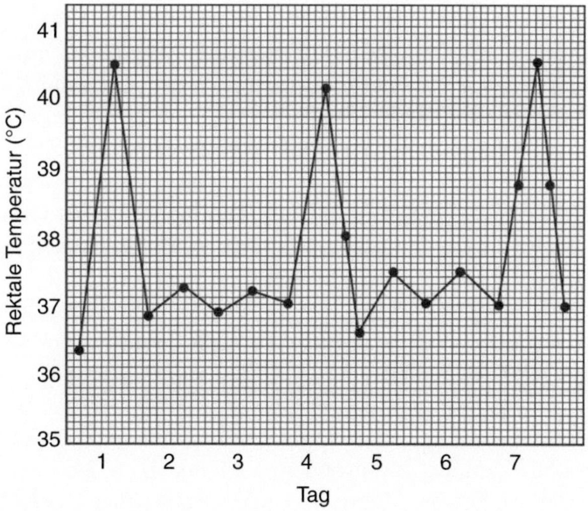

Abb. 5.5 Fieberzyklus bei Malaria quartana, die durch eine *Plasmodium-malariae*-Infektion verursacht wird

Brucella ist selten und für den Großteil der mit der Krankheit verbundenen Todesfälle verantwortlich.

Laborbefunde umfassen Anämie, Leukopenie, Lymphopenie und erhöhte Konzentrationen an Leberenzymen. Die Diagnose wird durch eine positive Kultur von Brucella-Organismen aus Blut oder Knochenmarkaspirat oder positive serologische Tests (Agglutinations-Titer von >1:80), IgM durch ELISA oder Polymerasekettenreaktion gestellt.

Therapie: Die beste Option ist eine Kombination aus Doxycyclin und Rifampicin für drei Wochen mit oder ohne Gentamicin. Rifampicin wurde auch erfolgreich in Kombination mit Streptomycin zur Behandlung von *Brucella*-Endokarditis eingesetzt.

5.11.4 Lyme-Krankheit

Borreliose umfasst sowohl Rückfallfieber als auch Lyme-Krankheit. Lyme-Krankheit ist eine entzündliche Multisystemerkrankung, die durch den Spirochäten *Borrelia burgdorferi* verursacht wird. Es wird durch die Hirschzecke *(Ixodes dammini)* übertragen. Lyme-Krankheit ist die häufigste durch Vektoren übertragene Krankheit in den USA. *Borellia burgdorferi* ist ein potenter Induktor von IL-1 in peripheren mononukleären Blutzellen. Die Lyme-Krankheit wird in drei Stadien unterteilt:

- Im ersten Stadium entwickelt sich eine grippeähnliche Erkrankung mit dem charakteristischen ringförmigen Hautausschlag (Erythema migrans), der bei etwa zwei Drittel der Patienten an der Stelle des Zeckenbisses auftritt. Die Gabe von Antibiotika in diesem Stadium kann spätere Stadien verhindern.
- Die zweite Stufe folgt zwei bis zwölf Wochen nach dem Zeckenbiss und ist durch eine disseminierte Infektion gekennzeichnet, die eine aseptische Meningitis und eine kraniale Neuritis (am häufigsten in Form einer Gesichtslähmung) sowie eine Karditis (am häufigsten in Form einer Herzblockade oder Myokarditis) verursacht.
- Die dritte Stufe ist durch oligoartikuläre Arthritis und Acrodermatitis chronica atrophicans sechs Wochen bis zwei Jahre nach dem Zeckenbiss bei 50–80 % der Patienten gekennzeichnet.

Makrophagen und B-Zellen produzieren sowohl proinflammatorische als auch antiinflammatorische Zytokine, insbesondere IL-1 und IL-6. IL-1 und IL-1-Rezeptorantagonist, die beide von Monozyten und Makrophagen produziert werden, können Einfluss auf den Verlauf der Arthritis nehmen. Eine hohe Konzentration an IL-1-Rezeptorantagonist und eine niedrige Konzentration an IL-1 können auf ein schnelles Abklingen der Arthritis hindeuten, während das umgekehrte Muster der Zytokinkonzentrationen auf eine Erholung hinweisen kann.

Fieber ist häufig ein frühes Krankheitssymptom, das innerhalb von 18 Stunden nach dem Biss auftritt. Es tritt zusammen mit anderen grippeähnlichen Manifestationen auf. In der Regel ist Fieber intermittierend und von geringer Intensität und wurde bei etwa 50 % der Kinder berichtet. Fieber kann jedoch bis zu 40°C erreichen und anhaltend sein, was zu einer Pyrexie unbekannter Ursache führen kann. Etwa einer von 80 Patienten präsentiert sich mit Fieber unbekannter Ursache, das als Fieber definiert wird, das mindestens eine Woche anhält, wobei es an den meisten Tagen vorhanden ist und die Diagnose nach einer Woche intensiver Untersuchungen unklar bleibt (Kap. 1). Es gibt kein Fieberverlaufsmuster bei der Lyme-Krankheit, aber es kann wiederkehrend sein.

Die Diagnose der Lyme-Krankheit ist von charakteristischen klinischen Merkmalen abhängig, insbesondere vom Auftreten eines Erythema migrans. Durch Polymerasekettenreaktion kann *B. burgdorferi* identifiziert werden. Spezifische IgM-Antikörper gegen *B. burgdorferi* treten drei bis vier Wochen nach der Infektion auf und erreichen nach sechs bis acht Wochen die höchsten Konzentrationen. Spezifische IgG-Antikörper werden in der Regel erst im zweiten Monat der Erkrankung nachweisbar. IgM und IgG können mittels ELISA-Test nachgewiesen werden.

Therapie: Unkomplizierte Fälle von Lyme-Krankheit werden mit oralem Penicillin oder Amoxicillin in drei Dosen über 21 Tage behandelt. Bei Kindern über zwölf Jahre ist Doxycyclin zweimal täglich für 21 Tage oder Tetracyclin über die gleiche Dauer wirksam. Bei Arthritis sollte die Antibiotikatherapie vier Wochen lang fortgesetzt werden und umfasst oft ein Cephalosporin der dritten Generation. Bei Meningitis wird Penicillin G/Cephalosporin intravenös für zwei bis drei Wochen verabreicht.

5.11.5 Leptospirose

Leptospirosis ist eine Zoonose, die wahrscheinlich die weltweit häufigste Zoonose ist. Sie wird durch Spirochäten der Gattung Leptospira verursacht. Menschen werden durch Kontakt mit Wasser (zum Beispiel Flutwasser) oder Boden infiziert, die mit Urin infizierter Tiere kontaminiert sind. Die Inkubationszeit beträgt in der Regel sechs bis zwölf Tage. Das allgemeine Erscheinungsbild ist typischerweise biphasisch:

- Die primäre Phase manifestiert sich als grippeähnliche Erkrankung mit plötzlichem Auftreten von Schüttelfrost und Fieber zwischen 39,5 und 40,5°C, das drei bis sieben Tage andauert. Diese Phase spiegelt das Vorliegen einer Leptospirämie (septische Phase) wider. Das Fieber dauert in zwei Drittel der Fälle länger als fünf Tage.
- In der zweiten Phase, die 4–30 Tage dauert (Immunphase), bilden sich spezifische Antikörper und das Fieber beginnt zu sinken. Leptospiren werden über den Urin ausgeschieden. Fieber tritt in dieser Phase nicht in den Vordergrund, kann aber als Folge einer aseptischen Meningitis auftreten, die durch eine Antigen-Antikörper-Reaktion vermittelt wird.

Ein kleiner Prozentsatz der Patienten entwickelt eine schwere und potenziell tödliche Form (Morbus Weil), die durch Gelbsucht, Blutungen, Anämie und multiplem Organversagen charakterisiert ist (zum Beispiel akute Niereninsuffizienz). Fälle mit Fieber unbekannter Ursache können bei etwa 10 % der Fälle auftreten.

Konzentrationen verschiedener Zytokine, wie IL-1β, IL-2, IL-8, IL-10 und TNF-α, sind bei schweren und tödlichen Fällen signifikant höher als bei milden Fällen.

Laborbefunde umfassen Leukozytose, Hyperbilirubinämie und intravasale Hämolyse. Leptospiren können aus dem Blut (Dunkelfeldmikroskopie), Urin und Liquor isoliert werden. IgM-ELISA und Polymerasekettenreaktion bestätigen die Diagnose.

Doxycyclin und Penicillin sind die Behandlung der Wahl. Die Antibiotikatherapie kann zu Beginn eine entzündliche Fieberreaktion namens Jarisch-Herxheimer-Reaktion auslösen, die erstmalig bei Patienten mit Syphilis beschrieben wurde.

5.11.6 Leishmaniose

Von den drei klinischen Formen der Leishmaniose, kutan, mukokutan und viszeral, ist nur letztere mit Fieberschüben verbunden. Eine Person gilt als infiziert, wenn sie sich in einem endemischen Gebiet aufgehalten, mehr als zwei Wochen lang Fieber und Splenomegalie hat und die Erreger mittels Schnelldiagnosetest (basierend auf rk30-Antigen) oder in Knochenmark- und Milzgewebeproben nachgewiesen wurden. Die Krankheit wird durch den Biss einer infizierten Sandfliege *Phlebotomus* auf den Menschen übertragen. Es ist nach Malaria die zweithäufigste tödliche parasitäre Krankheit. Eine Begleitinfektion mit HIV ist nicht ungewöhnlich.

Die viszerale Form (auch bekannt als Kala-Azar, „Schwarzes Fieber") wird durch den Protozoen *Leishmania donovani* verursacht. Die Infektion verläuft wie folgt:

- Nach dem Eindringen in den Blutkreislauf siedeln sich die Organismen im retikuloendothelialen System und in den Eingeweiden fest, wo sie sich im Zytoplasma der Zellen vermehren, obwohl sie von mononukleären Zellen aufgenommen werden. Schließlich platzen die mononukleären Zellen und geben viele Organismen frei, die dann von anderen phagozytischen Zellen aufgenommen werden.
- Einige Monate nach dem Biss entwickeln die Patienten Symptome, die sich durch unterschiedliche Fiebergrade und -muster (siehe unten), Auszehrung, schwere Hepatosplenomegalie, Lymphadenopathie, Schwäche und Panzytopenie äußern. Die Schwäche wird hauptsächlich durch Anämie und chronische Infektion verursacht. Die Panzytopenie wird durch eine Kombination aus in das Knochenmark eindringenden Leishmanien, Hypersplenismus und autoimmune Prozess verursacht. Die Thrombozytopenie kann so schwer sein, dass sie zu Blutungen führt. Die Leukopenie verursacht sekundäre bakterielle Infektionen wie Pneumonie.
- Der Tod tritt bei 80 bis 90 % der unbehandelten Patienten innerhalb von ein bis zwei Jahren auf.

Alle infizierten Kinder entwickeln Fieber (Tab. 5.18), das sich in vielfältigen Mustern äußert:

- Bei Kleinkindern steigt das Fieber allmählich an und erreicht innerhalb von zwei Wochen nach Beginn einen Spitzenwert (40–41,1 °C), der dann intermit-

Tab. 5.18 Symptome und Anzeichen von Kala-Azar bei 100 Kindern, die in das Universitätskrankenhaus von Bagdad eingeliefert wurden

Klinische Befunde	%
Fieber	100
Splenomegalie	96
Hepatomegalie	91
Abdominale Vergrößerung	89
Atemnot	50
Durchfall	13
Gelbsucht	3
Assoziierte Sepsis	2
Blutung	1

tierend (die Temperatur kehrt innerhalb desselben Tages auf ein normales Niveau zurück) oder kontinuierlich (das Fieber schwankt um weniger als 1°C) und in der Regel durch Lyse abklingt.
- Bei älteren Kindern mit eher chronischem Verlauf kann das Fieber zunächst anhaltend sein, ist aber in der Regel niedriggradig.
- Klassischerweise tritt das Fieber zweimal täglich auf (zwei Spitzen innerhalb von 24 Stunden oder ein Zwölf-Stunden-Zyklus).
- Fieber unbekannter Ursache kann mit einer Dauer zwischen einem und 18 Monaten auftreten, wobei die mittlere Fieberdauer vier bis fünf Wochen beträgt.

Pathogenese und Fieber hängen mit dem Wechselspiel von T-Helferzellen und verschiedenen Zytokinen zusammen. INF-gamma, IL-6 und IL-4 sind während der aktiven Erkrankung beteiligt. Störungen der Makrophagen und T-Zellen führen zu einer schweren Immunsuppression.

Die Behandlung erfolgt heutzutage mit Miltefosin oral 2,5 mg/kg/Tag über vier Wochen. Pentavalente Antimonverbindungen und liposomales Amphotericin B werden ebenfalls verabreicht. Das Fieber klingt in der Regel nach einem Median von sechs Behandlungstagen ab.

5.11.7 Fieber und Mangelernährung

Es wird geschätzt, dass noch immer 10,6 Millionen Kinder pro Jahr sterben, hauptsächlich an Lungenentzündung, Durchfall, neonatalen Ursachen und in Subsahara-Afrika Malaria. Bei über 50 % der Todesfälle war Mangelernährung ursächlich. Diese Kinder sind besonders anfällig für Masern und Tuberkulose.

Das Protein- Energie-Unterernährung (PEU) wird in schwere (Kwashiorkor, Marasmus und intermediäre Fälle), mittelschwere (ernährungsbedingte Kleinwüchsigkeit oder Verkümmerung und Auszehrung) und frühe Fälle (nur klinisch durch anthropometrische Messung erkennbar) unterteilt. In Entwicklungsländern ist die schwere Form der Mangelernährung weit verbreitet, was auf mehrere Faktoren zurückzuführen ist, unter anderem auf eine stark unausgewogene Ernährung. Marasmus resultiert aus einem Mangel an allen Nährstoffen, während Kwashiorkor hauptsächlich auf einen Proteinmangel zurückzuführen ist. In Industrieländern kann PEU die Folge von schwächenden chronischen Erkrankungen sein.

Patienten mit PEU sind aus verschiedenen Gründen anfällig für Infektionen und Fieber:

- Verzögerte Freisetzung von Monozyten aus dem Knochenmark
- Eingeschränkte T-Zell-vermittelte Immunität, Mangel an Enzymen des Komplementsystems und zirkulierenden Interferonen
- Reduzierte sekretorische IgA (während B-Zellen und zirkulierende Immunoglobuline normal sind)
- Eingeschränkte Akutphasereaktion

Bei einem mangelernährten Kind ist Fieber in der Regel die Folge einer Infektion. Respiratorische Infektionen, zum Beispiel Pneumonie, Tuberkulose und intestinale Infektionen sind am häufigsten. Bei schwerer Unterernährung kann Fieber fehlen; stattdessen kann bei Infektion eine Hypothermie auftreten, was zu einer schlechten Überlebensprognose führt.

Mangelernährte Kinder, die fiebern, sind einem erhöhten Risiko für eine paracetamolbedingte Leberschädigung ausgesetzt. Eine Verringerung der Kalorien- oder Proteinzufuhr in Verbindung mit einer Mehrfachgabe von Paracetamol kann tiefgreifende Auswirkungen auf Sulfat und Glucuronid haben. Die Kombination aus Mangelernährung und HIV ist besonders verheerend.

References

Akute Obstruktion der oberen Atemwege

1. Davis HW, Carter JC, Galvis AG, et al. Acute upper airway obstruction: croup and epiglottitis. Pediatr Clin N Am. 1981;28:859–80.

Bronchiolitis und Asthma

2. El-Radhi AS, Barry W, Patel S. Association of fever and severe clinical course in bronchiolitis. Arch Dis Child. 1999;81:231–4.
3. El-Radhi AS Patel S. The clinical course of childhood asthma in association with fever (unpublished).
4. El-Radhi AS, Hogg CL, Bungre JK, et al. Effect of oral glucocorticoid treatment on serum inflammatory markers in acute asthma. Arch Dis Child. 2000;83:158–62.

Lungenentzündung

5. McCarthy PL, Tomasso L, Dolan TF. Predicting fever response of children with pneumonia treated with antibiotics. Clin Pediatr. 1980;19:753–60.

Gastroenteritis

6. Kosek M, Bern C, Guerrant RL. The global burden of diarrhoeal disease, as estimated from studies published between 1992 and 2000. Bull World Health Organ. 2003;81(3):197–204.
7. El-Radhi AS, Rostila T, Vesikari T. Association of high fever and short bacterial excretion after salmonellosis. Arch Dis Child. 1992;67:531–2.
8. Ryan CA, Hargrett –BNT, Blake PA. Salmonella typhi infections in the united States 1975–1984: increasing role of foreign travel. Rev Infect Dis. 1989;11(1):1–8.
9. El-Radhi AS, Newcombe T, Ghalli A. Effect of pyrexia on Shigella and salmonella gastroenteritis (unpublished).

10. Thoren A, Wolde-Mariam T, Stintzing G, et al. Antibiotics in the treatment of gastroenteritis caused by enteropathogenic Escherichia coli. J Infect Dis. 1980;141:27–31.
11. Mohammed HF, Hassan MK, Bakir SS. Campylobacter jejuni gastroenteritis in children in Basrah, Iraq. Med J Basrah Univ. 2004;22(1&2):1–5.
12. Marks MI, Pai CH, Lafleur L, et al. Yersinia enterocolitica: a prospective study of clinical, bacteriologic, and epidemiologic features. J Pediatr. 1980;96:26–31.
13. Cook SM, Glass RI, Le Baron CW. Global seasonality of Rota virus infection. Bull World Health Organ. 1990;68:171–7.
14. Ruuska T, Vesikari T. Rotavirus disease in Finnish children: use of numerical scores for clinical severity of diarrhoeal episodes. Scand J Infect Dis. 1990;22:259–67.
15. Brandt CD, Rodriguez WJ, Arrobio JO, et al. Adenovirus and pediatric gastroenteritis. J Infect Dis. 1985;151:437–43.
16. Grajden M, Brown M, Petrasek A, et al. Clinical features of adenovirus gastroenteritis: a review of 127 cases. Pediatr Infect Dis J. 1990;9:636–41.

HIV

17. Ruiz-Contreras J, De Jose MI, Ciria L, Mellado MJ, Ramos JT, Clemente J, et al. Fever of unknown origin in HIV infected children. Int Conf AIDS 1998; 12: 44. (abstract no. 12165).

Infektion des Zentralnervensystems

18. Holt DE, Halket S, Jde L, et al. Neonatal meningitis in England and Wales: 10 years on. Arch Dis Child Fetal Neonatal Ed. 2001;84:F85–9.
19. Wong VK, Hitchcock W, Mason WH. Meningococcal infection in children: a review of 100 cases. Pediatr Infect Dis J. 1989;8:224–7.
20. Lin TY, Nelson JD, McCracken GH. Fever during treatment for bacterial meningitis. Pediatr Infect Dis. 1984;3:319–22.
21. Rantala H, Uhari N. Occurrence of childhood encephalitis: a population-based study. Pediatr Infect Dis. 1989;8:426–30.
22. Koskiniemi M, Vaheri A. Acute encephalitis of viral origin. Scand J Infect Dis. 1982;14:181–7.
23. Saez-Liorens XJ, Umana MA, Odio CM, et al. Brian abscess in infants and children. Pediatr Infect Dis. 1989;8:449–58.

Osteomyelitis

24. Ceroni D, Requsci M, Pazos J, et al. Acute bone and joint infection in children: how much attention should be paid to persistent fever during IV antibiotic therapy. Rev Chir Orthop Reparatrice Appar Mot. 2003;89:250–6.

Virale Exantheme

25. www.who.int/mediacentre/factsheets.

Tropenkrankheiten

26. Lamb GS, Starke JR. Tuberculosis in infants and children. Microbiol Spectr. 2017;5 (2). https://doi.org/10.1128/microbiolspec.TNM17-0037-2016.
27. Hoffman SL, Vetemans J, Richie TL, et al. The march toward malaria vaccines. Am J Prev Med. 2015;49(6 Suppl 4):S319–33.
28. Njuguna HN, Montgomery JM, Cosmas L, et al. Malaria parasitaemia among febrile patients seeking clinical care at an outpatient health facility in an urban informal settlement area in Nairobi, Kenya. Am J Trop Med Hyg. 2016;94(1):122–12.

6 Fieber bei nichtinfektiösen Krankheiten

Kernaussagen

- Fieber ist bei Kindern mit hämatologischen Störungen weit verbreitet, wobei die Sichelzellanämie die häufigste ist.
- Eine Hauptursache für Fiebererkrankungen bei Kindern mit hämolytischen Störungen ist die Infektion mit humanem Parvovirus B19 (HPV B19).
- Kinder mit Krebserkrankungen sind häufig neutropen, und jedes damit verbundene Fieber erfordert eine dringende ärztliche Behandlung aufgrund von schweren bakteriellen Infektionen, die für bis zu 50 % der Todesfälle verantwortlich sein können.
- Fieber bei Kindern mit Krebserkrankungen kann entweder durch die Erkrankung (neoplastisches Fieber) oder durch Infektion verursacht werden. Die Diagnose eines neoplastischen Fiebers sollte nur in Betracht gezogen werden, wenn eine Infektion ausgeschlossen wurde.
- Die frühe Verabreichung von Antibiotika an Kinder mit febriler Neutropenie vor der Bestätigung einer Infektion verbessert die Überlebensrate dieser Kinder.
- In der Rheumatologie haben Kinder mit juveniler idiopathischer Arthritis die höchste Inzidenz von Fieber. Kinder können mit persistierendem Fieber unbekannter Ursache vorstellig werden und werden häufig intensiven Untersuchungen und Therapien unterzogen, einschließlich vieler Antibiotikatherapien und gelegentlich en Laparotomien.
- Bei der Kawasaki-Krankheit hat Fieber diagnostische und prognostische Bedeutung: Eine erhöhte Temperatur während der Tage 10–13 der Erkrankung und ihre Fortsetzung über mehr als 14 Tage sind ein Risikofaktor, der mit koronarer Beteiligung verbunden ist.
- Fieber nach Impfung ist häufig und in der Regel unbedeutend. Es ist keine Kontraindikation für weitere Impfungen.

A. S. El-Radhi (Hrsg.), *Klinisches Handbuch des Fiebers bei Kindern*,
https://doi.org/10.1007/978-3-031-29247-7_6

6.1 Hämatologie

6.1.1 Hämolytische Anämie

Sichelzellanämie

Kinder mit hämolytischer Anämie haben von allen Patienten mit Anämien die höchste Anzahl an Fieberreaktionen. Sichelzellanämie ist bei weitem die häufigste mit Fieber assoziierte Anämieform.

Sichelzellanämie ist ein autosomal-rezessiver Defekt in Hämoglobin, der durch folgende Merkmale charakterisiert ist:

- Substitution von Glutaminsäure gegen Valin an Position 6 der Beta-Globinkette, was zur Bildung einer defekten Form von Hämoglobin führt, die HbS genannt wird.
- HbS ist weniger löslich als das normale HbA, was zur sichelähnlichen Verformung der Erythrozyten bei geringem Sauerstoffgehalt führt.
- Die Erythrozyten sind zu fragil, um der mechanische n Beanspruchung der Zirkulation standzuhalten, was zur Hämolyse führt. Die Lebensdauer von Sichelzellerythrozyten beträgt 10–20 Tage Die normale Lebensdauer von Erythrozyten beträgt 120 Tage.
- Die Hämoglobinelektrophorese zeigt hauptsächlich HbS mit einer variablen Menge an HbF.

Die Krankheit betrifft vor allem Menschen afrikanischer Abstammung sowie Menschen mediterraner und nahöstlicher Herkunft. Ungefähr 0,3 % der Schwarzen in den USA sind betroffen. Anämie und Krisen treten im heterozygoten Zustand (Sichzellphänotyp) nicht auf.

Klinisch ist die Krankheit durch wiederkehrende Episoden von schmerzhaften, vasookklusiven Krisen gekennzeichnet, die entweder spontan oder durch Infektion ausgelöst werden. Klinische Manifestationen umfassen Fieber, Erbrechen, Kopfschmerzen, Knochenschmerzen, Splenomegalie, Blässe und Gelbsucht. Fieberschübe, symmetrisches Anschwellen von Händen und Füßen (Hand-Fuß-Syndrom oder Daktylitis) oder Bauchschmerzen sind oft die ersten Symptome.

Komplikationen sind zahlreich und lebensbedrohlich (Tab. 6.1):

- Anfälligkeit für schwerwiegende bakterielle Infektionen, zum Beispiel Septikämie und Meningitis, vor allem verursacht durch *Streptococcus-pneumoniae*- (400- bis 600-fach erhöhtes Risiko im Vergleich zu normalen Kindern; [1]), *H.-influenzae*-Typ-B- (invasive Hib-Infektionen sind durch Impfungen stark zurückgegangen) und *Salmonella*-Osteomyelitis, die schleichend mit multipler und symmetrischer Knochenbeteiligung auftritt. Diese erhöhte Anfälligkeit resultiert aus mangelnder Opsonierungs- und Komplimentaktivität sowie defekter splenischer Phagozytosefunktion (funktionelle Asplenie), die bereits nach drei Monaten auftreten kann. Ohne rechtzeitige Gabe von Antibiotika sind diese Infektionen mit hoher Mortalität verbunden.

Tab. 6.1 Zusammenfassung der Komplikationen von Sichelzellanämie

Komplikation	Erscheinungsbild
Infektion	Sepsis, Pneumonie, Osteomyelitis, Meningitis
ASS	Vergrößerung der Milz, Abfall des Hämatokrits
Daktylitis	Schwellung der Hände und Füße, symmetrisch
Aplastische Krise	Infektion mit Parvovirus B19, Abfall des Hämoglobinwerts
ACS	Gram-negative und Gram-positive Bakterien, atypische Bakterien, Viren, Fettembolien
Schlaganfall	Infarkt der A. carotis interna/A. cerebri
Hepatisch	Cholelithiasis, Cholezystitis, Cholestase, Pankreatitis
Renal	Reduzierte Urinkonzentration, Enuresis, Hämaturie, chronische Niereninsuffizienz
Priapismus	Schmerzhafte Peniserektion; seine Persistenz führt zu Ischämie und Impotenz
Beingeschwüre	Tiefe Venenthrombose
Herz/Lunge	Myokardiale Ischämie, Lungenembolie

ASS akute Sequestration der Milz
ACS akutes Brustsyndrom
GBD Gallenblasenerkrankungen

- Akute Milzsequestration kann zu Kreislaufkollaps und schnellem Tod durch Anhäufung von Blut in Leber und Milz führen.
- Akutes Brustsyndrom ist eine Kombination aus Fieber, klinischen und radiologischen Hinweisen auf Pneumonie. Es ist die häufigste Ursache für Krankenhausaufenthalte und eventuell Mortalität. Die Infektion wird vorwiegend durch *S. pneumonia, Mycoplasma pneumoniae* oder *Chlamydia pneumoniae* verursacht.
- Wiederkehrende Harnwegsinfekte und vasookklusive Episoden, die zu einer medullären Ischämie führen, mit Verlust der renalen Konzentrierungsfähigkeit und Übersäuerung, was zu chronischer Polyurie führen kann, die sich als Enuresis und Nierenversagen manifestiert.
- Die Infektion mit *Plasmodium falciparum* bleibt die häufigste Ursache für eine Sichelzellkrise und eine der häufigsten Todesursachen in Afrika (obwohl HbS tendenziell vor Malaria schützt).
- Humanes Parvovirus B19. Dieses Virus infiziert selektiv Erythroblasten, was zu einem Stopp der Erythropoese im Knochenmark für sieben bis zehn Tage führt. Bei immunkompetenten Personen ist dieses Virus die Ursache für Erythema infectiosum, akute symmetrische Polyarthritis oder Hydrops fetalis. Bei Patienten mit chronischer hämolytischer Anämie verursacht das Virus eine transiente Erythroblastopenie, die sich klinisch als weiterer Rückgang des Hämoglobinwerts manifestiert. Fieber hatten 90 % der infizierten Patienten, gefolgt von Schmerzen und akuter Milzsequestration [2].
- Priapismus, eine anhaltende und schmerzhafte Peniserektion, wird häufig durch sexuelle Aktivität, Fieber und/oder Dehydration ausgelöst.

Die Mehrheit der Fieberschübe bei Sichelzellanämie gibt es keine Hinweise auf eine bakterielle Infektion, und es wird angenommen, dass das Fieber durch vasookklusive Krisen, atypische oder virale Erreger verursacht wird. Fieber, das durch vasookklusive Krisen verursacht wird, steht wahrscheinlich mit einer entzündlichen Reaktion aufgrund von avaskulärer Nekrose des Knochens in Zusammenhang. Die erhöhte Temperatur bei Kindern mit ausschließlich vasookklusiver Krise ist

- in der Regel geringer als 39°C und
- klingt innerhalb von ein bis zwei Tagen nach Rehydrierung und Analgesie ab.

Die Anzahl an Schüben neigt dazu, mit zunehmendem Alter der Patienten zu zunehmen, bis sie ihr drittes Lebensjahrahrzehnt erreichen, und anschließend lassen die Schübe nach. Es wurde festgestellt, dass ihre Häufigkeit mit dem klinischen Schweregrad der Anämie und einem frühen Tod bei 3578 Patienten korreliert, die in mehreren Zentren in den USA beobachtet wurden [3]. Im Gegensatz dazu ist Fieber, das durch Infektionen verursacht wird, in der Regel

- meist höher als 39°C (insbesondere Fieber höher als 40,0°C),
- unempfänglich gegenüber Rehydrierung und Schmerzmittel,
- mit einem kränkeren Aussehen verbunden als ohne Infektion,
- mit einem höheren Risiko für Todesfälle bei Kindern unter zwei Jahren verbunden und
- in der Regel mit Leukozytose >20.000 und hoher Konzentration an C-reaktivem Protein verbunden.

Bakterielle Infektionen treten bei 38 % der fiebernden Kinder mit Sichelzellanämie auf [4]. Bei unklarer Ursache des Fiebers (vasookklusiv oder Infektion) ist es unerlässlich, sofort eine Antibiotikatherapie zu beginnen. Die Patienten sollten über das hohe Risiko für schwere Infektionen informiert und aufgefordert werden, sich bei allen Erkrankungen, die mit Fieber über 38,5°C (101,3°F) einhergehen, sofort medizinisch versorgen zu lassen.

Laborbefunde während einer vasookklusiven Krise werden durch normozytäre, hypochrome Anämie (üblicher Hb-Wert 6–10 g/dL, Erythrozytenwert 2–3 Mio./µL), Leukozytose, Thrombozytose, Hyperbilirubinämie und hyperplastisches Knochenmark gekennzeichnet. Das Knochenmark kann während einer Sichelzellkrise oder einer schweren Infektion aplastisch werden.

Das Management beinhaltet:

- Flüssigkeitstherapie in Form von Glukose-Salz-Lösung.
- Medikamente: Analgetika (Paracetamol und Narkotika) werden zur Schmerzbehandlung eingesetzt. Aspirin sollte aufgrund seiner unerwünschten Reaktionen, einschließlich der Übersäuerungsneigung, nicht gegeben werden. Kinder mit hohem Fieber und Kinder, die unabhängig vom Ausmaß des Fiebers ernsthaft krank erscheinen, sollten sofort intravenös mit Antibiotika (wie Ceftriaxon) behandelt werden. Die prophylaktische Gabe von Penicillin verringert Morbidität

und Mortalität. Hydroxyharnstoff, täglich oral, reduziert die schmerzhaften Krisen um 50 %. Deferasirox ist ein wirksamer oraler Eisenchelator zur Behandlung von transfusionsbedingter Eisenüberladung.

- Transfusion bei Anämie. Regelmäßige Transfusionen reduzieren das Risiko für Schlaganfall und akutes Brustsyndrom.
- Kombinierter Einsatz von polyvalentem Pneumokokkenimpfstoff und Bluttransfusionen, die bei schweren Komplikationen wie akutem Sequestrationssyndrom und aplastischer Krise erforderlich sind. Die regelmäßige Bluttransfusion allein aufgrund einer Anämie wird im Allgemeinen nicht empfohlen. Eine Splenektomie kann bei Sequestrationskrise und Hypersplenismus angezeigt sein.
- Allogenes Stammzelltransplantat und Gentherapie. Für die Mehrheit der Patienten sind diese jedoch nicht verfügbar.

Homozygote Beta-Thalassämie (Thalassaemia Major)

Homozygot Beta-Thalassämie, die schwerste Form der Thalassämien, ist eine chronische hämolytische Anämie, die durch eine gestörte Produktion der Beta-Kette des Hämoglobins gekennzeichnet ist, was zu hypochromen, mikrozytären Anämien führt, wobei HbF als das vorherrschende Hämoglobin ist.

Die klinischen Merkmale sind die Folge von:

- Anämie mit Blässe, Gelbsucht, Splenomegalie und vermindertem Wachstum;
- vergrößertem Knochenmark, was zur Verdickung der Schädelknochen und Hyperplasie des Oberkiefers führt;
- Transfusions- und absorptive Eisenüberladung, die Kardiomyopathie und Leberzirrhose verursachen.

Zu den charakteristischen Laborbefunden gehört eine hypochrome mikrozytäre Anämie, mit einer großen Anzahl kernhaltiger Erythroblasten, Zielzellen und Basophilie.

Fieber kann als Folge von Komplikationen auftreten, einschließlich:

- Herzerkrankungen, wie zum Beispiel Perikarditis, die einige Wochen andauern und zum Wiederauftreten tendieren. Die Patienten stellen sich mit Fieber, Husten, Brustschmerzen und Dyspnoe vor. Gelegentlich ist Fieber das einzige Symptom. In der Regel wird entweder klinisch eine Reibung oder ein Perikarderguss durch eine Ultraschalluntersuchung festgestellt.
- Ungeklärtes Fieber (Bereich 39–40°C) in Verbindung mit schwerer Anämie. Dies wird oft durch humanes Parvovirus B19 ausgelöst. Das Fieber reagiert auf Schmerzmittel und Bluttransfusion.
- Infektionen bei splenektomierten Kindern. Die Patienten sind sehr anfällig für fulminante bakterielle Infektion, insbesondere Meningitis und Bakteriämie, verursacht durch *S. pneumoniae* und *H. influenzae* Typ B (sehr selten bei geimpften Kindern). Diese Infektionen treten häufiger während der ersten fünf Lebensjahre auf, weshalb eine Splenektomie über dieses Alter hinaus aufge-

schoben werden sollte. Orales Penicillin und Pneumokokken- und *H.-influenzae*-Impfstoffe haben zu einer deutlichen Abnahme dieser Infektionen geführt. Knochenmarkspende nach dem ersten Lebensjahr wirkt kurativ und wird für Kinder mit dieser Krankheit empfohlen.

Weitere hämolytische Anämien

Verschiedene Formen der angeborenen hämolytischen Anämie (Erythrozytenenzymstörungen wie Glukose-6-Phosphat-Dehydrogenase-Mangel, Störungen der Zellmembranstruktur wie die hereditäre Sphärozytose und die erworbene hämolytische Anämie wie die autoimmunhämolytische Anämie) manifestieren sich klinisch als:

Hämolytische Krisen während Fiebererkrankungen sind meist auf eine Infektion mit humanem Parvovirus B19 zurückzuführen. Das begleitende Fieber ist meist mild und spiegelt die Infektion wider. Das Antigen, das die Hämolyse verursacht, wird von Makrophagen phagozytiert und löst eine febrile Reaktion aus. Fieber tritt bei etwa zwei Dritteln der Fälle auf und kann mit folgenden Symptomen einhergehen:

- Wärme-autoimmunhämolytische Anämie, wobei der Antikörper gegen das Rhesus(Rh)-Erythrozyten-Antigen gerichtet ist. Diese Antigen-Antikörper-Reaktion hat ihre maximale Aktivität bei 37°C.
- Kälte-autoimmunhämolytische Anämie, die in idiopathischer Form, in Verbindung mit febriler infektiöser Mononukleose, Morbus Hodgkin oder einer zugrunde liegenden Kollagengefäßerkrankung auftritt. Der Autoantikörper agglutiniert Erythrozyten bei einer Temperatur unter 37°C. Zusätzlich zu den Symptomen der Grunderkrankung leiden die Patienten an einer Anämie mit Splenomegalie. Ein positiver direkter Coombs-Antiglobulintest und einer hoher Kälteagglutinintiter bestätigen die Diagnose einer Autoimmunerkrankung.

6.1.2 Eisenmangelanämie

Eisenmangelanämie, aufgrund verminderter Eisenaufnahme, verringerter Absorption oder erhöhtem Eisenverlust oder -bedarf, ist die häufigste Anämieform bei Kindern.

Zu den klinischen Befunden gehören Reizbarkeit, Müdigkeit, geringe Gewichtszunahme aufgrund von Anorexie, Glossitis und Pica. In fortgeschrittenen Fällen kann es zu Dysphagie oder Koilonychie kommen.

Die Diagnose wird anhand der folgenden Befunde gestellt:

- Mikrozytäre und hypochrome Anämie
- Vermindertes Serumferritin (10 ng/mL, normale Konzentration: 30–300 ng/mL) und verminderte Serumeisenkonzentration (<30 μg/dL, normale Konzentration: 70–140 μg/dL) in Verbindung mit erhöhter Eisenbindungskapazität (>350 μg)

- Nachweis eines Anstiegs der Retikulozyten (normalerweise <1 %) und der Hämoglobinkonzentration nach einem Therapieversuch mit Eisen

Obwohl Fieber bei Eisenmangelanämie eher unüblich ist, können Kinder unter den folgenden Bedingungen Fieber entwickeln:

- Häufige Fiebererkrankungen im Kindesalter. In den Tropen wird Eisenmangel häufig durch Malaria, Hakenwürmer, Schistosomiasis oder HIV-Infektion verursacht. Eisenmangel kann die zellvermittelte Immunität und die bakterizide Aktivität der Neutrophilen beeinträchtigen und damit die Anfälligkeit für Infektionen erhöhen. Umgekehrt zeigen einige Studien, dass Eisenmangel ein wichtiger Abwehrmechanismus sein kann, um dem Wachstum von Bakterien entgegenzuwirken (Ernährungsimmunität). So wurde beispielsweise festgestellt, dass die Verabreichung von Eisen an Kindern mit Eisenmangel deren Anfälligkeit für Malaria erhöht [5]. Systematische Übersichtsarbeiten über randomisierte kontrollierte Studien kamen jedoch zu dem Schluss, dass die Einnahme von Eisenpräparaten das Risiko einer Infektion nicht signifikant erhöhen [6].
- Infektionen mit humanem Parvavirus B19. Obwohl diese Infektion hauptsächlich Patienten mit chronischer hämolytischer Anämie betrifft, besteht auch bei Patienten, die unter einer verminderten Produktion, einem verstärkten Abbau oder Verlust an Erythrozyten leiden, das Risiko, eine aplastische Krise zu entwickeln. Die Patienten haben zwei bis drei Tage lang Fieber aufgrund der Virämie, gefolgt von einer plötzlich auftretenden Anämie.
- Seltene Nebenwirkung der Behandlung mit Eisen, neben vermehrtem Schwitzen

6.1.3 Megaloblastäre Anämie

Megaloblastäre Anämie ist bei Kindern selten, kann aber auftreten als Folge von

- mangelhafter oder gestörter Folsäureverwertung (Darmmalabsorption, tropische Sprue, Langzeittherapie mit Antikonvulsiva, Antimetaboliten wie Methotrexat und antimikrobielle Mittel wie Trimethoprim-Sulfamethoxazol);
- erhöhtem Bedarf an Folsäure, zum Beispiel bei chronischer hämolytischer Anämie;
- Vitamin-B12-Mangel, der seltener als Folsäuremangel ist. Die Hauptursachen für einen Vitamin-B12-Mangel sind ein angeborener Mangel an Intrinsic-Faktor (ein Produkt der Parietalzellen der Magenschleimhaut, die das Vitamin durch die Darmschleimhaut transportiert) und Autoimmunerkrankungen, die zu einer Atrophie der Magenschleimhaut führen.

Die klinischen Symptome eines Folsäuremangels sind die einer Anämie. Im Gegensatz zu einem Vitamin-B12-Mangel treten keine neurologischen Manifestationen auf. Patienten mit Vitamin-B12-Mangel können mit Glossitis, intermittierendem Durchfall und Verstopfung, Gewichtsverlust und neurologischer Beteiligung (periphere Neuropathie, Ataxie, Verlust des Vibrations- und Lagesinns) vorstellig werden.

Die Laborbefunde einer megaloblastären Anämie umfassen Makrozytose (mittleres korpuskuläres Volumen >90 fL nach den ersten Lebenstagen), Retikulozytopenie und Hypersegmentierung der granulären Leukozyten. Die Blutuntersuchung zeigt Anisozytose und Poikilozytose, basophile Tüpfelung der Erythrozyten und Howell-Jolly-Körper (Überrest des Zellkerns). Die Diagnose wird durch niedrige Folsäurekonzentration (Serumspiegel <5 ng/mL) oder niedrige Vitamin-B12-Spiegel (Serumspiegel <150 pg/mL) gestellt.

Bei einer megaloblastären Anämie kann es zu Fieber kommen. In einer Studie [7] hatten etwa 40 % der Patienten mit Folsäure- oder Vitamin-B12-Mangel Fieber, in einer anderen Studie [8] 46 % der Patienten. Die Temperaturerhöhung war meist gering, überschritt jedoch manchmal 4 0°C und war in der Regel mit einer schwereren Anämie verbunden. Für gewöhnlich wird keine Ursache für das Fieber gefunden, und die Temperatur sinkt, sobald die Patienten mit Folsäure oder Vitamin B12 behandelt werden.

6.1.4 Neutropenie (siehe auch Fieber bei neoplastischen Erkrankungen)

Neutropenie, definiert als die Anzahl von Neutrophilen (polymorphkernige Leukozyten) unter 1000/mm^3, entsteht entweder durch eine gestörte Zellproduktion des Knochenmarks oder eine erhöhte periphere Verwertung. Beträgt die Anzahl weniger als 500 Zellen/mm^3, gilt die Neutropenie als schwer. In etwa zwei Dritteln der Fälle treten keine Anzeichen einer Infektion auf. Die Hauptursachen der Neutropenie sind in Tab. 6.2 aufgeführt. Das Hauptrisiko einer Neutropenie ist eine Infektion, zum Beispiel eine Bakteriämie. Die Tab. 6.3 listet Risikofaktoren für eine Infektion auf.

Spezifische Symptome der Neutropenie fehlen. Kinder können sich mit folgenden Symptomen präsentieren:

- Schmerzhafte Ulzerationen im Mund und im perirektalen Bereich oder rezidivierende Pneumonie
- Fieber (oft hoch mit Schüttelfrost) ohne Infektionsherd (Kap. 2) bei etwa zwei Dritteln der Fälle. Bakteriämie wird bei etwa einem Drittel der Fälle nachgewiesen. Fieber kann durch therapeutische Medikamente, wie Steroide und nichtsteroidale Antiphlogistika, unterdrückt werden.
- Selten Hypothermie, die eine schlechte Prognose hat

Zyklische Neutropenie ist eine sporadische oder familiäre Erkrankung, die typischerweise alle drei Wochen wiederkehrt, wobei jeder Schub drei bis sechs Tage dauert. Die Erkrankung wird durch Mutationen in dem Gen verursacht, das für die neutrophile Elastase (ELA2) codiert. Rezidivierende Fieberschübe, die mit einer

Tab. 6.2 Hauptursachen für Neutropenie

Ursachen	Krankheiten
Beeinträchtigte Zellproduktion	
Angeboren	Fanconi-Syndrom, assoziiert mit Pankreasinsuffizienz (Shwachman-Diamond-Syndrom)
Erworben	
Virale Infektionen	Humanes Herpesvirus-6, Röteln
Bakteriell	Typhus und Paratyphus, Brucellose
Antibiotika	Sulfonamide, Chloramphenicol
Andere Medikamente	Antithyreotika, Antikonvulsiva, Phenothiazine
Autoimmunerkrankungen	Systemischer Lupus erythematodes
Anämie	Fortgeschrittene megaloblastäre Anämie
Zyklische Neutropenie	(Siehe Text)
Speicherkrankheiten	Glykogenspeicherkrankheit
Knochenmarksversagen	Malignität, zytotoxische Therapie (siehe nächsten Abschnitt)

Tab. 6.3 Hoch- und Niedrigrisikofaktoren für Infektionen bei Patienten mit Neutropenie

Hochrisikofaktoren	Niedrigrisikofaktoren
• Neutropenie <500 Zellen/mm^3	• Virusinduziert
• Neutropenie >10 Tage	• Solide Tumoren
• Defekte in der humoralen oder zellulären Immunität, zum Beispiele geringe Zahl an CD4-Zellen	• Keine Grunderkrankung
• Splenektomie in der Vorgeschichte	• Mit normaler Schleimhautimmunität
• Knochenmarkspende	
• Dauerkatheter	
• Hohes Fieber >39°C, Schüttelfrost	
• Hypotonie oder Schock	

zyklischen Neutropenie einhergehen, werden mit dem Auftreten eines endotoxinähnlichen Materials im Blut in Verbindung gebracht, das vermutlich durch das Entweichen von Endotoxinen über die Darmwand entsteht. Prophylaktisch wirkende Antibiotika und Granulozyten-Kolonie-stimulierender Faktor (G-CSF) sind wirksame Behandlungen.

Obwohl angenommen wurde, dass endogene Pyrogene, die für die Fieberinduktion verantwortlich sind, aus polymorphkernigen Zellen stammen, können Patienten mit ausgeprägter Neutropenie hohes Fieber entwickeln, was darauf hindeutet, dass diese endogenen Pyrogene auch von anderen Quellen als Neutrophilen produziert werden, beispielsweise Monozyten und Makrophagen (Kap. 3).

6.1.5 Fieber als Reaktion auf Bluttransfusionen

Es können febrile und afebrile Reaktionen auf Bluttransfusionen auftreten (Tab. 6.4):

- Hämolytische Reaktionen der Erythrozyten des Empfängers oder des Spenders (in der Regel letzterer) können während oder nach der Verabreichung von Blut oder Blutprodukten aufgrund einer Unverträglichkeit auftreten. Bereits eine Infusion von 20 ml inkompatibler Erythrozyten kann die Hämolyse auslösen. Diese Reaktionen treten bei einer von 7000 Transfusionen auf und verursachen eine Mortalität von etwa 10 % [9]. Die schwerste Reaktion führt zu einer intravaskulären Zerstörung der Spendererythrozyten im Plasma des Empfängers. Klinische Manifestationen umfassen einen sofortigen Beginn von Fieber, Schüttelfrost, Kopfschmerzen, Dyspnoe, Brustschmerzen und gegebenenfalls Anzeichen eines Schocks. Nach der akuten Phase können bei einigen Patienten Anzeichen einer Niereninsuffizienz auftreten. Die häufigste Ursache für hämolytische Reaktionen ist menschliches Versagen (zum Beispiel Fehlbeschriftung, Verwechslung von Proben und fehlerhafte Identifizierung der Blutgruppe) oder Antikörper gegen Blutgruppenantigene, die nicht ABO oder Rh sind.
- Fieberreaktionen ohne Hämolyse sind die häufigsten Reaktionen. Eine von 200 bis 500 transfizierten Blutkomponenten verursacht diese Reaktionen. Sie sind gekennzeichnet von Schüttelfrost, Fieber mit einem Temperaturanstieg von mindestens 1°C innerhalb von vier Stunden nach der Bluttransfusion (in der Regel innerhalb weniger Minuten) und Defereszenz innerhalb von 48 Stunden. Gelegentlich werden Kopfschmerzen, Schock oder Zyanose beobachtet. Diese Reaktionen werden hauptsächlich durch Antikörper gegen Leukozyten im Empfänger verursacht, die mit Antigenen transfizierter Leukozyten reagieren.

Tab. 6.4 Reaktionen auf Bluttransfusionen und deren Behandlung

Reaktionen	Management
Febril	
Hämolytische Reaktionen	Stellen Sie die Transfusion ein und verabreichen Sie Plasmaexpander oder normale Kochsalzlösung. Mannitol und Frusemid können in Betracht gezogen werden
Nichthämolytisch	Antipyretika (Paracetamol), Transfusion kann fortgesetzt werden
Bakteriell	Stellen Sie die Transfusion ein. Einnahme von Antibiotika nach BC
Nichtkardiogen	Stellen Sie die Transfusion ein
Posttransfusionell	Prävention durch geeignete Labortests
Afebril	
Urtikaria	Antihistaminika. Transfusion kann fortgesetzt werden
Anaphylaxie	Stellen Sie die Bluttransfusion ein

BC Blutkultur

Die sich daraus ergebenden Antigen-Antikörper-Komplement-Komplexe können die Makrophagen des Empfängers zur Freisetzung von IL-1 anregen. Zytokine wie IL-6 und IL-8 können ebenfalls eine Rolle spielen. Die Verwendung von Leukozyten-reduzierten Blutkomponenten ist ein wirksames Mittel, diese Fieberreaktionen zu verhindern. Eine Prämedikation mit einem oralen Antihistaminikum und einem oralen Antipyretikum kann diese Reaktionen ebenfalls abmildern.

- Bakterielle Fieberreaktionen können aufgrund von bakteriellen Antigenen oder Endotoxin in der Trägerlösung oder den Schläuchen auftreten. Letztere Komplikationen sind durch die Verwendung von Einwegtransfusionssets nahezu beseitigt worden. Die meisten Bluttransfusionsdienste kühlen das Spenderblut für sechs Stunden nach der Blutentnahme auf 4°C, um die Vermehrung von Bakterien zu minimieren. Thrombozytenkonzentrate werden am häufigsten als Quelle für bakterielle Kontaminationen verantwortlich gemacht. Fieber (in 80 %), Schüttelfrost, Tachykardie, Erbrechen, Schock, disseminierte intravasale Koagulation und akute Niereninsuffizienz können sich schnell entwickeln. Bakterien (wie Pseudomonas) gelangen in der Regel während der Blutentnahme, der Verarbeitung und der Transfusion in die Blutprodukte. *Yersinia enterocolitica* ist einer der wenigen humanen Pathogene, die bei 4°C wachsen und Blutprodukte kontaminieren können, aber das Risiko ist gering. Fieber und Schock können unmittelbar nach Beginn der Infusion auftreten. Ungefähr ein Drittel aller Patienten mit dieser Komplikation stirbt.
- Nichtkardiales Lungenödem tritt bei einer von 5000 Transfusionen auf. Antikörper des Spenders gegen Leukozyten bilden Komplexe mit den Granulozyten des Empfängers, die sich in den Lungengefäßen festsetzen. Klinische Symptome umfassen Dyspnoe, Schüttelfrost und Fieber. Ein Röntgenbild des Brustkorbs bestätigt die Diagnose.
- Nach der Transfusion übertragene Infektionen wie Hepatitis-B- und -C-Viren, HIV Typ 1 und 2, humanes T-lymphotropes Virus Typ 1 und 2, Cytomegalovirus, Malaria und Toxoplasmose stellen nach wie vor eine ernste Gefahr für den Empfänger einer Transfusion dar. Im Gegensatz zur bakteriellen Kontamination manifestieren sich diese Virus- und Protozoeninfektionen klinisch Tage bis Monate nach der Transfusion, und der Spender ist immer die Quelle der Infektion. Die Blutspenden werden im Labor auf die meisten dieser Erreger untersucht, sodass die Wahrscheinlichkeit, sich eine dieser Erkrankungen zuzuziehen, gering ist (etwa 3 von 10.000 Bluttransfusionen).
- Allergische Reaktionen können häufig als Folge einer Überempfindlichkeit des Patienten gegenüber verschiedenen Proteinen im Spenderplasma auftreten. Die Reaktion ist bei der Verabreichung von frischem gefrorenem Plasma sehr häufig und kann auch bei intravenösen IgG-Infusionen auftreten. Die Manifestationen umfassen Urtikaria/Pruritus, Ödeme, Schwindel und Kopfschmerzen. Anaphylaxie, obwohl eine seltene Reaktion, kann insbesondere bei Patienten mit angeborenem IgA-Mangel auftreten. Die häufigsten Beschwerden sind Dyspnoe, Brust- und Bauchschmerzen sowie Schock. Fieber ist in der Regel abwesend.

Box 1 fasst die wichtigsten Aspekte des Fiebers zusammen, das in diesem Abschnitt zur Hämatologie besprochen wird.

Box 1 Zusammenfassung zu Fieber bei Kindern mit hämatologischen Erkrankungen

- Fieber ist bei hämolytischen Erkrankungen häufig, und Sichelzellanämie ist die häufigste Einzelursache für Fieber bei hämolytischen Anämien.
- Fieber kann das erste Anzeichen einer schweren bakteriellen Infektion wie Sepsis sein, sodass es für Eltern entscheidend ist zu wissen, was sie tun sollen, wenn ihr Kind Fieber hat.
- Obwohl bakterielle Infektionen in den meisten Fällen von Sichelzellanämie nicht bestätigt werden, ist eine prompte Gabe von Antibiotika angezeigt, wenn die Ätiologie des Fiebers oder das Vorhandensein einer vasookklusiven Krise unklar ist.
- Bei einem plötzlich fiebernden Kind mit einem plötzlichen Abfall des Hämoglobinwerts sollte eine Infektion mit humanem Parvovirus B19 vermutet und untersucht werden.
- Fieber, das durch bakterielle Infektion verursacht wird, ist normalerweise höher als 39°C, spricht nicht auf Rehydration und Analgetika an und ist mit einem kranken Aussehen und einer Leukozytose >20.000 mit einer hohen Konzentration an C-reaktivem Protein verbunden. Kinder unter zwei Jahren sind besonders anfällig für bakterielle Infektionen.
- Wenn die Temperatur >39°C ist, sollte das Kind sofort medizinische Hilfe in Anspruch nehmen. Wenn die Temperatur für mehr als 24 Stunden <39 °C beträgt, sollte der Hausarzt konsultiert werden.
- Wenn die Temperatur <39 °C ist und das Kind gesund ist mit Anzeichen einer Infektion der oberen Atemwege, wird ein einfaches Antipyretikum, zum Beispiel Paracetamol, verabreicht, und die Temperatur wird nach einer Stunde überprüft. Liegt die Temperatur über der der ersten Messung, ist medizinische Hilfe notwendig.
- Wenn das Kind krank (unabhängig von der Temperatur) und blass ist und schnell atmet oder mehr als leichte Schmerzen hat, sollte sofort medizinische Hilfe in Anspruch genommen werden.

6.2 Neoplasien

6.2.1 Fieber bei Neoplasien (fiebrige Neutropenie)

Fieber mit oder ohne assoziierte Infektion ist bei onkologischen Patienten, die oft neutropen sind, häufig. Es wird willkürlich definiert als eine einzelne Temperaturmessung, die 38,5°C überschreitet, oder eine Temperatur von 38,0°C, die zweimal im Abstand von einer Stunde gemessen wird.

Tab. 6.5 Faktoren, die für ein neoplastisches oder infektiöses Fieber sprechen

	Infektionsfieber	Neoplastisches Fieber
Fieber	>39,5°C	38,0–39,5°C
Rigor	Ja	Nein
Relative Bradykardie	Ja	Nein
Kränkliches Aussehen	Oft	Normalerweise nicht toxisch
Neutropenie	Hauptursache	Nein
Reaktion auf Antipyretika	Ja	Keine Reaktion, aber Reaktion auf Naproxen
Leukozytenzahl, Erythrozytensedimentationsrate, Konzentration an C-reaktivem Protein	Erhöht	In geringerem Umfang erhöht

Im Allgemeinen ist die Häufigkeit von Fieber bei Kindern höher als bei Erwachsenen und tritt am häufigsten bei Leukämie und Morbus Hodgkin auf. Fieber kann entweder auf die Erkrankung (neoplastisches Fieber) oder auf eine Infektion zurückzuführen sein. Die Differenzialdiagnose kann schwierig sein, und daher ist die Diagnose eines neoplastischen Fiebers nur nach Ausschluss einer Infektion möglich. Die Tab. 6.5 zeigt die Unterschiede zwischen den beiden Ursachen. Screening-Tests für Infektionen, wie zum Beispiel Leukozytenzahl und Konzentration an C-reaktivem Protein, sind hilfreich, insbesondere wenn sie stark abnormal sind.

Die meisten Fieber bei onkologischen Patienten sind nichtinfektiöser Natur oder eine Infektion kann nicht nachgewiesen werden. Neoplastisches Fieber nichtinfektiöser Natur kann verursacht werden durch

- Zellen bestimmter Tumoren, zum Beispiel Leukämie, Nierenkarzinom und Morbus Hodgkin, die IL-1 spontan freisetzen, das auf den Hypothalamus wirkt, wodurch Fieber ausgelöst wird. Die Nekrose von Tumoren kann auch Fieber erzeugen.
- bestimmte Neoplasmen, die in der Lage sind, die Stoffwechselrate zu steigern.
- Komplikationen, die im Verlauf der Erkrankung auftreten, zum Beispiel hämolytische Anämie oder Hirn- oder Nebennierenblutung en.
- psychogenes Fieber, das mild ist und durch Beruhigungsmittel beseitigt wird.
- Behandlung mit Chemotherapie, zum Beispiel Bleomycin, Daunorubicin und Interferon.
- Bestrahlung der Tumormasse (Strahlenfieber).
- Bluttransfusion (siehe oben).
- fehlende oder verzögerte Antikörperproduktion, was zur Persistenz bestimmter Viren im Knochenmark führt. Dies tritt insbesondere während der Chemotherapie auf. Parvovirus B19 ist das klassische Beispiel für diese Viren.

Klassischerweise tritt das neoplastische Fieber intermittierend auf, wie der deutsche Arzt Wunderlich 1856 vorschlug. Auch anhaltende, hektische oder remittierende Fieber können auftreten. Solche Fieber reagieren normalerweise nicht auf gängige antipyretische Mittel (wie Paracetamol oder Aspirin), jedoch auf Indometacin oder Naproxen. Naproxen bewirkt einen raschen und vollständigen Rückgang des Fiebers mit anhaltender Normaltemperatur während der Behandlung (Naproxen-Test). Naproxen ist daher hilfreich bei der Differenzialdiagnose, um zwischen neoplastischem und nichtinfektiösem Fieber zu unterscheiden. Während der ersten 24 Stunden der Naproxen-Therapie können bei Patienten mit Lymphomen Halluzinationen und Hypotonie auftreten. Eine Steroidtherapie ist in der Regel mit einer deutlichen, aber vorübergehenden fiebersenkenden Wirkung sowohl bei neoplastischem als auch bei infektiösem Fieber verbunden.

Fieber bei Patienten mit Krebserkrankungen wird häufig durch Infektionen verursacht, die zu den häufigsten Todesursachen bei diesen Kindern zählen. Hohes Fieber (>39,5°C), insbesondere wenn es mit Schüttelfrost verbunden ist, deutet auf eine Infektion hin. Faktoren, die die Infektionsanfälligkeit von onkologischen Patienten erhöhen, sind

- ausgeprägte und anhaltende Neutropenie;
- Grunderkrankung, insbesondere Leukämie und fortgeschrittenes Stadium eines Lymphoms;
- Hochdosis-Chemotherapie (Cytarabin) und Stammzelltransplantation;
- Mangelernährung, die die Funktion von Lymphozyten, Neutrophilen, Monozyten und des Komplementsystems beeinträchtigt;
- dauerhafte Katheter oder Schläuche;
- zusätzliche Defekte in der humoralen und zellvermittelten Immunität, die die Anfälligkeit insbesondere für verkapselte Bakterien *(S. pneumoniae, H. influenzae, N. meningitidis),* Listerien, Salmonellen und Viren erhöhen.

In Tab. 6.6 sind die wichtigsten Ursachen für Fieber und Infektionen bei neutropenischen Patienten aufgeführt.

Patienten mit febriler Neutropenie sollten rasch untersucht und mit Antibiotika behandelt werden, ohne die Ergebnisse der Kultur abzuwarten. Jede Verzögerung der Antibiotikabehandlung kann zur unkontrollierten Ausbreitung der Infektion und zum Tod führen. In Abb. 6.1 ist ein Algorithmus für die Antibiotikabehandlung dargestellt. In Tab. 6.7 werden häufig und empirisch verwendete Antibiotika angezeigt, während auf Ergebnisse der Kultur gewartet wird. Bei Kindern mit Neutropenie und persistierendem Fieber, das auf Antibiotika nicht reagiert, sollte eine invasive Pilzinfektion in Betracht gezogen werden. Liposomales Amphotericin (AmBisome) ist eine wirksame Behandlung.

Granulozyten-Kolonie-stimulierender Faktor wurde verwendet, um die Erholung der Neutrophilen nach zytotoxischer Chemotherapie oder bei Krebspatienten, die sich einer Knochenmarktransplantation unterziehen, zu fördern. Die Verabreichung dieses Wachstumsfaktors ist häufig mit der Entwicklung von Fieber während oder kurz nach Beendigung der Infusion verbunden. Die Fieberinduktion

Tab. 6.6 Häufigste Erreger von Infektionen bei Kindern mit Krebserkrankungen

Gram-positiv
• *Staphylococcus aureus, S. epidermidis*
• Alpha-hämolysierende Streptokokken
• Enterokokken
• Listerien
Gram-negativ
• Enterobakterien, zum Beispiel *E. coli, Klebsiella*
• *Pseudomonas aeruginosa*
Viren
• Herpes simplex
• Herpes zoster
• Epstein-Barr-Virus
Pilze
• *Candida*-Arten
• *Aspergillus*
Protozoen
• *Pneumocystis carinii*
• *Toxoplasma gondii*

durch Granulozyten-Makrophagen-Kolonie-stimulierenden Faktor erfolgt teilweise über Prostaglandin-Pathways, da sie durch Vorbehandlung mit Ibuprofen gehemmt wird. Ein kürzlich durchgeführter systematischer Review [10] kam zu dem Schluss, dass die Rolle dieses Wachstumsfaktors bei der Behandlung unklar ist. Es verkürzt die Krankenhausaufenthalte und die Fieberdauer, aber es gab keine Hinweise auf eine verkürzte Dauer der Neutropenie.

Fiebernde, nichtneutrophile Patienten mit Krebserkrankung bleiben anfällig für Infektionen aufgrund der assoziierten Dysfunktion der Lymphozyten. Bei diesen Patienten sollten die Konzentration von C-reaktivem Protein bestimmt, Blutkulturen und Urin untersucht sowie eine Röntgenaufnahme des Brustkorbs durchgeführt werden. Falls diese Patienten keinen Dauerkatheter haben, sind Antibiotika selten angezeigt.

Leukämie

Leukämie ist die häufigste maligne Erkrankung bei Kindern und tritt bei etwa 4 von 100.000 Kindern auf. Die Inzidenz ist im Alter von zwei bis sechs Jahren (Durchschnittsalter vier Jahre) am höchsten. Von den jährlich in den USA diagnostizierten etwa 2000 Fällen sind drei Viertel an akuter lymphatischer Leukämie erkrankt. Die Ursache der Leukämie ist weitgehend unbekannt. Ionisierende Strahlung und Chemotherapie sind die einzigen nachgewiesenen Ursachen für Leukämie. Symptome und Anzeichen einer Leukämie sind in Tab. 6.8 dargestellt. Diese Merkmale sind hauptsächlich auf die Infiltration des Knochenmarks und die extramedulläre Ausbreitung zurückzuführen.

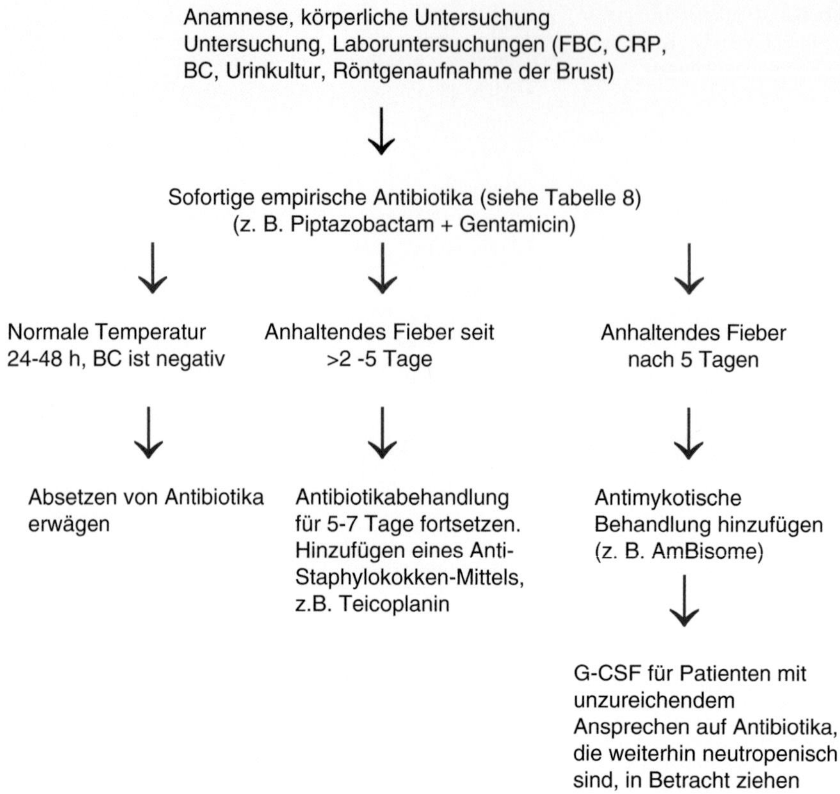

Abb. 6.1 Zusammenfassung der Behandlung eines fiebernden Kindes mit Krebserkrankung ohne Infektionsherd. *CRP* C-reaktives Protein, *BC* Blutkultur, *FBC* großes Blutbild; *G-CSF* Granulozyten-Kolonie-stimulierender Faktor

Tab. 6.7 Häufig verwendete Antibiotika für Patienten mit Krebserkrankung und febriler Neutropenie

Drug	Dosis (mg/kg)	Frequenz	Verabreichungsweg
Piperacillin/Tazobactam	90	4	Intravenös
Ceftazidim	100–150		Intravenös
Gentamicin	6–7,5	Einmal täglich	Intravenös
Teicoplanin	10	Zweimal täglich drei Dosen, dann einmal täglich	Intravenös
AmBisome	1	Einmal täglich	Intravenös

Befunde, die mit einer schlechten Prognose verbunden sind, umfassen eine hohe anfängliche Leukozytenzahl, schwere Thrombozytopenie, Lymphoblasten der Subtypen L2 oder L3, massive Organomegalie und Lymphadenopathie, Patienten, die jünger als zwei oder älter als zehn Jahre sind, eine Beteiligung des Zentralnervensystems zum Zeitpunkt der Diagnose und das Ausbleiben einer vollständigen Remission nach vier bis sechs Wochen Induktionstherapie.

Fieber tritt bei etwa 60 % der Kinder auf und ist häufig neoplasmatischen Ursprungs. Im Gegensatz dazu ist das Fieber bei erwachsenen Leukämiepatienten weitgehend auf Infektionen zurückzuführen. Pyrogene Zytokine, die an der Fieberentstehung beteiligt sind, umfassen:

- Erhöhte IL-1- und IL-2-Produktion bei vielen Patienten, was eine wichtige Rolle bei der immunologischen Reaktion auf die leukämischen Zellen spielen kann
- Tumornekrosefaktorkonzentration, die in der Regel bei der Vorstellung hoch ist und nach der Remission auf einen nicht nachweisbaren Level zurückgeht.
- Hohe IL-6-Spiegel, die signifikant mit Fieber und erhöhten Konzentrationen an Akut-Phase-Proteinen wie C-reaktivem Protein korrelieren. IL-6 kann die Freisetzung von Prostaglandin E2 in das Blut stimulieren, das den hypothalamischen Sollwert erhöht. Il-6, unterstützt durch IL-3, kann auch die Differenzierung und Proliferation von Lymphoblasten induzieren.

Fieber aufgrund einer Infektion ist während der neutropenen und terminalen Stadien der lymphoblastischen Leukämie häufiger vorhanden. Bei der akuten myeloischen Leukämie tritt Fieber aufgrund einer Infektion bei Patienten mit Neutropenie in den meisten Fällen während der Induktion der Remission und während des Rückfalls auf. Bei beiden Leukämieformen sind Infektionen für den Tod von mindestens 50 % der Kinder verantwortlich.

Die Behandlung der akuten lymphoblastischen Leukämie besteht aus der Induktionstherapie mit Vincristin und Prednisolon, die bei 85 % der Fälle eine Remission induzieren, während der Zusatz von L-Asparaginase und/oder Anthra-

Tab. 6.8 Klinische Daten von Kindern mit Leukämie

Symptome/Anzeichen	%	Laborbefunde	%
Hepatosplenomegalie	68	Leukozyten	
		<10.000	53
Splenomegalie	63	10.000–49.000	30
Fieber	61		
Lymphknotenschwellung	50		
Blutung (Purpura)	48		
Knochenschmerzen	23		
Beteiligung des Zentralnervensystems	5		

zyklinen (insbesondere Doxorubicin) die Remissionsrate auf 95 % erhöht. Eine ZNS-Prophylaxe bei Strahlentherapie wird nicht mehr empfohlen; stattdessen werden fünf Dosen intrathekales Methotrexat verabreicht. Die Erhaltungstherapie wird am besten mit Methotrexat ein- oder zweimal wöchentlich und mit 6-Mercaptopurin täglich durchgeführt. Intermittierende Impulse von Vincristin- und Prednisolon-Gabe werden zur Verlängerung der Remission hinzugefügt.

Kinder mit Neutropenie und Fieber werden am besten mit Cephalosporinen der dritten Generation und Aminoglykosiden behandelt. Der Zusatz von Gammaglobulin kann die Dauer des Fiebers verkürzen.

Morbus Hodgkin

Morbus Hodgkin ist eine bösartige Neoplasie der lymphoretikulären Zellen unbekannter Ätiologie. Reed-Sternberg-Zellen sind die malignen Zellen der Krankheit. Diese Zellen sezernieren Tumornekrosefaktor, Makrophagen-Kolonie-stimulierenden Faktor und Prostaglandin E2. Die gegenwärtig akzeptierte Stadieneinteilung des Morbus Hodgkin ist in Tab. 6.9 zusammengefasst.

Die meisten Kinder mit Morbus Hodgkin weisen eine zervikale Lymphadenopathie mit Beteiligung der mediastinalen und/oder hilären Massen auf, die bei einer Routine-Thorax-Röntgenaufnahme entdeckt werden können. Die systemischen Manifestationen von Morbus Hodgkin umfassen Fieber, Gewichtsverlust, Appetitlosigkeit, Juckreiz und Nachtschweiß. Tumorzelllinien synthetisieren und sezernieren spontan IL-1, Tumornekrosefaktor, Makrophagen-Kolonie-stimulierenden Faktor und Prostaglandin E2. Einige konstitutionelle Symptome, die als B-Symptome bezeichnet werden (Fieber, Gewichtsverlust und Nachtschweiß), werden durch IL-1 vermittelt.

Gründe für Fieber als häufige und wichtige Manifestation von Morbus Hodgkin:

- Es tritt bei etwa 30 % der Fälle bei Präsentation und bei etwa 60 % im Verlaufs der Erkrankung auf. Der Fieberverlauf wurde bei 67 % als remittierend, bei 20 % als intermittierend und bei den übrigen 13 % als rezidivierend beschrieben [11]. Nur eine geringe Anzahl an Patienten zeigt rezidivierendes Pel-Ebstein-Fieber (hohes Fieber für etwa zehn Tage, regelmäßig abwechselnd mit einer afebrilen Phase ähnlicher Dauer). Dieser Verlauf wurde 1887 beschrieben und galt als diagnostisch für Morbus Hodgkin.

Tab. 6.9 Stadien von Morbus Hodgkin

Stadium	Beteiligung
I	Einzelne Lymphknoten
II	Zwei oder mehr Lymphknoten
III	Lymphknotenregion
IV	Ausgedehnter Befall auch außerhalb des lymphatischen Systems

- Die häufigste Ursache des Fiebers ist die Erkrankung selbst (neoplastisches Fieber). Fieber kann auch aufgrund einer erhöhten Anfälligkeit der Patienten gegenüber viralen, bakteriellen und Pilzinfektionen als Folge einer Beeinträchtigung der T-Zell-vermittelten Immunität oder Chemotherapie auftreten.
- Es besteht eine positive Korrelation zwischen dem Fieber und dem klinischen Stadium von Morbus Hodgkin. Fieber tritt häufiger im fortgeschrittenen Stadium auf, was auf die erhöhte Infektanfälligkeit zurückzuführen ist. Da die Überlebensrate mit dem klinischen Stadium der Erkrankung zusammenhängt, tritt Fieber häufiger in den letzten Stadien (ähnlich wie bei Leukämie) auf.
- Das Vorhandensein von Fieber zum Zeitpunkt der Diagnose erwies sich als schlechtes prognostisches Zeichen, und fiebernde Patienten in den Stadien II b und III lebten signifikant kürzer als fieberfreie Patienten [11].

Leichte bis moderate Leukozytose, Lymphozytose, Eosinophilie, Thrombozytose, leichte bis moderate Anämie und erhöhte Entzündungsmarker (Erythrozytensedimentationsrate, C-reaktives Protein) sind häufige Befunde. Die Untersuchungen umfassen großes Blutbild, Erythrozytensedimentationsrate, C-reaktives Protein, Leber- und Nierenfunktionstests, Thorax-Röntgenaufnahme, Thorax-Computertomogramm, Lymphangiogramm (oder abdominales Computertomogramm), Lymphknoten- und Leberbiopsie sowie Knochenmarkaspiration (mit Nachweis von Reed-Sternberg-Zellen).

Die Behandlung umfasst eine vollständige Mantelfeldbestrahlung (alle Lymphknoten oberhalb des Zwerchfells) für die Stadien I und II. Eine solche Behandlung heilt 85–90 % der Patienten. Ein kombiniertes Regime aus Strahlentherapie und Chemotherapie (MOPP-Programm mit Mechlorethamin, Oncovin [Vincristin], Procarbazin und Prednisolon) wird für die Stadien III und IV verwendet. Dieses Regime heilt etwa 75–50 % der Patienten in den Stadien III und IV. Andere empfehlen eine operative Behandlung aller Patienten mit einer negativen Knochenmarkbiopsie, um die Toxizität der Bestrahlung, wie Sterilität und das Risiko einer zweiten bösartigen Erkrankung, zu begrenzen. Patienten mit Morbus Hodgkin, die Strahlentherapie erhalten, sind auch einem Risiko für Schilddrüsenerkrankungen (Hypothyreose, Graves-Erkrankung, Schilddrüsenkrebs) ausgesetzt.

Neuroblastom

Das Neuroblastom hat seinen Ursprung in den Neuralleistenzellen des sympathischen Nervensystems, meistens des Nebennierenmarks. Mit 7 % aller Fälle ist es der häufigste extrakranielle solide Tumor im Kindesalter. Mehr als zwei Drittel der Fälle treten während der ersten fünf Lebensjahre auf (medianes Alter zwei Jahre).

Kinder können sich mit den folgenden Merkmalen präsentieren:

- Ein abdominaler Tumor, der sich aus der Nebennierenrinde entwickelt, kann sich über die Mittellinie des Abdomens hinaus erstrecken. Im abdominalen Röntgenbild oder bei einer Ultraschalluntersuchung können gepunktete Kalzifikationen in der Nebenniere sichtbar sein. Die intravenöse Urografie (heutzutage

selten) kann Verlagerung der Niere nach unten zeigen, ohne dass das Nierenbeckenkelchsystem gestört ist.
- Eine Metastasierung in den Schädel (mit Anzeichen eines erhöhten intrakraniellen Drucks und lytischen Läsionen), in die Röhrenknochen (mit Schmerzen und Empfindlichkeit), in die Leber (mit schnell wachsendem abdominalem Tumor), in die Augenhöhle (mit Proptosis) oder in die Haut als subkutane Knoten können während der neonatalen Periode auftreten.
- Das Horner-Syndrom (Miosis, Ptosis, Enophthalmus, Anhidrose) kann vorkommen.

Fieber kann ein Merkmal dieser lokalisierten Tumoren sein. Kinder mit disseminiertem Neuroblastom, das meist das Knochenmark betrifft, präsentieren sich häufig mit Fieber bis zu 40°C, Reizbarkeit und Gewichtsverlust. Aufgrund des Fehlens lokalisierter Merkmale können Kinder wegen eines Fiebers unbekannter Ursache untersucht werden.

Die Diagnose wird durch das radiologische Erscheinungsbild des Tumors nahegelegt und durch eine Biopsie, durch erhöhte Werte von Katecholaminen und deren Metaboliten im Urin (Vanillinmandelsäure und Homovanillinsäure) oder durch eine Knochenmarkpunktion bei disseminiertem Neuroblastom bestätigt. Häufig zeigt sich eine erhöhte Aufnahme von Tc-Diphosphat, bevor Knochenläsionen radiologisch erkannt werden können.

Kinder unter einem Jahr haben die beste Prognose und können im Allgemeinen unabhängig von ihrem Krankheitsstadium geheilt werden. Andere Kinder mit fortgeschrittenem Krankheitsverlauf und Metastasen haben eine schlechte Prognose (weniger als 20 %). Der DNA-Gehalt der Tumorzellen und Chromosom-1p-Anomalien sind ebenfalls von prognostischer Bedeutung. Die Massenuntersuchung von Urin auf erhöhte Catecholaminwerte ist machbar und kann die Prognose weiter verbessern.

Die Behandlung besteht aus der Entfernung des Tumors in den Stadien I und II. Lokalisierte, aber inoperable Tumoren können mit einem viermonatigen Gabe von Cyclophosphamid und Doxorubicin behandelt werden. Auch bei der Behandlung von disseminierten Neuroblastomen kann diese Kombination mit oder ohne Cisplatin und Etoposid von Vorteil sein.

Nephroblastom (Wilms-Tumor)

Dies ist der zweithäufigste bösartige retroperitoneale Tumor bei Kindern mit einer Häufigkeit von 7,5 Fällen pro eine Million Kindern in den USA. Der Tumor tritt häufig als abdominale Masse bei einem Kleinkind (medianes Alter von drei Jahren) auf, die oft von einem Elternteil entdeckt wird (in mehr als 80 % der Fälle). Andere Präsentationen sind Fieber (berichtete Inzidenz 23–50 % der Fälle), Hämaturie und Hypertonie (verursacht durch Reninsekretion). Husten und Dyspnoe können aufgrund von pulmonalen Metastasen auftreten.

Fieber ist kein üblicher Teil der Symptomatik. Kinder können sich jedoch gelegentlich mit Fieber, Bauchschmerzen und Erbrechen vorstellen. Eine sich rasch vergrößernde Flankenmasse mit Bluthochdruck, Anämie und Fieber kann die Folge einer massiven Blutung in den Tumor sein.

Zu den diagnostischen Merkmalen gehören eine intravenöse Urografie, die eine charakteristische Verzerrung und Verlagerung des Nierenbeckenkelchsystems zeigt, und eine Ultraschalluntersuchung des Abdomens. Ein Röntgen der Lunge ist erforderlich, um pulmonale Metastasen auszuschließen.

Die Therapie besteht aus der Entfernung des Tumors, Strahlentherapie und Chemotherapie.

6.2.2 Tumoren des zentralen Nervensystems

Die meisten Kinder mit Tumoren, die aus dem zentralen Nervensystem stammen, präsentieren sich mit Kopfschmerzen, Erbrechen, Ataxie, Sehstörungen, Hemiparese, Doppelbildern, Lethargie oder Reizbarkeit. Fieber ist bei diesen Patienten kein häufiges Symptom. Fieber kann jedoch auftreten:

- Bei hypothalamischen Tumoren (meist Astrozytom), die die thermoregulatorischen Zentren betreffen. Hypothermie kann auch auftreten. Es kann zu Auszehrung mit erheblichem Verlust von Unterhautgewebe trotz normalen oder erhöhten Appetits, übermäßigem Schwitzen, Diabetes insipidus, präpubertärer Entwicklung und Hypogonadismus kommen.
- Bei Astrozytomen, die relativ benigne Tumoren des zentralen Nervensystems und bekannt dafür sind, IL-1 zu produzieren, was zur Induktion von Fieber führt. Innerhalb des zentralen Nervensystems kann IL-1 an immunologischen Prozessen und Hämorrhagien beteiligt sein. Trotz der Produktion von IL-1 haben Patienten mit Astrozytomen nicht oft Fieber.
- Bei hochmalignem Medulloblastom. Dieser Tumor erfordert Chemotherapie und/oder Strahlentherapie des Gehirns und der Wirbelsäule. Infolgedessen kommt es häufig zu einer Suppression des Knochenmarks (die Anämie, Leukopenie und Thrombozytopenie verursacht), was Infektionen und Fieber begünstigt.
- Bei Immuntherapie. Diese Therapie verwendet mehrere Zytokine wie lymphozytäre aktivierte Killerzellen, IL-2 und Interferon-alpha (INF-alpha) und INF-beta, um intrakranielle Tumoren, insbesondere Astrozytome, zu behandeln. Diese Zytokine verursachen häufig Fieber als unerwünschte Reaktion. Eine Kombination aus lymphozytär aktivierten Killerzellen und IL-2 kann durch Lyse maligner Gliomzellen zu Tumorregression führen, während normales Gehirngewebe geschont wird. Die Verwendung dieses Ansatzes ist aufgrund der Toxizität von IL-2 und der höheren Erfolgsquote alternativer Therapieformen begrenzt.

Zur Behandlung wurde Hyperthermie eingesetzt. Mehrere Mikrowellenquellen wurden implantiert, um die Körpertemperatur des Patienten über 43 °C zu erhöhen. Diese Technik hat keine verbreitete Anwendung gefunden.

6.3 Rheumatische Erkrankungen und Vaskulitis

Fieber hat eine wichtige diagnostische, therapeutische und prognostische Bedeutung und bleibt trotz der Fortschritte in den Bereichen der medizinischen Diagnostik und Technologie eine Herausforderung für Pädiater und Rheumatologen. Fieber kann das initiale Symptom einer rheumatischen Erkrankung oder ihres Ausbruchs, einer infektiösen Komplikation oder eines therapeutischen Versagens sein.

6.3.1 Rheumatisches Fieber

Rheumatisches Fieber ist eine entzündliche Krankheit, die nach einer Infektion mit Gruppe-A-Streptokokken auftritt. Protein M und Lipoteichoinsäure (antigene Fragmente von Gram-positiven Bakterien) sind die wichtigsten Virulenzfaktoren dieser Gruppe. Antikörper (zum Beispiel kreuzreaktive Antikörper) können mit kardialen Myozyten (verursachen Karditis), Gelenkknorpel (verursachen Arthritis) und Thalamus- und Subthalamuskernen des zentralen Nervensystems (verursachen Chorea minor) kreuzreagieren. Das pathogene Merkmal ist der Aschoff-Knoten, ein Granulom mit lokalisierten Bereichen fibrinoider Kollagenschwellung und perivaskulärer Infiltration. Eine veränderte Reaktion auf Streptokokkenantigene wurde bei der Pathogenese von rheumatischem Fieber impliziert. Diese Antigene können die Sekretion von IL-2 aus Lymphozyten stimulieren, die zu einer erhöhten natürlichen Killerzellzytotoxizität und den pathologischen Veränderungen bei rheumatischem Fieber führen.

Die Diagnose wird anhand von zwei Hauptmanifestationen oder einer Hauptmanifestation und zwei Nebenmanifestationen sowie dem Nachweis steigender Titer von Antikörpern gegen Streptokokken-Antigene gestellt (Tab. 6.10).

Tab. 6.10 Akzeptierte Jones-Kriterien für rheumatisches Fieber

Kriterium	Präsentation
Major	
Karditis	Tachykardie, Galopprhythmus, Kardiomegalie, unbehandelbare Herzinsuffizienz
Polyarthritis	Migratorische Polyarthritis, bleibt oft für Wochen, wenn unbehandelt, reagiert jedoch innerhalb von 12 bis 24 Stunden auf Aspirin
Chorea minor	Plötzliche ziellose Bewegung, emotionale Instabilität
Erythema marginatum	Transienter erythematöser Ausschlag auf dem Rumpf, mit später auftretender Blasenbildung in der Mitte
Subkutane Knoten	Nicht schmerzhaft, erbsengroße Knoten auf der Beugeseite der Gelenke
Fieber, Arthralgie, Grad 1 Herzblock (Elektrokardiogramm)	
Zusätzlich dazu: Unterstützende Beweise für eine aktuelle Streptokokkeninfektion	

Die Karditis tritt bei ungefähr 90 % der Kinder unter drei Jahren mit rheumatischem Fieber und bei etwa 40 % der älteren Kinder auf. Die häufigste Manifestation ist ein apikales Geräusch aufgrund der Mitralklappeninsuffizienz. Schwere Karditis kann sich als Kardiomegalie oder kongestive Herzinsuffizienz offenbaren. Tritt bei der ersten Attacke des rheumatischen Fiebers keine Karditis auf, ist das Herz in den nachfolgenden Attacken normalerweise nicht betroffen. Ein Kind mit Karditis kann Tachykardie im Verhältnis zum Fiebergrad (relatives Fieber) aufweisen.

Fieber unter 39°C tritt bei 70 % und über 39°C bei 25 % auf. Fieber ist eines der nebensächlichen Kriterien und nicht von großem Wert bei der Diagnose. Zusätzlich:

- Fieber ist in den meisten Fällen vorhanden, aber sein Fehlen schließt rheumatisches Fieber nicht aus.
- Das Fieber bei rheumatischem Fieber zeigt keinen charakteristischen Verlauf. Tageszeitliche Schwankungen sind häufig, aber große tägliche Schwankungen, wie sie häufig bei rheumatoider Arthritis zu beobachten sind, treten nicht auf. Relative Bradykardie ist bei Störungen der Erregungsleitung häufig.
- Hohes Fieber wird hauptsächlich bei akuten klinischen Manifestationen gefunden. Bei einem unauffälligen Beginn ist nur nachmittags ein niedriges Fieber feststellbar, das sich über mehrere Wochen hinziehen kann.
- Während des akuten Anfalls sinkt das Fieber innerhalb weniger Tage, selbst ohne Medikation.
- Hohes Fieber reagiert typischerweise sofort auf die Aspirinbehandlung, im Gegensatz zum Fieber bei rheumatoider Arthritis.
- Kinder mit Chorea minor sind normalerweise fieberfrei.

Während der akuten Phase von rheumatischem Fieber sind sowohl die Erythrozytensedimentationsrate als auch die Konzentration des C-reaktiven Proteins hoch. Ein Anstieg des Anti-Streptolysin-O-Titers über 320 ist innerhalb von ein bis zwei Wochen nach der Streptokokkeninfektion sichtbar und erreicht drei bis fünf Wochen nach der Infektion sein Maximum. Ein Anstieg des Anti-Streptolysin-O-Titers hat einen diagnostischen Wert, der über den einer positiven Rachenkultur hinausgeht. Die zweidimensionale Echokardiografie ist ein wichtiges diagnostisches Werkzeug zur Bewertung von kardialen Läsionen.

Für fiebernde Kinder mit akuten Symptomen eines rheumatischen Fiebers ist Bettruhe angezeigt und bei Fällen mit Karditis sollte sie streng sein. Penicillin wird oral 250 mg viermal pro Tag über zehn Tage und zweimal pro Tag zur Behandlung und zur Verhinderung von Rückfällen verabreicht. Salizylsäure wird ausschließlich zur Behandlung von Fällen ohne Karditis eingesetzt. Symptome wie Polyarthritis und Fieber sprechen dramatisch auf die Salizylattherapie an, und die Diagnose einer akutes akuten rheumatischen Fiebers ist zweifelhaft, wenn sich bei mit Salizylat behandelten Patienten innerhalb von 48 Stunden keine wesentliche Besserung einstellt. Rebounds der Entzündungsaktivität können auftreten, wenn die Aspirintherapie ausgeschlichen oder abgesetzt wird. Steroide (Prednisolon 2 mg/kg/Tag) sind wirksamer bei der Kontrolle der Symptome der Karditis.

Die wirksamste Prophylaxe besteht in einer monatlichen Benzathin-Penicillin-Injektion von 1,2 Mio. Einheiten oder oralem Penicillin 250 mg zweimal täglich. Für Patienten mit Karditis sollte diese Prophylaxe ein Leben lang erfolgen.

6.3.2 Juvenile Idiopathische Arthritis

Juvenile idiopathische Arthritis (JIA) weist auf eine im Kindesalter (vor dem 16. Lebensjahr) auftretende Erkrankung hin, die hauptsächlich durch Arthritis gekennzeichnet ist, die mindestens sechs Wochen andauert und bei der keine andere Ursache gefunden wurde. Die Ursache der JIA bleibt ungeklärt. Unterschiedliche arthritogene Stimuli (exogene Infektion oder endogene Antigene) können die bei diesem Arthritistyp auftretende immunologische Reaktion aktivieren. Antigenpräsentierende Zellen (Makrophagen oder dendritische Zellen) in der Synovialmembran nehmen die Antigene auf, prozessieren und präsentieren diese Antigene den Lymphozyten, die in der Folge eine zelluläre Immunreaktion einleiten und die Differenzierung der B-Lymphozyten zu Plasmazellen stimulieren, die Antikörper absondern. Darüber hinaus sind Zytokine (IL-1, IL-6, TNF-alpha und Granulozyten-Makrophagen-Kolonie-stimulierender Faktor) in großen Mengen in der Synovialflüssigkeit vorhanden und am entzündlichen Prozess des Gelenks beteiligt, zum Beispiel durch Erhöhung der Kollagenase- und Prostaglandin-E2-Produktion. Es sind nur geringe Mengen an Produkten von T-Zellen vorhanden, zum Beispiel IL-2 und INF-gamma.

IL-1 ist ein starker Stimulus für die Knochen- und Knorpelresorption. Es induziert die Akut-Phase-Reaktion und Fieber und verstärkt auch die chronische Entzündung durch Induktion von Lymphozyten-Wachstumsfaktoren, wie IL-2 und seine Rezeptoren. Die Menge an IL-1-Rezeptor-Antagonist, der von denselben Zellen produziert wird, die IL-1 (Monozyten und Makrophagen) produzieren, ist in der Synovialflüssigkeit von Patienten mit JIA stark erhöht. Dieser Antagonist konkurriert mit IL-1-alpha und IL-1-beta um die Bindung an IL-1-Rezeptoren. Das relative Verhältnis von IL-1 und IL-1-Rezeptor-Antagonist bei JIA kann darüber entscheiden, ob die Entzündung aktiv bleibt oder supprimiert wird.

Es gibt drei Hauptpräsentationen der JIA:

- Etwa ein Viertel aller Patienten mit JIA präsentieren sich mit systemischer JIA (Morbus Still), die durch hohes Fieber und andere systemische Manifestationen gekennzeichnet ist. Arthritis kann im Verlauf der Krankheit auftreten. Jungen und Mädchen sind gleichermaßen betroffen mit einem Durchschnittsalter von vier Jahren. Der Ausschlag ist typischerweise flüchtig, lachsfarben, fleckig oder fleckig-papulös und tritt besonders bei erhöhter Körpertemperatur auf. Weitere Merkmale sind Lymphknotenschwellung, Splenomegalie, Leukopenie, Anämie, Myokarditis und Perikarditis.
- Der polyartikuläre oder erwachsene Typ tritt bei etwa der Hälfte der Patienten auf, mit einer abrupten oder unauffälligen Arthritis mehrerer Gelenke (mehr als vier Gelenke). Gelegentlich präsentieren sich die Patienten mit systemischen

Manifestationen wie leichtem Fieber, Lymphknotenschwellung und wiederkehrendem Ausschlag. Diese Art des Ausbruchs tritt bei Frauen häufiger auf als bei Männern, mit einem Durchschnittsalter von zwölf Jahren. Grundsätzlich ist diese Präsentation die klassische Form der JIA.

- Bei den übrigen Fällen handelt es sich um eine Monoarthritis oder Oligoarthritis. Es gibt weitere Unterteilungen dieser Gruppen zu Klassifizierungszwecken. In der Regel sind Knie-, Sprung- oder Hüftgelenke betroffen. Systemische Manifestationen sind in der Regel abwesend oder mild. Eine Iridozyklitis ist ein wichtiges Anzeichen.

Fieber ist ein auffälliges Merkmal von Morbus Still:

- Fieber wurde in einem Bericht in 84 % der Fälle und in 24 bis 90 % der fast 1000 seit 1958 in der Literatur gemeldeten Fälle festgestellt [12].
- Der häufigste Fieberverlauf ist unterbrochen, oft hektisch, mit einem täglichen Anstieg am Abend, dann einem Rückgang auf Normalniveau am Morgen (Tab. 6.11). Wenn das Fieber weiter anhält, kann es zu zwei Anstiegen pro Tag kommen (Abb. 6.2). Andere beobachtete Fieberverläufe umfassen kontinuierliches und periodisches Fieber.
- Schüttelfrost geht Fieberschüben häufig vor aus.
- Das Fieber ist meist hoch, reicht von 39,5 bis 41,2°C und ist im Allgemeinen mit dem Auftreten von Hautausschlag, generalisierter Lymphknotenschwellung und Splenomegalie verbunden, während diese Manifestationen bei Fieberfreiheit normalerweise fehlen. Eine Perikarditis kann bei hohem Fieber häufiger auftreten und wird von Hautausschlag und Leukopenie begleitet.

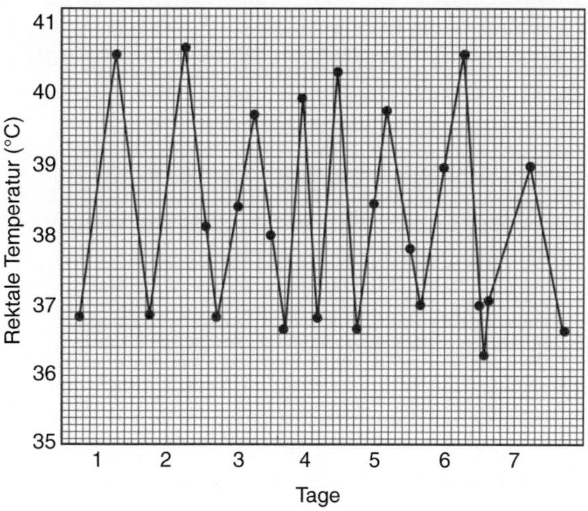

Abb. 6.2 Fieberverlauf bei juveniler idiopathischer Arthritis

Tab. 6.11 Vielfalt der Fieberverläufe, die bei Patienten mit juveniler idiopathischer Arthitis beobachtet wird

• Unterbrechungsfrei, hektisch, abends höher
• Doppelter Peak täglich, folgt oft dem obigen Verlauf
• Kontinuierlich, mit geringer oder keiner Schwankung
• Periodisches Fieber, alle paar Tage auftretend
• Fieber unbekannter Ursache, das viele Wochen anhält

- Fieber kann bei einem Drittel der Patienten mit JIA Wochen, Monate und sogar Jahre (Durchschnitt 3,5 Monate) vor den Gelenkmanifestationen auftreten. Kinder, die nur mit Fieber vorstellig werden, gelten als Patienten mit persistierendem Fieber unbekannter Ursache und werden intensiven Untersuchungen unterzogen, einschließlich zahlreicher Versuche mit Antibiotika und gelegentlich einer Laparotomie. Das Auftreten des charakteristischen Hautausschlags ist ein wichtiges Anzeichen für die Diagnose.
- Das Fieber des Still-Typs der JIA tendiert dazu, höher zu sein als das rheumatische Fieber, die Schwankungen sind ausgeprägter und es reagiert nicht auf Antibiotika und nicht sofort auf Salicylattherapie.

Häufige Laborbefunde umfassen Leukozytose, erhöhte Anti-Streptolysin-O-Titer (bis zu 40 %), antinukleäre Antikörper (bei 30 %) und positive rheumatoide Faktoren (10–30 %). Die Konzentration von IL-1-beta korreliert mit der klinischen und laborchemischen Krankheitsaktivität.

Die Grundbehandlung besteht aus nichtsteroidalen Antirheumatika (NSAID), hauptsächlich Ibuprofen 10 mg/kg oder Diclofenac 1 mg/kg dreimal täglich. Die intraartikuläre Steroidinjektion ist eine Erstlinientherapie bei Oligoarthritis. Immunsuppressiva (Methotrexat, Cyclosporin) sind häufig die Erstlinientherapie bei Polyarthritis. Immunmodulatoren (TNF-Antagonisten) und ein unterstützendes Programm wie Physiotherapie werden ebenfalls verschrieben. Antikörper, die sich gegen die Frühphase der Immunantwort richten, wie anti-IL-2-Rezeptor-Antikörper, anti-CD4-Antikörper und Antithymozytenglobulin, wurden mit begrenztem Erfolg versucht.

6.3.3 Systemischer Lupus erythematodes und andere Erkrankungen des Bindegewebes

Systemischer Lupus erythematodes ist eine akute entzündliche Erkrankung des Bindegewebes unbekannter Ätiologie. Autoantikörper sind wichtig für die Diagnose und verantwortlich für viele seiner klinischen Manifestationen. Jenseits des Neugeborenenalters machen weibliche Patienten 90 % der Fälle aus, während im Säuglingsalter und im hohen Alter die Prävalenz von Männern und Frauen ähnlich hoch ist. Die Anwesenheit von antinukleären Antikörpern, einschließlich anti-DNA-Antikörpern, deutet darauf hin, dass systemischer Lupus erythematodes eine autoimmune Erkrankung ist.

Tab. 6.12 Hauptmerkmale des systemischen Lupus erythematodes

Neugeborenes Kind (neonataler Lupus)	Lupus-Ausschlag, angeborene Herzblockade
Haut eines älteren Kindes	Malar-Ausschlag, diskoider Lupus
Mund	Geschwüre
Gelenke	Nichterosive Polyarthralgie/Arthritis
Zentralnervensystem	
Niere	Lupus nephritis (nephritisches/nephrotisches Syndrom)
Herz	Pleuroperikarditis
Andere	Erschöpfung, allgemeines Unwohlsein, Fieber, Hughes- bzw. Antiphospholipid-Syndrom
Laborbefund	Hohe Erythrozytensedimentationsrate, normale Konzentration an C-reaktivem Protein, Lymphopenie, Thrombozytopenie, hämolytische Anämie, antinukleäre Antikörper, Antiphospholipid-Antikörper

Die klinischen Merkmale sind in Tab. 6.12 dargestellt.

Der neonatale systemische Lupus erythematodes ist durch kutane Läsionen mit oder ohne angeborene Herzblockade gekennzeichnet. Fieber ist kein Anzeichen für einen neonatalen systemischen Lupus erythematodes. Manifestationen werden durch transplazentare Übertragung von mütterlichem IgG-Antikörper auf den Fötus (insbesondere Ro-Antikörper) verursacht. Mütter von betroffenen Kindern können zum Zeitpunkt der Geburt asymptomatisch sein. Ungefähr 40 % der Mütter haben aktiven systemischen Lupus erythematodes oder Sjögren-Syndrom.

Bei älteren Kindern stehen folgende klinische Merkmale mit Fieber in Zusammenhang:

- Systemischer Lupus erythematodes kann plötzlich mit Fieber auftreten und eine akute Infektion vortäuschen oder er kann sich über Monate entwickeln und nur Fieberschübe, allgemeines Unwohlsein, Gelenkschmerzen und Gewichtsverlust aufweisen.
- Fieber, das von mäßig bis hoch reicht und in etwa 80–85 % der Fälle auftritt und in etwa 40 % der Fälle mit erythematösem Gesichtsausschlag einhergeht.
- Fieber ist bei Kindern häufiger als bei Erwachsenen mit systemischem Lupus erythematodes [13]. Zwischen der Höhe des Fiebers und den Serumkonzentrationen von INF besteht in der Regel ein enger Zusammenhang, jedoch nicht mit IL-4.
- Aktiver systemischer Lupus erythematodes ist häufig mit einer erhöhten Erythrozytensedimentationsrate, jedoch einer normalen Konzentration an C-reaktivem Protein verbunden. Dies ist ein Hinweis darauf, dass eine Infektion nicht die Ursache des Fiebers ist.

Fieber, milde bis moderate Arthritis, Pleuroperikarditis und Lymphadenopathie reagieren in der Regel auf nichtsteroidale Antiphlogistika oder eine geringe Dosis

Prednisolon. Aspirin in einer Dosis von 80 mg/kg wird heutzutage selten verabreicht. Interessanterweise verursacht Aspirin oftmals Hepatotoxizität bei Lupuspatienten. Hohes Fieber in Kombination mit schwerer Arthritis, aktiver Glomerulonephritis, schwerer Thrombozytopenie, schwerer hämolytischer Anämie und neurologischen Störungen erfordert möglicherweise Prednisolon (0,5–1 mg/kg/Tag) für vier bis sechs Wochen, bevor es wieder ausgeschlichen wird. Die Patienten werden mit der niedrigstmöglichen Dosis behandelt, mit der sich die klinischen und laborchemischen Abweichungen kontrollieren lassen. Eine intravenöse Bolusgabe von 500 mg Methylprednisolon kann zur Kontrolle von aktivem systemischen Lupus erythematodes erforderlich sein.

Die Dermatomyositis ist eine systemische Erkrankung des Bindegewebes, die durch entzündliche und degenerative Veränderungen der Muskeln und der Haut gekennzeichnet ist. Es gibt Hinweise auf eine immunvermittelte Mikroangiopathie , die der Pathogenese der Dermatomyositis im Kindesalter zugrunde liegen. Der häufigste Befund ist ein symmetrisches, dunkles Erythem des Gesichts und der Streckseiten der Extremitäten. Ein periorbitales Ödem mit heliotropem Schimmer ist charakteristisch. Der Hautausschlag kann leicht erhaben, glatt oder schuppig sein und mit Atrophie und Teleangiektasien im V-förmigen Bereich des Gesichts und der oberen Brust verbunden sein. Im Gegensatz zur Erwachsenenform ist die Dermatomyositis bei Kindern nicht mit Malignität verbunden.

Eine symmetrische proximale Muskelschwäche kann sich schleichend als Schwierigkeit beim Anheben der Arme über die Schultern oder beim Aufstehen aus dem Sitzen zeigen. Ein akuterer Ausbruch tritt bei etwa einem Drittel der Patienten auf.

Das mit Dermatomyositis verbundene Fieber ist

- im Allgemeinen bei 50 bis 75 % der Patienten im Bereich von 38 bis 39°C, wobei 5–10 % hohe Spitzen aufweisen (meist im Zusammenhang mit der akuten fulminanten Form dieser Erkrankung).
- das zweithäufigste klinische Zeichen (nach Muskelschwäche) der Erkrankung; sein Auftreten erfolgt oft nach dem Auftreten der Schwäche.
- wahrscheinlicher bei Personen, die bestimmte Myositis-Autoantikörper haben, beispielsweise Anti-Synthetase-Antikörper [14].

Die Erythrozytensedimentationsrate sowie die Konzentrationen an C-reaktivem Protein und Muskelenzymen sind in der Regel erhöht. Die Elektromyographie zeigt spontanes Flimmern, positive starke Potenziale und polyphasische kurze Potenziale während der willentlichen Kontraktion. Die Muskelbiopsie kann Nekrosen, Phagozytose und lymphozytäre Infiltrationen zeigen.

6.3.4 Andere Erkrankungen des Bindegewebes

Fieber kann auch Teil anderer Erkrankungen des Bindegewebes wie Sjögren-Syndrom und Sklerodermie sein. Diese sind jedoch im Kindesalter selten.

Die progressiv-systemische Sklerodermie ist durch Fibrose, degenerative Veränderungen und vaskuläre Störungen gekennzeichnet. Die Hyperaktivität der T-Zellen kann mit der Krankheitsaktivität korrelieren. Die Gefäßschädigung könnte durch Zytokine, einschließlich IL-2, IL-4 und IL-6, vermittelt werden.

Klinisch zeigt sich die Erkrankung am häufigsten durch Spannungsgefühl und Schwellung der Extremitäten, insbesondere der Finger, Raynaud-Phänomen und Polyarthralgie. Später entwickeln sich häufig subkutane Kalzifikationen. Die progressiv-systemische Sklerodermie ist im Kindesalter selten und Fieber ist bei Präsentation oder während des Krankheitsverlaufs selten vorhanden.

6.3.5 Makrophagenaktivierungssyndrom

Makrophagenaktivierungssyndrom wurde in Verbindung mit vielen rheumatischen Erkrankungen, Bindegewebserkrankungen oder Malignitäten berichtet, am häufigsten jedoch mit systemisch auftretender juveniler idiopathischer Arthritis. Hochgradiges Fieber (mit Spitze und intermittierend), Panzytopenie, Enzephalopathie, Koagulopathie und erhöhte Konzentrationen an Transaminasen sind die häufigsten klinischen Manifestationen. Das Makrophagenaktivierungssyndrom ist eine ernstzunehmende Komplikation systemischer entzündlicher Störungen im Kindesalter, die durch Aktivierung und Proliferation von T-Lymphozyten und Makrophagen verursacht wird. Die Messung des Serumferritinspiegels kann die Diagnose unterstützen und ein Indikator für die Erkrankungsaktivität sein. Das Makrophagenaktivierungssyndrom ist mit hämophagozytischen Syndromen verwandt und kann tödlich enden. Es unterscheidet sich durch anhaltendes Fieber von systemisch auftretender juveniler idiopathischer Arthritis (bei letzterer treten Fieberschübe mit täglicher Spitze auf) und das Vorhandensein von Enzephalopathie und Panzytopenie.

6.3.6 Kawasaki-Krankheit

Die Kawasaki-Krankheit ist eine akute entzündliche Erkrankung, die hauptsächlich Säuglinge und junge Kinder betrifft: 85 % sind jünger als fünf Jahre, wobei die Häufigkeit im Alter von ein bis zwei Jahren am höchsten ist. Ursprünglich von Kawasaki in Japan beschrieben, wo sie endemisch ist, wurde die Erkrankung weltweit anerkannt.

Die Erkrankung ist eine Form der Vaskulitis unbekannter Ursache. Spekulationen über die Ätiologie reichen von infektiösen Ursachen bis hin zu einer Hyperimmunreaktion. Die Produktion der meisten Akut-Phase-Proteine, wie IL-1, IL-6, TNF-alpha und C-reaktives Protein, ist erhöht. Die Zahl der zirkulierenden B-Zellen ist erhöht, während die Zahl der T-Zellen verringert ist.

Die Diagnose wird anhand der in der Tab. 6.13 angegebenen Kriterien festgestellt. Eigenschaften umfassen:

Tab. 6.13 Diagnostische Kriterien der Kawasaki-Krankheit

Fieber, das mindestens fünf Tage anhält, plus mindestens vier der folgenden fünf Kriterien:
1. Bilaterale, schmerzlose Konjunktivitis ohne Exsudate
2. Veränderungen der Oropharynx-Schleimhaut, spröde Lippen, Erdbeerzunge
3. Akute unilaterale nichtpurulente Halslymphknotenschwellung >1,5 cm
4. Polymorpher Hautausschlag, vorwiegend am Rumpf
5. Veränderungen der peripheren Extremitäten: Ödeme und/oder Erytheme an Händen und Füßen

- Bilaterale Bindehautentzündung ohne Exsudate. Oft ist eine anteriore Uveitis vorhanden, die meist kurz nach Fieberbeginn auftritt und bis zu zwei Wochen dauert.
- Schleimhautveränderungen, einschließlich Erythem, Rissbildung und Abschilferung der Lippen, Erdbeerzunge und Erythem der oropharyngealen Schleimhaut
- Zervikale Lymphadenopathie mit mindestens einem Lymphknoten von mindestens 1,5 cm Durchmesser, wobei die Beteiligung meist einseitig und ohne Eiterbildung ist.
- Der Ausschlag erscheint fünf Tage nach Fieberbeginn und besteht aus morbilliformen makulopapulösen, scarlatiniformen Erythrodermen oder urtikariellen Ausschlägen, vor allem am Rumpf.
- Veränderungen der Hände und Füße, einschließlich Erythem und/oder fester Induration. Die charakteristische Schuppung der Finger und Zehen beginnt in den periungualen Regionen und entwickelt sich typischerweise 10–20 Tage nach Fieberbeginn.

Andere weniger spezifische Merkmale umfassen Arthritis/Arthralgie, aseptische Meningitis, hepatische Dysfunktion, Hydrops der Gallenblase, Erbrechen, Durchfall, Bauchschmerzen und Pneumonie.

Die schwerwiegendsten Merkmale sind jene, die das kardiovaskuläre System betreffen:

- Myokarditis tritt bei etwa 25 % der Patienten auf, wobei die Symptome Tachykardie, Galopprhythmus und unspezifische ST-T-Wellenveränderungen auf dem Elektrokardiogramm umfassen. Die Myokarditis heilt in der Regel vollständig aus.
- Milde, selbstlimitierende Perikardergüsse können sich gegen Ende der zweiten Woche entwickeln.
- Aneurysmen der Koronararterien sind das Hauptmerkmal, das die sonst ausgezeichnete Prognose trübt. Die Dilatation kann bereits sechs Tage nach dem Auftreten von Fieber festgestellt werden, wobei der Höhepunkt der Erkennung durch Echokardiografie bei zwei Wochen liegt. Neue Läsionen werden selten

mehr als vier Wochen nach dem Ausbruch des Fiebers festgestellt. Aneurysmen der Koronararterien treten bei 15 bis 20 % der Patienten auf. Aneurysmen können sich auch in anderen Arterien, wie Nieren-, Axillar- und Iliakalarterien bilden. Die Prognose für die Auflösung der Aneurysmen ist gut, es sei denn, das Aneurysma ist riesig.

Eine Echokardiografie wird in der Regel 14, 21 und 60 Tage nach dem Ausbruch der Erkrankung durchgeführt. Todesfälle treten bei etwa 2 % der Patienten auf und sind in der Regel die Folge eines Myokardinfarkts aufgrund einer Thrombose in Aneurysmen der Koronararterien.

Zu den Risikofaktoren, die mit koronarer Beteiligung in Zusammenhang gebracht werden, gehören:

- Höhere Temperatur während der Tage 10–13 der Erkrankung, die länger als 14 Tage andauert [15]
- Alter unter einem Jahr
- Anämie, erhöhte Thrombozytenzahl, Leukozytenzahl höher als 30×10^9/L, erhöhte Erythrozytensedimentationsrate oder erhöhte Konzentration an C-reaktivem Protein
- Aneurysmen anderer Arterien
- Hohe Il-6- und IL-8-Werte können die Bildung von Koronararterien vorhersagen

Fieber ist bei Kawasaki-Krankheit immer vorhanden und spiegelt erhöhte Konzentrationen von proinflammatorischen Zytokinen wider, insbesondere IL-1 und TNF, die die vaskuläre Entzündung vermitteln. Kawasaki-Krankheit sollte bei jedem Kind in Betracht gezogen werden, das unerklärliches und anhaltendes Fieber hat. Das Fieber ist in der Regel hektisch und hoch mit 39 bis 41°C und mit Spitzen und ist oft täglich für fünf Tage bis zu vier Wochen remittierend. Es spricht kaum oder gar nicht auf Antipyretika an und verbleibt während der meisten Zeit der Erkrankung über 38,5°C. Das unbehandelte Fieber dauert in der Regel 5–17 Tage, mit einer durchschnittlichen Dauer von acht Tagen [16]. Das Fieber geht in der Regel innerhalb von ein bis zwei Tagen nach Beginn der Aspirin- und Gammaglobulinbehandlung zurück.

Die Laborbefunde sind nicht diagnostisch, weisen jedoch charakteristischerweise eine Leukozytose mit erhöhter Zahl an Neutrophilen, milder bis mäßiger normozytärer normochromer Anämie, eine fast durchgängig erhöhte Erythrozytensedimentationsrate und Konzentration an C-reaktivem Protein sowie Thrombozytose auf, die in der zweiten Woche beginnt und nach etwa drei Wochen ihren Höhepunkt erreicht (Durchschnittswert 800.000/mm^3). Weniger charakteristische Befunde sind erhöhte Konzentrationen an Aspartat- und Alaninaminotransferase, erhöhte Anti-Streptolysin-O-Titer, erhöhte IgG, IgA und IgM sowie Pyurie und Proteinurie.

Aspirin wird in einer Dosierung von 30 bis 50 mg/kg/Tag empfohlen, aufgeteilt in vier Dosen. Nach der Behandlung der akuten Symptome (in der Regel nach

14 Tagen) wird Aspirin aufgrund seiner antithrombotischen Wirkung auf eine Einzeldosis von 3–5 mg/kg/Tag zurückgesetzt. Aspirin wird über drei bis vier Monate eingenommen, wenn kein Koronararterienaneurysma vorliegt, bis das Koronararterienaneurysma abgeklungen ist (<8 mm) oder auf unbestimmte Zeit, wenn das Aneurysma bestehen bleibt (>8 mm). Kann der Patient Aspirin nicht einnehmen, wird die Behandlung mit Dipyridamol (Persantin) empfohlen.

Die intravenöse Gabe von Immunglobulin plus Aspirin reduziert die Inzidenz von Koronararterienanomalien. Eine große Einzeldosis von Gammaglobulin (2 g/kg Körpergewicht), die über zehn Stunden infundiert wird, ist wirksamer als das bisher empfohlene Regime von vier kleineren täglichen Dosen. Darüber hinaus hatten Kinder, die mit einer Einzelinfusion behandelt wurden, eine niedrigere Durchschnittstemperatur während des Krankenhausaufenthalts sowie eine kürzere mittlere Fieberdauer. Die Mechanismen, durch die Gammaglobulin die koronare Vaskulitis verhindert, sind unklar, aber die Wirkung von intravenösem Immunglobulin besteht darin, den Prozentsatz der B-Zellen zu verringern und die Zahl der T-Zellen zu erhöhen. Tritt innerhalb von 48 Stunden keine Besserung ein, sollte eine erneute Gabe von intravenösem Immunglobulin und Methylprednisolon 600 mg/m^2 zweimal täglich für drei Tage in Betracht gezogen werden.

6.4 Nicht klassifiziertes Fieber

6.4.1 Postoperatives Fieber

Postoperatives Fieber ist definiert als eine Temperatur von mehr als 38°C an zwei aufeinanderfolgenden postoperativen Tagen oder 39°C an einem postoperativen Tag. Fieber während des postoperativen Verlaufs ist häufig und tritt bei 25–50 % der Fälle auf. Die Höhe des Fiebers hängt mit dem Umfang der Operation zusammen; d. h. bei geringfügigen Operationen ist Fieber selten.

Die Bedeutung des postoperativen Fiebers besteht in der Möglichkeit einer Infektion, die bei unzureichender Behandlung zum Tod führen kann. Eine schwere Infektion kann auch in Abwesenheit von Fieber vorliegen, zum Beispiel während des Neugeborenenalters und bei immunsupprimierten Kindern.

Ein frühes Auftreten von postoperativem Fieber (innerhalb von 48 Stunden postoperativ) wird häufig durch das Trauma der Operation und die Beteiligung pyrogener Zytokine, wie IL-1β, IL-6 und TNF-α, verursacht. IL-6 ist der Hauptmediator der Akute-Phase-Reaktion und des Fiebers.

Eine Infektion ist die Ursache des Fiebers bei etwa 10–25 % der fiebrigen postoperativen Patienten, die in der Regel nach 48 Stunden auftreten. Fieber, das mit einem kranken Aussehen, dem Nachweis einer Infektionsquelle (zum Beispiel Wundinfektion) oder abweichenden Laborbefunden wie Leukozytose, erhöhter Erythrozytensedimentationsrate und erhöhter Konzentration an C-reaktivem Protein verbunden ist, deutet auch auf eine infektiöse Quelle hin.

Faktoren, die die Wahrscheinlichkeit einer Infektion erhöhen, sind

- ein langer postoperativer Krankenhausaufenthalt;
- eine umfangreiche und/oder lange Operation;
- Fieber, das am dritten postoperativen Tag oder später beginnt und Fieber 39°C hat, das andauert oder einen hektischen Verlauf aufweist;
- das Vorhandensein eines intravaskulären Katheters, der längere Gebrauch einer nasogastrischen oder endotrachealen Sonde und eines Harnröhren- oder Shunt-Dauerkatheters.

Die Tab. 6.14 zeigt die wichtigsten infektiösen und nichtinfektiösen Ursachen des postoperativen Fiebers.

Die körperliche Untersuchung sollte sich auf diejenigen Körperstellen konzentrieren, die am wahrscheinlichsten die Ursache für Fieber sind, einschließlich des operativen Bereichs, des Abdomens (auf Blähungen, Druckempfindlichkeit, Abwesenheit von Darmgeräuschen), der oberen Atemwege auf Infektionen und Lungenauskultation.

Der Umfang der Untersuchungen, die zur Klärung der Fieberursache erforderlich sind, hängt von den Ergebnissen einer ausführlichen Anamnese, zum Beispiel Vorerkrankungen, und Untersuchungsergebnissen ab, die auf eine Infektion hindeuten können. Zu den Untersuchungen, die häufig durchgeführt werden, wenn keine klare Ursache für Fieber vorliegt, gehören ein großes Blutbild, Leberfunktionstests, Blut- und Urinkulturen, Röntgenaufnahmen der Lunge und gelegentlich virale Studien. In seltenen Fällen ist ein Computertomogramm und/oder eine Ultraschalluntersuchung erforderlich, um einen intraabdominellen Abszess zu erkennen.

6.4.2 Fieber nach der Impfung

Das aktuelle Kinderimmunisierungsprogramm in Großbritannien wurde überarbeitet und die Kinder sollten erhalten:

Tab. 6.14 Hauptursachen für postoperative Fieber

Infektiöse Ursachen	Nichtinfektiöse Ursachen
Wundinfektion	Dehydration
Peritonitis	Hämatom
Intravenöse Linieninfektion	Pulmonale Atelektase
Virale Infektion	Transfusionsreaktion
Pneumonie	Medikamentenreaktion
Harnwegsinfektion	Wärmere Umgebungstemperatur
Ansteckende Durchfallerkrankung	
Bakteriämie	
Osteomyelitis	

- Drei Dosen der kombinierten DTP(Diphtherie, Tetanus und Pertussis)/IP-V(Polio)/HIB(Haemophilus influenzae Typ b)-Impfung und zwei Dosen der Pneumokokken-Impfung und der Meningokokken-C-Impfung bis zum vierten Monat
- Eine Auffrischungsimpfung gegen HIB, Meningitis C und Pneumokokken sowie die erste Dosis MMR (Mumps, Masern, Röteln) mit 14 Monaten
- Eine vierte Dosis DTaP/IPV und die zweite Dosis MMR beim Schuleintritt
- Eine fünfte Dosis Td(Tetanus, Diphterie)/IPV vor dem Schulabschluss

Die immunologische Reaktion bildet die Grundlage für eine ausreichende Impfung; daher ist Fieber häufig. Wie bei anderen Antigenen aktiviert der Impfstoff antigenpräsentierende Zellen (Makrophagen), um die Antigenverarbeitung und die Produktion von Interleukinen zu initiieren. Die anschließende Aktivierung von B- und T-Zellen führt zur Produktion von Gedächtniszellen. Die Persistenz des Impfstoffs als Antigen im lymphatischen Gewebe bewirkt, dass die B-Zellen zu antikörperbildenden Zellen werden, die weiterhin Antikörper zum Schutz vor Infektionen produzieren.

Die Häufigkeit und der Schweregrad der systemischen unerwünschten Reaktionen sind

- deutlich höher bei DTP-geimpften Kindern im Vergleich zu DT-geimpften Kindern (Abb. 6.3, Tab. 6.15). Dies deutet darauf hin, dass die Pertussiskomponente von DTP die Hauptursache für diese Reaktionen ist. Bei etwa der Hälfte der DTP-Empfänger tritt Fieber auf, meist innerhalb von 48 Stunden nach der Impfung. Der Temperaturanstieg ist meist mild, liegt zwischen 38 und 39°C und tritt häufiger nach der dritten DTP-Impfung auf. Eine Temperatur von mehr als 39°C ist selten (6 % bei DTP-Empfängern), was auf eine ungewöhnliche Empfindlichkeit gegenüber dem Impfstoff zurückzuführen sein kann.
- signifikant niedriger bei azellulärem Pertussis-Impfstoff als bei Pertussis-Impfstoff mit ganzen Zellen [17].

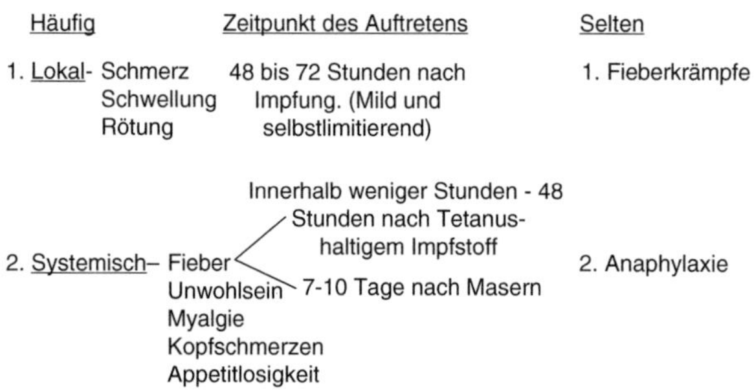

Abb. 6.3 Häufige und seltene Komplikationen bei geplanten Impfungen

Tab. 6.15 Nebenwirkungen der Diphtherie/Tetanus/Pertussis- und Diphtherie/Tetanus-Impfung nach 15.752Impfungen

	DTP %	DT %
Systemische Reaktionen		
Fieber > 38°C	46,5	9,3
Fieber > 39°C	6,1	0,7
Unruhe	53,4	22,6
Schläfrigkeit	31,5	14,9
Anorexie	20,9	7,0
Erbrechen	6,2	2,6
Lokale Reaktionen		
Rötung	37,4	7,6
Schwellung	40,7	7,6
Schmerzen	50,9	9,9

Fieber ist eine häufige unerwünschte systemische Reaktion nach der Impfung. Das Auftreten von Fieber hängt von den Eigenschaften des Impfstoffs, dem Alter des Empfängers und der biologischen Reaktion auf den Impfstoff ab. So kann Fieber beispielsweise 48 Stunden nach einem Tetanus-haltigen Impfstoff (DTaP/IPV/HIB-Impfstoffe) auftreten, treten jedoch sechs bis elf Tage nach einem Masernimpfstoff, MMR, auf. Die höchste Inzidenz von Fieber wird bei Kindern im Alter von sechs Monaten bis vier Jahren beobachtet. Fieber tritt auf:

- Mit gleicher Häufigkeit nach DTP- und DT-Impfung [18]
- Häufig nach Pneumokokken- und Meningitis-Impfung (10–20 %, meist niedriggradiges Fieber)
- Etwa eine Woche (sechs bis elf Tage) nach der ersten Dosis mit MMR-Impfstoff und mit einer Dauer von zwei bis drei Tagen. Dies ist auf eine effektive Replikation des Impfvirus im Empfänger zurückzuführen. Fieber ist nach einer zweiten Dosis weniger häufig.

Fieberkrämpfe sind die am häufigsten berichteten neurologischen Ereignisse nach der Masernschutzimpfung. Sie treten sechs bis elf Tage nach der Impfung bei etwa einem von 1000 geimpften Kindern mit MMR auf. Dieser Anteil ist mit demjenigen vergleichbar, der im gleichen Zeitraum nach der Maserneinzelimpfung berichtet wird. Die Fieberkrämpfe erhöhen das Risiko für ein späteres Auftreten von Epilepsie nicht. Sie traten früher nach der DTP-Impfung (oder Pertussisimpfung) auf, wobei die Inzidenz bei 1:1750 lag, als die dritte Dosis des DTP-Impfstoffs nach sechs Monaten gegeben wurde.

Andere schwerwiegendere, aber glücklicherweise äußerst seltene Nebenwirkungen sind infantile Spasmen, hypotone, hypotensive Episoden oder dauerhafte neurologische Schäden. Es ist sehr umstritten, ob der Pertussisimpfstoff tatsächlich die Ursache dieser neurologischen Schäden ist. Neurologische Komplikationen wie Enzephalitis, Reye-Syndrom und Guillain-Barré-Syndrom können bei einer von einer Million geimpften Person auftreten, im Vergleich zu einer von Tausend Personen nach einer Masernerkrankung. Die subakute sklerosierende Panenzephalitis hat eine Inzidenz von etwa einer von zwei Millionen Geimpften.

Antipyretika vor und nach der Impfung können das Fieber und die Schmerzen, die mit der Impfung verbunden sind, reduzieren. Eltern sollten über die Möglichkeit von Fieber informiert werden und Ratschläge zur Fiebersenkung erhalten. Die Beratung sollte die Information enthalten, dass Fieber nach Impfung keine Kontraindikation für weitere Dosen darstellt (Box 2 zeigt die wichtigsten Punkte).

Box 2 Zusammenfassung der Nebenwirkungen nach Impfungen

- Eine fieberhafte Reaktion (Fieber $\geq$ 38°C) ist bei Kindern nach einer Impfung häufig
- Die zeitliche Abfolge des Fiebers ist abhängig vom verwendeten Impfstoff und der biologischen Reaktion auf diesen Impfstoff
- Fieber nach der Impfung ist keine Kontraindikation für weitere Dosen
- Ein Informationsblatt über häufige Nebenwirkungen und deren Behandlung, das den Eltern bei der Impfung gegeben wird, hilft bei der Behandlung
- Neuere Kombinationsimpfstoffe, insbesondere die azelluläre Komponente des Pertussisimpfstoffs, sind weniger reaktogen und verursachen weniger unerwünschte Reaktionen.

Schwerwiegende lebensbedrohliche Ereignisse sind selten und die Angst vor diesen sollte die Kliniker nicht davon abhalten, weiterhin Impfungen für alle Kinder zu empfehlen.

6.4.3 Sarkoidose

Die Sarkoidose ist eine multisystemische, granulomatöse Erkrankung unbekannter Ätiologie. Die Erkrankung betrifft am häufigsten die Lunge, die intrathorakalen Lymphknoten, die Augen und die Haut. Die klassischen histologischen Befunde sind multiple, nicht verkäsende Granulome ohne Nekrose. Die Lymphozyten innerhalb der Granulome sind T- und B-Zellen mit vielen Monozyten und Makrophagen in verschiedenen Stadien der Aktivierung.

Kinder können mit Fieber, Gewichtsverlust, Arthralgie, Erythema nodosum, peripheren Lymphknoten oder Sehverlust (aufgrund von granulomatöser Uveitis) vorstellig werden. Die Fälle werden häufig durch eine Routine-Thorax-Röntgenaufnahme entdeckt, die klassischerweise eine bilaterale hilarische Adenopathie mit oder ohne diffuse pulmonale Infiltration zeigt. Sarkoid-Granulome sind in der Lunge oder in den thorakalen Lymphknoten in 90 % der Fälle vorhanden.

Die diagnostischen Kriterien sind in Tab. 6.16 dargestellt.

Tab. 6.16 Diagnostische Kriterien der Sarkoidose

• Histologischer Nachweis von Granulomen und Abwesenheit von Tuberkelbazillen	Häufige Befunde
	Erhöhte Konzentration an ACE
	Hyperkalzämie
• Mikrobiologie	Hyperkalzurie
Negative Kulturen von Sputum und Magenspülung	Leukopenie
	Hyperurikämie
	Hypergammaglobulinämie
• Radiologie	
Bilaterale hilarische Lymphknoten oder pulmonale Infiltration	
• Hauttest	
Negativer Tuberkulin-Test	
Positiver Kveim-Test (in 50 %)	

ACE Angiotensin-konvertierendes Enzym

Fieber wurde in Studien über Sarkoidose vernachlässigt und einige halten Fieber für nicht mit der Diagnose vereinbar. Studien [19, 20] über Fieber bei Sarkoidose kamen zu dem Schluss, dass

- die Häufigkeit von Fieber zwischen 2 und 21 % der Fälle liegt, in der Regel mit niedriggradigem Fieber.
- es die einzige Manifestation sein kann, die als Fieber unbekannter Ursache bis zu mehreren Monaten andauert. Dies ist besonders häufig bei hepatozellulären Granulomen.

In einer großen Studie [21] hatten 41 % der 75 Patienten mit Sarkoidose Fieber von erheblicher Schwere und Dauer, oft begleitet von Nachtschweiß und Schüttelfrost. Das Fieber erreichte bei 77 % der fiebernden Patienten einen Höchstwert von 38,3 bis 39,4°C und überschritt 39,4°C bei den übrigen. Die häufigste Art von Fieber war intermittierend, mit einem täglichen Temperaturanstieg und anschließendem Absinken auf ein normales Niveau.

Die Pathogenese des Fiebers bei Sarkoidose ist ungeklärt. Stimulierte Monozyten aus Blutproben von Patienten mit Sarkoidose produzieren möglicherweise mehr IL-1 als normale Monozyten. Da es zu einer Vergrößerung der Lymphozyten kommt, insbesondere einer Zunahme an T-Helferzellen, geben diese Zellen spontan IL-2 und INF-γ frei, die alveolare Makrophagen aktivieren und Fieber auslösen können.

Die Therapie umfasst die Verabreichung von Prednisolon 1–2 mg/kg, das das Hauptmittel der Therapie ist. Methotrexat scheint auch wirksam zu sein.

6.4.4 Familiäres Mittelmeerfieber (siehe auch Kap. 1)

Familiäres Mittelmeerfieber ist eine erbliche autoinflammatorische Erkrankung, die durch wiederkehrende, kurze Fieberschübe und Polyserositis gekennzeichnet ist. Personen mediterraner Herkunft (Armenier und sephardische Juden) sind vor allem betroffen. Die Krankheit tritt auch bei Personen arabischer Herkunft auf. Die Vererbung erfolgt rezessiv autosomal. Die Erkrankung wird durch Mutationen im MEFV-Gen auf dem kurzen Arm von Chromosom 16 verursacht. Das Genprodukt wird Pyrin genannt (vom griechischen Wort für Feuer und Fieber), das in Neutrophilen vorhanden ist und normalerweise das entzündungsfördernde IL-1β inhibiert [22]. Familiäres Mittelmeerfieber wird durch einen Gentest bestätigt. Die ersten klinischen Manifestationen treten in 20 % der Patienten vor dem fünften Lebensjahr auf, und 80–90 % der Fälle werden bis zum 20. Lebensjahr beobachtet.

Die Diagnosekriterien sind

- wiederkehrende Fieberschübe sowie
- Schmerzen im Abdomen (Peritonitis), der Brust (Pleuritis) oder den Gelenken (Arthritis).

Eine prodromale Phase von 4–12 Stunden ist in der Regel vorhanden und wird durch Appetitlosigkeit und Bauchschmerzen aufgrund von Peritonitis gekennzeichnet. Ungefähr 6–10 Stunden später tritt Fieber auf und die schnelle Genesung erfolgt innerhalb von 24 bis 72 Stunden. Viele Patienten unterziehen sich mindestens einer abdominalen Operation bei Verdacht auf Appendizitis, bevor familiäres Mittelmeerfieber diagnostiziert wird. Häufig sind rezidivierende orale Aphthen vorhanden. Bei weniger als 1 % der Patienten tritt Perikarditis auf. Amyloidose ist die wichtigste Langzeitkomplikation des familiären Mittelmeerfiebers.

Das Fieber ist ein konstantes Merkmal und kann vor anderen Manifestationen vorhanden sein. Es ist gekennzeichnet durch

- ein Niveau zwischen 38,5 und 40°C,
- eine Dauer von einigen Stunden bis zu drei Tagen (Durchschnitt zwei Tage),
- Wiederholungen in unregelmäßigen Abständen, manchmal über viele Monate und sogar Jahre hinweg.

In die Pathogenese des familiären Mittelmeerfiebers involvierte Zytokine sind die proinflammatorischen IL-1β, IL-6, IL-8, TNF-α und INF-γ. Die Laboruntersuchungen zeigen eine erhöhte Konzentration an C-reaktivem Protein (oder Erythrozytensedimentationsrate), eine leichte Abnahme der Serumalbuminkonzentration und erhöhte Spiegel von Fibrinogen, Haptoglobinen und Lipoproteinen. Die Proteinurie ist das erste Anzeichen einer Amyloidose, und eine Nieren- oder Rektalbiopsie bestätigen die Diagnose. Die kontinuierliche prophylaktische Behandlung mit Colchicin (0,6–1,8 mg pro Tag) ist wirksam bei der Senkung der Häufigkeit der Fieberschübe und bei der Verhinderung einer Amyloidose [23].

6.4.5 Hypohidrotische ektodermale Dysplasie

Die hypohidrotische ektodermale Dysplasie ist eine genetische Störung, die aus einer fehlerhaften Entwicklung des embryonalen Ektoderms und seiner Derivate resultiert. Die beiden anerkannten Formen sind:

- Die anhidrotische Form (geschlechtsgebunden), die durch die Unfähigkeit zu schwitzen (Anhidrose), das Fehlen oder das Vorhandensein von defekten Zähnen (Anodontie oder Hypodontie) und durch spärliches Haar (Hypotrichose) charakterisiert ist. Weniger konstante Merkmale sind Nasenbeinfraktur, große, deformierte Ohren, Faltenbildung der Orbitalhaut, trockene Haut, Mangel an Körpergeruch, chronische Rhinitis, rezidivierende Otitis und Heiserkeit der Stimme.
- Die hidrotische Form (autosomal dominant), die ähnliche Zahn- und Haardefekte aufweist, sich aber durch normales Schwitzen, dystrophische Nägel, rezidivierende Paronychie, Hyperkeratose der Hand- und Fußsohlen und neuraler Schwerhörigkeit unterscheidet. Bei Patienten mit der hypohidrotischen Form ist das Schwitzen aufgrund einer geringen Anzahl oder Abwesenheit von ekkrinen Drüsen stark vermindert oder vollständig fehlend.

Die Diagnose kann durch Röntgenaufnahmen des Kiefers, bei der auf das Fehlen von nicht durchgebrochenen Zähnen geachtet wird, eine Hautbiopsie (Nachweis des Fehlens von ekkrinen Schweißdrüsen) und eine mikroskopische Untersuchung der Fingerkuppen auf Schweißporen bestätigt werden.

Die Hauptbeschwerden der anhidrotischen und hypohidrotischen Formen sind:

- Das unerklärliche „Fieber“ (korrekter: Hyperthermie), das als Fieber unbekannter Ursache als erster Hinweis auf die Diagnose angesehen werden kann. Fehlendes Schwitzen vermindert den normalen Wärmeverlust durch Verdunstung, was zu wiederkehrenden Hyperthermieanfällen von bis zu 42°C, Krampfanfällen, Hirnschäden und manchmal zum Tod führen kann.
- Extremes Unwohlsein bei heißem Wetter und steigende Körpertemperatur nach körperlicher Anstrengung oder bei steigender Umgebungstemperatur. Daher ist die Erkrankung in heißen Klima viel ernster.

Besonders problematisch ist dieser Zustand bei Säuglingen und Kleinkindern. Ältere Kinder und Erwachsene leiden unter Hitzeintoleranz, lernen aber, ihre Körpertemperatur durch Trinken von kalten Getränken, Befeuchten der Haut und der Kleidung und die Suche nach kühlen Umgebungen zu regulieren. Heterozygote Frauen erleben eine weniger starke Hitzeintoleranz.

Kinder müssen in einer kühlen Umgebung mit möglichst wenig Kleidung untergebracht werden. Oft sind Ventilatoren und Klimaanlagen erforderlich. Aktivitäten, die zu Schwitzen führen (zum Beispiel Sport), sollten vermieden werden. Extern pflegende Cremes und Salben können regelmäßig angewendet werden, wenn die Haut übermäßig trocken ist.

6.4.6 Sweet-Syndrom (akute fieberhafte neutrophile Dermatose)

Das Sweet-Syndrom, zuerst 1964 von Sweet beschrieben [24], ist eine seltene akute fieberhafte Dermatose bei Kindern [25]. Die meisten Patienten sind weiblich (rund 75 %). Die weit verbreitete Ansicht ist, dass das Syndrom eine Überempfindlichkeitsreaktion darstellt. Das Syndrom ist gekennzeichnet durch:

- eine akute Fiebererkrankung (in 50 % der Fälle beobachtet; Körpertemperatur 38,5–39,5°C),
- Leukozytose mit Neutrophilie,
- schmerzhafte erhabene Plaques an den oberen Extremitäten, im Gesicht und am Hals,
- charakteristische histologische Beweise für diese Läsionen mit dichtem polymorphkernigem Infiltrat der Dermis, mit Verschonung der Epidermis.

Das Syndrom ist häufig mit neoplastischen Erkrankungen wie myelogener Leukämie und Immunschwäche (zum Beispiel HIV-Infektion) verbunden. Eine Steroidtherapie ist wirksam bei der Behandlung dieser in der Regel selbstlimitierenden Erkrankung (wenn keine Grunderkrankung vorliegt).

6.4.7 Familiäre Dysautonomie (Riley-Day-Syndrom)

Bei der familiären Dysautonomie handelt es sich um eine autosomal rezessive genetische Störung, die die autonomen, peripheren sensorischen und motorischen Nervenfunktionen betrifft. Ashkenazi-Juden sind hauptsächlich betroffen. Die Diagnose basiert auf

- der Lokalisierung des Gens auf Chromosom 9 (perinatale Diagnose ist möglich);
- dem Vorhandensein von kardinalen Merkmalen, einschließlich verminderter Schmerzwahrnehmung, Tränenlosigkeit, Wachstumsstörung, vermehrtem Schwitzen, Schluckstörungen (die zu wiederkehrenden Aspirationspneumonien führt), Hautflecken, verminderten tiefen Sehnen- und Cornealreflexen, geistiger Retardierung und Hypertonie;
- fehlenden fungiformen Papillen auf der Zunge;
- fehlende Rötung nach intradermaler Injektion von Histamin;
- abnormes Verhältnis von Vanillinmandelsäure und Homovanillinsäure im Urin;
- abnorme histologische Befunde bei Nervenbiopsien, die eine reduzierte Anzahl kleiner myelinisierter und unmyelinisierter Axone aufweisen.

In einer Studie von 49 Neugeborenen war schlechtes Saugen das häufigste klinische neonatale Problem, gefolgt von Hypotonie und Hypothermie [26]. Die verminderte Temperaturwahrnehmung ist ein Kardinalsymptom. Die gestörte Temperaturregulation führt zu wiederkehrenden Hypothermieschüben, die mit Hyperthermiephasen abwechseln. Bevor die Diagnose festgestellt wird, können Kinder als Fälle von Fieber ungeklärter Ursache präsentieren. Die Aspiration führt zu Pneumonie und wiederkehrendem Fieber. Ein Hitzschlag mit einer Temperatur von 41,6°C wurde berichtet [27]. Es gibt keine wirksame Behandlung und die Prognose ist schlecht.

6.4.8 Infantile kortikale Hyperostose (Caffey-Krankheit)

Die Symptome dieser seltenen Erkrankung (von Caffey im Jahr 1945 beschrieben) treten in der Regel zwischen der sechsten und achten Lebenswoche auf und sind durch Schwellungen des Weichgewebes (insbesondere Gesichtschwellungen), kortikale Verdickung, Fieber und Unruhe gekennzeichnet. Diese Symptome werden häufig als Infektion fehlinterpretiert. Obwohl die Ursache weitgehend unbekannt ist, wird ein autosomal dominanter Erbgang für einige Fälle mit perinatalem Auftreten vermutet, die schwerwiegend sind und tödlich verlaufen können. Die Erkrankung ist ansonsten harmlos und nach mehreren Verschlimmerungen und Rückfällen entwickelt sich in den ersten Lebensjahren zurück.

Fieber ist in der Regel in den frühen Stadien der Erkrankung vorhanden. Einige betroffene Kinder können ein anhaltendes Fieber haben und als Fieber ungeklärter Ursache präsentieren. Die Temperatur ist normalerweise niedrig, kann aber gelegentlich 40°C erreichen. Prostaglandine können eine Rolle bei der Fieberinduktion spielen. Die Symptome, einschließlich des Fiebers, reagieren häufig auf Kortikosteroide und Indometacin. Indometacin ist bekannt dafür, die Knochenbildung zu hemmen.

Laboruntersuchungen zeigen eine leichte Erhöhung der Konzentration an C-reaktivem Protein, der Erythrozytensedimentationsrate, der Konzentration an alkalischer Phosphatase und Leukozytose. Die Diagnose wird durch Röntgenaufnahmen gestellt. Die Biopsie bestätigt die Knochenveränderungen.

6.4.9 Fieber in Zusammenhang mit Zahnen

Die Frage, ob das Zahnen weitere Symptome verursacht, ist umstritten:

- In der Vergangenheit wurden dem Zahnen ernste Erkrankungen zugeschrieben. Hippokrates dachte, dass das Zahnen Juckreiz, Fieber, Krämpfe und Durchfall verursacht. Im Jahr 1842 war das Zahnen die registrierte Todesursache bei 4,8 % aller in London verstorbenen Säuglinge unter einem Jahr und bei 7,3 % der im Alter von ein bis drei Jahren verstorbenen Säuglinge [28].
- Während einige immer noch glauben, dass das Zahnen nur Zähne hervorbringt [29], glauben andere, wie die Mehrheit der Mütter, dass es mit einer erhöhten Körpertemperatur verbunden ist [30].

Es gibt keine stichhaltigen Beweise für die Behauptung, dass zum Zeitpunkt des Zahndurchbruchs systemische Symptome, einschließlich Fieber, auftreten. Der Zeitpunkt des Zahndurchbruchs kann bei Kindern mit vermehrtem Speichelfluss und Reizbarkeit verbunden sein.

Literatur

Hämatologie

1. Platt OS, Thorington BD, Brambilla DJ, et al. Pain in sickle cell disease: rates and risk factors. N Engl J Med. 1991;325:11–6.
2. Smith WK, Zhao H, Hodinka RL, et al. Epidemiology of human parvovirus B19 in children with sickle cell anaemia. Blood. 2004;103:422–7.
3. Powars D, Overturf GD, Wilkins J. Commentary in sickle cell and SC disease. J Pediatr. 1983;103:242–4.
4. McIntosh S, Rocks Y, Ritchey K, et al. Fever in young children with sickle cell disease. J Pediatr. 1980;96:199–204.
5. Smith AW, Hendrichse RG, Harrison C, et al. Iron deficiency anaemia and its response to oral iron: report of a study in rural Gambian children treated at home by their mothers. Ann Trop Paediatr. 1989;9:17–23.
6. Gera T, Sachdev HPS. Effects of iron supplementation on incidence of infectious illness in children: systematic review. BMJ. 2002;325:1142–4.
7. McKee LC. Fever in megaloblastic anaemia. South Med J. 1979;72:1423–4.
8. Igbal MP. Megaloblastic anaemia in a hospital-based population. Med Sci Res. 2000;28:45–7.
9. Welborn JL, Hersch J. Blood transfusion reactions: which are life-threatening and which are not? Postgrad Med. 1991;90:125–38.

Neoplastische Erkrankungen

10. Sasse EC, Sasse AD, Bandalise SR, et al. Colony-stimulating factors for prevention of myelosuppressive therapy. The Cochrane Library. 2006;4.
11. Lobell M, Boggs DR, Wintrope MM. The clinical significance of fever in Hodgkin's disease. Arch Intern Med. 1966;117:335–42.

Rheumatische Erkrankungen

12. Calabro JJ, Marchesano JM. Fever associated with juvenile rheumatoid arthritis. N Engl J Med. 1967;276:11–8.
13. Tucker LB, et al. Adult- and childhood-onset systemic lupus erythematosus: a comparison of onset, clinical features, serology, and outcome. Br J Rheumatol. 1997;36:1343.
14. Love LA, Leff RL, Fraser DD, et al. A new approach to the classification of idiopathic inflammatory myopathy: myositis-specific autoantibodies define useful homogeneous patient groups. Medicine (Baltimore). 1991;70:360–74.
15. Koran G, Lavi S, Rose V, et al. Kawasaki disease: review of risk factors for coronary aneurysms. J Pediatr. 1986;108:388–92.
16. Salo E, Pelkonen P, Pettay O. Outbreak of Kawasaki disease in Finland. Acta Paediatr Scand. 1986;75:75–80.

Fieber nach der Impfung

17. Miller E. Overview of recent clinical trials of acellular pertussis vaccines. Biologicals. 1999;27:79–86.
18. Tozzi AE, Olin P. Common side effects in the Italian and Stockholm I trials. Dev Biol Stand. 1997;89:105–8.

Sarkoidose

19. Hoffman AL, Millman N, Byq KE. Childhood sarcoidosis in Denmark 1979–1994: incidence, clinical features and laboratory results at presentation in 48 children. Acta Pediatr. 2004;93:30–6.
20. Pietinalho A, Ohmichi M, Hiraga Y, et al. The mode of presentation of sarcoidosis in Finland and in Hokkaido, Japan. Sarcoidosis Vasc Diffuse Lung Dis. 1996;13:159–66.
21. Nolan JP, Klatskin G. The fever of sarcoidosis. Ann Intern Med. 1964;61:455–61.

Familiäres Mittelmeerfieber

22. McDermott MF. A common pathway in periodic fever syndromes. Trends Immunol. 2004;25:457–60.
23. Zemer D, Pras M, Sohar E, et al. Colchicine in the prevention and treatment of the amyloidosis of FMF. N Engl J Med. 1986;314:1001–5.

Sweet-Syndrom

24. Sweet RD. An acute febrile neutrophilic dermatosis. Br J Dermatol. 1964;76:349–56.
25. Boatman BW, Talor RC, Klein LE, et al. Sweet's syndrome in children. South Med J. 1994;87:193–6.

Familiäre Dysautonomie

26. Axelrod FB, Proges RF, Sein ME. Neonatal recognition of familial dysautonomia. J Pediatr. 1987;110:946–8.
27. Tirosh I, Hoffer V, Finkelstein Y, et al. Heat stroke in familial dysautonomia. Pediatr Neurol. 2003;29:164:66.

Fieber im Zusammenhang mit dem Zahnen

28. Guthrie L. Teething. BMJ. 1908;2:486.
29. Illingworth RS. The normal child. 3rd ed. London: Churchill; 1964. p. 77–80.
30. Jaber I, Cohen IJ, Mor A. Fever associated with teething. Arch Dis Child. 1992;67:233–4.

7 Fieberanfälle

Kernaussagen

- Durch Fieber ausgelöste Anfälle können epileptisch oder nichtepileptisch sein.
- Kinder mit Fieberanfall gelten nicht als an Epilepsie erkrankt, da ein Krampfanfall nur dann auftritt, wenn das Kind fiebert (akut symptomatischer Krampfanfall).
- Fieberanfälle bilden keine homogene Entität.
- Die kumulative Inzidenz von Fieberanfällen liegt in den meisten Ländern bei 2 bis 5 %.
- Fieberanfälle treten meist zwischen sechs Monaten und drei Jahren auf. Sie erreichen mit 18 Monaten ihren Höhepunkt, und ihr Auftreten nach sechs Jahren ist selten.
- Fieberanfälle werden in einfache und komplexe Fieberanfälle unterteilt. Letztere weisen fokale Merkmale auf und/oder dauern länger und/oder wiederholen sich während derselben Erkrankung.
- Virale Erkrankungen, insbesondere das humane Herpesvirus 6, lösen die meisten Fieberanfälle aus.
- Ein Drittel der Kinder, die einen Fieberanfall erleiden, wird mindestens einen Rückfall haben.
- Wiederholte Fieberanfälle sind wahrscheinlicher, wenn das Kind zum Zeitpunkt des ersten Anfalls noch sehr jung war, das Fieber, das den ersten Anfall auslöste, relativ niedrig war und das Kind unter vielen Krankheitsschüben leidet und eine familiäre Vorgeschichte von Fieberanfällen hat.
- Das Risiko einer Epilepsie nach Fieberanfällen beträgt nach 25 Jahren 7 %.
- Nach einem oder mehreren Fieberanfällen gelten folgende Risikofaktoren für die Entwicklung von Epilepsie: familiäre Anamnese von Epilepsie, neurologische Entwicklungsprobleme und komplexe Fieberanfälle.
- Das Risiko, dass ein Kind mit einem Fieberanfall an einer bakteriellen Meningitis erkrankt ist, liegt zwischen 0 und 4 %.

A. S. El-Radhi (Hrsg.), *Klinisches Handbuch des Fiebers bei Kindern*,
https://doi.org/10.1007/978-3-031-29247-7_7

- Eine routinemäßige bildgebende Diagnostik und Elektroenzephalografie sind nach einem Fieberanfall nicht angezeigt.
- Eine regelmäßige prophylaktische Medikation zur Verhinderung rezidivierender Fieberanfälle wird nicht empfohlen, aber rektal verabreichtes Diazepam oder bukkal verabreichtes Midazolam können nützlich sein, um weitere verlängerte Fieberanfälle zu stoppen.

7.1 Einführung und Definitionen

Die Provokation von Anfällen ist eine der bekanntesten Folgen von Fieber. Fieber kann bei allen Altersgruppen, bei Personen mit Anfällen mit oder ohne Fieber und bei Personen mit oder ohne andere neurologische Störungen mit der Auslösung von Anfällen in Verbindung gebracht werden. Zuvor wurde der Begriff Fieberanfall lose verwendet, um alle diese Situationen abzudecken. Mit der Zeit wurde er jedoch deutlich begrenzter verwendet.

Klinische Begriffe umfassen:

- Mit dem Begriff Anfall wird eine paroxysmale Veränderung der neurologischen Funktion beschrieben, die durch übermäßige, hypersynchrone Entladungen von Neuronen im Gehirn verursacht wird. Anfälle können als Folge von zerebralen oder nichtzerebralen Mechanismen auftreten. Letztere umfassen kardiale, anoxische und metabolische Ursachen.
- Krämpfe sind paroxysmale Ereignisse mit ausgeprägter Muskelaktivität. Zuvor wurde der Begriff Fieberkrampf oft synonym für Fieberanfall verwendet. Davon wird jedoch abgeraten, da nicht alle Fieberanfälle krampfartig sind.
- Epilepsie ist durch rezidivierende, unprovozierte afebrile Anfälle charakterisiert. Ein Anfall, der durch eine reversible Ursache ausgelöst wird, zum Beispiel Fieber oder Hypoglykämie, ist keine Epilepsie.
- Ein epileptischer Anfall ist ein klinisches Ereignis, das durch abnorme elektrische neuronale Aktivität im Gehirn verursacht wird. Die wesentlichen Merkmale epileptischer Aktivität sind exzessiv und/oder hypersynchron. Epileptische Anfälle sind in ihren Manifestationen vielgestaltig und reichen von subjektiven Gefühlen oder Wahrnehmungen bis hin zu veränderten Bewusstseins- und Krampfzuständen.
- Fieberanfälle: Zwei Definitionen sind weit verbreitet. Die National Institutes of Health [1] definiert einen Fieberanfall wie folgt:

> „Ein Ereignis in der Kindheit oder im Kindesalter, das normalerweise im Alter zwischen drei Monaten und fünf Jahren auftritt, mit Fieber verbunden ist, aber ohne Hinweise auf eine Infektion des zentralen Nervensystems oder eine definierte Ursache. Fieberanfälle bei Kindern, die bereits einen afebrilen Anfall erlitten hatten, sind ausgeschlossen."

Die International League Against Epilepsie [2] definiert einen Fieberanfall wie folgt:

> „Ein Anfall, der bei Kindern nach dem ersten Lebensmonat auftritt, mit einer Fiebererkrankung in Verbindung steht, die nicht durch eine Infektion des zentralen Nervensystems verursacht wird, ohne vorherige neonatale Anfälle oder einen vorherigen unprovozierten Anfall, und nicht den Kriterien für andere akute symptomatische Anfälle entspricht."

Fazit
Fieberanfälle, selbst wenn sie wiederkehren, stellen keine Form der Epilepsie dar, obwohl die Anfälle einem epileptischen Mechanismus folgen. Der Hauptgrund hierfür ist, dass die Anfälle nur auftreten, wenn das Kind fiebert. Ähnlich gilt ein durch Hypoglykämie oder Elektrolytstörungen ausgelöster Anfall nicht als Epilepsie.

7.2 Epidemiologie von Fieberanfällen

Fieberanfälle sind am häufigsten zwischen 6 Monaten und 5 Jahren mit einem Höhepunkt der Inzidenz von 18 Monaten des Alters.

Die kumulative Inzidenz oder Prävalenz von Fieberanfällen beträgt

- 2–5 % in Westeuropa und den USA,
- 8,3 % in Japan,
- 14 % auf Guam (Mathai et al. 1968; Stanhope et al. 1972),
- 0,5–1,5 % in China.

Relevante Daten bezüglich der Inzidenz von Fieberanfällen deuten darauf hin, dass

- die Inzidenz von Fieberanfällen in Entwicklungsländern, einschließlich tropischer und entwickelter gemäßigter Länder, ähnlich sind, wenn Malaria nicht berücksichtigt wird.
- es keine Hinweise auf signifikante Unterschiede zwischen Races gibt, die in demselben Land leben.
- immer wieder berichtet wird, dass Jungen häufiger Fieberanfälle erleiden als Mädchen, obwohl die statistische Signifikanz fehlt.
- Fieberanfälle am frühen Abend ihren Höhepunkt erreichen.

Fazit
Fieberanfälle sind die häufigsten Art von Anfällen, die Kinder betreffen: Zwischen zwei und fünf Kindern von 100 sind betroffen.

7.3 Fieberanfällen zugrunde liegende Mechanismen

Genetische Faktoren

Obwohl polygene, autosomal dominante und autosomal rezessive Modelle vorgeschlagen wurden, liegt den meisten Fällen von Fieberanfällen ein polygener Mechanismus zugrunde. Eine positive Familienanamnese für Familienanamnese kann in 25 bis 40 % der Fälle gefunden werden. Eineiige Zwillinge weisen bezüglich Fieberanfällen gegenüber zweieiigen Zwillingen eine signifikant erhöhte Konkordanz auf.

Epileptische Syndrome, die sich als Fieberanfälle mit bekannten Gendefekten präsentieren, sind:

- Generalisierte Epilepsie mit Fieberkrämpfen plus (GEFS+) wird durch Personen in derselben Familie gekennzeichnet, die sowohl febrile als auch afebrile Anfälle haben, bei denen Fieberanfälle über das Alter von sechs Jahren hinaus andauern und mit generalisierten oder gelegentlich fokalen afebrilen Anfällen verbunden sind. GEFS+ ist eine autosomal dominante Erkrankung, bei der bisher Mutationen in vier Gene n gefunden wurden. Natriumkanäle spielen eine entscheidende Rolle bei der Erregbarkeit der neuronalen Membran. GABA ist der wichtigste inhibitorische Neurotransmitter im zentralen Nervensystem, und GABAerge Medikamente unterdrücken in der Regel die Anfälle.
- Doose-Syndrom (myoklonisch-atonische Epilepsie) ist eine seltene familiäre primär generalisierte Epilepsie, die Kinder im Alter von ein bis fünf Jahren ohne neurologische Defizite vor Beginn betrifft und die häufig resistent gegenüber Antiepileptika ist.
- Dravet-Syndrom ist eine durch das Auftreten von Fieberanfällen gekennzeichnete epileptische Enzephalopathie, die häufig anhaltend und fokal und mit relativ niedrigem Fieber verbunden sind. Der Beginn liegt in der zweiten Hälfte des ersten Lebensjahres, gefolgt von polymorpher Epilepsie im zweiten oder dritten Lebensjahr. Obwohl sich die Kinder zu Beginn normal entwickeln, stagnieren die Kinder mit Beginn der polymorphen Epilepsie und verlieren häufig Fähigkeiten, was zu schwerwiegenden Lernschwierigkeiten führt. Mutationen in einem Natriumkanal verursachen die Anfälle und Enzephalopathie.

Faktoren, die bei der Reifung des Gehirns eine Rolle spielen

Während des Zeitraums, in dem Kleinkinder für Fieberanfälle anfällig sind, finden wichtige reifungsbedingte Veränderungen statt, wie zum Beispiel der Synaptogenese im Gehirn. Zentral dafür ist die durch Glutamatrezeptoren vermittelte exzitatorische synaptische Neurotransmission. Gleichzeitig finden wichtige Veränderungen in anderen Neurotransmittersystemen statt, wie zum Beispiel im GABA-System und in neuromodulatorischen Peptidsystemen sowie in spannungsabhängigen Ionenkanälen. Es wird postuliert, dass diese Veränderungen dem Kleinkindgehirn eine erhöhte Erregbarkeit und Anfälligkeit für epileptische und Fieberanfälle verleihen (Jensen & Sanchez 2002).

Mit Fieber verbundene Mechanismen

Fieber umfasst die Expression und dann Freisetzung von proinflammatorischen Zytokinen, die hauptsächlich von monozytären Zellen stammen und als endogene Pyrogene wirken. Auch Mikroglia und Astrozyten im zentralen Nervensystem können proinflammatorische Zytokine produzieren. Prostaglandine, insbesondere das lokal im vorderen Hypothalamus produzierte Prostaglandin E2, wirken als finale Mediatoren für die Wirkung endogener Pyrogene bei der Kontrolle des Sollwerts der Körperkerntemperatur. Eine große Anzahl an Ionenkanälen, einschließlich solcher, die an der neuronalen Erregung beteiligt sind, gelten mittlerweile als hochempfindlich für Temperatur. Proinflammatorische Zytokine können nicht nur das Fieber verursachen, das Fieberanfälle charakterisiert, sondern können auch direkt die neuronalen Erregbarkeit und damit die Anfallsschwelle beeinflussen. Andere Mechanismen umfassen bestimmte neuronale Populationen, zum Beispiel jene im Hippocampus, die verschiedene Zytokinrezeptoren tragen.

Fazit

Das Gehirn des Kleinkinds hat eine niedrigere Schwelle für epileptische Anfälle. Dafür kann es viele Gründe geben. Wir stehen kurz davor, eine Explosion im Verständnis der molekularen Grundlagen von Fieberanfällen zu erleben.

7.4 Fieber und seine Ursachen

Da es wichtige Unterschiede zwischen rektalen und axillaren Messungen gibt, fordern einige Behörden eine Temperatur von 38,4 oder 38,5°C, während andere 38,0°C akzeptieren. Früher wurde ein schneller Anstieg des Fiebers als Auslöser von Fieberanfällen betrachtet, dies wird jedoch heute anders gesehen. Es gibt jedoch überzeugende Beweise für die Höhe des Fiebers. Die meisten Fieberanfälle treten zu Beginn der Fiebererkrankung auf und sind manchmal das initiale präsentierende Symptom. Es gibt deutliche Belege, dass Kinder nach einem initialen Fieberanfall mit einer relativ niedrigen Körpertemperatur ein erheblich erhöhtes Risiko für Rückfälle aufweisen.

Fieberanfälle werden durch folgende Faktoren ausgelöst:

- Viren, insbesondere solche, die virale Infektionen der oberen Atemwege verursachen, sind die häufigsten Auslöser.
  - In Europa und den USA ist das humane Herpesvirus 6, die Ursache des Exanthem subitum (Roseola infantum), für bis zu ein Drittel der initialen Fieberanfälle verantwortlich. Auch humanes Herpesvirus 7 ist in geringerem Maß mit dem Auslösen von Fieberanfällen verknüpft.
  - In Asien und in anderen Ländern sowie während Epidemien ist das Influenza-A-Virus eine besonders bedeutende Ursache für Fieberanfälle. Andere beteiligte Viren sind Adenovirus, Respiratorisches Synzytial-Virus und Enteroviren.

- Bakterielle Erkrankungen sind weniger häufig am Auslösen von Fieberanfällen beteiligt, und eine Bakteriämie tritt weniger als 2 % der Kinder mit Fieberanfällen auf. Fieberanfälle werden durch Malaria und Shigellose verursacht, aber offenbar ist dies eher mit der Höhe des Fiebers und Störungen im Elektrolythaushalt verbunden, als mit der Wirkung eines bestimmten Neurotoxins.
- Impfungen. Fieber ist eine häufige Reaktion auf Impfungen, und Fieberanfälle können nach Impfungen auftreten, insbesondere nach Impfungen mit Lebendviren wie der Masern-Mumps-Röteln(MMR)-Impfung. Obwohl die MMR-Impfung im Allgemeinen gut vertragen wird, ist das Risiko in der zweiten Woche nach der Impfung nahezu verdreifacht. Nach MMR-Varizellen- Impfung ist das Risiko für Fieberanfälle höher als nach der MMR Impfung. Das Risiko für Fieberanfälle ist ein bis drei Tage nach Influenza-A(H1N1)-Impfung verdoppelt. Die Impfungen mit Diphtherie-, Tetanus- und azellulärem Pertussis- und siebenfachem Pneumokokken-Konjugat-Impfstoff zeigen ein geringes Risiko für Fieberanfälle. Bei allen Impfstoffen haben Kinder unter zwei Jahren ein erhöhtes Risiko für Fieberanfälle verglichen mit Kindern über vier Jahren.

Es gibt keine Hinweise darauf, dass die prophylaktische Verabreichung von Antipyretika das Risiko für Fieberanfälle verringert [3]. Möglicherweise weisen Patienten, die zum Zeitpunkt der Impfung mit Diphtherie-Tetanus-Pertussis- allein oder in Kombination mit Pneumokokken- oder H-Influenza-Typ-B-Impfstoffen Paracetamol mit oder ohne Ibuprofen erhalten haben, erheblich geringere Antikörperkonzentrationen nach der Impfung auf.

Fazit
Humanes Herpesvirus 6 ist ein besonders häufiger Auslöser für Fieberanfälle. Obwohl ein erhöhtes Fieberanfallrisiko nach der Impfung besteht, überwiegen die Vorteile der Impfung von Kindern das Risiko, ungeimpft zu sein. Prophylaktische Antipyretika zur Vermeidung von Fieberanfällen sind unwirksam und können aufgrund der Abnahme der Antikörperkonzentrationen nach der Impfung schädlich sein.

7.5 Klinische Merkmale

Präsentation von Fieberanfällen

- Fieberanfälle sind in der Regel konvulsiv und die meisten sind generalisiert tonisch-klonische Anfälle, die entweder primär oder sekundär generalisiert sind. Es gibt eine initiale tonische Phase, die durch Steifheit des Körpers gekennzeichnet ist, gefolgt von einer klonischen Phase wiederholter, rhythmischer Zuckungen der Gliedmaßen. Eine erhebliche Minderheit ist tonisch oder klonisch, jedoch nicht tonisch-klonisch.
- Myoklonische Krämpfe: Bei einigen Kindern führen myoklonische Zuckungen zu GTCS (wie manchmal bei der juvenilen myoklonischen Epilepsie zu sehen

ist), was deutlich darauf hindeutet, dass die myoklonischen Zuckungen epileptischen Ursprungs sind.
- Atonische Merkmale. Solche Kinder erscheinen schlapp und teilnahmslos, was Augenzeugen möglicherweise nicht als Anfall epileptischen Ursprungs erscheint. Autonome Anfälle, charakteristisch für das Panayiotopoulos-Syndrom, treten häufig in Verbindung mit Fieber auf oder werden von Fieber als iktale Manifestation begleitet [4]. Dies ist ein relativ häufiges Epilepsiesyndrom, das normalerweise bei Kindern im Alter von vier bis fünf Jahren auftritt.

Fieberanfälle werden in der Regel als einfach oder komplex eingestuft:

- Siebzig Prozent der Fieberanfälle sind einfach (generalisiert, kurz und treten innerhalb von 24 Stunden nicht wieder auf)
- Dreißig Prozent sind komplex

Fieberanfälle sind komplex, wenn sie eines oder mehrere der folgenden Merkmale aufweisen:

- Sie zeigen fokale Merkmale (einschließlich des Auftretens einer postiktalen Todd-Lähmung).
- Sie wiederholen sich während derselben Erkrankung; einige Definitionen legen eine Wiederholung innerhalb von 24 Stunden nach dem initialen Anfall fest.
- Sie sind lang andauernd. Meistens wird dies definiert als für 15 min oder länger andauernd, obwohl einige Definitionen einen Cut-off-Punkt von 10 min und andere von 20 min verwenden.

Ein Bericht [5] zeigt, dass

- 35 % der initialen Fieberanfälle komplex sind und dies bei 16,1 % auf die Anwesenheit von fokalen Merkmalen zurückzuführen ist.
- 13,8 % der Anfälle multipel sind.
- 13,1 % der Anfälle von längerer Dauer sind(definiert als 10 min oder mehr).
- 6,5 % der Anfälle mit zwei komplexen Merkmalen (zum Beispiel von längerer Dauer und multipel) und 0,7 % mit drei komplexen Merkmalen (multipel, von längerer Dauer und fokal) verbunden sind.

Komplexe Fieberanfälle sind bei jüngeren Kindern häufiger. Kinder mit einem initialen Fieberanfall von längerer Dauer, die weitere Fieberanfälle haben, neigen dazu, rezidivierende Fieberanfälle längerer Dauer zu bekommen. Obwohl Fieberanfälle als von längerer Dauer definiert werden, wenn sie 15 min oder länger dauern, sind die meisten deutlich kürzer. Nach Fieberanfällen ist die Erholungszeit in der Regel sehr kurz. Innerhalb von 20 min kommt der Patient wieder zu vollem Bewusstsein, im Vergleich zu mehr als einer Stunde bei Anfällen anderer Ätiologie.

Fazit

Denken Sie daran – nicht alle Fieberanfälle sind tonisch-klonisch, aber wenn sie es sind, klassifizieren Sie sie als einfach oder komplex.

7.6 Rezidivierende Fieberanfälle

Populations- und Geburtsjahrgangsstudien deuten darauf hin, dass etwa ein Drittel der Kinder, die einen Fieberanfall hatten, mindestens einen weiteren Rückfall haben werden, 15 % mindestens zwei Rückfälle und 10 % drei oder mehr Rückfälle. Rückfälle treten in der Regel innerhalb des ersten Jahres nach dem initialen Fieberanfall auf, wobei etwa 90 % innerhalb von zwei Jahren auftreten.

Vier Hauptfaktoren wurden als Einflussfaktoren für Häufigkeit oder Wiederholung von Fieberanfällen identifiziert:

- Alter beim ersten Fieberanfall. Ein junges Alter beim ersten Fieberanfall ist mit einem deutlich erhöhten Risiko für mindestens einen Rückfall verbunden. Das Risiko eines Rückfalls bei einem Kind, dessen initialer Fieberanfall im Alter von weniger als zwölf Monaten auftrat, beträgt etwa 40 %, fällt jedoch auf etwa 20 % ab, wenn der initiale Fieberanfall im Alter von über 18 Monaten auftrat (Berg 2002).
- Die Höhe der Körpertemperatur beim ersten Fieberanfall. Das Risiko eines Rückfalls ist bei den Kindern, deren erster Fieberanfall bei einer Temperatur <40°C auftrat, ist um ein Mehrfaches höher als bei denen mit einer Temperatur >40°C [6–8]. Diese Feststellung wurde anschließend von anderen bestätigt, und es scheint, dass je niedriger die Temperatur beim initialen Fieberanfall ist, desto höher ist das Risiko für einen Rückfall.
- Erkrankungshäufigkeit. Mehrere Studien haben eine starke Assoziation zwischen der Anzahl der Erkrankungen, die ein Kind nach einem initialen Fieberanfall erleidet, und dem Risiko rezidivierender Fieberanfälle festgestellt. Dies erklärt wahrscheinlich auch Berichte, wonach rezidivierende Fieberanfälle bei denen häufiger sind, die eine Tagespflege besuchen.
- Familiäre Geschichte von Fieberanfällen. Andere Faktoren, die entweder nicht mit einem erhöhten Rückfallrisiko assoziiert sind oder nur ein moderat erhöhtes Risiko aufweisen oder bei denen die Daten widersprüchlich sind, sind das Geschlecht, Epilepsie in der Familiengeschichte, die Art des initialen Fieberanfalls (d. h. ob einfach oder komplex) und vorbestehende neurologische Entwicklungsstörungen.

Das errechnete individuelle Rückfallrisiko beträgt [9]:

- Ein Kind mit jungem Alter bei Erkrankungsbeginn (<18 Monate), relativ geringer Temperatur (<40°C) und einer familiären Geschichte mit Fieberanfällen hat ein Rückfallrisiko von 15 %.

- Ein Kind mit einem, zwei oder drei Faktoren hat ein Rückfallrisiko von 27, 39 und 65 %.

Fazit
Ein Drittel der Kinder, die einen Fieberanfall haben, wird mindestens einen weiteren erleiden. Es gibt bestens bekannte Risikofaktoren für rezidivierende Fieberanfälle.

7.7 Differenzialdiagnosen

Es gibt wichtige Differenzialdiagnosen zu berücksichtigen:

- Epileptischer Anfall
- Rigor
- Fiebriger Schwindel
- Blauer Atemstillstands- und anoxischer Reflexanfall
- Toxisches Delir
- Wutanfall
- Paroxysmale nichtepileptische Ereignisse, die Anfällen ähneln und mit Mittelohrentzündung in Verbindung stehen

Zusätzlich können epileptische Anfälle bei Säuglingen und Kleinkindern durch geringfügige Erkrankungen ausgelöst werden, ohne dass das Kind fiebert. Es wurde vorgeschlagen, dass es sich dabei um eine eigenständige Erkrankung handelt.

Fazit
Das wichtigste Merkmal bei der Differenzialdiagnose eines Kindes mit Anfall ist das Vorhandensein oder Fehlen eines mit dem Anfall verbundenen Fiebers (d. h. Fieberanfall). Daher ist es unerlässlich, die Körpertemperatur zu Beginn der Ereignisse möglichst bald zu messen.

7.8 Prognose

7.8.1 Epilepsierisiko

Für Kinder, die einen oder mehrere Fieberanfälle erlitten haben, ist das Risiko, an Epilepsie zu erkranken, höher als für solche, die fieberanfallsfrei sind. Die wichtigsten Faktoren, die darüber entscheiden, ob nach Fieberanfällen Epilepsie auftritt, sind:

- Eine Familiengeschichte mit Epilepsie, die Art des Fieberanfalls (komplex oder einfach) und vorbestehende neurologische Entwicklungsprobleme. Nach einem Fieberanfall hat ein Kind mit einer familiären Vorbelastung für Epilepsie ein

dreifach erhöhtes Risiko, im Anschluss eine Epilepsie zu entwickeln, und das Risiko ist bei komplexen Fieberanfällen mehr als verdoppelt.
- Der Effekt vorbestehender neurologischer Entwicklungsprobleme. Kinder, die mit neurologischen Abweichungen zur Welt kamen und später einen Fieberanfall hatten, haben ein Risiko für Epilepsie, das im Alter von 25 Jahren auf 55 % geschätzt wird, verglichen mit 7 % bei denjenigen, die neurologisch normal zur Welt kamen [10, 11].
- Vorausgehende komplexe Fieberanfälle

Das Risiko, nach Fieberanfällen an Epilepsie zu erkranken, nimmt mit zunehmender Anzahl der Risikofaktoren zu. Die Anwesenheit von nur einem der Faktoren Familiengeschichte mit Epilepsie, neurologische Entwicklungsstörungen oder komplexe Fieberanfälle verdoppelt das Risiko. Sind zwei dieser Faktoren vorhanden, erhöht sich das Risiko um das Fünf- bis Achtfache, und wenn alle drei vorhanden sind, um das 14-Fache [12]. Das erhöhte Risiko, an Epilepsie nach Fieberanfällen zu erkranken, bleibt während der Kindheit und bis ins Erwachsenenalter bestehen. Daher fanden Annegers et al. (1987) für zuvor neurologisch normale Kinder, die einen Fieberanfall erlitten, ein Risiko für Epilepsie im Alter von 5 Jahren von 2 %, im Alter von 10 Jahren von 4,5 %, im Alter von 15 Jahren von 5,5 % und im Alter von 25 Jahren von 7 % [13].

Eine alternative Möglichkeit, die Beziehung zwischen Fieberanfällen und Epilepsie zu untersuchen, besteht darin, Betroffene mit Epilepsie und vorausgehenden Fieberanfällen zu betrachten. Studien haben gezeigt, dass

- insgesamt 13–18 % der Kinder mit neu aufgetretener Epilepsie vorausgehende Fieberanfälle hatten [14];
- Epilepsie bei denjenigen mit vorausgehenden Fieberanfällen dazu neigt, früher aufzutreten;
- sowohl fokale als auch generalisierte Epilepsien häufig Fieberanfällen vorausgehen;
- einfache Fieberanfälle eher mit idiopathischen generalisierten Epilepsien und komplexe Fieberanfälle eher mit fokalen Epilepsien verbunden sind [15].

Eine der wichtigsten ungelösten Fragen in der klinischen Epileptologie ist, ob Fieberanfälle mesiale temporale Sklerose und darauf folgend Temporallappenepilepsie verursachen. Für diesen kausalen Zusammenhang gibt es Argumente dafür und dagegen.

Diese Abfolge wurde in Tierversuchen gezeigt und retrospektive Reihen von Erwachsenen, die wegen Temporallappenepilepsie operiert wurden, fanden, dass 30 % von denjenigen, die an mesialer temporaler Sklerose litten, Fieberanfälle hatten, insbesondere komplexe Fieberanfälle in frühem Kindesalter. Eine Reihe von Studien beschrieben mithilfe von Magnetresonanztomogrammen akute hippokampale Störungen nach langen Fieberanfällen. In einer großen prospektiven Studie hatten 4 von 44 Säuglingen mit febrilem Status epilepticus akute hippocampale Störungen im Magnetresonanztomogramm, gefolgt von hippocampaler Sklerose

[16]. Andererseits besteht die Möglichkeit, dass bereits vorhandene Entwicklungsstörungen im Hippocampus weitere lang anhaltende Fieberanfälle mit dem Potenzial für weitere neurologische Entwicklungsschädigung verursachen. Zusammenfassend lässt sich sagen, dass mesiale temporale Sklerose und Hippocampusatrophie auch nach längeren Fieberanfällen selten auftreten, was die gute klinische Prognose von Fieberanfällen bestätigt.

Fazit
Fieberanfälle haben in der Regel eine gute Prognose. Allerdings ist das Risiko für Epilepsie definitiv erhöht, insbesondere nach komplexen Fieberanfälle.

7.9 Febriler Status epilepticus

Etwa 5 % der Fieberanfälle erfüllen die übliche Definition des Status epilepticus (d. h. ein einzelner Anfall von mindestens 30 min Dauer oder eine Serie von mindestens 30 min andauernden Anfällen ohne dass zwischen den Anfällen eine vollständige Wiederherstellung des Bewusstseins erfolgt), und etwa ein Viertel aller Episoden des konvulsiven Status epilepticus Kindern ist febril. Humane Herpesviren 6 und 7 sind häufig mit febrilem Status epilepticus assoziiert.

Das Ergebnis nach febrilem Status epilepticus ist umstritten: Es bleibt ungeklärt, ob ein febriler Status epilepticus mit späteren neurologischen Problemen in Zusammenhang steht. Bei etwa einem Drittel einer Gruppe von 180 Kindern war en die Episoden fokal. Eine auffallend hohe Anzahl (21 %) zeigte bereits bestehende neurologischen Störungen, aber keines der Kinder entwickelte während der relativ kurzen Nachbeobachtungszeit hinzu kommende neurologische Probleme [17].

Fazit
Ein Kind mit einer Episode von febrilem Status epilepticus (oder lang andauerndem Fieberanfall) hat ein signifikant erhöhtes Risiko für einen weiteren.

7.10 Management

7.10.1 Initiale Behandlung

Die akute Behandlung eines bei der Aufnahme immer noch krampfenden Kindes umfasst die schnelle Beendigung des Anfalls, die am besten mit der intravenösen Gabe von Diazepam oder Lorazepam (letzteres hat erhebliche Vorteile) erreicht wird, wie sie bei den Rettungskräften, im Krankenhaus oder in Arztpraxen verwendet wird. Intranasales Midazolam ist so sicher und wirksam wie intravenöses Diazepam; letzteres hat eine schnellere Wirkung.

Ein wesentlicher Bestandteil der Untersuchung ist die gründliche Suche nach der Quelle des Fiebers. Meningitis sollte klinisch ausgeschlossen werden, indem nach Anzeichen für einen erhöhten intrakraniellen Druck und nach Hinweisen auf

Epilepsieanfälligkeit gesucht wird, wie zum Beispiel Hautläsionen bei tuberöser Sklerose. Schließlich sind Messung und Aufzeichnung des Bewusstseinszustands wichtig. Dies wird am besten mit dem Glasgow Coma Score durchgeführt.

Laboruntersuchungen sind nicht immer erforderlich. Kinder benötigen in der Regel keine Untersuchungen, außer einer Urinanalyse. In der Mehrzahl von Fällen kann von Untersuchungen, wie einem vollständigen Blutbild, der Messung der Konzentration von C-reaktivem Protein und bakteriologischen und viralen Untersuchungen, abgesehen werden. Andere Untersuchungen umfassen:

Lumbalpunktion: Die Wahrscheinlichkeit, dass ein Kind mit einem Fieberanfall an einer bakteriellen Meningitis leidet, ist gering. Kinder erlangen in der Regel schnell das volle Bewusstsein zurück. Ein verminderter Glasgow Coma Score eine Stunde nach einem offensichtlichen Fieberanfall sollte mit Skepsis betrachtet werden. Anzeichen eines Meningismus können jedoch bei Kleinkindern mit Meningitis fehlen, und Meningitis kann mit Anzeichen eines septischen Herdes an anderer Stelle einhergehen. Es wird empfohlen, dass Kleinkinder ohne meningeale Anzeichen (Reizbarkeit, Lethargie oder gewölbte Fontanelle) nach überstandenem Anfall für vier Stunden unter Beobachtung gestellt werden. Tritt keine Verschlechterung ein und fühlt sich das Kind wohl, wird eine Lumbalpunktion als nicht erforderlich betrachtet und eine Meningitis ist sehr unwahrscheinlich. Eine Lumbalpunktion kann bei Kindern mit komplexem Fieberanfall in Betracht gezogen werden. Bei Vorhandensein von fokalen neurologischen Anzeichen oder Papillenödem sollte eine empirische Behandlung mit Antibiotika und antiviralen Medikamenten gegen bakterielle Meningitis und Herpesenzephalitis eingeleitet und eine Lumbalpunktion so lange hinausgezögert werden, bis klinische und radiologische Beweise diese als sicher erscheinen lassen.

Eine routinemäßige Bildgebung des Gehirns mittels Computer- oder Magnetresonanztomografie ist bei Kindern mit einfachen oder komplexen Fieberanfällen nicht angezeigt. Nach einem febrilen Status oder bei einem Kind, das nicht die erwartete schnelle Erholung nach einem Fieberanfall zeigt, ist jedoch ein Notfall-Computertomogramm angebracht. Neuroimaging ist auch bei anhaltenden neurologischen Anzeichen nach einem Fieberanfall und bei denjenigen Kindern angezeigt, deren familiäre, perinatale oder entwicklungsbedingte Vorgeschichte auf eine strukturelle Störung des Gehirns hindeutet. Die Magnetresonanztomografie ist zwar empfindlicher, erfordert jedoch wahrscheinlich Sedierung oder Narkose.

Das Elektroenzephalogramm zeigt bei Kindern, die einen Fieberanfall hatten, häufig Abweichungen. Kurz nach dem Anfall und in den nächsten Tagen können langsame Wellenaktivitäten und sogar paroxysmale epileptiforme Abweichungen gefunden werden. Das Erkennen solcher Abweichungen hilft jedoch weder bei der Behandlung noch bei der Prognose weiter, und daher ist ein Elektroenzephalogramm bei Fieberanfällen nicht angezeigt.

Fazit

Es gibt keine festen Regeln, bei welchen Kinder nach einem Fieberanfall eine Lumbalpunktion durchgeführt werden sollte: Selbst bei Kindern unter einem Jahr ist sie wahrscheinlich nicht erforderlich, falls das Kind keine meningealen Anzeichen hat, schnell zu vollem Bewusstsein kommt und einige Stunden beobachtet werden kann. Nach einem komplexen Fieberanfall sollte die Schwelle jedoch niedriger angesetzt werden.

7.10.2 Prävention von Rückfällen

Antipyretische Maßnahmen

Da die wesentliche Vorstufe eines Fieberanfalls Fieber ist, sind Ärzte und Kinderkrankenschwestern zu dem Schluss gekommen, dass fiebersenkende Maßnahmen Fieberanfälle verhindern sollten. Fiebersenkende Mittel gehören nach wie vor zu den am häufigsten verordneten Medikamenten, insbesondere bei Kindern, bei denen ein Risiko für solche Anfälle besteht. Die Eltern werden in der Regel darauf hingewiesen, dass die Verabreichung von fiebersenkenden Mitteln an Risikokinder das Risiko weiterer Anfälle verringern kann.

Bei Kindern mit hohem Rückfallrisiko für Fieberanfälle (komplexe Merkmale der Fieberanfälle, Fieberanfälle in der Familienanamnese, Alter unter einem Jahr, niedriges Fieber zu Beginn der Fieberanfälle) treten in mindestens 80 % der Fälle Rezidive auf, während Kinder ohne diese Risikofaktoren selten Rezidive entwickeln. Bei beiden Gruppen von Kindern werden fiebersenkende Mittel eingesetzt, was darauf hindeutet, dass diese Risikofaktoren und nicht das fiebersenkende Mittel die entscheidenden Faktoren für das Rückfallrisiko sind. Auch wenn fiebersenkende Mittel eine Rolle bei der Verbesserung des Wohlbefindens und des allgemeinen Gesundheitszustands spielen können, sollte sicher nicht für Medikamente plädiert werden, die nachweislich nicht wirken.

Kontrollierte Studien zu fiebersenkenden Medikamenten, die während der ursprünglichen akuten Erkrankung nach einem Fieberanfall oder während späterer Fieberepisoden verabreicht wurden, zeigen keine präventive Wirkung bei Kindern mit Fieberanfallrisiko [18]. Eine systematische Untersuchung von randomisierten kontrollierten Studien kam zu dem Schluss, dass die fiebersenkenden Mittel Paracetamol und Ibuprofen sowie physikalische Methoden (zum Beispiel lauwarmes Waschen) keine präventive Wirkung auf das Wiederauftreten von Fieberanfällen haben [19]. Zusammenfassend lässt sich sagen, dass die Studien keine überzeugenden Beweise für die Wirksamkeit von Paracetamol bei der Senkung von Fieber oder der Vorbeugung von Fieberanfällen liefern.

Fazit

- Es gibt keine Hinweise darauf, dass fiebersenkende Mittel das Risiko späterer Fieberkrämpfe verringern, selbst wenn sie prophylaktisch rund um die Uhr verabreicht werden.
- Die Verschreibung von Paracetamol nach einem Fieberanfall kann eine symptomatische Linderung einschließlich Wohlbefinden bieten, sollte aber nicht empfohlen werden, um weitere Fieberanfälle zu verhindern.

Antiepileptika

Metaanalysen zeigen, dass Natriumvalproat und Phenobarbital wirksame Mittel zur Verhinderung von Rückfällen bei Fieberanfällen sind, obwohl vier Kinder mit Valproat und acht mit Phenobarbital behandelt werden mussten, um einen Fieberanfall zu verhindern [20]. Phenytoin und Carbamazepin scheinen unwirksam zu sein. Bis in die 1990er -Jahre war die kontinuierliche prophylaktische Behandlung mit Antiepileptika in den meisten Ländern für Kinder, die einen oder mehrere Fieberanfälle erlitten, die Norm. Heute besteht Einigkeit darüber, dass eine solche Behandlung nur in Ausnahmefällen angemessen ist. Die Gründe dafür sind:

- Die Erkenntnis der harmlosen Natur von Fieberanfällen
- Der Mangel an Belegen, dass eine solche Behandlung das Ergebnis bei der relativ kleinen Anzahl von Kindern mit Fieberanfällen, die später eine Epilepsie entwickeln, verändert
- Die zunehmende Besorgnis über die möglichen unerwünschten Wirkungen der verfügbaren prophylaktischen Mittel

Es gibt zahlreiche Berichte über den intermittierenden Einsatz verschiedener Medikamente während febriler Episoden zur Verhinderung von Rückfällen. Die Verwendung von Phenobarbital in dieser Form gilt als unwirksam, und die Datenlage zur Beurteilung der Wirksamkeit von Natriumvalproat und Chloralhydrat ist sehr begrenzt. Die meiste Aufmerksamkeit gilt dem Einsatz von Benzodiazepinen, insbesondere von Diazepam, die entweder oral oder rektal verabreicht werden. Die Ergebnisse waren widersprüchlich, obwohl eine Metaanalyse ergab, dass 11,2 % der mit Diazepam zur Abdeckung von Fieberepisoden behandelten Kinder einen oder mehrere Rückfälle erlitten, verglichen mit 17,2 % der mit Placebo behandelten Kinder [21]. Angesichts der harmlosen Natur der Fieberanfälle, der Schwierigkeit, das Fieber vor dem Anfall zu erkennen, und der möglichen Risiken einer solchen Behandlung raten die meisten Behörden von dieser Behandlung ab.

Viele Kliniker verschreiben Benzodiazepine zur sofortigen Behandlung von anhaltenden febrilen oder afebrilen Anfällen als sogenannte Notfallmedikation. Es gibt keine Einigung darüber, wann dies angeboten werden sollte, aber die meisten Kliniker verwenden es nur in ausgewählten Fällen. Dazu gehören Kinder, die einen anhaltenden Fieberanfall hatten, einschließlich des febrilen Status epilepticus, und die ein erheblich erhöhtes Risiko für weitere anhaltende Fieberanfälle haben, einschließlich weiterer Episoden von febrilem Status epilepticus. Folgende Medikamente werden verschrieben:

- Weit verbreitete rektale Verabreichung von Diazepam (0,5 mg/kg/Dosis). Rektal verabreichtes Lorazepam ist eine Alternative. Einige empfehlen die Verabreichung so schnell wie möglich nach Beginn des Anfalls, andere nur bei Anfällen, die länger als eine bestimmte Zeit dauern, häufig 5 min.
- In letzter Zeit hat sich Midazolam durchgesetzt, das bukkal, nasal, rektal und intravenös (letzteres durch Rettungskräfte oder im Krankenhaus) verabreicht werden kann. Die bukkale und nasale Verabreichung hat klare Vorteile gegen-

über der rektalen Verabreichung bezüglich der Akzeptanz. Bukkal verabreichtes Midazolam, 0,5 mg/kg, beendet die Anfälle nachweislich schneller (Median 8 min) als rektal verabreichtes Diazepam, 0,5 mg/kg, (Median 15 min) und hat eine nachhaltigere Wirkung. Die therapeutische Wirksamkeit (Unterbrechung des Anfalls innerhalb von 10 min, keine Atemdepression und keine Wiederholung innerhalb einer Stunde) wurde bei Midazolam in 56 % der Fälle im Vergleich zu 27 % der Fälle mit Diazepam erreicht. Familien, die eine Notfallmedikation zur Beendigung von Anfällen erhalten, müssen klare Anweisungen über die Art und Weise bekommen, wie und wann sie das Medikament verabreichen, wie sie ihr Kind danach überwachen und wann sie weitere Hilfe in Anspruch nehmen müssen.

Empfehlungen für Eltern

Das Trauma, Zeuge eines epileptischen Anfalls Ihres Kindes zu werden, ist sehr groß. Eltern und andere Zeugen brauchen viel Zuspruch. Die Tatsache, dass die überwiegende Mehrheit der Kinder mit Fieberanfällen eine ausgezeichnete Prognose hat, macht dies glücklicherweise einfacher als bei vielen anderen Erkrankungen im Kindesalter. Themen, die besprochen werden sollten, sind unter anderem:

- Die Natur des Fieberanfalls – erklärt in einer für die Familie verständlichen Sprache
- Das Risiko, dass das Kind durch den initialen Anfall einen Schaden erlitten hat (kein Risiko, es sei denn, es handelte sich um einen febrilen Status epilepticus)
- Das Risiko eines oder mehrerer Rückfälle
- Das Risiko späterer afebriler Anfälle, einschließlich Epilepsie
- Die Auswirkungen auf Kognition und Verhalten
- Vorbeugung weiterer Fieberanfälle, einschließlich der Verwendung von Notfallmedikation
- Erste-Hilfe-Maßnahmen
- Was Sie anderen erzählen sollten, einschließlich in Kindergärten und Schulen

Obwohl ein positiver Ansatz gerechtfertigt ist, ist es ein Fehler, das Ereignis zu verharmlosen oder das Risiko einer späteren Epilepsie zu unterschätzen.

Das Wichtigste

Das Wichtigste bei der Langzeitbehandlung von Kindern mit Fieberanfällen ist es, die Eltern zu beruhigen und sicherzustellen, dass sie wissen, was zu tun ist, wenn es zu einem Wiederauftreten eines Fieberanfalls kommt.

Literatur

1. National Institutes of Health (1980). Febrile seizures: consensus development conference summary. 3, 2. National Institutes of Health. Bethseda, MD.

2. Chin RFM, Neville BGR, Peckham C, et al. Incidence, causes, and short-term outcome of convulsive status epilepticus in childhood: prospective population-based study. Lancet. 2006;368:222–9.
3. Monfries N, Goldman RD. Prophylactic antipyretics for prevention of febrile seizures following vaccination. Can Fam Physician. 2017;63(2):128–30.
4. Ferrie C, Caraballo R, Covanis A, et al. Panayiotopoulos syndrome: a consensus view. Dev Med Child Neurol. 2006;48:236–40.
5. Barone SR, Kaplan MH, Krilov LR. Human herpesvirus-6 infection in children with first febrile seizures. J Pediatr. 1995;127:95–7.
6. El-Radhi AS, Banajeh S. Effect of fever on recurrence rate of febrile convulsion. Arch Dis Child. 1989;64:869–70.
7. El-Radhi AS, Withana K, Banajeh S. Recurrence rate of febrile convulsion related to the degree of pyrexia during the first attack. Clin Pediatr. 1986;25:311–3.
8. El-Radhi AS. Lower degree of fever at the initial febrile convulsion is associated with increased risk of subsequent convulsions. Eur J Paediatr Neurol. 1998;2:91–6.
9. Berg AT, Shinnar S, Darefsky AS, et al. Predictors of recurrent febrile seizures: a prospective cohort study. Arch Pediatr Adolesc Med. 1997;151:371–8.
10. Annegers JF, Hauser WA, Elveback LR, Kurland LT. The risk of epilepsy following febrile convulsions. Neurology. 1979;29:297–303.
11. Annegers JF, Hauser WA, Shirts SB, Kurland LT. Factors prognostic of unprovoked seizures after febrile convulsions. N Engl J Med. 1987;316:493–8.
12. Nelson KB, Ellenberg JH. Predictors of epilepsy in children who have experienced febrile seizures. N Engl J Med. 1976;295:1029–33.
13. Annegers JF, Blakley SA, Hauser WA, Kurland LT. Recurrence of febrile convulsions in a population-based cohort. Epilepsy Res. 1990;5:209–16.
14. Berg AT, Shinnar S, Levy SR, Testa FM. Childhood-onset epilepsy with and without preceding febrile seizures. Neurology. 1999;53:1742–8.
15. Lee SH, Byeon JH, Kim GH, et al. Epilepsy in children with a history of febrile seizures. Korean J Pediatr. 2016;59(2):74–9.
16. Mitchell TV, Lewis DV. In: Baram TZ, Shlomo S, editors. Febrile seizures. San Diego: Academic Press; 2002. p. 103–25.
17. Shinnar S, Pellock JM, Berg AT, et al. Short term outcomes of children with febrile status epilepticus. Epilepsia. 2001;42:47–53.
18. El-Radhi A, Barry W. Do antipyretics prevent febrile convulsions? Arch Dis Child. 2003;88:641–2.
19. Mewssingh LD. Febrile seizures. BMJ Clin Evid. 2014;2014:0324.
20. Rantala H, Tarkka R, Uhari M. A meta-analytic review of the preventative treatment of recurrencies of febrile seizures. J Pediatr. 1997;131:922–55.
21. Ito M, Yamakawa K, Sugawara T, et al. Phenotypes and genotypes in epilepsy with febrile seizures plus. Epilepsy Res. 2006;70S:S199–205.

Hypothermie

8

Kernaussagen

- In der Pädiatrie treten die meisten Fälle von Hypothermie bei Neugeborenen auf, insbesondere in der unmittelbaren Zeit nach der Geburt.
- Während der Entbindung sollte der Kreißsaal warm sein. Das Baby wird abgetrocknet und direkt auf die Haut der Mutter gelegt, um eine Hypothermie zu vermeiden und das Stillen zu fördern.
- Hypothermie bei einem zuvor normothermen Kind deutet auf eine zugrunde liegende Infektion hin.
- Antibiotika sollten allen Kindern mit unerklärter Hypothermie verabreicht werden, bevor der Labornachweis einer Infektion vorliegt, mit Ausnahme von Kindern mit milder, früh einsetzender Hypothermie.
- Bei älteren Kindern ist Ertrinken eine der häufigsten Todesursachen. Die genaue Bestimmung der Körpertemperatur (rektal oder tympanal) hat wichtige klinische Implikationen.
- Die Hypothermie hat als neuroprotektiver Faktor therapeutisches Potenzial bei Neugeborenen mit hypoxischer ischämischer Enzephalopathie.

Hypothermie

Hypothermie wird als Körperkerntemperatur (pulmonal, ösophageal, rektal, tympanal) von weniger als 35°C definiert, die durch erhöhten Wärmeverlust oder verminderte Wärmeerzeugung entsteht. Diese Temperatur liegt mehr als zwei Standardabweichungen unterhalb der mittleren Körperkerntemperatur. In der pädiatrischen Praxis treten die meisten Fälle von Hypothermie während der Neugeborenenperiode auf.

A. S. El-Radhi (Hrsg.), *Klinisches Handbuch des Fiebers bei Kindern*,
https://doi.org/10.1007/978-3-031-29247-7_8

8.1 Neonatale Hypothermie

Die World Health Organization (WHO) definiert neonatale Hypothermie [1] als Körpertemperatur unter 36,5°C (97,7°F) und klassifiziert es als:

- Mild (Kältestress): 36,0–36,5°C (96,8–97,7°F)
- Moderat: 32–36°C (89,6–96,8°F)
- Schwer: unter 32°C (89,6°F)

Neonatale Hypothermie ist bei Säuglingen, die in Krankenhäusern (Prävalenz: 32–85 %) und zu Hause (Prävalenz: 11–92 %) geboren werden, weit verbreitet [2]. Sie ist weltweit eine der Haupttodesursachen, auch in tropischen Ländern und warmen Klimazonen, meist in den Wintermonaten. Die Anzahl der Todesfälle bei Neugeborenen (Lebensalter unter 28 Tagen) wurde auf 3,1 bis 3,6 Millionen im Jahr 2009 geschätzt, während es 1990 noch 4,6 Millionen Todesfälle waren [3]. Es gibt keinerlei Hinweise darauf, dass Hypothermie unmittelbar nach der Geburt oder zu irgendeinem späteren Zeitpunkt einen Nutzen hat. Unmittelbar nach der Geburt ist das Risiko, dass ein Säugling stirbt, am höchsten: 25–45 % der Säuglingssterblichkeit tritt in den ersten 24 Lebensstunden auf. Geringes Geburtsgewicht macht 60–80 % der neonatalen Todesfälle aus. Infektionen (hauptsächlich Sepsis und Pneumonie) sind für geschätzte 36 % aller neonatalen Todesfälle verantwortlich; mit Frühgeburtlichkeit in Zusammenhang stehende Probleme machen 29 % aus, Geburtsasphyxie 23 % und angeborene Fehlbildungen 19 %. Obwohl all diese Todesursachen mit Hypothermie in Zusammenhang stehen, bleibt ungeklärt, ob Infektionen Ursache oder Folge von Hypothermie sind.

8.1.1 Physiologische Überlegungen

Eine optimale thermische Umgebung in den ersten Lebenstagen wird mit einer erhöhten Überlebensrate von Neugeborenen in Verbindung gebracht, insbesondere von Frühgeborenen. Eine solche Umgebung wird als neutrale thermische Umgebung bezeichnet, definiert als thermische Bedingung, in der die Stoffwechselrate einer ruhenden Person minimal ist (gemessen am Sauerstoffverbrauch). Eine neutrale thermische Umgebung wird auch als „die Umgebungstemperatur, bei der die rektale Körpertemperatur des Säuglings im Ruhezustand zwischen 36,7 und 37,3°C liegt" definiert. Diese thermische Umgebung stellt minimale Anforderungen an die begrenzten thermoregulatorischen und metabolischen Fähigkeiten des Säuglings, sodass die verfügbare Energie für die Immunantwort und das Wachstum genutzt werden kann. Beispiele für neutrale thermische Umgebungstemperaturen sind in Tab. 8.1 angegeben.

Während der Schwangerschaft liegt die Körpertemperatur des Fötus bei etwa 38°C (entspricht der Temperatur im Mutterleib), im Durchschnitt 0,5°C über der

Tab. 8.1 Beispiele für neutrale thermische Umgebungstemperaturbereiche bei Säuglingen mit einem Gewicht <2500 g (niedriges Geburtsgewicht) und >2500 g

Alter (h)	Gewicht (g)	Temperaturbereich (°C)
0–6	1500–2500	32,8–33,8
	>2500	32,0–33,8
6–12	1500–2500	32,2–33,8
	>2500	31,4–33,8
24–36	1500–2500	31,6–33,6
	>2500	30,7–33,5
36–48	1500–2500	31,4–33,5
	>2500	30,5–33,3
72–96	1500–2500	31,1–33,2
	>2500	29,8–32,8
>96	1500–2500	31,0–33,2
	>2500	29,5–32,0

mütterlichen Körperkerntemperatur. Der nasse Neugeborene verliert Wärme in den ersten Minuten nach der Geburt aufgrund von:

- Wärmeübertragung: Wärmeübergang auf kühlere Oberflächen, die mit der Haut des Säuglings in Kontakt sind, zum Beispiel Tisch oder Waage
- Verdunstung: transkutane Verdunstung von Fruchtwasser auf der Haut des Säuglings. Dies hängt in erster Linie von der Luftgeschwindigkeit, der Umgebungstemperatur und der relativen Luftfeuchtigkeit ab.
- Strahlung: Wärmeübergang von der warmen Haut des Säuglings zu kühleren Objekten in der Umgebung, zum Beispiel Wand oder Fenster
- Konvektion: Wärmeverlust von der Haut des Säuglings zu bewegter Luft, in Abhängigkeit von der Luftgeschwindigkeit und der Umgebungstemperatur

Faktoren, die für den erhöhten Wärmeverlust verantwortlich sind:

- Große Oberfläche im Verhältnis zur Körpermasse. Die Körpermasse eines Säuglings beträgt etwa 5 % der Körpermasse eines Erwachsenen, während seine Oberfläche etwa 15 % der Oberfläche eines Erwachsenen entspricht. Der Wärmeverlust des Säuglings ist drei bis viermal so hoch wie der eines Erwachsenen.
- Feuchte Haut des neugeborenen Kindes
- Geringes Unterhautfett. Fett isoliert gegen Wärmeverlust aufgrund seiner geringen Wärmeleitfähigkeit. Vernix caseosa (das weiße käsige Material, das die Haut von Neugeborenen bedeckt) bietet ebenfalls einen gewissen Schutz vor Wärmeverlust.
- Niedrige Umgebungstemperatur. In den meisten Kreißsälen beträgt die Temperatur 22–25°C, wodurch sich die Körpertemperatur mit einer Geschwindigkeit

von 0,1 bis 0,3°C/min weiter verringert, es sei denn, Maßnahmen werden ergriffen, um dies zu verhindern.

Mittel, um Hypothermie entgegenzuwirken und Wärme zu erzeugen, sind:

- Non-shivering thermogenesis Zitterfreie Thermogenese ist eine Erhöhung der Stoffwechselrate ohne Zittern, die bereits 15 min nach der Geburt beginnt. Der Ort der zitterfreien Thermogenese ist das braune Fettgewebe, das sich vor allem im Bereich zwischen den Schulterblättern, in den Achselhöhlen, in der perirenalen Region und um die großen Gefäße im Brustkorb befindet. Diese Bereiche fühlen sich wärmer an. Das braune Fettgewebe wird allmählich durch weißes Fettgewebe ersetzt, da Zittern die vorherrschende Art der Wärmeerzeugung wird. Im Gegensatz zum weißen Fettgewebe ist das braune Gewebe gut durchblutet und innerviert, hat einen hohen Mitochondriengehalt und eine hohe Stoffwechselaktivität, die 20-mal mehr Sauerstoff verbraucht als das weiße Fettgewebe. Während des Kältestresses kommt es zu einer erhöhten Lipolyse, die durch Noradrenalin induziert wird. Die meisten freigesetzten freien Fettsäuren werden wieder verestert oder oxidiert, und beide Reaktionen erzeugen Wärme. Obwohl Zittern, wie es bei Erwachsenen auftritt, bei Neugeborenen nicht vorkommt, wurde über Muskelaktivität und Unruhe als Reaktion auf Kälte berichtet.
- Bei der postprandialen Thermogenese handelt es sich um einen Anstieg der Stoffwechselrate (12–26 %) nach der Nahrungsaufnahme, um den Stoffwechselbedarf der Aufnahme und Absorption zu decken. Nach der Fütterung von Neugeborenen mit raumtemperierter Säuglingsnahrung sinkt ihre Körpertemperatur in der Regel ab, insbesondere bei Frühgeborenen. Dieses Absinken der Körpertemperatur löst eine Stoffwechselreaktion aus, die größer ist, wenn Neugeborene mit kalter Nahrung gefüttert werden.
- Die Reaktion des Säuglings auf Kälte ist zwar noch nicht voll entwickelt, aber dennoch aktiv, insbesondere bei Neugeborenen. Obwohl es umstritten ist, ob ein Neugeborenes, insbesondere ein Frühgeborenes, auf eine kalte Umgebung vorübergehend poikilotherm (ohne Stoffwechselanstieg) oder ineffizient homöotherm (schwache Stoffwechselreaktion) reagiert, sind Neugeborene, einschließlich großer Frühgeborener, potenzielle Homöotherme (definiert als Organismus, der in der Lage ist, seine Körpertemperatur durch seine Stoffwechselaktivität auf einem konstanten Niveau über der Umgebungstemperatur zu halten). Sie sind zu einer vasokonstriktiven Reaktion fähig, auf die bei der Wiedererwärmung eine Vasodilatation folgt. Hohe Umgebungstemperaturen führen zu Schwitzen. Kleinere Frühgeborene verhalten sich jedoch wie Poikilotherme und benötigen einen Eingriff zur Aufrechterhaltung der Körpertemperatur.

Faktoren, die die oben beschriebene Thermoregulation stören, sind niedriges Geburtsgewicht, Infektion, Hypoxie, Hyperknapie, Hypotonie und der Ernährungszustand des Kindes.

8.1.2 Früh beginnende Hypothermie

Hypothermie, die während der ersten drei Tage des Lebens auftritt, ist aufgrund bestimmter Risikofaktoren, die in Tab. 8.2 dargestellt sind, häufig. Die Körpertemperatur ist normalerweise leicht bis mäßig niedrig (Temperatur > 32°C). Besonders gefährdete Neugeborene sind:

- Neugeborene, die bei der Geburt auch nur für einige Minuten unbeaufsichtigt gelassen oder während der Reanimation nicht ausreichend gewärmt werden.
- Frühgeborene, die an Asphyxie, zerebraler Blutung oder Gehirnfehlbildung leiden oder die eine Infusion mit kaltem Blut für eine Austauschtransfusion erhalten. Infektion en sind eine seltene Ursache für frühe Hypothermie.

Die Prognose für eine früh einsetzende Hypothermie ist im Allgemeinen gut, da sie in erster Linie durch Kälteeinwirkung verursacht wird und Infektionen in der Regel nicht die Ursache dafür sind. Daher sind Todesfälle selten. In einem Bericht [4] über 138 Kinder mit neonataler Hypothermie, die in einem Land mit warmem Klima zu Hause geboren wurden, gab es einen Todesfall unter 27 Kindern (3,7 %) mit früher Hypothermie und 34 Todesfälle unter den verbleibenden 111 Kindern (30 % oder nahezu zehnmal mehr), die älter als drei Tage waren (Tab. 8.3).

8.1.3 Spät auftretende Hypothermie

Hypothermie bei älteren Neugeborenen (4–28 Tage) ist in Industrieländern seltener als die früh auftretende Hypothermie, vor allem wegen der thermoprotektiven Versorgung und einer angemessenen Stoffwechselreaktion zur Aufrechterhaltung der Körpertemperatur, die ab dem zweiten oder dritten Lebenstag wirksam wird. In vielen Entwicklungsländern ist die spät auftretende Hypothermie jedoch häufig

Tab. 8.2 Zusammenfassung der Risikofaktoren, die zu früher Hypothermie (Alter von ein bis drei Tagen) führen

Bei der Geburt	Kaltes Gebäude, frühes Baden Verwendete Medikamente, zum Beispiel Hypnose-Sedativa für die Mutter Verzögerung beim: • Abtrocknen des Babys • Einwickeln • Platzieren in Haut-an-Hautkontakt mit der Mutter • Initiieren des Stillens
Gewicht	Niedriges Geburtsgewicht
Schwangerschaft	Frühgeburt, klein im Datenbereich
Zustand	Asphyxie, Infektion, Hirnblutung
Labor	Hypoglykämie
Sozioökonomisch	Armut

Tab. 8.3 Details von 138 Kindern mit neonataler Hypothermie [4]

Alter (Tage)	Anzahl		Gewicht (kg)		Temperatur		
	Jungen	Mädchen	<2,5	>2,5	Durchschnitt (°C)	Bereich (°C)	Anzahl Todesfälle
1–3	17	10	15	12	32,4	30,0–34,8	1
4–7	18	11	17	12	31,7	22,0–34,6	8
8–14	21	19	26	14	32,0	22,7–34,7 11	
15–21	11	8	11	10	33,3	32,0–34,8	6
22–28	15	8	11	10	30,7	23,0–34,0	9
Gesamt	82	46	80	58			35

genug, um eine bedeutende Ursache für neonatale Todesfälle zu sein, insbesondere während der Wintermonate [5]. Infektion und Mangelernährung sind in Entwicklungsländern die häufigsten Ursachen für diese späte Hypothermie, während Kälteeinwirkung in Industrieländern die häufigste Ursache ist. Eine schwere Infektion (die häufigste Ursache für eine späte Hypothermie) kann überwältigend sein und zu einem Zusammenbruch der normalen physiologischen Reaktion auf Kälte führen. Daher ist eine Hypothermie bei einem Kind, das zuvor normotherm war, ein Hinweis auf eine zugrunde liegende Infektion. Häufige bakterielle Infektionen, die zu Hypothermie führen, sind in Tab. 8.4 aufgeführt. Hypothermie kann zu einer Aspirationspneumonie führen, da Lethargie die Schluckreflexe stärker beeinträchtigt als die Saugreflexe. Die folgenden Untersuchungen sollten durchgeführt werden:

- Röntgenbild des Brustkorbs zum Ausschluss einer Pneumonie
- Lumbalpunktion kann zur Bestätigung oder zum Ausschluss einer Meningitis erforderlich sein
- Bestimmung der Serumbilirubinkonzentration, da Hypothermie die Fähigkeit von Albumin beeinträchtigt, Bilirubin zu binden, und damit das Risiko eines Kernikterus erhöht
- Blut- und Urinkulturen

Tab. 8.4 Ergebnisse der Untersuchung von 138 Kindern mit neonataler Hypothermie [5]

Ort der Infektion	Anzahl	Anteil (%)
Harnwegsinfekt	30	22
Meningitis	19	14
Septikämie	30	22
Pneumonie	64	46
Osteomyelitis	2	1
Pneumothorax	16	12
Gesamt mit Infektion	83	60

Tab. 8.5 Symptome und Anzeichen der neonatalen Hypothermie und von Kälteschädigung

Neonatale Hypothermie	
• Körpertemperatur	<35°C
• Allgemein	Ablehnung der Nahrungsaufnahme, Lethargie
• Pulmonal	Flache und langsame Atmung, Lungengeräusche
• Haut	Fühlt sich bei Berührung kalt an
Neonatale Kälteschädigung	
• Körpertemperatur	Normalerweise unter 32°C
• Allgemein	Verweigerung der Nahrungsaufnahme, starke Lethargie, schwacher oder kein Schrei
• Lungen	Wie oben, zusätzlich pulmonale Blutungen
• Haut	Rote Färbung von Gesicht, Händen und Füßen, Schwellung der Weichteile, Dellen hinterlassendes Ödem, lokalisierte Verhärtung (Sclerema)
• Intestinal	Erbrechen, Durchfall
• Renal	Oligurie
• Zentrales Nervensystem	Anfälle
• Blut	Hämorrhagische Diathese
• Laborbefunde	Hypoglykämie, Koagulopathie, Thrombozytopenie, Hyperkaliämie, hohe Kreatininkonzentration

In der Tab. 8.5 sind die wichtigsten Symptome und Anzeichen bei hypothermischen Kindern aufgelistet. Hypoglykämie ist häufig und kann bei etwa der Hälfte der betroffenen Kinder auftreten.

Aufgrund der hohen Inzidenz von Infektionen und der unzuverlässigen Symptome und Anzeichen einer Infektion sollte bei all diesen Kindern mit spät einsetzender Hypothermie von Beginn an eine geeignete Antibiotikatherapie eingeleitet werden, ohne den Labornachweis einer Infektion abzuwarten. Die Gesamtmortalitätsrate bei Säuglingen in Entwicklungsländern ist hoch. Der Tod kann nach einer massiven Lungenblutung aufgrund von Koagulopathie oder Herzrhythmusstörungen eintreten.

8.1.4 Kälteverletzung

Das Syndrom ist gekennzeichnet durch Hypothermie in Verbindung mit den in Tab. 8.5 aufgeführten Symptomen. Kälteverletzung wurde 1889 von Henoch als Fall von „Ödem bei Neugeborenen" beschrieben. Im Jahr 1957 beschrieben Mann und Elliot das vollständige klinische Bild der klassischen Kälteverletzung in 14 Fällen [6]. Die Körpertemperatur lag zwischen 27 und 32°C, und Hypoglykämie war häufig vorhanden. Der wichtigste aus den Industrieländern berichtete ursächliche Faktor ist der Kältestress (eher als Infektion), der durch niedrige Umgebungstemperaturen während der kalten Wintermonate verursacht wird. Um das Syndrom auszulösen, war in der Regel eine wiederholte und lang andauernde Kälteeinwirkung erforderlich. Um das Syndrom auszulösen, war in der Regel eine wiederholte und lang andauernde Kälteeinwirkung erforderlich. Es waren überwiegend Neugeborene betroffen. Die Prognose von Kindern mit Kälteverletzung ist im Allgemeinen schlechter als die von Kindern mit ähnlicher Körpertemperatur, aber ohne Kälteverletzung. Die Mortalität war früher hoch und lag zwischen 25 und 60 %. Acht der 14 in dieser Studie beschriebenen Kinder starben. Postmortale Befunde sind Lungenblutungen und Pneumonie.

8.1.5 Management der neonatalen Hypothermie

Prävention

Hypothermie kann verhindert werden durch:

- Einen warmen Kreißsaal: 25–28°C (77–82°F)
- Abtrocknen und Einpacken des Babys unmittelbar nach der Geburt (bevor die Nabelschnur durchtrennt wird) unter Verwendung einer Wärmedecke oder eines synthetischen Isoliermaterials, zum Beispiel mit einer Aluminium-Polyester-Schicht. Einfaches Abtrocknen und Einpacken des Babys reduzieren den postpartalen Wärmeverlust um mehr als 50 %.
- Baden und Wiegen sollten verschoben; Wärmeflaschen oder heiße Steine sollten nicht verwendet werden
- Platzieren des Babys in direktem Haut-zu-Haut-Kontakt mit der Mutter und zudecken des Babys gemeinsam mit der Mutter. Dies ist besonders wichtig in Entwicklungsländern, in denen die Aufsicht durch das Pflegepersonal und die Temperatur im Kreißsaal häufig unzureichend sind. Mutter und Baby sollten zusammenbleiben.
- Den Kopf des Babys mit einer warmen Mütze bedecken, da bis zu 25 % der Wärmeverluste durch den unbedeckten Kopf entstehen
- Unterstützung des Stillens innerhalb der ersten Stunde nach der Geburt verhindert Hypothermie, da der Körper in engem Kontakt mit der Mutter ist
- Die Körpertemperatur von Frühgeborenen und kranken Babys sollte in regelmäßigen Abständen in der Achselhöhle gemessen werden.

Für Säuglinge, die einem besonderen Risiko für eine Hypothermie (krank oder frühgeboren) ausgesetzt sind, gelten folgende zusätzliche Maßnahmen:

- Unterbringung des Babys in einem Inkubator bei thermoneutraler Temperatur. Hitzeschilde aus Kunststoff, doppelwandige Brutkästen und eine angemessene Luftfeuchtigkeit (etwa 65 %) verringern den Wasserverlust bei Säuglingen mit niedrigem Geburtsgewicht. Servogesteuerte Inkubatoren halten die Oberflächentemperatur von Neugeborenen auf einem vorgegebenen Niveau, indem sie die Zufuhr von Strahlungswärme variieren. Für nackte Säuglinge wird dies erreicht, indem die Heizung des Inkubators so eingestellt wird, dass die Hauttemperatur im Bauchbereich bei etwa 36,5°C liegt.

- Das Hauptrisiko des servogesteuerten Geräts ist eine Hyperthermie, die auftreten kann, wenn sich die Sonde von der Haut des Säuglings löst. Es können auch Hypothermie oder Fieber maskiert werden.
- Die Verwendung von Wärmestrahlern ist erforderlich, wenn eine Reanimation oder eine Anästhesie zu erwarten ist. Eine Kunststoffdecke, die über das Baby gelegt wird, verringert den Wärmeverlust durch Verdunstung zusätzlich.
- Routinemäßige Pflegemaßnahmen (Temperaturmessung, Windelwechsel, Wechsel der Sondenstellen, Fersenstich) sollten auf ein Minimum reduziert werden. Wann immer möglich, sollten diese durch die Luken des Brutkastens durchgeführt werden.

In vielen Entwicklungsländern sind möglicherweise keine Inkubatoren verfügbar. Maßnahmen zur Verhinderung von Hypothermie können auf einfachere Maßnahmen erreicht werden:

- Verwendung von Elektroheizungen zur Erzeugung einer Umgebungstemperatur von 29°C und für die Kleinsten sogar noch höher
- Aufrechterhaltung eines engen körperlichen Kontakts mit der Mutter
- Erwärmung des Kinderbettes durch Wärmestrahlung oder Wärmflaschen, Tag und Nacht
- Es sollte beachtet werden, dass Lethargie und eine schwerliche Nahrungsaufnahme bei einem sich kalt anfühlenden Baby die frühesten Manifestationen einer Hypothermie sind. Mütter sollten auf diese Signale aufmerksam gemacht und darauf trainiert werden, rechtzeitig medizinische Hilfe in Anspruch zu nehmen.

Die Behandlung konzentriert sich auf folgende drei Maßnahmen:

- Aufwärmen, entweder allmählich über einen längeren Zeitraum, beginnend mit einer Umgebungstemperatur von etwa 20°C und Erhöhung um 1°C alle 3 Stunden bei Säuglingen mit chronischer Kälteexposition, oder (die bevorzugte Methode) schnell über einige Stunden mit einer Erhöhung um 1–2°C pro Stunde. Schnelles Aufwärmen ist mit weniger Komplikationen und höheren Überlebensraten verbunden. Das Aufwärmen kann durch Haut-zu-Haut-Kontakt mit der Mutter, in einem Inkubator (unter Verwendung der maximalen Lufttemperatur), unter einer Strahlungsquelle in einer warmen Kabine oder unter Verwendung einer beheizten Matratze bei 37 bis 38°C erreicht werden. Die beiden letzteren Wärmequellen tragen dazu bei, dass unterkühlte Neugeborene schneller eine Normothermie erreichen als solche, die im Inkubator behandelt werden. Neugeborene sollten durch Messung von Sauerstoffsättigung, Blutgasen, Blutzucker, Gerinnungsfaktoren und Körpertemperatur überwacht werden.
- Ernährung mit einer Nasensonde, um das Risiko einer Aspirationspneumonie zu vermeiden. Milch, vorzugsweise Muttermilch, sollte auf Körpertemperatur von etwa 36°C erwärmt werden. Eine intravenöse Flüssigkeitsgabe mit 10 % Glukose ist nicht nur zur Korrektur, sondern auch zur Vorbeugung einer

Hypoglykämie angezeigt, die durch den erhöhten Stoffwechselbedarf während der Wiedererwärmung entsteht.
- Behandlung mit Antibiotika. Bei jedem Kind mit unerklärter Hypothermie sollte eine Infektion vermutet werden. Diejenigen mit milder früh einsetzender Hypothermie benötigen in der Regel keine Antibiotikabehandlung.

8.2 Hypothermie bei älteren Kindern

Im Gegensatz zu Neugeborenen, die zur Wärmeerzeugung auf zitterfreie Thermogenese angewiesen sind, nutzen ältere Kinder sowohl die Stoffwechselaktivität als auch das Zittern, um ausreichend Wärme zur Aufrechterhaltung der Körpertemperatur zu erzeugen. Die Körpertemperatur kann als Kern mit ihn umgebenden Skelettmuskeln betrachtet werden. Im Ruhezustand liefern die Muskeln relativ wenig Wärme, sobald jedoch die Kerntemperatur unter 36°C fällt, erzeugt Zittern eine beträchtliche Wärmeenergie. Skelettmuskeln sind von Thermorezeptoren umgeben. Diese dienen als wichtiger Regulator des Wärmeaustauschs. Die Abb. 8.1 zeigt die grundlegenden Mechanismen der Wärmeerzeugung in Reaktion auf Kälte.

Die Tab. 8.6 zeigt die Hauptursachen der Hypothermie in dieser Altersgruppe.

8.2.1 Unbeabsichtigte Hypothermie

Unter unbeabsichtigter Hypothermie versteht man ein Absinken der Körperkerntemperatur in der Regel in einer kalten Umgebung, das zu einem akuten klinischen Problem führt, das nicht durch ein Versagen des hypothalamischen Thermoregulationszentrums verursacht wird. Die häufigste Ursache für eine unbeabsichtigte Hypothermie bei Kindern sind Stürze ins Wasser.

Untertauchen oder Ertrinken: Ertrinken ist definiert als Tod durch Ersticken nach Eintauchen in eine Flüssigkeit. Beim Beinahe-Ertrinken überlebt das Individuum, zumindest vorübergehend.. Die WHO schätzt, dass jährlich 388.000 Personen weltweit durch Ertrinken sterben [7]. In den USA, wo es 8000 Todesfälle pro Jahr gibt, ist Ertrinken die zweithäufigste Todesursache bei Unfällen (nach Verkehrsunfällen) und die dritthäufigste Todesursache (nach Verkehrsunfällen und Krebs) bei Kindern im Alter von einem bis 14 Jahren (8,4 % aller Todesfälle). In Großbritannien, mit 700 Todesfällen pro Jahr durch Immersion, ist Ertrinken die dritthäufigste Todesursache (nach Verkehrsunfällen und Krebs) bei Kindern [8].

Das Gehirn reagiert empfindlich auf Dauer und Intensität der Hypoxie. Irreversible Schäden an Hippocampus, Basalganglien und Cortex cerebri entwickeln sich innerhalb von 4 bis 10 min nach der Hypoxie. Wenige weitere Minuten führen zu einem anhaltenden Koma [9].

Fast 100 % der Babys haben einen aktiven Tauchreflex, der bis zum Alter von sechs Monaten andauert und bei schneller Immersion auftritt. Bei vielen älteren Kindern und Jugendlichen kann dieser Reflex auch nach dem Eintauchen bestehen bleiben und das Einatmen von Wasser verhindern, wenn das Gesicht durch kaltes

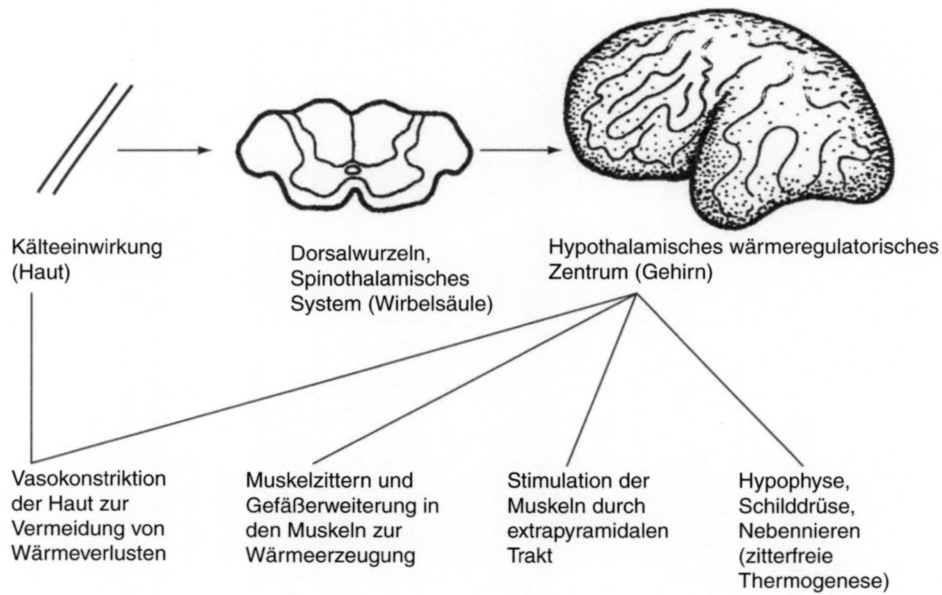

Abb. 8.1 Grundlegende Mechanismen der Wärmeproduktion als Reaktion auf Kälte

Tab. 8.6 Hauptursachen der Hypothermie bei älteren Kindern

Unfall	Eintauchen in kaltes Wasser (zum Beispiel nicht eingezäunter Swimmingpool zu Hause)
Immunität	Beeinträchtigt, zum Beispiel durch Chemotherapie
Umweltexposition	
Spontan	
• Spontane periodische Hypothermie	
• Shapiro-Syndrom	
Infektion	Hauptsächlich Pneumonie und Sepsis
Stoffwechsel	Hypoglykämie
Medikamenteninduziert	Sedativ
Läsionen des zentralen Nervensystems	Hirnblutung
Mangelernährung	Hauptsächlich in den Tropen

Wasser stimuliert wird, was zu einer Unterversorgung des Herzens und des Gehirns mit Sauerstoff führt. Dies könnte eine Erklärung dafür sein, dass bei Kindern das Einatmen nach dem Eintauchen seltener auftritt als bei Erwachsenen; daher ist die Überlebensrate bei Kindern höher als bei Erwachsenen. Eine Immersion verursacht die folgenden Komplikationen:

- Inhalation von Süßwasser verursacht aufgrund seiner Hypotonie Hämodynamik (durch Absorption von Wasser in den intravaskulären Raum), Hämolyse und Hyponatriämie. Im Gegensatz dazu führt die Inhalation von Salzwasser, das eine dreifache Osmolalität von Körperflüssigkeit besitzt, zu einem Wasserentzug aus den Kapillaren und damit zu einer Hämokonzentration und Hypernatriämie, aber nicht zu einer Hämolyse.
- Aspiration verursacht Lungenödem, Pneumonie und Pneumothorax.
- Eine Hypothermie tritt bei einem Kind schneller ein als bei einem Erwachsenen, da das Verhältnis von Oberfläche zu Körpermasse bei Kindern relativ groß ist und die Isolierung durch Fett geringer ist. Hypothermie verursacht eine Abnahme des Sauerstoffverbrauchs und der Stoffwechselrate. Metabolische Prozesse nehmen bei jedem Rückgang der Körpertemperatur von 1°C um etwa 6 % ab, was zu einem geringeren Sauerstoffbedarf führt. Dies trägt zur relativ hohen Überlebensrate der Opfer bei.

Die Tab. 8.7 listet die wichtigsten Manifestationen auf, die bei hypothermen Patienten im Zusammenhang mit dem Abfall der Körpertemperatur auftreten. Bei einer Körpertemperatur von

- 35–30°C wirken Kompensationsmechanismen, um die Homöostase wiederherzustellen.

Tab. 8.7 Klinische Anzeichen von hypothermen Opfern im Zusammenhang mit der Körpertemperatur

Körperkerntemperatur (°C)	Physiologie	Anzeichen
35–32	BMR ↑	Lethargie, Zittern, Tachykardie
	Vasokonstriktion	Zyanose, langsame Atmung
	ADH ↑	Diurese
32–30	BMR ↓	Fehlendes Zittern
	Blutfluss im Gehirn ↓	Beeinträchtigtes Bewusstsein, Verwirrung, Delirium
	Azidose oder Alkalose	Erhöhter Muskeltonus, Steifheit
30–27	BMR ↓ auf 50 %	Langsame und flache Atmung
	Vasodilatation (Haut, Gehirn)	Erythem, Ödem, Bewusstseinsverlust
	Herzkonduktionsstörungen	Arrhythmie
<27	Aussetzen der Herzfunktion	Apnoe, Asystolie, unmittelbare Todesgefahr durch VF

BMR metabolischer Grundumsatz, *VF* Kammerflimmern, *ADH* Antidiuretikum

- Unter 30°C beginnt die Thermoregulation zu versagen. In der Regel treten Bewusstlosigkeit und Herzrhythmusstörungen auf. Wenn ein Kind also bei Bewusstsein ist, ist es unwahrscheinlich, dass es eine schwere Hypothermie hat. Abweichungen im Elektrokardiogramm umfassen Bradykardie, verlängerte PR- und QT-Intervalle sowie eine Aufweitung des QRS-Komplexes mit charakteristischen J-Wellen (Osborn; Abb. 8.2). Vorhofflimmern und Kammerflimmern sind häufig.
- Unter 28°C erscheinen viele hypotherme Opfer tot mit Asystolie und Kammerflimmern. Andere Komplikationen umfassen Kältediurese aufgrund erhöhter Aktivität von Antidiuretischem Hormon, akute tubuläre Nekrose, Hypotonie (nach einem initialen Blutdruckanstieg), Sepsis, Rhabdomyolyse, Thrombozytopenie und zerebrales Ödem. Metabolische Azidose und Pankreatitis können die schwere Hypothermie begleiten. Hypoglykämie ist ein häufiges Symptom; Hyperglykämie kann ebenfalls auftreten.

Hypothermie-Opfer können trotz Asystolie und anderer Komplikationen auf Wiederbelebungsmaßnahmen ansprechen. Überleben und normale Hirnfunktionen können auch bei Hypoxie bis zu 60 min oder länger bei einer Körpertemperatur von 20°C auftreten.

In Tab. 8.8 sind die wichtigsten Untersuchungen für Beinahe-Ertrinkungsopfer mit mittelschwerer bis schwerer Hypothermie aufgeführt. Die Prognose ist abhängig von der Dauer und dem Grad der Hypothermie. Die Behandlung der Hypothermie wird am Ende des Kapitels besprochen.

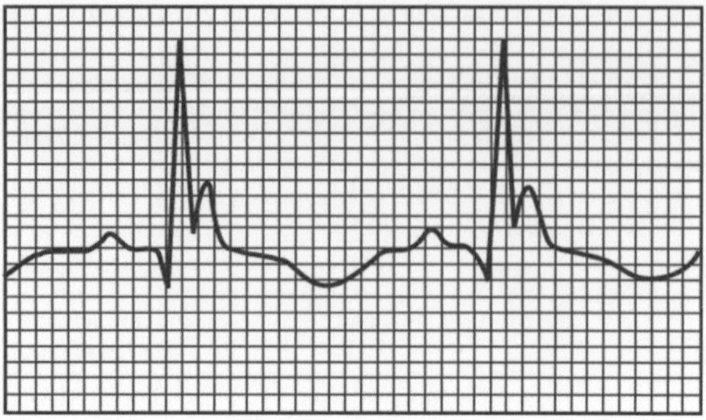

Abb. 8.2 Elektrokardiogramm bei Hypothermie

Tab. 8.8 Vorgeschlagene Laboruntersuchungen bei Patienten mit mittelschwerer bis schwerer Hypothermie

Blutuntersuchungen	Andere Untersuchungen
Blutbild	Röntgenaufnahme des Brustkorbs
Kalzium	Röntgenaufnahme des Bauchs
Leberfunktionstest	Dauerhafte Überwachung des Elektrokardiogramms
Prothrombinzeit, Fibrinogen	Pulsoximetrie[b]
Überwachung von:	
Glukose	
Kreatinin und Harnstoff	
Amylase	
Elektrolyte	
Arterielle Blutgase[a]	

[a] Arterielle Blutgase müssen entsprechend der Körpertemperatur des Patienten korrigiert werden
[b] Messung der Sauerstoffsättigung kann aufgrund einer schlechten Durchblutung ungenau sein

8.2.2 Spontane Hypothermie

Spontane Hypothermie ist bei Kindern sehr selten. Sie wird durch hypotherme Episoden bei sonst gesunden Individuen charakterisiert. Bei einer Körpertemperatur von 33,0°C kann es zu Zittern kommen (Zittern beginnt bei gesunden Menschen normalerweise bei einer Körpertemperatur von 36,0°C). In den meisten Fällen wird prodromales Schwitzen beobachtet. Eine Ursache kann nicht identifiziert werden, und eine Computertomogrammaufnahme ergibt in der Regel keine Hinweise auf Störungen des zentralen Nervensystems.

Spontane Hypothermie kann periodisch auftreten. Mehrere Fälle von spontaner Hypothermie wurden mit einer Agenesie des Corpus callosum (Shapiro-Syndrom) in Verbindung gebracht, die im Allgemeinen einen benignen, nicht progressiven klinischen Verlauf hat. Es gibt keine damit verbundenen Läsionen des Hypothalamus oder des Zentralnervensystems.

Die Prognose der spontanen Hypothermie ist gut. Die Behandlung umfasst eine angemessene Isolierung, um Wärmeverluste zu vermeiden, insbesondere bei Kälteeinwirkung.

8.2.3 Infektion

Kälteeinwirkung beeinträchtigt die Abwehrkräfte des Wirts, indem sie die Immunantwort gegen die Infektion unterdrückt. In vitro-Studien zeigten bei niedrigen Temperaturen eine verringerte Motilität der weißen Blutkörperchen, eine verminderte Phagozytose und eine verringerte Antikörperbildung. Tiere, die durch Kälte hypotherm wurden, hatten eine geringere Überlebensrate nach einer Infektion mit *Salmonella typhimurium* und *Staphylococcus aureus*. Obwohl die Hypothermie das Wachstum der meisten pathogenen Bakterien verlangsamt, was einen scheinbar positiven Effekt während der Infektion nahelegt, ist ein solcher Effekt im Vergleich zu den nachteiligen Auswirkungen der Hypothermie auf die Abwehrkräfte des Wirts in der Regel unbedeutend. Die Mortalität aufgrund von Infektionen ist bei Patienten mit Hypothermie signifikant höher als bei fiebernden oder euthermen Patienten: in einer Studie betrug sie 71 vs. 37% [10]. Infektionen sind eine häufige Ursache für Hypothermie bei älteren Kindern und Erwachsenen und machen in einer Studie etwa 40 % der Fälle aus [11]. Eine akute und schwere Infektion wie Pneumonie, Sepsis oder Meningitis kann zu einem Versagen der Thermoregulation führen. Ist ein Kind aus unerklärlichen Gründen hypotherm, sollte die Untersuchung immer eine Blutkultur und eine Röntgenaufnahme der Lunge zum Ausschluss von Sepsis und Pneumonie umfassen. Immunsuppression und Mangelernährung sind Risikofaktoren für Hypothermie während einer Infektion.

8.2.4 Medikamenteninduzierte Hypothermie

Medikamente, vornehmlich Sedativ-Hypnotika, können Hypothermie durch Wechselwirkung mit Mechanismen verursachen, die für die Aufrechterhaltung der Körpertemperatur zuständig sind. Mögliche Wirkungen dieser Medikamente umfassen:

- Einschränkung der Stoffwechselreaktion, die für die zitterfreie Thermogenese des Neugeborenen erforderlich ist
- Dämpfung des hypothalamischen thermoregulatorischen Zentrums
- Störung der Mechanismen von Zittern und Vasokonstriktion. Ethanol verstärkt eine Hypothermie, da es ein Vasodilatans, ein Zentralnervensystemdämpfer, eine Ursache für Hypoglykämie (siehe metabolische Ursachen unten) ist und das Risiko für Unfälle erhöht.

Medikamente, die Hypothermie verursachen können:

- Diazepam, das Müttern während der Entbindung gegeben wird, kann Apnoeanfälle, Hypotonie, niedrige Apgar-Werte und eine gestörte Stoffwechselreaktion auf Kälte bei den Neugeborenen verursachen. Eine Gesamtdosis der Mutter in Höhe von mehr als 30 mg in den 15 Stunden vor der Entbindung ist in der Lage, diese Nebenwirkungen zu verursachen.
- Chemotherapie von Morbus Hodgkin kann gelegentlich Hypothermie verursachen, insbesondere bei Patienten, die vor der Chemotherapie fieberten.
- Aspirin oder Paracetamol, die zusammen mit einer Chemotherapie verabreicht werden, können das Risiko einer Hypothermie erhöhen. Das antipyretisch wirkende Ibuprofen kann in therapeutischen Dosen Hypothermie verursachen.
- Andere Medikamente, die Hypothermie verursachen, umfassen Chlorpromazin, Hexamethonium und Barbiturat.

8.2.5 Läsionen des zentralen Nervensystems

Gelegentlich können Läsionen nahe des Hypothalamus, wie Tumoren, Blutungen oder Sarkoidose, die thermoregulatorischen Mechanismen stören und Hypothermie verursachen. Hypothermie bei Tumoren und Blutungen ist in der Regel tödlich.

8.2.6 Metabolische Ursachen

Patienten mit Hypothyreose sind aufgrund des verringerten Stoffwechsels einem erhöhten Risiko für Hypothermie ausgesetzt. Die Hypothermie kann die einzige Manifestation eines Myxödemkomas sein. Selten kann sich Hypoglykämie als Hypothermie manifestieren. Die Korrektur der Hypoglykämie erhöht häufig die Körpertemperatur. Andere metabolische Ursachen sind Hypophyseninsuffizienz und Hypoadrenalismus.

8.2.7 Hypothermie bei unterernährten Kindern: Tropische Hypothermie

Hypothermie kann bereits einige Wochen nach der Geburt aufgrund von Unterernährung auftreten. Typischerweise gewinnt das Kind das während der ersten Lebenstage tage verlorene Gewicht nicht wieder zurück (physiologischer Gewichtsverlust). Diese Kinder besitzen weniger braunes Fettgewebe, was erklärt, weshalb sie eine schlechte Reaktion auf Kälte zeigen. Hypothermie ist häufiger bei Marasmus als bei Kwashiorkor, möglicherweise aufgrund der isolierenden Eigenschaften von Ödemen, die vor Hypothermie schützen können. Dieser Zustand ist hauptsächlich in Entwicklungsländern zu sehen.

Hypothermie wurde auch bei älteren unterernährten Kindern in den Tropen berichtet. Hypoglykämie und Abweichungen im Serumelektrolythaushalt waren häufig, und Pankreasnekrose wurde bei 9 von 19 untersuchten Kindern bei der Autopsie gefunden [12]. Das reduzierte Unterhautfett, das normalerweise als isolierende Schicht gegen Wärmeverlust dient, ist der Hauptrisikofaktor für Hypothermie.

8.2.8 Management der Hypothermie

Das Management variiert mit Art und Schwere der Hypothermie. Weil die spezifische Therapie von der genauen Messung der Kerntemperatur abhängt, sollten für jeden Notfall mit hypothermischen Opfern niedrige Aufzeichnungsthermometer verfügbar sein. Die Körpertemperatur sollte so bald wie möglich nach der initialen Rettung gemessen werden. Das Management besteht hauptsächlich aus der drängenden Erwärmung des Körperkerns. Die Erwärmung kann unterbleiben, wenn keine unterstützende Maßnahmen verfügbar sind (zum Beispiel während des Transports), um den hypothermischen Schutz aufrechtzuerhalten. Die für Patienten mit leichter, mittelschwerer und schwerer Hypothermie verwendeten Aufwärmmethoden werden in Tab. 8.9 zusammengefasst.

- Für Patienten mit leichter Hypothermie (Körpertemperatur 33–35°C) genügen einfache Maßnahmen zur Erhöhung der Körpertemperatur, einschließlich des Transports des Opfers an einen warmen Ort, des Entfernens nasser Kleidung, des Bedeckens mit einer Decke oder einem Schlafsack, des Trinkens von warmem Wasser und des passiven sowie aktiven Trainings. Bei apnoischen Immersionsopfer schließen sofortige Reanimationsmaßnahmen das Entfernen von Wasser und Schmutz aus den Atemwegen sowie die kardiopulmonale Wiederbelebung ein, sobald sie aus dem Wasser geholt wurden. Erste Hilfe durch alleinige Herzdruckmassage kann besser sein als eine Atemspende in Kombination mit der Herzdruckmassage. Die Wiederherstellung der Atmung des Opfers vor dem Herzstillstand verhindert die Entstehung langfristiger neurologischer Schäden. Die posturale Drainage von eingeatmetem Wassers ist nur nach Immersion in Seewasser sinnvoll. Bei Immersion in Süßwasser gelangt das Wasser schnell aus der Lunge in das Gefäßsystem.

Tab. 8.9 Methoden zum Aufwärmen von Patienten mit leichter bis mittelschwerer Hypothermie

Passiv	Warmes Zimmer, trockene Decke, Trinken von warmen Flüssigkeiten, kräftige passive und aktive Muskelbewegung
Aktiv extern	Erwärmte Decke, Pads, Wärmebett, Eintauchen in ein heißes Bad, erwärmter und befeuchteter Sauerstoff bei 35 bis 40°C
Kern	Warme intravenöse Flüssigkeit, erwärmter und befeuchteter Sauerstoff, erwärmte Magen- und Darmspülung

- Für Patienten mit mäßiger Hypothermie (Körpertemperatur 30–33°C) sind aktive externe Erwärmungsverfahren erforderlich (zusätzlich zu den Maßnahmen für leichte Hypothermie), wie das Eintauchen des Rumpfs in ein warmes Bad bei einer Anfangstemperatur von 30°C und einer Erhöhung auf etwa 40°C innerhalb der nächsten Minuten. Falls verfügbar, kann auch mit befeuchteter Luft oder Sauerstoff bei 35 bis 40°C beatmet werden. Jedes Ertrinkungsopfer mit mäßiger Hypothermie sollte mindestens für eine Tag im Krankenhaus beobachtet werden, da bis zu 12 Stunden nach dem Unfall ein Lungenödem entstehen kann.
- Für Kinder mit schwerer Hypothermie (Körpertemperatur <30°C) ist die Erhöhung der Körperkerntemperatur angezeigt. Eine der besten Methoden zur innerlichen Erwärmung ist die Beatmung des Patienten mit erwärmter, angefeuchteter Luft oder Sauerstoff. Alternativ oder gleichzeitig mit der oben genannten Methode kann Untertauchen in einem warmen Bad zur langsamen Erhöhung der Körpertemperatur (zum Beispiel 0,5–1,0°C pro Stunde) verwendet werden. Zusätzliche, für das Überleben unerlässliche Maßnahmen:
  - Sauerstofftherapie, 100 % (mit oder ohne Beatmung). Der Sauerstoff sollte auf 35 bis 40°C erwärmt werden.
  - Mechanische Beatmung, vorgegeben durch einen steigenden Kohlendioxidpartialdruck (pCO_2) oder einen fallenden Sauerstoffpartialdruck (pO_2)
  - Flüssigkeits- und Elektrolyttherapie zur Korrektur von Abweichungen im Elektrolythaushalt, einer metabolischen Azidose (die sich aus Kohlendioxidretention und Laktatanreicherung ergibt) und der damit verbundenen Hypotonie. Viele Opfer entwickeln eine Hypovolämie, sodass eine Volumenausdehnung (0,9 % Natriumchlorid, erwärmt auf etwa 40°C) erforderlich ist. Von einer Korrektur der metabolischen Azidose mit Natriumbikarbonat kann abgesehen werden, da während des Aufwärmens häufig eine Alkalose auftritt.
  - Intravenöse Infusion von Mannitol (1 g/kg/Dosis als 20%ige Lösung über 30 bis 60 min) bei zerebralem und pulmonalem Ödem. Eine Überhydratation sollte vermieden werden. Diuretika und Dexamethason können förderlich wirken.
  - Antibiotika sind angezeigt, wenn eine Infektion nachgewiesen wurde. Eine Infektion ist unwahrscheinlich, wenn die Hypothermie durch einen Sturz in sauberes Wasser verursacht wurde.
  - Behandlung von Herzrhythmusstörungen entsprechend der Art der im Elektrokardiogramm sichtbaren Abweichungen. Die meisten, einschließlich Vorhofflattern und -flimmern, verschwinden spontan, sobald die Temperatur steigt. Schwere Herzrhythmusstörungen wie Kammerflimmern erfordern eine elektrische Defibrillation und zusätzliche kardiopulmonale Reanimation. Obwohl die kardiopulmonale Reanimation Kammerflimmern auslösen kann, ist sie angezeigt, wenn der Patient asystolisch ist und/oder ein Elektrokardiogramm ohne QRS-Aktivität aufweist. Der Puls eines Patienten mit schwerer Hypothermie kann nicht tastbar sein, was als Herzstillstand und damit notwendiger Herzdruckmassage missverstanden werden kann. Die Überwachung mithilfe der Elektrokardiografie ist daher von entscheidender Bedeutung.

Eine schwere Hypothermie kann zu Kammerflimmern führen, was die häufigste Todesursache ist. Allerdings birgt auch eine kräftige Erwärmung das Risiko eines Kammerflimmerns sowie eines Erwärmungsschocks infolge einer während der Hypothermie entstandenen unzureichenden Durchblutung und der zusätzlichen metabolischen Belastung durch die Erwärmung. Große und lichtstarre Pupillen sind mit hypoxisch-ischämischer Enzephalopathie verbunden. Die Rückkehr der Pupillenreaktion deutet auf eine gute Prognose. Auch das Vorhandensein eines normalen Schlaf-Wach-Musters im Elektroenzephalogramm ist mit einer guten Prognose verbunden.

8.3 Klinische Anwendung von Hypothermie (gezielte Temperaturregulierung)

Ein zielgerichtetes Temperaturmanagement, früher bekannt als induzierte therapeutische Hypothermie, ist eine aktive Behandlung, mit der versucht wird, das Ergebnis von Gewebeschäden nach Sauerstoffmangel zu verbessern, zum Beispiel nach Herzstillstand. Sauerstoffversorgung und Glukosegehalt im Gehirn nehmen während hypoxisch-ischämischen Ereignissen ab, die ATP-Schwund, Laktatanreicherung und Azidose verursachen. Hypothermie reduziert den zerebralen Sauerstoffverbrauch und hemmt die Synthese und die Freisetzung von Neurotransmittern wie Glutamat, GABA und Dopamin. Die induzierte Hypothermie lässt sich bis in die Zeit der alten Ägypter zurückverfolgen. Ägypter, Griechen und Römer wendeten die induzierte Hypothermie bei schweren Schlaganfällen und anderen zerebralen Verletzungen an [13].

Hypoxisch-ischämische Enzephalopathie

Perinatale Asphyxie oder hypoxisch-ischämische Enzephalopathie (HIE) sind für erhebliche Einschränkungen und Tod weltweit verantwortlich. Von den jährlich weltweit vier Millionen Sterbefällen im Neugeborenenalter werden 23 % durch hypoxisch-ischämische Enzephalopathie verursacht [14]. In Großbritannien verursacht die Erkrankung bei einem bis zwei von 1000 Kleinkindern Tod und schwere neurologische Einschränkung [15].

Bis vor kurzem bestand die Behandlung von Säuglingen mit hypoxisch-ischämischer Enzephalopathie hauptsächlich aus unterstützender Behandlung zur Wiederherstellung und Aufrechterhaltung der zerebralen Durchblutung. Die Versorgung umfasst die Bereitstellung von Sauerstoff, geeigneter Ernährung und Anfallsbehandlung. Heutzutage ist die Versorgung von Säuglingen mit hypoxisch-ischämischer Enzephalopathie unterstützend, mit Sauerstoff, Stabilisierung der physiologischen Parameter und Anfallsbehandlung. Eine spezifische neuroprotektive Behandlung ist nicht verfügbar.

Tierstudien und klinische Studien zeigten, dass eine Abnahme der Körpertemperatur um etwa 3°C (Ganzkörperkühlung- oder selektive Kühlung des Kopfs) kurz nach Beginn der hypoxisch-ischämischen Enzephalopathie neuroprotektiv wirkt sowie Mortalität und die Anzahl an Einschränkungen mittlerer oder schwerer Ausprägung bis zum 18. Lebensmonat verringert. Kühlung führte sowohl zu einer verringerten Mortalität als auch zu einem geringerem Risiko für neurologische Entwicklungsschäden bei Überlebenden [16]. Die Hypothermie sollte innerhalb der ersten 6 Stunden nach der Geburt eingeleitet und über einen ausreichenden Zeitraum, normalerweise um 72 Stunden, aufrechterhalten werden. Es gab keine klinisch bedeutsamen Komplikationen im Zusammenhang mit Hypothermie. Es g ab keine Hinweise auf ein erhöhtes Infektionsrisiko.

Zur induzierten Hypothermie wird der Kopf des Babys oder der gesamte Körper gekühlt. Beide Methoden zielen auf ein Absenken der Körpertemperatur auf 33 bis 34°C ab.

Die genaue Wirkungsweise einer solchen Neuroprotektion ist noch ungeklärt. In Tab. 8.10 werden die voraussichtlichen Auswirkungen der therapeutischen Hypothermie nach zerebralem Insult aufgelistet. Die Hypothermie ist mit einer Abnahme des Sauerstoffbedarfs und einer Zunahme des arteriellen Sauerstoffgehalts verbunden, wodurch das Gehirn einen kreislaufbedingten Arrest von etwa 10 min ohne Schädigung tolerieren kann. Die Zunahme des arteriellen Sauerstoffgehalts ist auf eine Verschiebung der Sauerstoff-Hämoglobin-Bindungskurve nach links zurückzuführen.

Herzchirurgie

Operationen bleiben die Hauptindikationen für die therapeutische Hypothermie. Bei der Herzchirurgie führt die Induktion einer mäßigen Hypothermie (etwa 28°C) dazu, dass Operationen (zum Beispiel Atriumseptumdefekt) am Herzen durchgeführt werden können, während die Durchblutung sicher für bis zu 19 min unterbrochen ist. Bei einer Temperatur von 18°C kann die Durchblutung sicher für 45 min unterbrochen werden, um komplexere Herzoperationen durchzuführen, zum Beispiel eine anomale pulmonale Venenverbindung bei Neugeborenen. In der Gefäßchirurgie wird die Resektion von Aneurysmen (Aneurysma der Aorta) bei dieser Temperatur durchgeführt. Auch in der Neurochirurgie wird Hypothermie genutzt, um mit intrakraniellen Gefäßschäden umzugehen, zum Beispiel einem gerissenen Aneurysma. Die Herzchirurgie kann mit postoperativen Komplikationen

Tab. 8.10 Wesentliche Auswirkungen einer leichten Hypothermie von etwa 33°C bei hypoxisch-ischämischer Enzephalopathie

Abnahme	Zunahme
Exzitatorische Neurotransmitter	IL-10 (antiinflammatorisches Zytokin)
Schädigung der Blut-Hirn-Schranke	Blutdruck
Zerebraler Stoffwechsel (Sauerstoff und Glukose)	Herzfrequenz
Verlust von energiereichen Phosphaten	
Sekundärer Energieabfall im Gehirn	
Apoptose	
Herzleistung	
Blutplättchenfunktion	

und Todesfällen verbunden sein, einschließlich Anfällen, Choreoathetose, neurologischen Einschränkungen und akuter Niereninsuffizienz.

Behandlung von Krebserkrankungen

Hypothermie wurde zur Behandlung von Patienten mit Krebserkrankung eingesetzt. Der erste Versuch, bösartige Tumoren durch Hypothermie zu behandeln, wurde 1849 unternommen [17]. Systemische oder lokale Kühlung wurde während der Jahre 1936–1940 in Philadelphia zu therapeutischen Zwecken angewendet. Die grundlegende Beobachtung, die zur Anwendung von Hypothermie bei der Behandlung von Patienten mit Krebserkrankung geführt hat, war, dass Körperteile (zum Beispiel Extremitäten) mit einer relativ geringen Oberflächentemperatur von 34,4°C selten Metastasen aufweisen.

Gekühlt wird durch Einpacken des Körpers in Eis, die Verwendung einer Kühlmaschine, das Eintauchen in kaltes Wasser oder einen Strom kalter Luft über die Körperoberfläche, wobei alle diese Maßnahmen darauf abzielen, die Körpertemperatur auf 31 bis 32°C zu verringern. Die Senkung der Körpertemperatur durch Medikamente (künstliche s Koma) wird durch langsame intravenöse Gabe einer Mischung aus Chlorpromazin, Promethazin und Meperidin (1:1:2) erreicht.

Behandlung des therapieresistenten Status epilepticus

Status epilepticus ist ein lebensbedrohlicher Notfall mit schlechtem Ergebnis sowie hoher Morbidität und Mortalität. Hypothermie mit einer Temperatur von 29 bis 33°C ist eine wirksame Ergänzungstherapie für diesen Zustand mit dem Ziel, den Anfall zu beenden.

Literatur

Neonatale Hypothermie

1. whqlibdoc.who.int/hq/1997_msm_97.2.pdf.
2. Lunze K, Bloom D, Jamison DT, et al. The global burden of neonatal hypothermia: systematic review of a major challenge for newborn survival. BMC Med. 2013;11:24.
3. Black RE, Cousens S, Johnson HL, et al. Global, regional and national causes of child mortality in 2008: a systematic analysis. Lancet. 2010;375(9730):1969–87.
4. El-Radhi AS, Jawad MH, Mansor N, et al. Sepsis and hypothermia in the newborn infant: value of gastric aspirate examination. J Pediatr. 1983;103:300–2.
5. El-Radhi AS, Jawad MH, Mansor N, et al. Infection in neonatal hypothermia. Arch Dis Child. 1983;58:143–5.
6. Mann TP, Elliot RI. Neonatal cold injury due to accidental exposure to cold. Lancet. 1957;1:229–33.

Hypothermie bei älteren Kindern

7. Peden M, Oxegbite K, Ozanne-Smith J, et al. World report on child injury prevention. Geneva: World Heath Organization; 2008.
8. Leading article: immersion and drowning in children. Br Med J. 1977;3:146–7.
9. Smith ML, Auer RN, Siesjo BK. The density and distribution of ischaemic brain injury in the rat following 2–10 minutes of forebrain ischaemia. Acta Neuropathol. 1984;64(4):319–32.
10. Dorothy NE, Fung P, Lefkowitz M, et al. Hypothermia and sepsis (letter). Ann Intern Med. 1985;103:308.
11. Lewin S, Brettman LR, Holzman RS. Infections in hypothermic patients. Arch Intern Med. 1981;141:920–5.
12. Sadikali F, Owor R. Hypothermia in the tropics: a review of 24 cases. Trop Geogr Med. 1974;26:265–70.

Klinische Anwendung von Hypothermie

13. Gunn AJ, Laptook AR, Robertson NJ, et al. Therapeutic hypothermia translates from ancient history in to practice. Pediatr Res. 2017;81(1–2):202–9.
14. Lawn JE, Cousens S, Zupan J. 4 million neonatal deaths: when?, where?, why? Lancet. 2005;365:891–900.
15. Levene MI, Evans DJ, Mason S, et al. An international network for evaluating neuroprotective therapy after severe birth asphyxia. Semin Perinatol. 1999;23:226–33.
16. Jacobs SE, Berg M, Hunt R, et al. Cooling for newborns with hypoxic ischaemic encephalopathy. Cochrane Database Syst Rev. 2013;31(1):CD003311.
17. Zingg W. Historical use of hypothermia for cancer. Can J Surg. 1983;26:97–8.

Ist Fieber von Vorteil?

9

Kernaussagen

- Fieber hat eine lange evolutionäre Geschichte, was allein bereits die Hypothese unterstützt, dass Fieber eine angepasste Reaktion des Wirts auf eine Infektion ist.
- Es gibt zahlreiche Hinweise darauf, dass Fieber die Abwehr des Wirts gegen Infektionen fördert.
- Komplikationen und Mortalität im Zusammenhang mit hohem Fieber >40°C sind eng mit der Schwere der Grunderkrankung und nicht mit der Höhe des Fiebers verbunden.
- Fieber wird wirksam vom hypothalamischen Zentrum kontrolliert und steigt daher nicht unaufhörlich an. Temperaturen >42°C werden häufig durch Hyperthermie, nicht durch Fieber, verursacht.
- Wenn sich das fiebernde Kind gut fühlt, gibt es wenig Grund für die Routineanwendung fiebersenkender Medikamente.
- Die Unterrichtung der Eltern, wie mit dem fiebernden Kind umgegangen werden muss, ist von entscheidender Bedeutung.
- Antipyretika verhindern Fieberanfälle nicht.
- Es besteht ein Konflikt zwischen den Forschungsergebnissen, die für eine positive Rolle des Fiebers sprechen, und den aktuellen Praxisanforderungen, das Fieber zu beseitigen.

A. S. El-Radhi (Hrsg.), *Klinisches Handbuch des Fiebers bei Kindern*,
https://doi.org/10.1007/978-3-031-29247-7_9

9.1 Entwicklungsgeschichtliche Argumente für einen Nutzen von Fieber

9.1.1 Entwicklungsgeschichte des Fiebers

Ein Argument, das die Annahme stützt, Fieber sei eine Anpassung, ist seine lange Entwicklungsgeschichte [1]. Tiere wie Echsen, Schildkröten, Frösche, Fische, Grillen, Skorpione und Käfer entwickeln Fieber, wenn sie mit Bakterien, bakteriellen Produkten oder anderen fieberverursachenden Agenzien (zum Beispiel Prostaglandinen oder bakteriellen Produkten wie Endotoxin) infiziert sind. Wie kann ein kaltblütiges Tier wie eine Echse Fieber entwickeln? Da Fieber auf einer Erhöhung des thermoregulatorischen Sollwerts beruht, sucht die fiebernde Echse nach einem wärmeren Mikroklima und erhöht so ihre Körperkerntemperatur. Dasselbe geschieht bei fiebernden Fischen, Fröschen, Käfern oder anderen kaltblütigen Tieren. Selbst fiebernde Menschen passen ihr Verhalten an, um die Körpertemperatur während des Fieberanstiegs anzuheben. Zu solchen Verhaltensanpassungen zur Erhöhung der Körpertemperatur gehören das Zusammenrollen in Embryohaltung zur Erhaltung der Wärme, das Kriechen unter eine Decke oder das Trinken von heißen Flüssigkeiten.

9.1.2 Metabolische Kosten von Fieber

Inwiefern sind die metabolischen Kosten von Fieber zur Unterstützung der Argumentation, dass Fieber eine Anpassung oder von Nutzen sei, von Relevanz? Bei Endothermen wie Vögeln und Säugetieren führt die Aufrechterhaltung einer Körpertemperatur von 2 oder 3°C über dem afebrilen Niveau meist zu einem Anstieg des Energieverbrauchs um 20 % oder mehr. Dies ist das Ergebnis des Q10-Effekts der erhöhten Temperatur auf verschiedene biochemische Reaktionen. Hätte Fieber keinen Nutzen, wäre seine Entwicklung während der Evolution höchst unwahrscheinlich, da es so energieintensiv ist. Zusätzlich wäre es höchst unwahrscheinlich, dass es sich im gesamten Tierreich erhalten hat.

9.1.3 Könnte Fieber ein Überbleibsel sein?

Es ist natürlich immer möglich, dass Fieber eine Art Anhängsel der Reaktionen des Wirts auf eine Infektion ist; damit wäre es Rudiment. Wie häufig tritt dies auf? Gibt es Beispiele für häufige Reaktionen auf eine Infektion, die von wahrer rudimentärer Natur sind (das heißt, sie sind funktionslos)? Wie in diesem Buch immer wieder vermerkt, ist der Anstieg der Körpertemperatur während des Fiebers das Ergebnis einer hochkoordinierten Abfolge von physiologischen und Verhaltensreaktionen (zum Beispiel Zittern, periphere Vasokonstriktion, Trinken von warmen Flüssigkeiten, Tragen von warmen Kleidungsstücken). Diese r Anstieg der

Körpertemperatur geht mit metabolischen Kosten einher, die letztlich mit Auszehrung verbunden sind (es sei denn, die Person kompensiert diese Kosten durch die Aufnahme zusätzlicher Kalorien, d. h. sie isst mehr). Es scheint unwahrscheinlich, dass es sich bei Fieber um ein neutrales Merkmal (oder ein Übrigbleibsel) handelt.

9.2 Argumente für den Nutzen von Fieber (Tab. 9.1)

9.2.1 Auswirkungen von erhöhten Temperaturen auf Mikroorganismen

- Tierexperimente zeigen, dass die Vermehrung von Bakterien bei experimenteller Pneumokokken-Meningitis durch erhöhte Temperaturen erheblich reduziert wird. Gram-negative Bakterien, wie *Salmonella typhi*, werden bei Kultivierung bei einer Temperatur von mehr als 37°C immer empfindlicher gegen die bakteriziden Wirkungen des normalen Serums [2]. Die Vermehrung von Viren ist durch erhöhte Temperaturen beeinträchtigt. Die meisten Viren replizieren bei einer Temperatur zwischen 40 und 42°C nicht mehr. Die Replikationsrate von Poliovirus bei 37°C ist im Vergleich zu 40°C 250-mal so hoch [3].
- Menschliche Studien: Ärzte wie Hippokrates und Rufus von Ephesos induzierten Fieber zur Behandlung verschiedener Erkrankungen. Fieber war über Jahrhunderte hinweg die wichtigste Behandlungsform für Syphilis und Gonorrhoe. Die Inhalation befeuchteter Luft mit einer Temperatur von 43°C (drei 30-minütige Sitzungen im Abstand von zwei- bis drei Stunden) über die Nase führt bei 78 % der Patienten mit Erkältung zur Unterdrückung der Symptome [4]. Fieber kann auch bei Patienten mit Meningitis von Nutzen sein: Fieber über 40°C bedeutete keine schlechte Prognose, jedoch starben alle Kinder, die mit Hypothermie vorstellig wurden [5]. Eine Studie mit 102 Kindern mit Salmonellen-Gastroenteritis aus Finnland [6] zeigt eine signifikante negative Korrelation zwischen der Höhe des Fiebers und der Dauer der Ausscheidung von Organismen. Patienten mit Fieber von mehr als 40°C schieden Bakterien am kürzesten und

Tab. 9.1 Argumente für die Annahme, dass Fieber von Nutzen ist

• Fieber hat eine lange evolutionäre Geschichte durch die gesamte Tierwelt
• Fieber ist energieintensiv und wahrscheinlich wäre es im Lauf der Evolution nicht erhalten geblieben, wäre es nicht protektiv und adaptiv
• Es gibt zahlreiche Studien, die den Nutzen von Fieber belegen
• Fieber ist selbstlimitierend und erreicht selten ein bedrohliches Niveau
• Der Beleg, dass fiebersenkende Medikamente vor Fieberanfällen schützen, ist schwach
• Fiebersenkende Medikamente können die schützende Wirkung des Fiebers konterkarieren
• Die wesentlichen nutzbringenden Wirkungen von fiebersenkenden Medikamenten sind ihre Auswirkungen auf das Wohlbefinden des fiebernden Kindes (aufgrund ihrer schmerzlindernden Eigenschaften)

diejenigen ohne Fieber am längsten aus. Fieber hat also offenbar einen positiven prognostischen Einfluss auf die Dauer der bakteriellen Ausscheidung. Es bleibt jedoch unklar, ob die Ergebnisse der obigen Studien aus der direkten Wirkung der Temperatur auf die Vermehrung der Mikroorganismen oder aus der Wirkung der erhöhten Temperatur auf die Abwehrkräfte des Wirts resultieren.

9.2.2 Auswirkungen erhöhter Temperaturen auf Abwehrmechanismen

- Mobilität, Phagozytose und das Abtöten von Bakterien durch polymorphkernige Leukozyten sind bei Temperaturen über 40°C deutlich verstärkt [7]. Erhöhte Temperaturen von 38 und 39°C haben einen direkten positiven Effekt auf die Lymphozytentransformation, die Generierung von zytotoxischen Zellen, die B-Zellaktivität und die Immunoglobulinsynthese.
- Interleukin-1 (IL-1) ist bei febriler Temperatur aktiver als bei afebriler Temperatur [8, 9]. Interferon, ein wirksames antivirales Agens, zeigt eine erhöhte antivirale Aktivität bei Temperaturen über 40°C [10, 11]. Die proliferative Reaktion von T-Zellen auf IL-2 und IL-1 ist bei 39°C im Vergleich zu 37°C deutlich erhöht.
- Fieber kann synergistisch mit Antibiotika wirken. Penicillin zeigt bei einer Erhöhung der Temperatur von 35 auf 41,5°C eine progressive Zunahme seiner bakteriziden Aktivität [12].
- Es gibt Hinweise darauf, dass erhöhte Körpertemperaturen im Bereich von 41 bis 42°C das Wachstum bestimmter Tumoren beeinflussen. Gelegentliche Remissionen von Morbus Hodgkin traten nach einem Ausbruch von Masern auf. Der Stoffwechsel vieler Krebszelltypen wird bei Temperaturen von 42 bis 43°C selektiv beschädigt [13]. Lysosomale Enzyme, IL-2 und Interferon haben bei solchen Temperaturen eine erhöhte Aktivität und tragen zur Zerstörung von Tumorzellen bei.

9.2.3 Auswirkungen der Senkung von Fieber auf die Grunderkrankung

Wenn Fieber von Vorteil ist, könnte erwartet werden, dass die Suppression von Fieber einen schädlichen Effekt hat. Es gibt einige Hinweise darauf, dass dies tatsächlich der Fall ist.

- Die vermutlich früheste Demonstration des schützenden Effekts von Fieber wurde in einer Studie an Eidechsen, *Dipsosaurus dorsalis*, die mit dem natürlichen Erreger *Aeromonas hydrophila* infiziert wurden, gezeigt[14]. In dieser Studie wurden infizierte Eidechsen in Inkubatoren bei einer Temperatur von 42°C (hohes Fieber), 40°C (mäßiges Fieber) oder bei Normtemperatur von 38°C oder bei Temperaturen unterhalb des Normwerts (36°C oder 34°C) gehalten. Die Ergebnisse waren beeindruckend. Die bei 42°C gehaltenen Eidechsen überlebten zu 75 %, die bei 42°C gehaltenen zu 67 % und die bei 38°C gehaltenen zu 25 %. Die bei Temperaturen unterhalb der normalen Körpertemperatur gehaltenen Eidechsen zeigten sogar noch niedrigere Überlebensraten. In einer Folgestudie wurde den mit Bakterien infizierten Eidechsen das fiebersenkende Medikament Natriumsalicylat verabreicht. Die Mortalität stieg bei Senkung der Körpertemperatur durch Antipyretika. Alle Eidechsen mit Fieber überlebten, während die fieberfreien Eidechsen starben [15].

- In einer Studie mit Rhinoviren infizierten Freiwilligen war die Verabreichung von Antipyretika mit einer Unterdrückung der Serumantikörperantwort, verstärkten Symptomen und Anzeichen sowie der Tendenz zu einer verlängerten Virusfreisetzung verbunden [16]. Eine Studie mit an Windpocken leidenden Kindern von denen die Hälfte viermal täglich Paracetamol und die andere Hälfte ein Placebo erhielt, war die Zeit bis zur vollständigen Krustenbildung in der Placebogruppe (5,6 Tage) etwas kürzer als in der Paracetamolgruppe (6,7 Tage; [17]). Eine weitere Studie aus Japan [18] fand heraus, dass die häufige Verabreichung von Antipyretika an Kinder mit bakteriellen Erkrankungen zu einer Verschlechterung ihres Zustands führte. Die Gabe von Antipyretika zur Fiebersenkung korrelierte mit einer 5%igen Zunahme der Mortalität bei mit Influenzavirus infizierten Populationen [19].
- Viele Studien haben gezeigt, dass Hypothermie verschiedene Abwehrmechanismen beeinträchtigen kann, eingeschlossen eine verzögerte und häufig unterdrückte Aktivität von Leukozyten, eine verringerte Phagozytose und Antikörperbildung sowie eine erhöhte Anfälligkeit für virale Infektionen. Alle Tiere, die mit Pneumokokken infiziert waren und hypothermiert wurden (Körpertemperatur zwischen 30 und 34°C), starben, während nur 5 der 31 Kontrolltiere, die mit denselben Bakterien bei normalen Temperaturen bis niedrigem Fieber infiziert waren, starben [20]. In Nasenspülungen von Frettchen wurden mehr Influenzaviren gefunden, wenn deren Fieberreaktion durch Rasur oder Behandlung mit Natriumsalicylat unterdrückt wurde [21]. In einer Serie von Kindern mit schweren Infektionen, wie Pneumonie oder Sepsis, wurde festgestellt, dass die Mortalität umso höher ist, je niedriger die Körpertemperatur ist [22].

9.2.4 Die Hygienehypothese

Die Prävalenz von Asthma und Allergien sowie Krebs nimmt weltweit seit vielen Jahren zu, und die Hygienehypothese bot sich zur Erklärung dieses Anstiegs an [23, 24]. Die se Hypothese schlägt vor, dass eine frühe Exposition gegenüber Fieber, das durch Infektionen verursacht wird (insbesondere Infektionen der oberen Atemwege, mit Hepatitis A und *Helicobacter pylori*), Kinder später im Leben vor allergischen und Krebserkrankungen schützen könnte. Laut der Hypothese sind Atopie bzw. Allergie Th2-gesteuert, was hauptsächlich mit der Produktion von IL-4, IL-5, IL-10 und IL-13 verbunden ist, während Infektionen Th-1-gesteuert sind, was von der Produktion von Interferon-Gamma und IL-12 dominiert wird.

In Verbindung mit einer reduzierten Exposition gegenüber Infektionen dominiert Th-2-Immunität während kritischer Kindheitsphasen, was in einer höheren Inzidenz von Atopie resultiert.

Die folgenden Erkenntnisse unterstützen diese Hypothese:

- Die Prävalenz der Atopie ist bei Kindern aus großen Familien oder in Tagesstätten geringer als bei Kindern aus kleinen Familien oder ohne Tagesstättenbetreuung.
- Kinder mit älteren Geschwistern haben ein geringeres Risiko, Allergien zu entwickeln, als Kinder mit jüngeren Geschwistern oder gar keinen Geschwistern.
- Kinder, die während des ersten Lebensjahres mehrere Fieberepisoden erlebt haben, zeigen eine geringere Inzidenz von Allergien als solche mit nur einer oder keiner Fieberepisode.
- Kinder, die einer hohen Konzentration an Endotoxin (ein Hauptprodukt von Gram-negativen Bakterien) ausgesetzt sind, zeigen eine reduzierte Atopieprävalenz.
- Die Gabe von Antibiotika während des ersten Lebensjahres ist mit Asthma, Heuschnupfen und Neurodermitis später im Leben verbunden. Antibiotika können die nützlichen Bakterien (Probiotika) im Verdauungstrakt zerstören.
- Atopische Erkrankungen sind in Ländern mit Parasitenbefall selten.
- Eine Studie aus der Schweiz [25] zeigt eine signifikante Assoziation zwischen febrilen infektiösen Kinderkrankheiten und dem Risiko, im Erwachsenenalter Krebs zu entwickeln.

Aus diesen faszinierenden Daten wird geschlossen, dass die Exposition gegenüber Infektionskrankheiten in der frühen Kindheit, insbesondere solchen, die mit leichtem Fieber verbunden sein können, das Kind vor einer Vielzahl zukünftiger Erkrankungen schützen kann.

Diese Argumente für die schützende Wirkung von Fieber stehen Argumenten entgegen, die Fieber als schädlich betrachten. Der nächste Abschnitt wird viele dieser Argumente überprüfen.

9.3 Argumente für die Schädlichkeit von Fieber

9.3.1 Elternverhalten und -erwartung

Da Erkrankungen im Kindesalter häufig von Fieber begleitet werden, wird es häufig von Eltern und Ärzten als schädlicher Teil der Erkrankung wahrgenommen, der eine Intervention erfordert. Ein Grund hierfür ist, dass Fieber oft als direkte Ursache der Krankheit angesehen wird, anstatt als Abwehrreaktion auf die Krankheit. Fieber ist leicht zu messen und noch einfacher zu behandeln. Eltern machen sich Sorgen, wenn ihr Kind fiebert, und sorgen sich, dass sich das Fieber nach oben steigert mit potenziell tödlichem Ausgang. Eltern haben oft unbegründete Ängste vor den möglichen Risiken von Fieber, wissen wenig oder nichts über seine n Nutzen bei Erkrankungen und sind daher davon überzeugt, dass fiebersenkende Maßnahmen ergriffen werden müssen.

Fieberphobie, eine übertriebene Angst vor Fieber bei ihren Kindern, ist bei Eltern aller sozioökonomischen Schichten weit verbreitet. In einer Studie [26] begannen die Eltern mit der antipyretischen Medikation, wenn die Körpertemperatur ihres Kindes 37,8°C war oder sogar darunter lag. Einer der Gründe, warum Eltern vermutlich ihren Kindern antipyretische Medikation geben, ist nicht so sehr, weil sie die Körpertemperatur senkt (was natürlich der Fall ist), sondern weil diese Medikamente auch schmerzlindernd wirken. Sobald das Kind die antipyretische Medikation einnimmt, fühlt es sich bald besser. Die Eltern sind dann erleichtert und nehmen an, dass die gesenkte Körpertemperatur für die Besserung verantwortlich ist. Dabei ist sie wahrscheinlich einfach auf die Linderung von Schmerzen und Unwohlsein zurückzuführen.

9.3.2 Vorherrschende Konzepte unter Ärzten

Die meisten Kinderärzte stimmen zu, dass die Behandlung eines fiebernden Kindes mit Antipyretika hauptsächlich der Linderung der Fiebersymptome dient. Viele neigen jedoch dazu, jedem fiebernden Kind Antipyretika auf der Grundlage zu verschreiben, dass Antipyretika Komplikationen verhindern können. In einer Studie [27] zu Überzeugungen und Praktiken von Kinderärzten in Massachusetts, USA, glaubte die Mehrheit (65%) der Befragten, dass das Fieber an sich für ein Kind mit Anfällen gefährlich sein könnte, mit Tod und Hirnschäden als die schwerwiegendsten Komplikationen, wenn das Fieber 40°C oder mehr erreicht. Kinderärzte können zur Verstärkung von Fieberphobie beitragen, indem sie Antipyretika für Kinder verschreiben, die nur leicht es Fieber haben. Wie in diesem Kapitel und in Kap. 10 beschrieben, ist dieser Glaube unbegründet.

9.3.3 Assoziierte Beschwerden

Kinder mit Fieber leiden häufig unter Unwohlsein, Kopf- und Muskelschmerzen als Folge der zytokinvermittelten Produktion von Prostaglandinen. Diese Symptome treten während der Phase Fieberanstiegs auf, wobei die Kinder weniger aktiv sind und sich die Eltern daher Sorgen machen. Wie bereits erwähnt, führen Antipyretika durch ihre analgetische Wirkung auch zu einer Verbesserung des Aktivitäts- und Wachheitsgrads des Kindes. Fühlt sich das Kind besser, wird meistens davon ausgegangen, dass die Schwere der Erkrankung gelindert wurde. Die Beseitigung dieser Symptome (Unwohlsein und Schmerzen) ist vielleicht der Hauptgrund, weshalb Antipyretika bei Eltern so beliebt geblieben sind und seit über einem Jahrhundert weiterhin im Einsatz sind.

9.3.4 Risiko von Fieberanfällen

In einer Studie [27] aus den USA geben 49 % der Kinderärzte an, dass Krämpfe eine wesentliche Gefahr von Fieber sind, und 22 % glauben, dass ein typischer Fieberanfall zu Hirnschäden führen kann. In der früheren Literatur [28] wird eine Sterberate von 11 % bei Kindern mit Fieberanfällen berichtet.

Da Fieber in der Regel als essenzielle Voraussetzung eines Fieberanfalls gilt, sind die medizinischen Fachkräfte zur Schlussfolgerung gekommen, dass antipyretische Maßnahmen Anfälle verhindern. Antipyretika sind weiterhin unter den am häufigsten verschriebenen Medikamenten, insbesondere bei Kindern mit Anfallsrisiko. Eltern wird in der Regel mitgeteilt, dass die Verabreichung von Antipyretika an Kinder mit Anfallsrisiko die Wahrscheinlichkeit weiterer Krämpfe verringern kann. Rosman [29] hat jedoch festgestellt, dass nie gezeigt wurde, dass fiebersenkende Therapien Anfälle verhindern. Mittlerweise gibt es zahlreiche Belege, dass Antipyretika die Präventation weiterer Fieberanfälle nicht beeinflussen. Kinder mit hohem Risiko für rezidivierende Fieberanfälle (siehe Kap. 7) entwickeln in 70–80 % der Fälle Rezidive, während Kinder ohne diese Risikofaktoren selten Rezidive entwickeln. Antipyretika werden beiden Gruppen von Kindern verschrieben, was darauf hindeutet, dass die Risikofaktoren und nicht die Antipyretika für die rezidivierenden Anfälle verantwortlich sind. Mehrere randomisierte placebokontrollierte Studien mit Kindern mit Risiko für Fieberanfälle ergaben keine Hinweise darauf, dass das antipyretische Paracetamol oder Ibuprofen, mit oder ohne Diazepam, präventiv auf nachfolgende Fieberepisoden wirkten [30–35]. Darüber hinaus zeigen zahlreiche Studien, dass Temperaturen >40°C mit einer geringeren Häufigkeit von Rezidiven verbunden sind [36, 37]. Eine hohe Temperatur zu Beginn eines Fieberanfalls ist daher ein sinnvoller Prädiktor für ein Nichtwiederauftreten.

9.3.5 Ansichten gegen das Argument, dass Fieber schädlich wirkt

- Gut geplante pädagogische Interventionen zu Fieber können die Wahrnehmung der Eltern ändern und den übermäßigen Einsatz von Gesundheitsdienstleistungen verringern. Diese Informationen werden am besten während der routinemäßigen Gesundheitschecks geliefert, da die Angst der Eltern während der Erkrankung ihres Kindes das Verstehen der Fakten behindern kann.
- Ungefähr 20 % der Kinder, die in Unfall- und Notfallstationen eingeliefert werden, haben eine Temperatur über 40°C, und sie erholen sich in der Regel vollständig. Fieber an sich ist selbstlimitierend und selten bedrohlich, vorausgesetzt, die Ursache ist bekannt und der Flüssigkeitsverlust wird ersetzt. Fieber wird am häufigsten durch eine virale Infektion der oberen Atemwege verursacht. Bei Fieber ist die Körpertemperatur, im Gegensatz zur Hyperthermie, durch den hypothalamischen Sollwert so gut reguliert, dass die Temperatur

nicht unaufhörlich steigen und die obere Grenze von 42 °C nicht überschreiten wird. Für den oberen Bereich von 40 bis 42°C gibt es keine Hinweise darauf, dass Fieber schädlich für das Gewebe ist. Morbidität oder Mortalität sind auf die Grunderkrankung zurückzuführen. Das damit verbundene Fieber kann durchaus schützend wirken. Obwohl es schwierig war, einen kritischen Schwellenwert für Gewebeschäden beim Menschen zu definieren (definiert als die Temperatur, über der Gewebeschäden auftreten), ist eine Temperatur über 42°C wahrscheinlich schädigend. Allerdings werden hohe Körpertemperaturen in der Regel durch Hyperthermie und nicht durch Fieber verursacht.

Eine Linderung der Symptome von Infektionen durch Antipyretika/Analgetika ist häufig schwer zu bestreiten. Es kann als ungerecht empfunden werden, diese Medikamente zurückzuhalten, während sie als einfache und wirksame Mittel zur Verfügung stehen, um für das Wohlbefinden der Kinder sorgen. Aber was, wenn die Einnahme dieser Medikamente die Infektion verschlimmern? Darüber hinaus sind fiebernde Kinder mit milden oder gar keinen Symptomen nicht ungewöhnlich. In solchen Fällen kann die Sinnhaftigkeit einer routinemäßigen antipyretischen Medikation kaum bewiesen werden. Mildes Unwohlsein und Myalgie können theoretisch zuträglich sein, weil sie die Aktivität während der Fiebererkrankung minimieren, sodass die verfügbare Energie für nützliche biochemische Reaktionen wie die Antikörperproduktion eingesetzt werden kann.

9.3.6 Wann kann Fieber tatsächlich schädlich sein?

Situationen, in denen Fieber eindeutig den Krankheitsverlauf verschlechtert:

- Akuter Schlaganfall. Eine Studie [38] zeigt, dass eine hohe Körpertemperatur ein unabhängiger Prädiktor für ein schlechtes Krankheitsergebnis ist. Zahlreiche andere Studien scheinen diese Beobachtung zu unterstützen. So zeigen Kammersgaard et al. [39], dass Schlaganfallpatienten mit febrilen Körpertemperaturen eine schlechtere Prognose haben als Patienten, die mit niedrigen oder normalen Körpertemperaturen eingeliefert wurden. Einige Unternehmen beginnen damit, Helme oder andere Geräte herzustellen, mit denen die Gehirne von Schlaganfallpatienten gezielt abgekühlt werden können.
- Schwere Sepsis. In einer kürzlich erschienenen Publikation stellt Pollheimer et al. [40] eine faszinierende Hypothese auf. Septische Patienten zeigen einen ausgeprägten Schwund an Glutamin im Muskel, was mit einer geringen Überlebenschance verbunden ist [41]. Pollheimer et al. zeigen, dass Monozyten, die bei febrilen Temperaturen in niedriger Glutaminkonzentration (Simulation einer schweren Sepsis) kultiviert wurden, eine verminderte Vitalität aufwiesen. Diese Zellen, die für die Bekämpfung von Infektionen von entscheidender Bedeutung sind, waren bei febrilen Temperaturen stark eingeschränkt, aber nur in einer Umgebung mit niedrigem Glutamin. Daher wird angenommen, dass sich

durch die Wiederherstellung von Glutamin im schwer septischen Patienten die Vorteile des Fiebers wieder einstellen werden. Allerdings sind klinische Studien erforderlich, um dies zu bestätigen oder zu widerlegen.
- Kinder mit Bronchiolitis. Eine Studie zeigt, dass das Vorhandensein von Fieber bei Kindern mit Bronchiolitis [42] nicht von Vorteil war.
- Situationen mit begrenzter Energieversorgung oder erhöhter Stoffwechselrate (zum Beispiel Verbrennungen, kardiovaskuläre und pulmonale Erkrankungen, längeres Fieber, Kleinkinder, Unterernährung und postoperative Zustand). Fieber kann den Grundumsatz erhöhen und auf die Erkrankung schädlich wirken
- Erkrankungen, die mit hohem Fieber (>40°C) in Verbindung stehen, aus den folgenden Gründen:
  - Kinder mit diesem hohen Fieber sind wahrscheinlich symptomatisch.
  - Mit Ausnahme einiger Krankheiten wie der *Salmonellen*-Gastroenteritis und den oben erwähnten Fieberanfällen gab es keine wissenschaftlichen Belege dafür, dass hohes Fieber von Vorteil ist.
  - Die vorherrschende Ansicht unter Ärzten und Eltern ist, dass insbesondere hohes Fieber schädlich ist, und das Vorenthalten von Antipyretika erscheint unethisch.

9.4 Zusammenfassung

9.4.1 Lehre aus der Geschichte

- Viele Gelehrte der antiken Zivilisationen, insbesondere der Griechen, glaubten an die heilsamen Wirkungen von Fieber auf Erkrankungen. Die Schriften des Hippokrates enthalten zum Beispiel Belege dafür, dass Fieber als vorteilhaft für den infizierten Wirt galt. Rufus von Ephesos plädierte im zweiten Jahrhundert n. Chr. stark für die heilsame Rolle von Fieber. Er empfahl die Anwendung der sogenannten Fiebertherapie (zum Beispiel bei Malaria), zur Behandlung verschiedener Erkrankungen, einschließlich Epilepsie. Die Fiebertherapie war die wichtigste Form der Behandlung, nicht nur von Syphilis und Gonorrhoe, sondern auch von Patienten mit rheumatoider Arthritis und Asthma. Dieser Glaube, der etwa 2000 Jahre lang Bestand hatte, sollte nicht ignoriert werden. Eigentlich verwenden alle Kulturen eine Art von Fiebertherapie in Form von Saunen, Schwitzhütten, Dampfbädern oder anderen Möglichkeiten zur künstlichen Erhöhung der Körpertemperatur. Dies geht wahrscheinlich auf die Hippokratische Zeit zurück und basiert auf der „humoralen" Theorie der Krankheit, bei der eine der Formen der Therapie darin bestand, den bösen „Humor" zu „kochen".
  Geschichtliche Ereignisse wiederholen sich bekanntermaßen, ebenso wie medizinische Praktiken und Konzepte. Es ist möglich, dass Fieber oder Hyperthermie ein Comeback erleben werden und Fieber eine wichtige Rolle bei der

Behandlung verschiedener Erkrankungen spielen wird (oder als Ergänzung zu anderen therapeutischen Maßnahmen), die die moderne Medizin möglicherweise nicht bewältigen kann.

9.4.2 Lehre aus der jüngeren Forschung

- Gesammelte Daten aus ausführlicher Forschung zum Thema Fieber und dessen Rolle bei Erkrankungen deuten darauf hin, dass Fieber eine Schutzfunktion bei der Förderung der Widerstandskraft des Wirts gegen Infektionen innehat, anstatt bloßes passives Nebenprodukt zu sein.
- Fieber wirkt sich insgesamt negativ auf das Wachstum von einigen Tumoren sowie auf die Vermehrung von Bakterien und Viren aus. Es stärkt auch immunologische Prozesse, einschließlich der Aktivität von IL-1, T-Helferzellen, zytotoxischen T-Zellen, B-Zellen und der Immunoglobulinsynthese. Der deutlichste Beleg für die Beziehung zwischen Fieber und Immunität besteht darin, dass die gleichen pyrogenen Zytokine, die während des Fiebers produziert werden, die Immunität stärken, indem phagozytotische und zytotoxische Aktivitäten Infektionen eindämmen.

Studien zur Funktion von Fieber bei Erkrankungen beim Menschen, insbesondere bei Kindern, kommen zu folgenden Schlussfolgerungen:

- Ein moderateres Fieber ist bei einem gesunden Kind oder Erwachsenen von Vorteil.
- Die Auswirkungen von hohem Fieber (40–42°C) auf pädiatrische Erkrankungen wurden selten untersucht. Die Durchführung klinischer Studien an Kindern birgt eigene Risiken, sodass es schwierig ist, solche Daten zu sammeln.
- Unser Wissen wird aus Studien an Tiermodellen oder aus In-vitro-Studien mit menschlichem Geweben abgeleitet.
- Es gibt medizinische Zustände (siehe unten), die selbst bei niedrigeren Körpertemperaturen keinen Nutzen aus dem damit verbundenen Fieber haben und daher konsequent mit Antipyretika behandelt werden müssen.

9.4.3 Meinung des Autors

Fieber ist eines der ältesten bekannten Krankheitssymptome. Seine Beschreibung reicht so weit zurück wie die Zivilisation selbst, etwa 5000 Jahre. Fieber ist ein sehr häufiges klinisches Problem, das auf Eltern meist alarmierend wirkt. Trotz intensiver Forschung waren wenige Themen in der Medizin so umstritten wie die biologische Funktion der febrilen Reaktion, d. h. ob Fieber vorteilhaft oder schädlich ist. Oft besteht unter Ärzten und Eltern die weit verbreitete Ansicht, Fieber sei gefährlich. Eltern haben ein mangelhaftes Verständnis von Fieber und ihre Temperaturmessmethoden sind ungenau.

Kinderärzte, die in Krankenhäusern mit Kindern arbeiten, sind zu dem Schluss gekommen, dass Antipyretika (Paracetamol ohne oder alternierend mit Ibuprofen) sehr häufig automatisch bei der Einzelindikation, nämlich das Vorhandensein von Fieber (normalerweise über 38,0°C, manchmal niedriger), verschrieben werden. Sowohl ein auf der Station spielendes Kind als auch ein Kind mit erheblichen auf Fieber beruhenden Beschwerden erhält Antipyretika. Dies ist die aktuelle, weitgehend akzeptierte Praxis. Bei der Konzentration auf die „Behandlung" von Fieber wird Eltern und Gesundheitsfachleuten der Eindruck vermittelt, dass Fieber schädlich ist und die Fiebersenkung von Vorteil ist. Wissenschaftliche Belege unterstützen diese Praxis nicht. Es ist die Grunderkrankung, nicht das Fieber, um das wir uns kümmern sollten. Das Vorhandensein von Fieber könnte dem infizierten Wirt durch die Aktivierung des Immunsystems zugute kommen.

Es ist erwiesen, dass

- die Senkung des Fiebers durch die Verwendung von Antipyretika in der Regel weder eine positive Wirkung auf die Grunderkrankung hat und noch die Dauer der Infektion verkürzt.
- der hauptsächliche Nutzen des fiebersenkenden Medikaments darin besteht, es Kindern bequemer zu machen; was daran liegt, dass das fiebersenkende Medikament auch schmerzlindernde Eigenschaften besitzt.

Forschungsergebnisse zeigen, dass wir an einem Scheideweg stehen: einerseits gibt es überzeugende Forschungsbelege aus den vergangenen Jahrzehnten, die eine positive Funktion von Fieber stützen (mit den zuvor in diesem Kapitel erwähnten Ausnahmen), andererseits gibt es den fortgesetzten Druck der aktuellen Praxis, die Körpertemperatur zu senken (d. h. „das Fieber zu behandeln", als ob es die Erkrankung selbst wäre). Als Kliniker müssen wir unsere Patienten und Gesundheitsfachleute darüber aufklären, dass

- es immer mehr Belege dafür gibt, dass sich Fieber als Abwehrmechanismus des Wirts entwickelte.
- wir Antipyretika in unserer klinischen Praxis sparsam einsetzen sollten.

Dies kann bei Eltern zunächst zu Verwirrung führen, da sie den Eindruck bekommen können, dass ihre kranken und hilfebedürftigen Kinder nicht behandelt werden. Wenn wir aber eine Führungsrolle in unserem Bereich spielen wollen, sollten wir die Öffentlichkeit über die Forschungsergebnisse der vergangenen Jahrzehnte aufklären. Behalten wir die aktuelle Praxis der liberalen Verschreibung von Antipyretika bei, könnte dies dazu führen, dass wir wichtige Neuigkeiten aus der Forschung ignorieren.

Obwohl dieses Kapitel die positiven Wirkungen von Fieber betont, erkennt der Autor an, dass die Frage, ob Fieber von Vorteil ist oder nicht, noch umstritten ist, und dass es Gelehrte gibt, die die Ansicht vertreten, dass die Funktion des Fiebers noch ungewiss ist. Obwohl es schwierig ist, Fieber als einzelnen Parameter einer Erkrankung zu isolieren, um seine Funktion zu untersuchen, sollten mehr Anstrengungen unternommen werden, um diese Funktion bei jeder Erkrankung mit Fieber zu ermitteln. Insbesondere müssen wir wissen, bei welchen Erkrankungen das Vorhandensein von Fieber vorteilhaft sein kann, damit wir ihren Verlauf möglichst wenig stören. Andererseits sollten wir untersuchen, bei welchen Krankheiten sich das damit verbundene Fieber schädlich auswirkt, damit geeignete Behandlungsmaßnahmen ergriffen werden können. Außerdem sollte festgestellt werden, welche Fieberhöhe sich schädlich auswirkt und daher gesenkt werden sollte. Bis diese Studien für eine Vielzahl von Infektionen durchgeführt wurden, wird die Frage, ob die meisten Fieber hingenommen oder bei pädiatrischen oder erwachsenen Patienten behandelt werden sollten, unbeantwortet bleiben.

Literatur

1. Kluger MJ, Kozak W, Mayfield KP. Fever and immunity. In:Psychoneuroimmunology, vol. I. 3rd ed. Cambridge: Academic Press; 2001. p. 687–702.
2. Osawa E, Muschel LH. Studies relating to the serum resistance of certain gram-negative bacteria. J Exp Med. 1964;119:41–51.
3. Lwoff A. Factors influencing the evolution of viral diseases of the cellular level and in the organism. Bacteriol Rev. 1959;23:109–24.
4. Yerushalmi A, Lwoff A. Traitment du coryza infectieux et des rhinitis persistantes allergiques par la thermotherapie. Comp Rendus Seances Acad Sci. 1980;291:957–9.
5. Vk W, Hitchcock W, Mason WH. Meningococcal infections in children: a review of 100 cases. Pediatr Infect Dis J. 1989;8:224–7.
6. El-Radhi AS, Rostila T, Vesikari T. Association of high fever and short bacterial excretion after salmonellosis. Arch Dis Child. 1992;67:81.
7. Nahas GG, Tannieres ML, Lennon JF. Direct measurement of leukocyte motility: effects of pH and temperature. Proc Soc Exp Biol Med. 1971;138:350–2.
8. Duff GW, Durum SK. Fever and immunoregulation: hyperthermia, interleukin 1 and 2, and T-cell proliferation. Yale J Biol Med. 1982;55:437–42.
9. Murphy PA, Hanson DF, Guo YN, Angster DE. The effects of variations in pH and temperature on the activation of mouse thymocytes by both forms of rabbit interleukin-1. Yale J Biol Med. 1985;58:115–23.
10. Dinarello CA, Bernstein HA, Duff GW, Le HV, Naqabhushan TL, Hamilton CC, Coceani F. Mechanisms of fever induced by recombinant human interferon. J Clin Invest. 1984;74:906–13.
11. Heron I, Berg K, Cantel K. Regulatory effect of interferon on T cell in vitro. J Immunol. 1976;17:1370–3.
12. Mackowiak PA, Marling-Cason M, Cohen RL. Effects of temperature on antimicrobial susceptibility of bacteria. J Infect Dis. 1982;145:550–3.
13. Donato V, Zurlo A, Nappa M, Capua A, Banelli E, Martelli M, Babriele P, Amichetti M, Biagini C. Multicentre experience with combined hyperthermia and radiation therapy in the treatment of superficially located non-Hodgkin's lymphomas. J Exp Clin Cancer Res. 1997;16:87–90.
14. Kluger MJ, Ringler DH, Anver MR. Fever and survival. Science. 1975;188:166–8.

15. Bernheim HA, Kluger MJ. Fever: of drug-induced antipyresis on survival. Science. 1976;193:237–9.
16. Graham NH, Burrell CJ, Douglas RM, et al. Adverse effects of aspirin, acetaminophen, and ibuprofen on immune function, viral shedding and clinical status in rhinovirus-infected volunteers. Infect Dis. 1990;162:1277–82.
17. Doran TF, Angelis CD, Baumgarder RA, et al. Acetaminophen: more harm than good in chickenpox? J Pediatr. 1989;114:1045–8.
18. Sugimura T, Fujimoto T, Motoyama T, et al. Risks of antipyretics in young children with fever due to infectious diseases. Acta Paediatr Jpn. 1994;36:375–8.
19. Earn DJ, Andrews PW, Bolker BM. Population-level effects of suppressing fever. Proc Biol Sci. 2014;281(1778):20132570.
20. Muschenheim C, Duerschrer DR, Hardy JD, et al. Hypothermia in experimental infections. Infect Dis. 1943;72:187–96.
21. Husseini RH, Sweet C, Collie MH, et al. Elevation of nasal viral levels by suppression of fever in ferrets infected with influenza viruses of differing virulence. Infect Dis. 1982;145:520–4.
22. El-Radhi AS, Jawad MJ, Mansor N, et al. Infection in neonatal hypothermia. Arch Dis Child. 1983;58:143–5.
23. Williams LK, Peterson EL, Ownby DR, Johnson CC. The relationship between early fever and allergic sensitization at age 6 to 7 years. J Allergy Clin Immunol. 2004;113:291–6.
24. Custovic A. The hygiene hypothesis revisited: pros and cons. Asthma and immunology 60th anniversary meeting March 7–12, 2003.
25. Albonico HU, Braker HU, Husler J. Febrile infectious childhood disease in the history of cancer patients and matched control. Med Hypotheses. 1998;51:315–20.
26. Schmitt BD. Fever phobia. Am J Dis Child. 1980;134:176–81.
27. May A, Bauchner H. Fever phobia: the pediatrician's contribution. Pediatrics. 1992;90:851–4.
28. Ekholm E, Niemineva K. On convulsions in early childhood and their prognosis. Acta Paediatr. 1950;39:481–501.
29. Rosman NP. Febrile convulsions. In: Mackowiak PA, editor. Fever: basic mechanisms and management. 2nd ed. Philadelphia: Lippinocott-Raven Publishers; 1997. p. 267–77.
30. Kramer MS, Naimark L, Leduc DG, et al. Risks and benefits of paracetamol antipyresis in young children with fever of presumed viral origin. Lancet. 1991;337:591–4.
31. El-Radhi AS, Barry W. Do antipyretics prevent febrile convulsions? Arch Dis Child. 2003;88:641–2.
32. Schnaiderman D, Lahat E, Sheefer T, Aladjem M. Antipyretic effectiveness of acetaminophen in febrile seizures: ongoing prophylaxis versus sporadic usage. Eur J Pediatr. 1993;152:747–9.
33. Van Stuijvenberg M, Derksen-Lubsen G, Steyerberg EW, et al. Randomized, controlled trial of ibuprofen syrup administered during febrile illnesses to prevent febrile recurrences. Pediatrics. 1998;102:1–7.
34. Van Esch A, Steyerberg EW, Moll HA, et al. A study of the efficacy of antipyretic drugs in the prevention of febrile seizure recurrence. Ambulatory Child Health. 2000;6:19–26.
35. Meremikwu M, Oyo-Ita A. Paracetamol for treating fever in children. Cochrane Database Syst Rev. 2002;4:CD003676.
36. El-Radhi AS. Lower degree of fever is associated with increased risk of subsequent convulsions. Europ J Paediatr Neurol. 1998;2:91–6.
37. Offringa M, Derksen-Lubsen G, Bossuyt P. Seizure recurrence after a first febrile seizure: a multivariate approach. Dev Med Child Neurol. 1992;34:15–24.
38. Azzimondi G, Bassein L, Nonino F, Fiorani L, Vignatelli L, Re G, D'Allessandro R. Fever in acute stroke worsens prognosis. Stroke. 1995;26:2040–3.

39. Kammersgaard LP, Jorgensen HS, Rungby JA, Reith J, Nakayama H, Weber UJ, Houth J, Olsen TS. Admission body temperature predicts long-term mortality after acute stroke: the Copenhagen Stroke Study. Stroke. 2002;33:1759–62.
40. Pollheimer J, Zellner M, Eliasen MM, Roth E, Oehler R. Increased susceptibility of glutamine-depleted monocytes to fever-range hyperthermia: the role of 70-kDa heat shock protein. Ann Surg. 2005;241:349–55.
41. Novak F, Heyland DK, Avenell A, Drover JW, Su X. Glutamine supplementation in serious illness: a systematic review of the evidence. Crit Care Med. 2002;30:2022–9.
42. El-Radhi AS, Barry W, Patel S. Association of fever and severe clinical course in bronchiolitis. Arch Dis Child. 1999;81:231–4.

Das Management von Fieber (Antipyretika) 10

Kernaussagen

- Fieber bei Kindern ist ein häufiger Grund für Konsultationen bei Kinder- und Allgemeinärzten. Es wird geschätzt, dass es sich um 30 % aller Arztbesuche handelt.
- Die wichtigste Indikation für die Verschreibung von Antipyretika ist nicht die Senkung der Körpertemperatur, sondern das Wohlbefinden des Kindes.
- Antipyretika sind wirkungslos bei der Prävention von Fieberanfällen.
- Derzeit ist Paracetamol die erste Wahl zur Fieber- und Schmerzbehandlung.
- Die Kombination zweier Antipyretika entbehrt der wissenschaftlichen Grundlage und führt nicht zu einem größeren antipyretischen/analgetischen Effekt als eines der beiden Medikamente allein.
- Bei therapeutischer Dosierung verursachen Antipyretika selten unerwünschte Nebenwirkungen.
- Die Anwendung einer lauwarmen Waschung bei fiebernden Kindern ist aufgrund der Verfügbarkeit von Antipyretika, die einfacher zu verwenden, effektiver bei der Senkung der Körpertemperatur und weniger unangenehm für Kinder sind, überflüssig.
- Eine der wichtigsten Aufgaben von Kinderärzten ist es, zwischen einem kranken Kind (das möglicherweise eine sofortige Behandlung benötigt, einschließlich eines Krankenhausaufenthalts) und einem gesunden Kind (das nach Hause geschickt werden kann) zu unterscheiden. Dies wird durch Erfahrung erlernt.
- Fieberphobie ist bei Eltern und Ärzten weit verbreitet. Diese übertriebene Angst vor Fieber ist unbegründet. Nicht das Fieber ist schädlich, sondern die Grunderkrankung. Das damit verbundene Fieber kann sogar protektiv wirken.

A. S. El-Radhi (Hrsg.), *Klinisches Handbuch des Fiebers bei Kindern*,
https://doi.org/10.1007/978-3-031-29247-7_10

10.1 Historischer Hintergrund der Antipyretika

Die antiken ägyptischen Gelehrten und die Indianer von Nordamerika kannten die therapeutischen Vorteile der Rinde des Weidenbaums, der Salicylate enthält. Hippokrates empfahl das Kauen von Weidenblättern als Geburtsanalgesie. Mitte des 18. Jahrhunderts beschrieb der anglikanische Geistliche Edmund Stone in England den Nutzen von Weidenrinde „zur Behandlung von Fieber" [1].

In den 1880er-Jahren entdeckte die deutsche synthetische Farbenindustrie zufällig Acetanilid und Antipyrin (1883). Diese frühen Antipyretika, zusammen mit Phenacetin (entdeckt 1887) und Aminopyrin (entdeckt 1896), wurden später aufgrund ihrer Toxizität vom Markt genommen. Aspirin wurde 1853 synthetisiert und 1899 von der deutschen Arzneimittelfirma Bayer in die klinische Praxis eingeführt, die ihm seinen Namen gab. Bis 1914 war Aspirin das weltweit am häufigsten verwendete Medikament, nicht nur als Antipyretikum und Analgetikum, sondern auch gegen Heuschnupfen und Diabetes mellitus. Im Jahr 1988 wurde Aspirin aufgrund von Berichten, die Aspirin und Reye-Syndrom (Enzephalopathie mit Lebernekrose) in Zusammenhang bringen, von der World Health Organization von der Liste der unentbehrlichen Arzneimittel gestrichen. Paracetamol (US: Acetaminophen) wurde 1893 eingeführt.

10.2 Wirkmechanismen von Antipyretika

- Antipyretika wirken zentral, indem sie den thermoregulatorischen Sollwert des hypothalamischen Zentrums senken. Dies wird durch Hemmung der Cyclooxygenase (COX) erreicht, des Enzyms, das für die Umwandlung von Arachidonsäure in Prostaglandine und Leukotriene verantwortlich ist. Obwohl mehrere Prostaglandine Fieber auslösen können, ist Prostaglandin E2 der wichtigste Mediator. Die Senkung des thermoregulatorischen Sollwerts führt zu einer Reihe von physiologischen Reaktionen, darunter eine verringerte Wärmeproduktion, eine erhöhte Durchblutung der Haut und ein erhöhter Wärmeverlust über die Haut durch Strahlung, Konvektion und Verdunstung, was zu einer Senkung der Körpertemperatur führt.
- Die meisten Antipyretika hemmen die prostaglandinabhängigen Effekte auf Schmerzrezeptoren, Kapillarpermeabilität und Durchblutung sowie die Migration von Leukozyten, wodurch die klassischen Entzündungssymptome gemildert werden. Prostaglandine verursachen auch Bronchodilatation und haben einen bedeutenden Effekt auf den Gastrointestinaltrakt und das Nierenmark. Daher sind die zu erwartenden Nebenwirkungen dieser Medikamente Bronchospasmus, gastrointestinale Blutungen und Niereninsuffizienz.
- Antipyretika senken Fieber nicht auf ein normales Niveau, verkürzen nicht die Dauer von Fieberschüben oder interferieren nicht mit der normalen Körpertemperatur. Sie greifen auch nicht direkt in die Entstehung von Pyrogenen oder in

Mechanismen der Wärmeverluste wie Schwitzen ein. Ihre Wirksamkeit bei der Senkung von Fieber hängt von der Höhe des Fiebers (je höher das Fieber, desto größer die Senkung), der Absorptionsgeschwindigkeit und der Dosierung des Antipyretikums ab.

10.3 Wahl des Antipyretikums

Ein ideales Antipyretikum sollte die in Tab. 10.1 gezeigten Eigenschaften besitzen. Die Auswahl der Antipyretika ist auf Paracetamol und Ibuprofen beschränkt, nachdem die Verwendung von Aspirin nicht mehr empfohlen wird. Vorher hatte Aspirin gegenüber Paracetamol den Vorteil geringer Kosten und der entzündungshemmenden Wirkung. Ibuprofen ist teurer und hat mehr Nebenwirkungen als Paracetamol (siehe später).

10.4 Indikationen für Antipyretika

Antipyretika werden hauptsächlich zur Fiebersenkung und zur Schmerzlinderung eingesetzt. Das primäre Ziel der Behandlung von fiebernden Kindern sollte die Verbesserung des allgemeinen Wohlbefindens sein, anstatt sich auf die Senkung der Körpertemperatur und damit auf die Reduzierung der Angst der Eltern zu konzentrieren. Die Verbesserung des Wohlbefindens und die Suche nach Anzeichen für eine ernsthafte Erkrankung sollten die therapeutischen Endpunkte der Fieberbehandlung sein. Es gibt keine Belege dafür, dass Fieber Hirnschäden verursacht oder dass Antipyretika Anfälle bei fiebernden Kindern verhindern. Es gibt auch keine Belege dafür, dass die Senkung der Körpertemperatur die Morbidität oder Mortalität einer Fiebererkrankung reduziert. Wenn es zu Morbidität oder Mortalität kommt, dann aufgrund der Grunderkrankung, nicht aufgrund des Fiebers.

Die aktuelle pädiatrische Praxis bei einem fiebernden Kind umfasst die Verwendung von Antipyretika, wenn die Temperatur 38,5 oder 39°C übersteigt. Mit

Tab. 10.1 Merkmale eines idealen Antipyretikums

Ein ideales Antipyretikum sollte
• zu einem schnellen Ergebnis führen und die Körpertemperatur wirksam um mindestens 1°C (1,8°F) senken.
• in flüssiger Form und als Zäpfchen verfügbar sein.
• in therapeutischer Dosierung wenige Nebenwirkung en und eine geringe Toxizität bei Überdosierung aufweisen.
• in pädiatrischer Dosierung wenige Wechselwirkungen mit anderen Medikamenten und selten Kontraindikationen aufweisen.
• sicher sein.
• kostengünstig sein.

der Senkung des Fiebers können sich Aktivität und Wachsamkeit der Kinder verbessern, während die Besserung der Stimmung oder des Appetits weniger ausgeprägt ist. Durch die erhöhte Aktivität sollten Kinder zur Flüssigkeitsaufnahme ermutigt werden, was zur Behandlung fiebernder Kinder unerlässlich ist. Paracetamol und Ibuprofen werden häufig als Analgetika zur Schmerzlinderung eingesetzt.

Eine häufig angewandte Praxis ist die empfohlene routinemäßige Verabreichung von Paracetamol oder Ibuprofen vor der Immunisierung (zur Reduzierung des Unwohlseins in Zusammenhang mit der Injektion). Durch diese Praxis kann sich die Immunantwort auf die Impfung verringern.

Eine häufig genutzte Praxis zur Fieberkontrolle ist die abwechselnde oder kombinierte Verwendung von Paracetamol und Ibuprofen. Dies hat das Potenzial zur ungenauen Dosierung und Überdosierung und führt nicht zu einem verbesserten Wohlbefinden. Äußere Kühlmaßnahmen wie das Abreiben mit lauwarmem Wasser können das Fieber senken, verbessern aber nicht das Wohlbefinden, was das Ziel der Verabreichung von Antipyretika ist.

10.5 Welchen Nutzen haben Antipyretika?

Antipyretika gehören zu den am häufigsten verabreichten Medikamenten bei Kindern. Fieber ist der Hauptgrund für das Aufsuchen eines Arztes (30 % der Konsultationen) und Antipyretika werden beinahe routinemäßig zur Fiebersenkung verschrieben. Die Antwort auf die wichtige Frage, ob Antipyretika zur Senkung der Körpertemperatur eingesetzt werden sollten, hängt davon ab, ob Fieber für Kinder schädlich oder von Nutzen ist. In Tab. 10.2 werden die Argumente für und gegen die Verwendung von Antipyretika zusammengefasst.

Tab. 10.2 Zusammenfassung der Argumente für und gegen die Verwendung von Antipyretika

Zugunsten der Anwendung	Gegen die Anwendung
Vorherrschendes Konzept: Fieber ist schädlich	Fieber an sich ist selbstlimitierend und selten ernst
Unbehandeltes Fieber kann auf ein gefährliches Niveau ansteigen und zur Schädigung des Zentralnervensystems führen	Fieber, im Gegensatz zur Hyperthermie, wird vom effektiven thermoregulatorischen Zentrum reguliert. Fieber steigt nicht unaufhörlich an
Linderung der elterlichen Angst	Aufklärung der Eltern kann die elterliche Angst reduzieren
Risiko eines Fieberanfalls	Keine wissenschaftlichen Belege, dass sie Fieberanfälle verhindern. Fieber hat eine protektive Funktion bei Infektionen
	Antipyretika besitzen unerwünschte Nebenwirkungen und sind gelegentlich von Todesfällen begleitet

10.5.1 Argumente für die Verabreichung von Antipyretika

- Grundhaltung und -erwartung der Eltern

Antipyretika werden häufig verschrieben, weil Eltern besorgt sind, wenn ihr Kind Fieber hat und dass das Fieber ansteigen das Kind sterben könnte. Eltern haben oft unbegründete Ängste vor den möglichen Risiken des Fiebers und keine Kenntnis über seine nützliche Funktion bei Erkrankungen. Fast alle Eltern bleiben davon überzeugt, dass fiebersenkende Maßnahmen ergriffen werden müssen.

- Vorherrschende Konzepte unter Ärzten

Die meisten Kinderärzte stimmen darin überein, dass die Behandlung eines fiebernden Kindes mit Antipyretika zur Linderung der Symptome des Fiebers dient. Viele neigen jedoch dazu, Antipyretika bei jeder Fieberhöhe zu verschreiben. In einer Studie [2] zu den Überzeugungen und Praktiken von Ärzten gibt die Mehrheit (85 %) der Befragten an, dass durch die Verabreichung von Antipyretika Fieber kontrolliert und Komplikationen, insbesondere Fieberanfälle, verhindert werden können. Kinderärzte können dazu beitragen, dass Eltern eine Fieberphobie entwickeln, indem sie Antipyretika für Kinder mit leichtem Fieber verschreiben.

- Das Risiko für Fieberanfälle

Fieber kann bei 3–4 % aller Kinder zu einem kurzen, harmlosen Krampfanfall führen. In einer Studie aus den USA geben 49 % der Kinderärzte an, dass Krämpfe eine wesentliche Gefahr von Fieber darstellen, und 22 % glauben, dass ein Fieberanfall zu einer Schädigung des Gehirns führen kann [3]. Da die wesentliche Voraussetzung für einen Fieberanfall Fieber ist, sind Ärzte zum Schluss gekommen, dass antipyretische Maßnahmen einen Fieberanfall verhindern können. Eltern mit Kindern, die einen Fieberanfall erlitten haben, werden in der Regel darüber informiert, dass die Gabe von Antipyretika weitere Fieberanfälle verhindern kann.

Mittlerweile gibt es zahlreiche Belege zu den bisher angenommenen Risiken eines Fieberanfalls. Es ist auch bekannt, dass Antipyretika bei der Prävention von Fieberanfällen wirkungslos sind. Zwei große Bevölkerungsstudien [4, 5] fanden keine Todesfälle oder anhaltende motorische Defizite, die direkt auf ein en Fieberanfall zurückzuführen waren. Eine Temperatur >40°C beim ersten Anfall war mit einer verringerten Häufigkeit von Fieberanfallrezidiven [6, 7] verbunden. Eine evidenzbasierte Suche [8] kam zu dem Schluss, dass antipyretische Medikamente bei der Prävention von Fieberanfällen wirkungslos sind und nicht empfohlen werden sollten, um weitere Fieberanfälle zu verhindern. Prophylaktische Antipyretika zur Verhinderung von Fieberanfällen nach Impfung sind ebenfalls wirkungslos [9].

- Assoziiertes Unwohlsein

Fiebernde Kinder erleben oft Unwohlsein, Kopfschmerzen und Muskelschmerzen, was zu verminderter Aktivität und Angst bei den Eltern führt. Antipyretika, die analgetisch wirken, führen zu einer Verbesserung von Aktivität und Aufmerksamkeit der Kinder. Die Beseitigung dieser Symptome (Unbehagen und Schmerzen) ist der Hauptgrund, weshalb Antipyretika bei Eltern immer noch beliebt sind.

Dieser Aspekt, die Reduktion der Fiebersymptome durch Antipyretika, lässt sich schwerlich bestreiten. Ein Zurückhalten von Antipyretika ist ungerecht, wo es doch ein einfaches und wirksames Mittel gibt, damit sich die Kinder besser fühlen. Jedoch ist die Vorstellung fiebernder Kinder mit leichten oder keinen Symptomen nicht ungewöhnlich. Für solche Fälle, gibt es wenige Belege, dass die routinemäßige Verabreichung von Antipyretika sinnvoll ist.

10.5.2 Argumente gegen die Verschreibung von Antipyretika

- Fieber ist selbstlimitierend und genau kontrolliert
  Fieber an sich ist selbstlimitierend und selten schwerwiegend, vorausgesetzt, dass die Ursache bekannt ist und der Flüssigkeitsverlust ersetzt wird. Fieber wird häufig durch eine virale Infektion der oberen Atemwege verursacht. Antipyretika haben keinen Einfluss auf den Krankheitsverlauf oder die Anzahl der nachfolgenden Fiebertage. Bei Fieber, im Gegensatz zur Hyperthermie, ist die Körpertemperatur so gut reguliert, dass sie nicht unaufhörlich steigt und eine obere Grenze von 42°C nicht überschreitet. Innerhalb des oberen Bereichs von 40 bis 42°C ist Fieber für Gewebe unschädlich. Ungefähr 20 % der Kinder, die in der Notaufnahme behandelt werden, haben Temperaturen über 40°C, und sie erholen sich in der Regel vollständig. Morbidität und Mortalität sind auf die Grunderkrankung zurückzuführen. Das damit verbundene Fieber kann durchaus protektiv wirken.
- Die Auswirkungen von Fieber auf Mikroorganismen und Abwehrmechanismen
  Studien haben gezeigt, dass das Bakterienwachstum bei experimenteller Pneumokokken-Meningitis bei erhöhten Temperaturen signifikant reduziert ist [10]. Gram-negative Bakterien, wie *Salmonella typhi*, werden bei einer Temperatur >37°C anfälliger für die antibakteriellen Effekte von Serum [11]. Es besteht eine signifikante umgekehrte Korrelation zwischen der Höhe des Fiebers und der Dauer der Ausscheidung der Organismen. Bei Fieber über 40°C ist die Dauer der Ausscheidung der Bakterien am kürzesten, bei fieberfreien Personen am längsten [12].
  Wenn Fieber als vorteilhaft angesehen wird, können Antipyretika schädliche Auswirkungen haben. In einer Studie an Eidechsen, die mit Bakterien infiziert wurden, führte die Gabe des Antipyretikums Natriumsalicylat zu einer Zunahme der Mortalität. Alle Echsen mit Fieber überlebten, während alle fieberfreien Echsen starben [13]. Eine Studie aus Japan [14] fand heraus, dass die

häufige Gabe von Antipyretika an Kinder mit bakteriellen Erkrankungen deren Krankheitsverlauf verschlechtert.
Fieber verstärkt immunologische Prozesse, einschließlich der Mobilität der polymorphkernigen Zellen, der Aktivität von Interleukin-1, T-Helferzellen und zytolytischen T-Zellen sowie B-Zellen und möglicherweise der Immunoglobulinsynthese.

- Nebenwirkungen und Todesfälle
  Antipyretika sind für Nebenwirkungen und Todesfälle bekannt. Im Vereinigten Königreich war Paracetamol eines der beliebtesten Mittel für Selbstmordversuche bei Jugendlichen und Erwachsenen. In den USA verursacht Überdosierung mit Paracetamol jährlich 56.000 Notfallbesuche und 26.000 Krankenhausaufenthalte sowie etwa 450 Todesfälle. Ungefähr 100 dieser Todesfälle sind unbeabsichtigt [15].

10.6 Antipyretika (Tab. 10.3: Zusammenfassung für den Kliniker)

Antipyretika gehören zu den am weitesten verbreiteten Medikamenten der Welt. Als Gruppe unterscheiden sich diese Arzneimittel chemisch, haben jedoch gemeinsame Wirkmechanismen, einschließlich Antipyrese, Analgesie, antiinflam-

Tab. 10.3 Zusammenfassung zu Antipyretika

• In der heutigen Praxis wird der freigiebige Einsatz von Antipyretika als Notwendigkeit erachtet und es werden Maßnahmen zur Fiebersenkung gefordert, häufig bei geringer Temperaturerhöhung. Unter Eltern und Ärzten ist Fieberphobie weit verbreitet. Es ist mehr Aufklärung erforderlich, um diese übertriebene Angst der Eltern vor Fieber zu lindern.
• Antipyretika senken nicht nur das Fieber, sondern als Analgetika auch Schmerzen. Die Kinder fühlen sich besser, und wir gehen davon aus, dass durch die Senkung des Fieber s die Schwere der Krankheit reduziert wird. Die Beseitigung dieser Symptome (Unwohlsein und Schmerzen) ist vielleicht der Hauptgrund, weshalb Antipyretika bei Eltern noch immer beliebt und seit über einem Jahrhundert weiterhin im Einsatz sind.
• Es gibt keine Hinweise darauf, dass Fieber im Gegensatz zur Hyperthermie schädlich für das Gewebe ist. Morbidität oder Mortalität sind auf die Grunderkrankung zurückzuführen. Das damit verbundene Fieber kann durchaus protektiv wirken.
• So lange keine angemessen kontrollierte Studien die Risiken der Kombination der beiden Antipyretika Paracetamol und Ibuprofen bewertet haben, kann Klinikern und Eltern geraten werden, zur Behandlung von fiebernden Kindern nur Paracetamol zu verwenden.
• Antipyretika haben keinen Einfluss auf den Krankheitsverlauf und verringern nicht die durchschnittliche Anzahl der nachfolgenden Fiebertage.
• Drastische Maßnahmen zur Senkung der Körpertemperatur haben keine wissenschaftliche Grundlage, sind für Patienten belastend und kontraproduktiv.
• Physikalische Maßnahmen (Ventilator, Abreiben mit lauwarmem Wasser) zur Behandlung von Fieber sind unnötig für Kinder unangenehm; ihre Verwendung wird nicht empfohlen. Stattdessen wird empfohlen, dem Kind zusätzliche Flüssigkeit anzubieten, den Raum kühl zu halten und ihm leichte Kleidung anzuziehen.

Tab. 10.4 Medikamente/Maßnahmen, die bekanntermaßen die Körpertemperatur senken

Para-Aminophenole	Endogene Antipyretika
Paracetamol	Arginin-Vasopressin
	Alpha-Melanocyten-stimulierendes Hormon
	Kortikosteroide
Propionsäurederivate	Endogene Kortikosteroide
Ibuprofen	Hydrocortison
Naproxen	Methylprednisolon
Salicylate	Endogene Pyrogenantagonisten
Aspirin	Interleukin-1-Rezeptor-Antagonist
Andere NSAID	Physikalische Maßnahmen
Nimesulid	Lauwarme Spülung
Diclofenac	Bettruhe
Kortikosteroide	

NSAIDs Nichtsteroidale entzündungshemmende Arzneimittel

matorische und thrombozytenhemmende Wirkung (Paracetamol verfügt nicht über die letzten beiden Wirkweisen). Eine kurze Klassifizierung der Antipyretika ist in Tab. 10.4 dargestellt.

10.6.1 Paracetamol (Acetaminophen)

Wirkungen und Dosierung

Paracetamol ist ein aktiver Metabolit von Acetanilid und Phenacetin. Derzeit ist Paracetamol das am häufigsten verwendete fiebersenkende und schmerzlindernde Arzneimittel in der pädiatrischen Praxis. Paracetamol hat die folgenden Eigenschaften:

- Es ist das einzige verfügbare Medikament gegen Fieber und Schmerzen bei Kindern ab Geburt und jünger als drei Monate. Ibuprofen kann in diesem Alter nicht verwendet werden. Die Clearance ist bei Neugeborenen reduziert; es wird eine Dosierung im Intervall von 8 bis 12 Stunden empfohlen.
- Es ist die erste Wahl für Antipyrese und Analgesie, hat aber keine entzündungshemmende Wirkung. Im Gegensatz zu Ibuprofen können Kinder mit Dehydratation und Windpocken mit Paracetamol behandelt werden.
- Nach 30 Minuten senkt Paracetamol 15 mg/kg die Körpertemperatur um 0,71°C und bei einer Dosierung von 10 mg/kg um 0,36°C [16]. Die durchschnittliche maximale Temperatursenkung beträgt 1,6°C bei einer Dosierung

von 15 mg/kg und 1,17°C bei einer Dosierung von 10 mg/kg. Außerdem senken 15 mg/kg Paracetamol die Körpertemperatur nach acht Stunden um etwa 1°C mehr als die Dosierung von 10 mg/kg. Daher ist die höhere Paracetamol-Dosis von 15 mg/kg mit einem früheren Einsetzen und einer längeren Dauer der Fiebersenkung verbunden als die Dosis von 10 mg/kg.

- Eine Dosierung von 5 mg/kg Körpergewicht Paracetamol bewirkt eine vernachlässigbare Temperatursenkung (Tab. 10.5). Für die Analgesie ist eine Dosierung von 10 bis 15 mg/kg ausreichend, drei- bis viermal täglich (nicht mehr als viermal) mit einer maximalen Dosis von 60 mg/kg/Tag.
- Nach Verabreichung einer therapeutischen Dosis beginnt das Fieber nach etwa 30 Minuten zu sinken, erreicht nach etwa zwei Stunden ein Nadir und steigt nach drei bis vier Stunden wieder. Ein Spitzenplasmaspiegel wird nach etwa 30 Minuten erreicht.
- Opioid-Vermeidung. Die perioperative Schmerzbehandlung erfordert bei Kindern häufig systemische Opioide, und Paracetamol kann diesen Bedarf reduzieren.
- Prophylaxe zur Verringerung von unerwünschten lokalen und systemischen Reaktionen nach der Impfung (zum Beispiel Fieber, Schmerzen). Eine solche Prophylaxe kann mit einem Rückgang der Antikörperreaktionen auf die Impfstoffantigene verbunden sein.

Die Tab. 10.6 zeigt einige klinische Daten zu den verfügbaren Präparaten von Paracetamol.

Nebenwirkungen: Paracetamol hat bei der Verabreichung in üblicher Dosierung erstaunlich wenige und milde Nebenwirkungen. Es verursacht keine gastrointestinalen Blutungen, analgetische Nephropathie oder Koagulopathie. In Tab. 10.7 sind die wichtigsten berichteten Nebenwirkungen aufgeführt, die in der klinischen Praxis alle selten sind, mit eventueller Ausnahme von Bauchschmerzen und Erbrechen (Häufigkeit etwa 1 %). Die Einnahme von Paracetamol während der Schwangerschaft kann mit einem erhöhten Risiko für frühkindliches Keuchen und Asthma in Zusammenhang gebracht werden. In seltenen Fällen beeinträchtigt Paracetamol die Glukosehomöostase in der Leber und kann auf diese Weise zu Hypoglykämie führen.

Zu den Medikamente, die Berichten zufolge mit Paracetamol interagieren, gehören Warfarin, Metoclopromid, Betablocker und Chlorpromazin.

Tab. 10.5 Antipyretische Wirkung der üblicherweise verwendeten Dosierung von Paracetamol zwei bis drei Stunden nach Verabreichung (Temperatur zu Beginn 39,5°C)

Dosis (mg/kg)	Erwartete Temperatursenkung (°C)
5	0,3–0,4
10–15	1,2–1,4
20	1,4–1,6

Tab. 10.6 Empfohlene Dosierungen einiger Paracetamol-Präparate, ihre Vor und Nachteile

Verfügbar:	Oral	Rektal	Intravenös
Dosierung	Tablette: Panadol 500 mg; flüssig: Calpol (120 mg/5 ml; oder 250 mg/5 ml 10–15 mg/kg alle vier bis sechs Stunden oder 60–75 mg/kg/Tag für Kinder; 4 g/Tag für Erwachsene	Paracetamol 60, 125 oder 500 mg Gleich wie oral	Paracetamol-Infusion 10 mg/mL 15 mg/kg
Neugeborenes	20 mg/kg Start, dann 10–15 mg/kg alle acht bis zwölf Stunden	20 mg/kg Start, dann 15 mg/kg zweimal täglich	
Vorteil	Gut verträglich, gute Absorption	Wenn die orale Route ungeeignet oder unpraktisch ist, zum Beispiel aufgrund von Erbrechen, bei Schläfrigkeit oder Koma	Dringt leicht in den Liquor cerebrospinalis ein, schnelle zentrale Analgesie, Umgehung der verzögerten Absorption über den enteralen Weg
Nachteil	Kann Erbrechen und Bauchschmerzen verursachen. Eine kohlenhydratreiche Mahlzeit kann die Absorption verringern und die Fiebersenkung beeinträchtigen	Die Absorption ist verlangsamt und variabler als beim oralen Präparat	Wenige Indikationen, zum Beispiel zur intraoperativen oder postoperativen Analgesie, nicht als Antipyretikum. Kann vorübergehende Hypotonie verursachen

Tab. 10.7 Nebenwirkungen von Paracetamol

Gastrointestinal	Erbrechen, Bauchschmerzen
Dermatologisch	Nesselausschlag, Erythema multiforme, Purpura
Atmung	Bronchospasmus
Zentrales Nervensystem	Schwindel, Reizbarkeit, verschwommenes Sehen, Hypothermie
Andere	Kann bei einigen Infektionen, zum Beispiel mit Varizellen, die virale Ausbreitung verlängern, wodurch die Symptome nicht gelindert werden und die Erkrankung sich verlängern kann

Überdosierung

Die Toxizität von Paracetamol ist bei Kindern selten und Todesfälle unter 13 Jahren sind nahezu unbekannt. Es hat eine große therapeutische Breite, und nur eine viel höhere Dosis (>15 g bei Erwachsenen und 150 mg/kg bei Kindern) wird mit signifikanten hepatotoxischen Effekten in Verbindung gebracht. Es wird vermutet, dass das Sulfat (der vorherrschende Metabolit von Paracetamol bei Kindern unter zwölf Jahren) im Gegensatz zum Glucuronid (der vorherrschende Metabolit bei Erwachsenen) Kinder vor Lebertoxizität schützt. Da Paracetamol nur minimal an Plasmaprotein gebunden wird (10 %, während Salicylat zu 70 bis 90 % gebunden ist), wird es schnell aus dem Körper ausgeschieden. Daher ist eine chronische Toxizität durch Akkumulation, wie sie bei Salicylaten häufig vorkommt, unbekannt.

Paracetamol ist das am häufigsten zur Selbstvergiftung genutzte Medikament in Großbritannien. Die Anzahl der wegen Paracetamolvergiftung in England und Wales eingelieferten Patienten ist von 150 im Jahr 1968 auf rund 25.000 in den Jahren 2001–2002 gestiegen, was zu geschätzten 150–200 Todesfällen und 15–20 Lebertransplantationen pro Jahr in England und Wales führte [17].

Wesentliche Komplikationen, die mit der Toxizität von Paracetamol zusammenhängen:

- Lebernekrose. Paracetamol und seine beiden wichtigsten Metaboliten, Sulfat und Glucuronid, sind nicht toxisch. Stattdessen ist ein untergeordnetes Zwischenprodukt (N-Acetyl-p-Benzoquinonimin) hochreaktiv mit Hepatozyten und verursacht Nekrosen. Die Einnahme einer toxischen Dosis oder eines Blutspiegels von mehr als 300 mg/dL vier Stunden nach der Einnahme führt wahrscheinlich zu Lebernekrosen.
- Weitere Komplikationen sind akute Pankreatitis, akute tubuläre Nekrose, Hypophosphatämie, Nierenversagen, Thrombozytopenie, Hypothermie, Enzephalopathie, Kardiomyopathie, Hyperglykämie, Hypoglykämie, metabolische Azidose und Gerinnungsstörungen.

Behandlung einer Paracetamolvergiftung:

- Die Bestimmung des Plasmaspiegels von Paracetamol sollte vier Stunden nach der Einnahme erfolgen.
- Aktivkohle wird verabreicht, um die Aufnahme des Medikaments zu minimieren.
- Das spezifische Gegenmittel ist N-Acetylcystein, das vor allem die Glutathionspeicher auffüllt und einen Glutathionersatz darstellt. Eine Standarddosis besteht aus 300 mg/kg, die intravenös über einen Zeitraum von 20 Stunden verabreicht wird. Diese Behandlung verhindert die meisten Komplikationen, einschließlich Todesfälle. Die hepatotoxische Wirkung von Paracetamol tritt selten auf, wenn mit der Gabe von N-Acetylcystein innerhalb von zehn Stunden nach der Einnahme begonnen wird (Abb. 10.1).

Zu den Kriterien, die mit einem schlechten Behandlungsergebnis assoziiert sind, gehören ein arterieller pH-Wert <7,30 nach dem ersten Tag der Überdosierung, eine verlängerte Prothrombinzeit, ein hoher Serumkreatininwert und das Vorliegen einer Enzephalopathie.

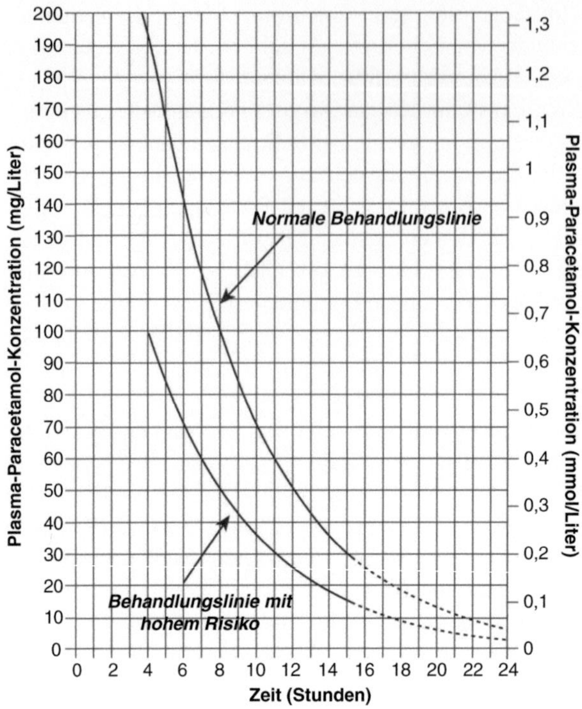

Abb. 10.1 Behandlung einer Paracetamolvergiftung in Abhängigkeit von Konzentration und Einnahmezeit

10.6.2 Ibuprofen

Dieses Arzneimittel (Propionsäurederivat) ist seit 1984 in den USA und seit 1990 im Vereinigten Königreich als Antipyretikum zugelassen und ist das einzige nichtsteroidale entzündungshemmende Arzneimittel (NSAID), das als Antipyretikum zugelassen wurde. Ibuprofen ist das am häufigsten verwendete NSAID zur Behandlung von Schmerzen und ist die Behandlung der Wahl bei leichten bis mittelschweren Schmerzen mit entzündlicher Komponente, wie Arthritis oder Synovitis.

Das Medikament wird gut aus dem Magen-Darm-Trakt aufgenommen und erreicht nach etwa einer Stunde eine maximale Serumkonzentration. Für Kinder, die älter als drei Monate sind, ist eine orale Suspension erhältlich (zum Beispiel Nurofen). Ihre entzündungshemmenden und schmerzlindernden Eigenschaften bieten gegenüber Paracetamol zusätzliche therapeutische Vorteile bei der Behandlung verschiedener febriler Infektionskrankheiten. Rektales Ibuprofen ist zum Beispiel zur perioperativen Schmerzbehandlung zugelassen. Anwendungen von Ibuprofen:

- Antipyretikum: Das maximale wirksame Antipyretikumniveau kann mit einer Dosis von 5 mg/kg für mindestens drei bis vier Stunden erreicht werden. Die Dosierung von 10 mg/kg ist wirksamer und hat eine länger anhaltende fiebersenkende Wirkung als Paracetamol. Die antipyretische Wirkung tritt bei Säuglingen früher ein und ist stärker als bei älteren Kindern.
- Analgetische, antipyretische und entzündungshemmende Wirkungen bei juveniler idiopathischer Arthritis (JIA). Eine Dosierung von 20 mg/kg/Tag hat eine größere therapeutische Wirkung und weniger Nebenwirkungen als Aspirin in einer Dosierung von 60 bis 80 mg/kg/Tag.
- Entzündungshemmendes Mittel, das nachweislich das Fortschreite das Fortschreiten der Lungenerkrankung bei Mukoviszidose verzögert.
- Prostaglandininhibitor. Intravenös verabreichtes Ibuprofen ist beim Verschluss des persistierenden Ductus arteriosus Botalli bei Frühgeborenen wirksam (vergleichbar mit Indometacin) und hat weniger Nebenwirkungen, einschließlich minimaler Auswirkungen auf die Nierenfunktion.

Toxizität

Ibuprofen besitzt günstige therapeutische Vorteile und nur wenige unerwünschte-Wirkungen im Vergleich zu seiner weit verbreiteten Anwendung. Bei Kindern ist es unwahrscheinlich, dass sie nach einer Einnahme von 100 mg/kg Symptome entwickeln. Selbst eine Dosis von 300 mg/kg ist meist asymptomatisch. Eine Vergiftung wird mit Aktivkohle und allgemeiner unterstützender Pflege behandelt. Es gibt kein spezifisches Gegenmittel bei Ibuprofenvergiftung.

Medikamentenbedingte unerwünschte Reaktionen (Tab. 10.8) sind meist dosisabhängig und treten häufiger auf als diejenigen, die mit Paracetamol verbunden sind. Nebenwirkungen von Ibuprofen sind geringer als diejenigen, die mit Aspirin in Zusammenhang stehen:

- Ibuprofen ist bei Neugeborenen kontraindiziert (außer zur Schließung des persistierenden Ductus arteriosus Botalli). Es sollte nicht bei Kindern mit Keuchen, Asthma und Windpocken verabreicht werden.
- Fieber, insbesondere bei unzureichender Flüssigkeitsaufnahme, ist eine häufige Ursache für Dehydratation. Ibuprofen kann in Verbindung mit Dehydratation Niereninsuffizienz verursachen. Daher sollte Ibuprofen nicht an Kinder verabreicht werden, die dehydriert sind und Durchfall und Erbrechen mit Fieber haben.
- Prostaglandine schützen die Magenschleimhaut. Durch Ibuprofen ausgelöste Blutungen (als Prostaglandininhibitor) sind zwar selten, können aber insbesondere bei Patienten auftreten, die andere nichtsteroidale Antirheumatika einnehmen. In einer Metaanalyse, an der 46.000 Patienten teilnahmen, lag die Inzidenz von Nebenwirkungen im Verdauungstrakt bei 5 %, mit 0,02 % Blutungen im oberen Magen-Darm-Bereich [18].

Tab. 10.8 Dosisbezogene Nebenwirkungen von Ibuprofen

Organ	Antipyretikum/entzündungshemmende Dosis	Überdosierung
Gastrointestinal	Übelkeit, Erbrechen, Bauchschmerzen, Durchfall	Übelkeit, Erbrechen, Bauchschmerzen, Durchfall, Blutungen
Zentrales Nervensystem	Reizbarkeit, Kopfschmerzen, Unruhe	Verwirrung, verschwommenes Sehen, Nystagmus, Anfall, Koma
Haut	Ausschlag	Ausschlag
Nieren	Ödem, Natriumretention, Proteinurie, Blutung, erhöhte Kreatininwerte	Nierenversagen
Leber	Erhöhte Enzymwerte	Erhöhte Enzymwerte
Atmung	Mögliches erhöhtes Risiko für Asthma nach pränataler und infantiler Exposition gegenüber Ibuprofen	
Hämatologie	Agranulozytose, hämolytische Anämie	
Andere	Hyperthermie, systemischer Lupus erythematodes, Hörverlust? teratogen (Gastroschisis)	

10.6.3 Aspirin

Im Jahr 1980 war Aspirin das am weitesten verbreitete Antipyretikum und Analgetikum in der pädiatrischen Praxis. Aspirin besaß etwa 70 % Marktanteil in den USA, während Paracetamol den verbleibenden Marktanteil von 30 % ausmachte. In Großbritannien war der Trend etwa gegenteilig. Studien, in denen die gleichen Dosen von Aspirin und Paracetamol verglichen wurden, zeigten eine identische antipyretische Wirksamkeit, wobei Aspirin in Bezug auf die Schmerzlinderung wirksamer war. Die American Academy of Pediatrics kam 1982 in einem Bericht zu dem Schluss, dass keinem Kind mit Windpocken oder einer möglichen Grippe verabreicht werden sollte.

Anwendungen von Aspirin:

- Antipyretikum/Analgetikum. Obwohl Aspirin für eine solche Indikation nicht mehr empfohlen wird, wird es immer noch häufig verwendet. Da die Halbwertszeit des Salicylatspiegels im Blut drei bis vier Stunden beträgt, ist eine Dosierung von vier- bis sechsmal täglich 10–15 mg/kg angemessen.
- Entzündungshemmend bei rheumatischen Erkrankungen, wie juveniler idiopathischer Arthritis und rheumatoides Fieber. Eine initiale Dosis von 80 mg/kg in

Tab. 10.9 Berichtete unerwünschte Reaktionen auf Aspirin

Organ	Manifestation
Allgemein	Erhöhte Körpertemperatur, Schwitzen, Dehydration
Respiratorisch	Hyperventilation
Gastrointestinal	Erbrechen, Bauchschmerzen, Magengeschwür, Blutungen
Leber	Erhöhte Konzentrationen an Leberenzymen, Bauchschmerzen, Hepatitis, RS
Zentrales Nervensystem	Kopfschmerzen, Schwindel, Reizbarkeit, Verwirrung, Tinnitus
Haut	Ausschlag, oft Nesselsucht, Angioödem
Niere	Interstitielle Nephritis, papilläre Nekrose
Blutplättchen	Blutungen, verminderte Gerinnung

RS Reye-Syndrom

drei bis vier geteilten Dosen wird durch eine Dosis ergänzt, um einen Serumsalicylatspiegel von 20 bis 30 mg/dL aufrechtzuerhalten. Da bei Patienten mit juveniler idiopathischer Arthritis, die mit Aspirin behandelt wurden, Reye-Syndrome berichtet wurden, hat das Medikament in den letzten Jahren an Popularität bei der Behandlung von Bindegewebserkrankungen verloren.

- Antithrombotisches Mittel aufgrund der plättchenhemmenden und fibrinolytischen Aktivität. Dies wird bei Kindern mit Kawasaki-Krankheit, angeborenen Herzkrankheiten und Erwachsenen mit koronarer Herzkrankheit empfohlen.

Nebenwirkungen sind in Tab. 10.9 dargestellt. Nebenwirkungen, die bei einem Salicylatspiegel im Serum von weniger als 20 mg/dL auftreten, gelten allgemein als Nebenwirkungen, während solche, die bei einem höheren Spiegel auftreten, als Vergiftungserscheinungen gelten. Die Merkmale von Nebenwirkungen und Vergiftungserscheinungen überlappen sich häufig.

Gruppen mit hohem Risiko für die Entwicklung unerwünschter Wirkungen:

- Kinder mit viralen Infektionen, insbesondere Infektionen der oberen Atemwege oder Varizellen (siehe unten Reye-Syndrom).
- Patienten mit Glukose-6-Phosphat-Dehydrogenase-Mangel. Bei diesen gilt Aspirin als hämolytische Substanz, und bei Kindern mit dieser Störung wird von der Verabreichung abgeraten.
- Asthmapatienten. Die durch Aspirin ausgelöste Sensitivität umfasst Keuchen, Urtikaria, Rhinorrhoe und Angioödeme. Aspirin hemmt die Synthese von Prostaglandin, das eine bronchodilatatorische Wirkung besitzt.
- Patienten mit Blutungsneigung oder unter chirurgischer Behandlung aufgrund irreversibler Hemmung der Blutplättchenfunktion.
- Schwangere Frauen, denen aufgrund folgender erhöhter Risiken generell von der Aspirineinnahme abgeraten wird:

- Perinatale Hämorrhagie bei Mutter und Kind, wenn Aspirin innerhalb von fünf Tagen nach der Geburt eingenommen wird
- Schließung des Ductus arteriosus in utero, was postnatal zu einer persistenten fetalen Zirkulation beitragen kann
- Störung der Uteruskontraktilität
- Mögliche Fehlgeburt
- Mögliche (jedoch unbestätigte) fetale Fehlbildungen. Teratogenität umfasst ein erhöhtes Risiko für bestimmte Herzfehler, wie Aortenstenose

Vergiftung kann resultieren bei:

- Unbeabsichtigter oder therapeutischer Einnahme von Salicylaten. Letzteres ist in der pädiatrischen Praxis häufiger anzutreffen.
- Einnahme von Wintergrünöl (Methylsalicylat). Dies kann von schwerer Salicylatvergiftung bis zum Tod führen (ein Teelöffel kann tödlich sein).

Die Tab. 10.10 fasst die pathophysiologischen Abweichungen zusammen, die zu den Hauptsymptomen der Aspirinintoxikation führen.

Während bei älteren Kindern und Erwachsenen die respiratorische Alkalose das klinische Bild dominiert, ist die Phase der respiratorischen Alkalose bei Kleinkindern nur von kurzer Dauer, und wenn das Kind das Krankenhaus erreicht, liegt in der Regel eine Mischung von metabolischer Azidose mit respiratorischer Alkalose vor. Bei Säuglingen oder bei schwerer Salizylatvergiftung kann es zu einer erheblichen Störung des Säure-Basen-Gleichgewichts kommen, was sich als niedriger Blut-pH-Wert manifestiert. Liegt nur eine respiratorische Alkalose vor, kann dies eine leichte oder eine frühe Vergiftung anzeigen. Die Tab. 10.11 listet die klinischen Befunde der Aspirinvergiftung nach Schweregrad auf.

Tab. 10.10 Pathophysiologische Mechanismen und die daraus resultierenden klinischen Befunde bei Überdosierung von Aspirin

Pathophysiologische Befunde	Führt zu
Direkte Stimulation des Atemzentrums im Zentralnervensystem	Hyper- und Tachypnoe, niedriger Kohlendioxidpartialdruck, erhöhter pH-Wert, Alkalurie
Hemmung der Enzyme des Citratzyklus	Azidose (pH <7,32) infolge eines Anstiegs von Pyruvat und Laktat
Erhöhter Lipidstoffwechsel	Erbrechen, Azidose, Anreicherung von Ketonkörpern und Ketonurie
Stimulation der hepatozellulären Glukoneogenese und Versagen des Gewebes, Glukose zu nutzen	Glucose$\uparrow$ oder $\downarrow$ (letzteres ist häufig Symptom einer chronischen Intoxikation)
Erhöhter Stoffwechsel, osmotische Diurese, erhöhte Ausscheidung von Bikarbonat, Hunger	Dehydratation, Verlust von Speichel und Wasser, Anreicherung von Ketonkörpern, Hypokaliämie, Hyponatriämie

Tab. 10.11 Anzeichen einer Salizylatvergiftung nach der aufgenommenen Menge an Salizylat und den gemessenen Salizylatblutspiegeln

Grad	Aufnahme (mg/kg)	Serumspiegel (mg/dL)	Erwartete Befunde
Mild	100–150	20–40	Hyperpnoe, Erbrechen, Tinnitus, Lethargie, milde Dehydratation
Moderat	150–300	40–60	Wie oben, aber schwerer, zusätzlich Orientierungslosigkeit, Fieber
Schwer	300–500	60–100	Koma, Anfall
Potenziell tödlich	>500	>100	

Tab. 10.12 Management von Aspirinvergiftung und Reye-Syndrom

• Aufnahme in eine Intensivstation mit Überwachung von Vitalzeichen, Wasser- und Elektrolythaushalt, Blutgasanalyse und pH des Urins. Es gibt kein spezifisches Gegenmittel
• Aktivkohle
• Korrektur von Flüssigkeits-, Elektrolyt- und Blutgasgleichgewicht. In den ersten Stunden nach Aufnahme werden häufig große Mengen an Flüssigkeit benötigt, um die Dehydratation zu korrigieren
• Die forcierte alkalische Diurese kann die Elimination des Salicylats verbessern. Bikarbonat (1–2 mEq/kg) wird zur Korrektur der Azidose erforderlich sein, aber eine energische Alkalitherapie kann gefährlich sein
• Gerinnungsstörungen werden mit einem Vitamin-K-Derivat behandelt
• In Fällen von Reye-Syndrom können eine sofortige Bluttransfusion und eine frühzeitige Diagnose die Sterblichkeitsrate erheblich reduzieren
• Hohe Körpertemperatur wird durch Behandlung mit lauwarmen Tüchern gesenkt
• Bei schwerer Vergiftung, die auf die oben genannten Maßnahmen nicht reagiert, oder bei Verschlechterung der Symptome, sollte eine Hämodialyse in Betracht gezogen werden. Atemnot erfordert künstliche Beatmung

Eine Untersuchung sollte einschließen:

- Blutuntersuchung: großes Blutbild, Salicylatspiegel, Glukosekonzentration, Leberfunktionstests, Quick-Wert, Blutgasanalyse, Bikarbonatkonzentration, Elektrolyt- und Harnstoffkonzentration, Ketonkörperkonzentration und Osmolalität
- Urin-pH -Wert. Der Eisenchloridtest ist nützlich. Wenn positiv, wird die Urin-Farbe lila oder violett, was auf das Vorhandensein von Salicylat hinweist.
- Überwachung mittels Elektrokardiografie

Management einer Aspirinvergiftung: siehe Tab. 10.12.

Reye-Syndrom

Das Reye-Syndrom wurde 1963 zuerst als klinische Entität von Reye in Australien beschrieben. Es betrifft Kinder jedes Alters, die meisten Patienten sind jedoch sechs bis acht Jahre alt.

Reye-Syndrom ist definiert als eine akute nichtentzündliche Enzephalopathie, die mit einer Leberverfettung einhergeht. Die diagnostischen Kriterien sind:

- Veränderung des Bewusstseinsniveaus
- Dreifacher oder höherer Anstieg der Konzentrationen von Alanin- und Aspartattransaminasen (normal <40 U/L) sowie Ammoniak (>100 μmol/L), Hypoglykämie (<2,4 mmol/L [40 mg/100 mL]) und verlängerte Prothrombinzeit (>4 s).
- Normaler Liquor cerebrospinalis.
- Keine andere Erklärung für die hepatischen oder zerebralen Störungen.
- Histologische Befunde (nicht essenziell für die Diagnose): darunter kleine Fetttropfen ohne entzündliche Veränderungen in Licht- und Elektronenmikroskopie, abnorme Hepatozyten-Mitochondrien mit variierendem Grad an Vergrößerung, Verringerung der Matrixdichte und Verlust der mitochondrialen Granula.

Die definitive Ursache für Reye-Syndrom ist weiterhin unklar, erscheint aber das Ergebnis von Wechselwirkungen zwischen Viren (Influenza A und B, Adenoviren, Varizellen) und Medikamenten zu sein. Möglicherweise verstärkt Aspirin die Virulenz bestimmter Viren durch Blockieren des antiviralen Effekts von Interferon. Andere Faktoren wie Toxine (Aflatoxine) und genetische Prädisposition wurden ebenfalls als Ursachen für das Reye-Syndrom vorgeschlagen.

Der Zusammenhang zwischen Aspirin und Reye-Syndrom wird unterstützt durch:

- Eine statistisch signifikante Korrelation zwischen der Entwicklung von Reye-Syndrom und der Verabreichung von Aspirin während einer Virusinfektion
- Die Ähnlichkeit zwischen Salizylatvergiftung und Reye-Syndrom. Erbrechen, Hyperventilation und Verwirrung, Störungen des Säure-Basen-Gleichgewichts sind für beide Zustände charakteristisch und am auffälligsten sind die einander ähnelnden histologischen Befunde der Leber mit Fettinfiltration und Erhaltung von lobulären Strukturen.
- Das Auftreten von Reye-Syndrom bei Kindern, die Salizylate bei Bindegewebskrankheiten einnehmen
- Ein progressiver Rückgang der Häufigkeit des Reye-Syndroms nach der drastischen Abnahme der Aspirinverabreichung seit 1988

Klinische Merkmale sind durch eine milde prodromale Viruserkrankung (wie Infektionen der oberen Atemwege oder Varizellen) gekennzeichnet, auf die abrupt eine weitere Erkrankung folgt:

- Erbrechen gefolgt von Bewusstseinsschwankungen (Lethargie, Delirium, Koma) und häufig Krämpfen
- Unterschiedliche Grade von Hypertonie, anhaltende Krämpfe und Dezerebrationsstarre, was auf eine schlechte Prognose hindeutet

- Lebervergrößerung
- Ein Elektroenzephalogramm mit generalisierter Slow-Wave-Aktivität

Management des Reye-Syndroms (siehe Tab. 10.12)

10.6.4 Andere Antipyretika

- Naproxen, auch antipyretisch und analgetisch, hat eine lange Plasmahalbwertszeit von etwa 14 Stunden. Daher ist eine zweimalige tägliche Anwendung sinnvoll. Es ist wirksam bei Patienten mit Krebserkrankungen.
- Indometacin wird nicht als Antipyretikum bei Kindern eingesetzt, da es andere Antipyretika mit weniger unerwünschten Reaktionen gibt. Komplikationen sind gastrointestinal (Erbrechen, Blutungen, Ulzera) und Symptome im Zentralnervensystem (Kopfschmerzen, Schwindel, Verwirrung). Das Medikament ist wirksam bei der Behandlung von Fieber bei Patienten mit Krebs.
- Dipyron ist ein weiteres Pyrazolonderivat, besitzt jedoch im Gegensatz zu Paracetamol eine hohe Toxizität, insbesondere durch Agranulozytose, was 1977 zu seinem Rückzug vom US-amerikanischen Markt führte. Es wird in vielen Teilen der Welt noch verwendet (Dosis: 15 mg/kg). Das Medikament wird bei Kindern nicht mehr empfohlen.
- Salicylsäure wird heutzutage selten als Antipyretikum eingesetzt. Es ist weniger wirksam als Paracetamol oder Aspirin bei der Senkung von Fieber.
- Antipyrin wurde weltweit als Antipyretikum verwendet, aber aufgrund seiner Toxizität, insbesondere durch Agranulozytose, zurückgezogen.
- Nimesulid ist ein nichtsteroidales Antirheumatikum mit antipyretischer, entzündungshemmender und analgetischer Wirkung. Eine Dosis von 5 mg/kg/Tag dreimal täglich hat eine prompte antipyretische Wirkung. Nebenwirkungen umfassen abdominale Symptome, gastrointestinale Blutungen, Hypothermie und erhöhte Leberenzymkonzentrationen (zu vermeiden bei Lebererkrankung).
- Chlorpromazin wirkt fiebersenkend aufgrund seiner zentral-hypothalamischen und peripher-vasodilatatorische Wirkung. Kühlung der Körperoberfläche verstärkt die Wirkung von Chlorpromazin und kann zu Hypothermie und posturaler Hypotonie führen.

10.6.5 Steroid-Antipyrese

Steroide haben eine antipyretische Wirkung, und Patienten, die langfristig Steroide erhalten, können bei Infektionen fieberfrei sein oder ein mildes Fieber entwickeln. In der Regel hält die Fiebersenkung bis etwa drei Tage nach Absetzen der Steroide an. Die Wirkung ist zurückzuführen auf:

- Unterdrückung des bakteriellen Antigens Lipopolysaccharid (LPS)
- Reduzierte Produktion von Interleukin-1 (IL-1) durch Makrophagen

- Unterdrückung der Akute-Phase-Reaktionen bei andauernden Infektionen
- Unterdrückung von Lymphozytenaktivität und lokaler entzündlicher Reaktion
- Hemmung der Prostaglandinausschüttung

10.7 Kombination von Antipyretika

In den letzten Jahren ist es eine gängige Praxis geworden, die zwei Antipyretika Paracetamol und Ibuprofen zur Behandlung fiebernder Kinder im Krankenhaus und zu Hause zu kombinieren. Von dieser Praxis wird abgeraten (Tab. 10.13). Obwohl es einige Hinweise darauf gibt, dass durch Kombination/Alternation von Antipyretika Fieber über einen längeren Zeitraum gesenkt wird als durch Monotherapie, fand ein kürzlich durchgeführter Cochrane-Review keine Hinweise darauf, dass sie das Wohlbefinden des Kindes verbessert oder den Verlauf der Grunderkrankung verändert [19].

10.8 Physikalische Behandlung

Zur Senkung der Körpertemperatur verwendete physikalische Methoden sind:

- Bettruhe. Intensive körperliche Aktivität kann bei febrilen und afebrilen Personen die Körpertemperatur erhöhen. Die Bewegung eines fiebernden Kindes während der normalen Aktivität reicht dafür jedoch in der Regel nicht aus. Viele Kinderärzte haben den Eindruck, dass sich fiebernde Kinder, die nicht im Bett ruhen, genauso schnell erholen wie Kinder, die im Bett ruhen. Das erzwingen der Bettruhe ist bei fiebernden Kindern nicht nur unwirksam, sondern kann unerwünscht und psychologisch schädlich sein. In einer kontrollierten Studie mit 1082 fiebernden Kindern wurde festgestellt, dass Bettruhe keinen signifikanten Einfluss auf die Senkung der Temperatur hat [20].

Tab. 10.13 Kombination von Antipyretika: Wichtige Hinweise

Paracetamol wird häufig in Kombination mit Ibuprofen zur Behandlung von fiebernden Kindern eingesetzt. Diese Praxis wird nicht empfohlen, weil
• es derzeit keine wissenschaftlichen Beweise für diese Praxis gibt.
• es keine Beweise dafür gibt, dass ein größerer antipyretischer Effekt die Grunderkrankung oder die Dauer des Fiebers beeinflusst.
• Kombination/Alternierung von antipyretischen Praxen führt häufig zu einer falschen Dosierung, insbesondere zu einer Überdosierung.
• sie den Eltern suggeriert, dass Fieber eine ernstzunehmende Situation ist, was die Fieberphobie der Eltern verschlimmern kann.
• Ärzte, die diese Praxis wählen, die Eltern über die richtige Dosierung und die Intervalle beraten und das Wohlbefinden des Kindes statt die Senkung des Fiebers betonen sollten.

- Waschen mit 70 % Ethyl- oder 70 % Isopropylalkohol in Wasser ist eine wirksame Methode zur Senkung von Fieber und kann dem Waschen mit lauwarmem Wasser überlegen sein. Die Inhalation von Alkohol während der Spülung kann zu Hypoglykämie und Koma führen. Diese Methode ist kontraindiziert.
- Tepid sponging. Lauwarm ist die einzige empfohlene Wassertemperatur für das Waschen. Die Verwendung von lauwarmem Wasser zum Spülen von fiebernden Kindern ist überflüssig, da es antipyretische Medikamente gibt, die einfacher zu verwenden sind, die Körpertemperatur wirksamer senken und weniger unangenehm für Kinder sind. Darüber hinaus können bei der konsequenten Behandlung von Fieber durch Kombination eines antipyretischen Medikaments mit physischen Methoden die Eltern den Eindruck erhalten, dass Fieber schädlich und Fiebersenkung von Vorteil ist. Diese Praxis ist wissenschaftlich nicht belegt. Wenn Ärzte und Eltern das Waschen für notwendig halten (zum Beispiel bei hoher Körpertemperatur >40 °C, die auf antipyretische Medikamente nicht reagiert), ist es wichtig, dies nach der Verabreichung antipyretischer Medikation durchzuführen, um die Senkung des hypothalamischen Sollwerts sicherzustellen.
- Die Verwendung von kühlem oder kaltem Wasser ist kontraindiziert. Dies widerspricht dem physiologisch erhöhten Sollwert des thermoregulatorischen Zentrums des Hypothalamus, der zu Zittern führt, das wiederum die Körpertemperatur erhöht. Kaltes Waschen führt zu Vasokonstriktion, was die Körpertemperatur erhöht. Darüber hinaus ist das kalte Waschen für das Kind unangenehm.
- Kühlung der gesamten Körperoberfläche. Zur Kühlung der gesamten Körperoberfläche werden mehrere Methoden verwendet, darunter Kühldecken, Eisbeutel, Klimaanlage und Ultraschall-Umluftbefeuchter. Diese Methoden sind hauptsächlich angezeigt zur Behandlung von Patienten mit Hyperthermie (Kap. 2 Hyperthermie).

10.9 Management des Fiebers im Krankenhaus

10.9.1 Einschätzung eines fiebernden Kindes

Ein fieberndes Kind kann sich entweder mit lokalen Anzeichen einer Infektion (Fieber mit einer Quelle), ohne lokale Anzeichen (bei 20 % aller fiebernden Kinder) oder selten mit unbekannter Herkunft des Fiebers präsentieren. Diese Einteilung ist klinisch nützlich, da sich daraus jeweils andere Ursachen und damit ein anderes Management ergibt. Zum Beispiel ist eine Infektion der oberen Atemwege die häufigste Ursache für Fieber mit lokalen Anzeichen, während eine Infektion der Harnwege die häufigste bakterielle Ursache bei fiebernden Kindern ohne lokale Anzeichen ist (Details siehe Kap. 1).

Das Management sollte Anamnese, körperliche und Laboruntersuchung umfassen:

Anamnese, mit Schwerpunkt auf:

- Auftreten, Dauer und Höhe des Fiebers, die zu Hause aufgezeichnet wurden
- Vorhandensein ähnlicher Symptome bei weiteren Familienmitgliedern
- Muster der Ernährung, Aktivitätsgrad und Spielverhalten zu Hause
- Vorerkrankung
- Vorherige Verschreibung von Antibiotika

Körperliche Untersuchung:

- Beobachtung von Merkmalen, die eine schwere bakterielle Infektion charakterisieren (Tab. 10.14). Mithilfe dieser Merkmale können in Kombination mit Anamnese und Laborbefunden die meisten schweren Erkrankungen bei Kindern erkannt werden.
- Suche nach einem Fokus zur Erklärung des Fiebers.

Laboruntersuchung, unter Berücksichtigung, dass

- bei einem Kind mit lokalen Anzeichen einer Infektion die Untersuchung minimal sein und sich auf einen diagnostischen Test konzentrieren sollte, der wahrscheinlich eine Diagnose liefert.
- Zu den Screening-Tests gehören ein vollständiges Blutbild, bei dem insbesondere die Anzahl der Leukozytenzahl und die Konzentration des C-reaktiven Proteins bestimmt werden, und die Analyse des Urins mit Teststreifen.
- Bei kleinen Kindern ist das Abhören des Brustkorbs unzuverlässig, sodass für die Diagnose einer Lungenentzündung in der Regel ein Röntgenbild des Brustkorbs erforderlich ist.

Tab. 10.14 Skala zur Unterscheidung zwischen fiebernden und gesunden Kindern

Beobachtetes Merkmal	Anzeichen, die nicht auf eine schwere Erkrankung (zum Beispiel virale Erkrankung) hindeuten	Anzeichen, die auf eine schwere Erkrankung (zum Beispiel schwere bakterielle Infektion) hindeuten
• Weinen	Stark	Schwach und jammernd
• Stimulation	Zufrieden	Dauerhaftes Weinen, kaum Reaktion
• Aufmerksamkeit	Wach, leicht schläfrig	Schläft ein, schwer zu wecken
• Hautfarbe	Pink	Blass, fleckig, aschfarben
• Atmung	Normal	Tachypnoe, Atemgeräusche
• Reaktionsvermögen	Lächeln	Kein Lächeln, Gesicht ausdruckslos oder ängstlich
• Spielverhalten	Spiel	Nein
• Nahrungsaufnahme	Gut	Nicht interessiert
• Augenkontakt	Anwesend	Abwesend

- Eine Blutkultur ist bei einem kranken Kind ohne Infektionsherd unerlässlich.
- Die Pulsoximetrie ist ein obligatorischer Test für jedes kranke Kind.
- Das ultimative Ziel der Einschätzung eines fiebernden Kindes besteht darin, eine schwere bakterielle Infektion zu identifizieren, damit mit der Behandlung der Infektion mit geeigneten Antibiotika begonnen werden kann (siehe unten).

10.9.2 Messung der Körpertemperatur (siehe auch Kap. 4)

Die Messung der Körpertemperatur ist ein wesentlicher Bestandteil der Routineuntersuchung aller Patienten, die die Notaufnahme und die Hausarztpraxis aufsuchen. Es besteht weiterhin Uneinigkeit darüber, welches Thermometer und welche Körperstelle zur Temperaturmessung am geeignetsten sind.

Ein ideales Thermometer sollte folgende Eigenschaften aufweisen:

1. Genauigkeit, d. h. ein zuverlässiges Thermometer zur Vorhersage von Fieber, das die Körperkerntemperatur in verschiedenen Altersgruppen widergibt
2. Einfache und bequeme Verwendung durch Patienten und Praktiker
3. Kurze Dauer der Temperaturmessung
4. Komfort und Vermeidung von Peinlichkeit
5. Keine Kreuzinfektion
6. Unbeeinflusst von der Umgebungstemperatur
7. Hoher Sicherheitsfaktor
8. Niedrige Kosten und Kosteneffektivität

Die meisten Krankenhäuser und Arztpraxen verwenden elektronische Thermometer, die das Quecksilberthermometer ersetzt haben. Die wesentlichen Vorteile dieser elektronischen Geräte sind ihre schnelle Reaktionsfähigkeit und die einfache Ablesbarkeit durch die digitale Messung. Fraglich bleibt die Wahl der Körperstelle für die Temperaturmessung durch das elektronische Thermometer: Achselhöhle (axillar), Rektum (rektal) oder unter der Zunge (oder oral).

- Es besteht allgemeine Übereinstimmung darüber, dass die axillare Temperatur im Vergleich zu jeder Kerntemperatur (d. h. in der Pulmonalarterie, im Oesophagus oder in der Blase) ungenau und unempfindlich ist, mit Ausnahme der Messung von afebrilen Neugeborenen in Neugeborenenstationen, in denen Umgebungstemperatur und -feuchtigkeit auf optimale Werte eingestellt sind. Eine systematische Überprüfung von 20 Studien mit 3201 Kindern bestätigte die Ungenauigkeit der axillaren Temperaturmessung [21].
- Die rektale Temperaturmessung ist genauer als die axillare Messung. Die Prozedur ist jedoch für kleine Kinder erschreckend und kann für ältere Kinder psychologisch schädlich sein. Darüber hinaus ist sie zeitaufwändig und erfordert häufig ein privates Zimmer, Entkleiden und die Anwesenheit einer Krankenschwester. In seltenen Fällen kann sie zu rektalen Verletzungen führen. Die rektale Temperatur ist nur dann zuverlässig, wenn der Körper in thermischer

Balance ist und langsam auf Temperaturänderungen reagiert. Die rektale Messung ist bei bestimmten Kindern kontraindiziert, zum Beispiel bei neutropenen Onkologiepatienten oder HIV-infizierten Patienten.
- Oral wird die Temperatur bei Kindern unter fünf Jahren, die die Gruppe mit der höchsten Fieberinzidenz ist, nicht gemessen.
- Es gibt viele potenzielle Vorteile von Infrarot-Ohrthermometrie. Die Geräte sind schnell und einfach zu bedienen, ohne das Risiko einer Kreuzinfektion und von der Umgebungstemperatur unbeeinflusst. Durch den Ersatz von Rektal- und Oralthermometern durch Tympanometer wurde die Anzahl nosokomialer Ausbrüche von Infektionen mit Clostridium difficile und Vancomycin-resistenten Enterokokken reduziert. Die Verwendung von Tympanometern spart Pflegezeit und ist daher kosteneffektiv. In den letzten Jahren sind Tympanometer sowohl bei Gesundheitsfachleuten als auch im häuslichen Bereich beliebt geworden.

Zusammenfassend lässt sich sagen, dass ein ideales Thermometer eine Kombination aus dem besten Instrument und der am besten geeigneten Körperstelle bietet. Die Tympanothermometrie bietet offenbar eine solche Kombination, da sie eine genaue Bestimmung der Körperkerntemperatur in etwa zwei Sekunden ermöglicht. Darüber hinaus ist diese Technik sauber, sicher und kosteneffektiv.

10.9.3 Wann sollte ein fieberndes Kind in ein Krankenhaus gebracht werden?

Ein Krankenhausaufenthalt eines fiebernden Kinds sollte in Betracht gezogen werden, wenn

- es sich um ein Neugeborene s handelt (jünger als 28 Tage);
- es toxisch oder krank aussieht (nervös, unaufhörliches Weinen, lethargisch);
- es eine Vorgeschichte von Fieber unbekannter Genese oder langem Fieber hat;
- eine schwere bakterielle Infektion vermutet oder vorhanden ist;
- es sich mit blutigem Durchfall, erhöhter Empfindlichkeit des Bauchs oder Schläfrigkeit präsentiert;
- begleitende Petechien der Haut vorliegen;
- es sich um einen Säugling mit Fieber >40°C, insbesondere >40°C ohne Infektionsherd, handelt;
- es seinen ersten Fieberanfall erlitten hat;
- Tachypnoe, Atemgeräusche, Ausschlag, Kopfschmerzen oder Erbrechen auftreten;
- die Eltern unzuverlässig erscheinen und eine Nachsorge nicht gewährleistet ist;
- es wesentliche Risikofaktoren wie Immunschwäche oder spinozerebelläre Ataxie aufweist;
- es abnorme Laborwerte wie eine Leukozytenzahl über >20.000 oder eine hohe Konzentration an C-reaktivem Protein hat;

- es sich um ein Kleinkind mit einer auf eine Harnwegsinfektion hindeutenden Urinanalyse handelt.

Fiebernde Kinder können nach Hause geschickt werden, wenn

- sie gesund und verspielt aussehen;
- eine Urinprobe zur Kultivierung geschickt wurde oder Urinteststreifen negativ für Nitrat und normale Werte der Leukozytenzahl sind;
- bei anhaltendem Fieber ein Folgetermin innerhalb von 24 bis 48 Stunden vereinbart wurde;
- die Eltern angewiesen wurden, mit den Kindern zurückzukehren sollte sich ihr Zustand verschlimmern.

Kinder mit Fieber benötigen normalerweise keine Antibiotika. Kinder mit vermuteter oder bestätigter spinozerebellärer Ataxie oder mit abnorm hoher Anzahl an Leukozyten oder Konzentration an C-reaktivem Protein, die jedoch gesund aussehen, können intravenös oder intramuskulär mit Ceftriaxon behandelt werden. Ein Follow-up nach 24 Stunden sollte vereinbart werden.

10.9.4 Wann sollten Antipyretika eingesetzt werden?

Antipyretika können routinemäßig bei folgenden Erkrankungen angezeigt sein:

- Symptomatisches Fieber mit Schmerzen, Unwohlsein, Delirium und übermäßiger Lethargie. Antipyretika dienen hier dazu, das Wohlbefinden des Kindes zu verbessern, damit das Kind Flüssigkeiten sich nimmt, und die Ängste der Eltern zu reduzieren.
- Kinder mit Bronchiolitis. Eine Studie hat gezeigt, dass das Vorhandensein von Fieber Kindern, die mit Bronchiolitis aufgenommen wurden [22], nicht zugute kam.
- Situationen, die mit einer eingeschränkten Energieversorgung oder einer erhöhten Stoffwechselrate einhergehen (zum Beispiel Verbrennungen, kardiovaskuläre und pulmonale Erkrankungen, längerer Fieberverlauf, Kleinkinder, Unterernährung, postoperativer Zustand). Fieber kann die Stoffwechselrate erhöhen und könnte einen schädlichen Effekt auf die Erkrankung ausüben.
- Hohes Fieber (>40°C) aus folgenden Gründen:
  - Kinder mit solch hohem Fieber sind vermutlich symptomatisch.
  - Mit Ausnahme einiger Erkrankungen wie der *Salmonella*-Gastroenteritis und Fieberanfällen gibt es keine wissenschaftlichen Belege für Vorteile von hohem.
  - Die überwältigende und vorherrschende Ansicht unter Ärzten und Eltern ist, dass insbesondere hohes Fieber schädlich ist und die Nichtverabreichung von Antipyretika daher unethisch sei.

Wann sollten Antipyretika nicht eingesetzt werden?

- Bei einem Kind, auf das keine der der oben genannten Bedingungen zutrifft; das heißt bei einem Kind, das trotz Fieber gesund ist und nur geringe Symptome aufweist. Dies stellt eine erhebliche Gruppe fiebernder Kinder dar.
- Physikalische Maßnahmen wie Ventilatoren oder lauwarmes Waschen werden nicht empfohlen. Diese sind überflüssig und unangenehm für das Kind. Halten Sie den Raum einfach kühl und öffnen das Fenster.

10.9.5 Empfohlene Richtlinien für die Verwendung von Antibiotika

Antibiotika sind bei fiebernden Kindern bei folgenden Indikationen angezeigt:

- Alle Kinder mit einem für eine bakterielle Erkrankung typischen Infektionsherd
- Alle Neugeborenen und krank aussehenden Kinder (siehe die Beobachtungsdaten in Tab. 10.14)
- Kinder mit hohem Fieber >40°C, die jünger als 36 Monate sind und keinen Infektionsherd haben, können Ceftriaxon erhalten, während auf die Ergebnisse der Kultur gewartet wird.
- Kinder ohne Infektionsherd, deren Screening-Tests (großes Blutbild, Konzentration von C-reaktivem Protein, Urinteststreifen) Abweichungen ergaben.

10.10 Behandlung von Fieber zu Hause

10.10.1 Temperaturmessung

Eltern nutzen die Körpertemperatur zur Bestimmung des Gesundheitszustands ihres Kindes. Wenn ihr Kind krank ist, möchten sie seine Temperatur wissen und durch Berührung und mithilfe des Thermometers verwenden, um Fieber festzustellen. Obwohl Eltern regelmäßig Temperaturen messen, sind viele nicht in der Lage, entweder die Temperatur genau zu bestimmen oder ein Thermometer abzulesen. Trotzdem werden Eltern zur Senkung des Fiebers auf der Grundlage von falschen Messungen und manchmal normaler Temperatur aktiv. Sie beurteilen, wie sich ihr Kind fühlen muss, wenn sie selbst eine ähnliche Temperatur haben. Dies ist ungenau, da Kinder höhere Körpertemperaturen als Erwachsene haben; die Körpertemperatur erreicht bis zur Pubertät nicht das Niveau Erwachsener.

Es ist nicht notwendig, die Temperatur des Kindes häufig zu kontrollieren, und die Eltern sollten davor gewarnt werden. Die tägliche Temperaturkontrolle, vorzugsweise morgens, genügt, um festzustellen, ob das Fieber andauert. Falls sich Kinder jedoch sehr heiß anfühlen oder unglücklich sind, ist es ratsam, die Temperatur häufiger zu bestimmen. Eine falsch gemessene hohe Temperatur führt zum unnötigen Einsatz von fiebersenkenden Mitteln. Ein weiterer unglücklicher Aspekt der Abhängigkeit von der Temperaturmessung ist, dass Eltern bei einem lethargischen, toxischen Kind mit einer niedrig gemessenen Temperatur möglicherweise keine medizinische Hilfe suchen.

Die Eltern müssen über die zirkadianen Einflüsse auf die Körpertemperatur geschult werden und dürfen sich nicht zu sehr über eine leichte Erhöhung der Temperatur am späten Nachmittag und frühen Abend aufregen, die bis zu 1°C betragen kann. Gesundheitsfachkräfte müssen genaue, konsistente Ratschläge zur Temperaturmessung geben und die Eltern dabei unterstützen, die Temperatur ihres Kindes mit dem Thermometer, das sie zu Hause nutzen, genau zu messen.

10.10.2 Beurteilung eines fiebernden Kindes

Die Eltern werden auf die Möglichkeit aufmerksam gemacht, dass ihr Kind Fieber haben könnte, wenn

- sie Veränderungen im normalen Verhalten des Kindes feststellen. Mit der Zeit lernen die Eltern, das Verhalten ihres eigenen Kindes bei Fieber zu erkennen, und berühren das Kind, um zu sehen, ob es sich „heiß“ anfühlt. Falls ja, messen die meisten die Körpertemperatur des Kindes.
- das Kind häufig gerötet ist, Nahrung und Flüssigkeiten verweigert und schlecht schläft.

Das National Collaborating Centre for Women's and Children's Health [23] hat Leitlinien für die Beurteilung des Kindes durch die Eltern entwickelt, die auch die des Kindes einbeziehen:

- Hautfarbe: Hat das Kind eine normale Haut-, Lippen- und Zungenfarbe oder sieht das Kind blass aus oder ist seine Haut fleckig oder aschgrau?
- Aktivitätsniveau: Sind sie normal und reagiert das Kind normal auf soziale Reize, bleibt wach oder kann leicht geweckt werden; hat das Kind einen starken, normalen Schrei; oder reagiert das Kind nicht normal auf soziale Reize, benötigt es eine längere Stimulation, um aufzuwachen, ist es lustlos und lethargisch mit reduziertem Aktivitätsniveau?
- Atemfrequenz: Gibt es Anzeichen für ein Blähen der Nase und Tachypnoe, ist die Atemfrequenz des Kindes normal, sind Atemgeräusche vorhanden oder ist ein moderates oder starkes Einziehen der Brust zu erkennen?
- Hydratation: Sehen die Haut, die Augen und die feuchten Schleimhäute des Kindes normal aus oder sind die Schleimhäute trocken; im Fall von Säuglingen: trinken sie normal oder schlecht, ist die Urinausscheidung oder die Hautturgor verringert oder ist Erbrochenes gallenfarbig?
- Fieber: Dauerte das Fieber mehr als fünf Tage, ist das Kind jünger als drei Monate und hat eine Temperatur von 38,0°C oder mehr oder ist es zwischen drei und sechs Monaten alt und hat eine Temperatur von 39,0°C oder mehr?

- Gelenke: Ist eine Gliedmaße oder ein Gelenk geschwollen, kann das Kind eine Gliedmaße nicht belasten oder nicht verwenden oder hat es eine neue Beule?
- Andere: Hat das Kind einen nicht bleichenden Hautausschlag, eine vorgewölbte Fontanelle, steife Nackenmuskulatur und Krämpfe oder hat es irgendwelche fokale neurologische Anzeichen?

10.10.3 Fiebersenkende Maßnahmen

Die Verabreichung der häufig zur Fiebersenkung und Schmerzlinderung eingesetzten Medikamente Paracetamol und Ibuprofen führt zu einer Reduzierung von Unwohlsein und zur Senkung der Temperatur bei einem fiebernden Kind. Dies kann zu Verwirrung über die Funktion von Analgetika/Antipyretika und zur Unterstützung der Überzeugung führen, dass die Senkung des Fiebers die Schwere der Erkrankung lindern könne. Auch wenn die Fachleute eine positive Einstellung zum Nutzen von Fieber haben, ist eine kontinuierliche Weiterbildung im Fiebermanagement erforderlich, um die uninformierte Praxis des übermäßigen Einsatzes von Antipyretika zu ändern.

Antipyretika sind die bevorzugte Methode von Eltern zur Behandlung von Fieber. Besorgniserregend für Gesundheitsfachleute ist, dass die Eltern ähnlich wie bei der Messung der Körpertemperatur häufig fiebersenkende Medikamente in falscher Dosierung oder Häufigkeit verabreichen. Unterdosierung erhöht die Inanspruchnahme von Gesundheitsdienstleistungen und fördert den Wechsel von Antipyretika zur Aufrechterhaltung der normalen Körpertemperatur. Eine Überdosierung ist potenziell schädlich.

Viele Eltern erwarten, dass Antipyretika das Fieber normalisieren und dessen Wiederkehr verhindern. Da sich die Körpertemperatur bei Fieber nicht normalisiert und Fieberschübe nicht verhindert werden können, wächst die Besorgnis der Eltern, was zu einem verstärkten Einsatz von fiebersenkenden Mitteln, einschließlich Wechsel zwischen Antipyretika, und zu einer verstärkten Inanspruchnahme von Gesundheitsdiensten führt. Der wechselnde Einsatz von Antipyretika ist Eltern eine zunehmend verbreitete Praxis. Eltern wechseln die Medikamente, um Überdosierung oder unerwünschte Nebenwirkungen eines Antipyretikums zu verhindern; einige halten dies für sicherer als eine Monotherapie. Andererseits sind viele Eltern der Meinung, dass Antipyretika Leber- und Nierenschäden, Bewusstlosigkeit oder Tod und Magenreizungen verursachen können, obwohl sie sich auf ihre fiebersenkende Wirkung verlassen. Der fortdauernde Einsatz von Antipyretika, trotz der Annahme, dass sie möglicherweise schädlich sind, unterstreicht die Besorgnis der Eltern über Fieber und die daraus resultierende Notwendigkeit, es zu kontrollieren zu wollen.

Viele Gesundheitsfachleute empfehlen den Eltern, Antipyretika zu wechseln, obwohl:

- es keine Belege für die Sicherheit dieser Praxis gibt;
- diese Praxis die Fieberphobie der Eltern erhöhen kann;

- sich dadurch auch das Risiko einer falschen Dosierung, was bei Ibuprofen eher als bei Paracetamol der Fall ist, erhöht;
- sich die Besorgnis der Eltern hinsichtlich der Höhe des Fiebers und der Notwendigkeit, es zur Vermeidung unerwünschter Ereignisse zu kontrollieren, erhöht. Es steigert die Ängste der Eltern, was wiederum den Einsatz von Antipyretika und die Inanspruchnahme von Gesundheitsdiensten verstärkt.

Die Erkenntnis ist durchaus vorhanden, dass bei der Empfehlung, fiebersenkende Mittel abzuwechseln, Vorsicht geboten ist. Dies sollte nur im Einzelfall auf Anraten einer medizinischen Fachkraft erwogen werden, die den Eltern schriftliche Anweisungen mit Angaben zu fiebersenkenden Mitteln, Dosierung und Häufigkeit der Verabreichung gibt. Die wechselnde Verabreichung wird nicht als Routineverfahren empfohlen.

Eltern müssen verstehen, dass alle Medikamente, einschließlich Antipyretika, potenziell schädliche Nebenwirkungen besitzen. Die Zahl der berichteten unerwünschten Ereignisse nach der Verabreichung von Ibuprofen ist geringer, da es ein neueres Medikament ist. Ibuprofen wird jedoch im Zusammenhang mit mehr unerwünschten Arzneimittelreaktionen erwähnt als Paracetamol; es wird nicht als Primärtherapie empfohlen. Es besteht der dringende Bedarf, Eltern die Notwendigkeit von Genauigkeit und Vorsicht bei m Einsatz dieser Medikamente nahezulegen, trotz der leichten Verfügbarkeit in vielen Geschäften. Die Verwendung von Antipyretika und die Beratung über deren Verwendung sollten immer von kompetenten Gesundheitsfachleuten geleitet werden.

10.10.4 Wann sollten der Arzt konsultiert werden?

Fieber ist nach wie vor ein häufiger Faktor, der Eltern dazu veranlasst, einen Arzt aufzusuchen. Die übermäßige Inanspruchnahme von Gesundheitsdiensten bei selbstlimitierenden Virusinfektionen war der Anstoß für Aufklärungsmaßnahmen zum Umgang mit Fieber. Um sicherzustellen, dass die Eltern ärztlichen Rat einholen, ist es wichtig, dass die Ärzte sie informieren über

- Vorteile von Fieber;
- Thermoregulation, insbesondere darüber, dass das Fieber gut kontrolliert ist, nicht unaufhörlich steigt und das Gehirn nicht schädigt;
- Unbedenklichkeit von Fieberanfällen und dass Antipyretika diese nicht verhindern;
- den sinnvolle n Einsatz von Antipyretika und dass sie nicht immer erforderlich sind;
- die höhere Anzahl von Fieberschüben bei Kindern im Vergleich zu Erwachsenen.

Eltern sollten sofort einen Arzt aufsuchen, wenn das Kind

- jünger als drei Monate ist, es sei denn, es folgt auf die Diphtherie-Tetanus-Pertussis-Impfung.
- Fieber von 40,5°C (105°F) oder höher hat.
- unaufhörlich weint oder jammert.
- schwer zu wecken ist.
- bei Berührung weint.
- einen steifen Nacken hat.
- unter starken Kopfschmerzen, Nackensteifigkeit oder lichtempfindlichen Augen leidet.
- lila Flecken auf der Haut hat.
- Schwierigkeiten beim Atmen hat, auch nachdem die Nase frei ist.
- nicht schlucken kann und Speichel sabbert.
- sehr krank aussieht oder sich krank benimmt.
- krank, blass aussieht und lethargisch oder schwach ist.

Rufen Sie den Arzt innerhalb der nächsten 24 Stunden an, wenn Ihr Kind:

- Fieber hat, das 40–40,5°C (104–105°C) beträgt, besonders wenn das Kind jünger als zwei Jahre ist.
- über Beschwerden wie Brennen oder Schmerzen beim Wasserlassen klagt.
- Fieber für mehr als 24 Stunden hat, ohne offensichtliche Quelle oder Lokalisierung der Infektion.
- sich weigert zu trinken.
- sich ständig erbricht.
- Schmerzen hat.
- keine Verbesserung in den folgenden 48 Stunden zeigt.
- Fieber hat und unter sechs Monaten alt ist.
- Anzeichen von Schläfrigkeit zeigt.

Rufen Sie den Arzt während der Sprechstundenzeiten an, wenn

- das Kind mehr als 72 Stunden Fieber hat.
- das Kind Fieber hatte, das nach 24 Stunden oder mehr wieder zurückkehrt.
- das Kind eine Vorgeschichte mit Fieberanfällen hat.
- Sie sonstige Bedenken oder Fragen haben.

10.11 Fieberphobie und ihre Behandlung

Fieber, ein häufiges Ereignis im Kindesalter, was eine beängstigende Erfahrung für Eltern sei kann. Sie glauben, dass Fieber schädlich ist und Fieberkrämpfe, Gehirnschäden, Tod, Austrocknung und Unwohlsein verursacht und deshalb unter

Kontrolle gebracht werden muss. Diese Bedenken haben in den letzten Jahrzehnten zugenommen, was zu mehr Sorgen über Gehirnschäden, Fieberkrämpfe und den häufige n Einsatz von Antipyretika führte. Diese Bedenken spiegeln die Fieberphobie der Eltern wider. Einige Gesundheitsfachleute tragen zur Fieberphobie der Eltern bei:

- Anhaltende Berichte über Fieberkrämpfe und Gehirnschäden
- Regelmäßige Empfehlung von Antipyretika, einem Wechsel von Antipyretika, trotz der Belege, dass Fieber unschädlich ist und Antipyretika Fieberkrämpfe nicht verhindern
- Unnötige Ratschläge, das Fiebers zu senken
- Weitergabe widersprüchlicher Informationen von Ärzten über die Schwere der Erkrankung und deren vorgeschlagene Behandlung, was die Unsicherheit der Eltern über die beste Pflege ihres fiebernden Kindes erhöht

Um der Fieberphobie von Eltern zu begegnen, müssen die Gesundheitsfachkräfte ihr eigenes Wissen über Fieber aktualisieren und die Eltern konsequent beraten:

- Evidenzbasierter Umgang mit Fieber
- Betreuung ihres fiebernden Kindes zu Hause, sorgfältige Beobachtung der Interaktion des Kindes mit der Umgebung und Beaufsichtigung seiner Reaktion auf das Fieber
- Vermeidung von Dehydratation durch Ermutigung zur Aufnahme von Flüssigkeiten, kleinen, häufigen Getränken aus klarem Wasser oder verdünntem Saft
- Linderung unangenehmer Symptome wie Schmerzen und Unwohlsein mit empfohlenen Dosen an Schmerzmitteln
- Genaue Beobachtung des Kindes durch Fokussierung auf sein Wohlbefinden statt auf seine Körpertemperatur
- Bewusstsein dafür, dass geringes bis mäßiges Fieber von Vorteil ist und das Immunsystem unterstützt
- Für Wohlgefühl des Kindes sorgen, es mit leichter Kleidung anziehen, ohne es zu warm einzukleiden
- Kinder, denen kalt ist oder die zittern, mit einer leichten Decke bedecken
- Gezielte Fiebersenkung mit Medikamenten, wenn:
  das Fieber höher als 39°C und mit Unwohlsein verbunden ist;
  das Fieber 40°C oder höher ist;
  das Kind reizbar ist, sich elend fühlt oder Schmerzen zu haben scheint, unabhängig von der Höhe der Körpertemperatur.

Medikamente für das Kind wie folgt genau dosieren – für Kinder bis sechs Jahre:

- Paracetamol 15 mg/kg alle vier Stunden bis zu viermal täglich
- Ibuprofen, immer mit Essen oder Milch einnehmen; Etikett überprüfen, da die Dosierung bis zum zweiten Lebensjahr altersabhängig ist (Ibuprofen wird nicht

für alle Kinder empfohlen; Überprüfung der landesspezifischen Empfehlungen), dann 10 mg/kg drei- bis viermal täglich

- Aspirin sollte vermieden werden
- Fortsetzung der regelmäßigen Medikamentengabe nicht länger als 48 Stunden, ohne das Kind von einem Arzt untersuchen zu lassen

Literatur

1. Lekstrom JA, Bell WR. Aspirin in the prevention of thrombosis. Medicine. 1991;70:161–78.
2. Demir F, Sekreter O. Knowledge, attitudes and misconceptions of primary care physicians regarding fever in children: a cross sectional study. Ital J Pediatr. 2012;38:40.
3. Kramer MS, Naimark L, Leduc DG. Parental fever phobia and its correlates. Pediatrics. 1985;75:1110–3.
4. Nelson KB, Ellenberg JH. Prognosis in children with febrile seizures. Pediatrics. 1978;61:720–7.
5. Verity CM, Golding J. Risk of epilepsy after febrile convulsions: a national cohort study. BMJ. 1991;303:1373–6.
6. El-Radhi AS. Lower degree of fever is associated with increased risk of subsequent convulsions. Eur J Paediatr Neurol. 1998;2:91–6.
7. Offringa M, Derksen-Lubsen G, Bossuyt P. Seizure recurrence after a first febrile seizure: a multivariate approach. Dev Med Child Neurol. 1992;34:15–24.
8. El-Radhi AS, Barry W. Do antipyretics prevent febrile convulsions? Arch Dis Child. 2003;88:641–2.
9. Monfries N, Goldman RD. Prophylactic antipyretics for prevention of febrile seizures following vaccination. Can Fam Physician. 2017;63(2):128–30.
10. Small PM, Taeuber MG, Hackbarth CJ, et al. Influence of body temperature on bacterial growth rates on experimental streptococcus pneumoniae meningitis in rabbits. Infect Immun. 1986;52:484–7.
11. Osawa E, Muschel LH. Studies relating to the serum resistance of certain gram-negative bacteria. J Exp Med. 1964;119:41–51.
12. El-Radhi AS, Rostila T, Vesikari T. Association of high fever and short bacterial excretion after salmonellosis. Arch Dis Child. 1992;67:531–2.
13. Bernheim HA, Kluger MJ. Fever: effect of drug-induced antipyresis on survival. Science. 1976;193:237–9.
14. Sugimura T, Fujimoto T, Motoyama T, et al. Risks of antipyretics in young children with fever due to infectious diseases. Acta Paediatr Jpn. 1994;36:375–8.
15. Nourjah P, Ahmad SR, Karwoski C, et al. Estimates of acetaminophen (paracetamol) associated overdoses in the US. Pharmacoepidemiol Drug Saf. 2006;15:398–405.
16. Temple AR, Temple BR, Kuffner EK. Dosing and antipyretic efficacy of oral paracetamol in children. Clin Ther. 2013;35:1361–1375.el-e45.
17. Buckley N, Eddleston M. Paracetamol (acetaminophen) poisoning. BMJ Clin Evid. 2007;2007:2101.
18. Moore N, Noblet C, Breemeersch C. Focus on the safety of ibuprofen at the analgesic-antipyretic dose. Therapy. 1996;51:458–63.
19. Wong T, Stang AS, Granshorn H, et al. Cochrane in text: combined and alternating paracetamol and ibuprofen therapy for febrile children. Evid Based Child Health. 2014;9(3):730–2.
20. Gibson JP. How much bed rest is necessary for children with fever? J Pediatr. 1958;54:256–61.

21. Craig JV, Lancaster GA, Williamson PR, et al. Temperature measured at the axilla compared with rectum in children and young people: systemic review. BMJ. 2000;320:1174–8.
22. El-Radhi AS, Barry W, Patel S. Association of fever and severe clinical course in bronchiolitis. Arch Dis Child. 1999;81:231–4.
23. Schmitt BD. Fever in childhood. Pediatrics. 1994;94(5):929–36.

Fieber und komplementäre und alternative Medizin

11

Kernaussagen

- Komplementäre (in Ergänzung zur herkömmlichen) und alternative (anstelle von herkömmlicher) Medizin = CAM
- In praktisch jeder menschlichen Kultur gibt es irgendeine Form von CAM
- In der CAM gibt es nur wenig Forschung zum Thema Fieber. Studien sind erforderlich, um den Effekt von pflanzlichen fiebersenkenden Arzneimitteln bei der Behandlung von Fieber zu bewerten.
- CAM zielt darauf ab, den Patienten als Ganzes zu behandeln. Die Behandlung versucht, die Selbstheilungskräfte des Körpers zu stimulieren.
- Während die Schulmedizin weitgehend wissenschaftlich fundiert ist, beruht die CAM weitgehend auf Überzeugungen. Ein Teil des Erfolgs kann auf Placeboeffekte zurückzuführen sein.
- Es bedarf weiterer Forschung, um festzustellen, welche Praktiken der CAM der Schulmedizin überlegen sind, damit ihre breitere Verwendung empfohlen werden kann.
- CAM sollte evidenzbasiert und die Verfahren sollten wissenschaftlich fundiert sein.
- Verbrauchern von pflanzlichen oder homöopathischen Produkten wird empfohlen, diese nur dann einzunehmen, wenn sie offiziell zugelassen sind, und sie nicht über einen längeren Zeitraum einzunehmen. Chinesische pflanzliche Arzneimittel mit komplexen Inhaltsstoffen sollten aufgrund von berichteten Nebenwirkungen am besten vermieden werden.

A. S. El-Radhi (Hrsg.), *Klinischer Leitfaden für Fieber bei Kindern*,
https://doi.org/10.1007/978-3-031-29247-7_11

Komplementäre und alternative Medizin
CAM ist eine Gruppe von unterschiedlichen medizinischen und Gesundheitspraktiken und Produkten, die derzeit nicht Teil der Schulmedizin sind. Die komplementäre Medizin wird neben der Schulmedizin eingesetzt, während die alternative Medizin die Schulmedizin ersetzt. Die meisten Bevölkerungsgruppen in den Entwicklungsländern greifen bei Gesundheitsproblemen auf CAM zurück, wie im Kapitel beschrieben.

11.1 Homöopathie

Homöopathie wird als ganzheitliches System der Medizin angesehen, das hochverdünnte Substanzen verwendet, um das Selbstheilungspotenzial des Körpers zu stimulieren. Es wurde vor zwei Jahrhunderten von dem deutschen Arzt Samuel Hahnemann entwickelt, der die Nebenwirkungen der schulmedizinischen Medikamente für inakzeptabel hielt. Er begann, die Heilkraft natürlicher Mittel zu untersuchen. Seine Forschung wurde zwischen 1811 und 1821 in sechs Bänden *Materia Medica Pura* veröffentlicht. Die homöopathische Praxis basiert auf dem Prinzip, dass der Patient schnell geheilt sein wird, wenn das Symptombild richtig auf das dazu passende Mittel abgestimmt ist.

Fieber ist die natürliche Art des Körpers, sich gegen eine Infektion zu wehren, indem es das Immunsystem anregt, Substanzen zu aktivieren und zu produzieren, die eindringende Organismen zerstören können. Die Homöopathie hilft bei Fieber, indem sie es nicht unterdrückt, sondern den Körper anregt, die fieberverursachende Infektion zu überwinden.

Folgende Arzneimittel werden in der Homöopathie zur Behandlung von Fieber eingesetzt:

- Belladonna . Es wird behauptet, dass es in den ersten Stunden des Fiebers am nützlichsten ist. Es kann Halluzinationen und Verwirrung verursachen.
- Aconitum napellus (blauer Eisenhut, auch als Wolfswurz bekannt) ist wirksam gegen Fieber, wenn es in den frühen Stadien einer mit Erkältungssymptomen verbundenen Fiebererkrankung eingenommen wird. Es wird auch zur Behandlung des initialen Stadiums von Keuchhusten verwendet. Es ist in großen Mengen giftig, in der Regel nach Verzehr der Pflanze.
- Chamomilla (Kamille). Dieses Mittel wird für kleine Kinder, die zahnen, und für ältere Kinder bei längerem Fieber empfohlen. Seine hauptsächliche therapeutische Anwendung ist bei Verdauungsstörungen. Es kann in die schmerzhafte Stelle des Zahnfleischs eingerieben werden.
- Tanacetum parthenium (Mutterkraut oder Wildes Chiinin). Diese Kräuterkur wird als traditionelles Mittel gegen Migräne und Fieber eingesetzt.

Die Homöopathie ist eine der umstrittensten Methoden der komplementären Medizin, hauptsächlich aufgrund der hohen Verdünnung der verwendeten Substanzen.

Die Wirkung der Homöopathie wird oft als reiner Placeboeffekt angesehen. Stehen wissenschaftliche Belege zur Verfügung?

- Systematische Überprüfung und Metaanalysen von doppelblinden und/oder randomisierten placebokontrollierten Studien zeigen, dass der klinische Effekt der Homöopathie nicht vom Placeboeffekt ununterscheidbar ist. Der homöopathische Ansatz zeigt klinische Wirksamkeit bei mehreren Erkrankungen, einschließlich Influenza, Reizdarmsyndrom und allergischer Rhinitis [1].
- Placebokontrollierte Studien zu Oscillococcinum zur Behandlung von Influenza und Fieber fanden heraus, dass dieses homöopathische Mittel die Dauer der Symptome geringfügig verkürzt [2].
- In einer placebokontrollierten Studie mit Kindern mit rezidivierenden oberen Atemwegsinfektionen zeigte sich ein kleiner, aber nicht signifikanter Unterschied im Symptom-Score zugunsten der homöopathischen Arzneimittel [3].
- In einer kontrollierten Studie wurde ein homöopathisches Mittel (Viburcol) mit Acetaminophen (Paracetamol) verglichen. Viburcol erwies sich als ebenso wirksam wie das Antipyretikum und wurde besser vertragen [4].

11.2 Pflanzenheilkunde (Kräuterkunde)

Die Verwendung von Heilpflanzen datiert mindestens 5000 Jahre zurück bis zu den Sumerern. Von vielen konventionellen Medikamente ist bereits bekannt, dass sie aus Pflanzen stammen, darunter Aspirin (aus Weidenrinde), Chinin (vom Chinarindenbaum) und Morphin (aus Schlafmohn). Die Pflanzenheilkunde wurde vor mehr als einem Jahrhundert von der westlichen (konventionellen) Medizin wegen des Fehlens wissenschaftlicher Beweise infrage gestellt. In den vergangenen Jahren hat die Verwendung der Pflanzenheilkunde aufgrund von Problemen, die mit der westlichen Medizin verbunden sind, wie zum Beispiel Nebenwirkungen der chemischen Medikamente und zunehmende Arzneimittelresistenz, wieder zugenommen. Darüber hinaus hat die Forschung auf der Grundlage wissenschaftlicher Beweise in den letzten Jahren zugenommen, effektive Behandlungen auf der Basis von Pflanzen zu finden. Kürzlich durchgeführte randomisierte kontrollierte Studien zeigten eine hinreichende Behandlung von Bronchiolitis mit chinesischen Kräutern [5].

Fieber ist eine selbstregulierte Reaktion auf die Infektion, die es verursacht. Die Anwendung der Pflanzenheilkunde bei Fiebererkrankungen zielt darauf ab, den Reinigungsprozess zu unterstützen, der vom Körper zur Stärkung seiner Widerstandskraft gegen eindringende Organismen initiiert wird. Es gibt Tausende pflanzliche Fiebersenker. Allein die Anzahl der Pflanzenarten zur Behandlung von Fieber und Malaria beläuft sich auf über tausend. Die folgenden Pflanzen sind bekannt, Fieber zu senken:

- Mutterkraut (Fieberkraut, Tanacetum Parthenium) ist ein mehrjähriges aromatisches Kraut, das in der Medizin für eine Vielzahl von Indikationen verwendet wird, zum Beispiel zur Fiebersenkung (daher sein Name), Vasodilatation,

Sedierung und Uterusstimulation. Es war bereits Ärzten im alten Ägypten und Griechenland bekannt. Mutterkraut scheint eine hemmend auf die Prostaglandinsynthese zu wirken, indem es deren Produktion aus Arachidonsäure verhindert. Extrakte aus Mutterkraut hemmen die Freisetzung von Enzymen aus polymorphkernigen Leukozyten, weshalb sie bei der Behandlung von Arthritis wirksam sind. Die Extrakte sind wirksam bei der Behandlung und Vorbeugung von Migräne. Als fiebersenkendes Mittel wird Mutterkraut derzeit nicht verwendet. Mutterkraut sollte nicht bei Kindern unter zwei Jahren angewendet werden und ist in der Schwangerschaft kontraindiziert. Es kann auch Kontaktdermatitis und Mundgeschwüre verursachen.

- Die Rinde der Silber-Weide (Salix Alba) wurde als entzündungshemmendes und schmerzlinderndes Mittel im alten Mesopotamien, China und von amerikanischen Ureinwohnern angewendet. Die Silber-Weide ist eine Quelle von Salicin, das 1820 isoliert wurde und schließlich zur Synthese von Aspirin führte. Es wurde zur Fiebersenkung und bei rheumatischen Erkrankungen eingesetzt. Es wird nicht für Kinder empfohlen, da es zu Reye-Syndrom führen kann.
- Anis (Pimpinella anisum) ist eine schmackhafte Pflanze, die ursprünglich aus Ägypten stammt, aber in vielen Teilen der Welt angebaut wird. Anis hat entzündungshemmende zytotoxische Eigenschaften (insbesondere bei Darmkrebs) und wird zur Behandlung von Fieber, Bronchitis und Halsschmerzen eingesetzt. Anis ist in der Schwangerschaft kontraindiziert.
- Süßholz (Glycyrrhiza glabra) wird seit Tausenden von Jahren wegen seiner steroidähnlichen Wirkungen zur Behandlung von entzündlichen Erkrankungen eingesetzt. Seine starke entzündungshemmende Wirkung wird zur Behandlung von Schmerzen und Fieber verwendet. Obwohl es mit Steroiden verwandt ist, verursacht es keine Magen- oder Darmgeschwüre. Es unterdrückt nicht das Knochenmark. Eine längere Gabe oder hohe Dosis von Süßholz kann Mineralocorticoidwirkungen entgegenwirken.
- Ingwer (Zingiber officinale roscoe) wurde Jahrhunderte lang im Nahen Osten verwendet, bevor er nach Europa kam. Er wurde für zahlreiche Leiden, von Dyspepsie, Fieber, Cholera bis Malaria, eingesetzt. Es regt den Körper an, Schweiß zu produzieren und Entzündungen zu bekämpfen, zum Beispiel bestimmte Arten von Arthritis. Heutzutage wird es gegen Übelkeit und Depressionen eingesetzt.
- Gemeine Schafgarbe (Achillea millefolium) hat eine entzündungshemmende Wirkung und auch eine kühlende Wirkung bei Fieber durch Stimulierung von Schwitzen. Eine Kombination aus Knoblauch, Ingwer und Zitrone gilt bei Kräuterkundigen als das klassische Mittel gegen Grippe.
- Schwarzer Holunder (Sambucus nigra) wurde bei der Behandlung von vielen febrilen Atemwegserkrankungen, insbesondere solchen, die mit Auswurf (Erkältungen, Grippe, Bronchitis und Sinusitis) verbunden sind, eingesetzt. Obwohl diese Blüten wirksam gegen bestimmte Erreger wie *Salmonella typhi* und *Vibrio cholerae* sind, ist die klinische Bedeutung dieser Wirkung ungewiss. Die Stängel dürfen nicht verwendet werden, da sie Zyanid enthalten.

- Der Samen von Nigella sativa (Echter Schwarzkümmel) werden in Nahost und Südostasien weit verbreitet genutzt. Die Samen haben eine breite therapeutische Wirkung gegen Fieber, das durch Bakterien, Viren und Parasiten verursacht wird. Die Samen sind bekannt dafür, das Immunsystem zu stärken.

11.3 Aromatherapie

Aromatherapie, was Behandlung mit Duft bedeutet, ist ein besonderer Zweig der Pflanzenheilkunde. Die alten Ägypter gelten allgemein als die Begründer der Aromatherapie, und aromatische Öle wurden auf Papyrus aus dem Jahr 1500 v. Chr. beschrieben. Die Griechen hatten eine Vorliebe dafür, ihre Köpfe mit duftenden Blumen zu schmücken, eine Form der Psycho-Aromatherapie. Hippokrates empfahl täglich ein aromatisches Bad und eine duftende Massage zur Verlängerung des Lebens. Arabische Ärzte nutzten die Kraft aromatischer Öle und Blütenwässer (Kamille und Rosenwasser), um die Luft zu reinigen und sich vor Krankheiten zu schützen. Die Kreuzritter brachten diese „arabischen Parfüms" nach Europa. Das Wort Aromatherapie wurde 1937 vom französischen Chemiker Rene-Maurice Gattefosse erstmals verwendet. Seine Forschungen ergaben, dass flüchtige Extrakte, die aus bestimmten aromatischen Pflanzen gewonnen wurden, sich gut auf die Haut auswirken. Er fand auch heraus, dass auf die Haut aufgetragene ätherische Öle in den Blutkreislauf aufgenommen werden, wo sie mit der Körperchemie interagieren.

Ätherische Öle sind flüchtige, duftende flüssige Komponenten aromatischer Pflanzen. Für die Aromatherapie wurden mindestens 150 ätherische Öle extrahiert. Obwohl ätherische Öle als Dampfinhalation verwendet werden können, bevorzugen Aromatherapeuten die Massage als wirksamste Form der Therapie. Da sie hochkonzentriert sind, dürfen sie nicht geschluckt werden.

Die Pflanzen wirken antiseptisch (insbesondere Eukalyptus), antiviral sowie antibakteriell und senken die Körpertemperatur (Tab. 11.1).

Tab. 11.1 Einige ätherische Öle mit fiebersenkender Wirkung

Ätherisches Öl	Klinische Wirkungen
Eukalyptus (*Eucalyptus globulus*)	Antiseptikum, Diuretikum und Deodorant (sollte nicht bei kleinen Kindern verwendet werden)
Pfefferminze (*Mentha piperita*)	Mittel gegen Magen-Darm-Probleme, reduziert das Schwitzen, wirkt daher kühlend auf den Körper. Es hat eine anregende Wirkung und sollte daher nicht nachts angewendet werden
Zitrone (*Citrus limon*)	Anregung der körpereigenen Abwehrkräfte zur Bekämpfung von Infektionen, diuretisch, abführend
Lavendel (*Lavandula angustifolia*)	Beruhigend: nützlich bei Unruhe und geringer Konzentration (zum Beispiel bei Kindern mit Aufmerksamkeitsdefizit-/Hyperaktivitätsstörung), Schlaflosigkeit; analgetisch: bei Kopfschmerzen, Neuralgie, Muskelschmerzen, Gürtelrose, Rheuma; entzündungshemmend: Grippe, Erkältung

11.4 Sicherheit von Homöopathie, Pflanzenheilkunde und Aromatherapie

Die Sicherheit dieser drei Formen der alternativen Medizin (Homöopathie, Pflanzenheilkunde und Aromatherapie) gibt weiterhin Anlass zur Sorge. Viele Produkte sind unreguliert, da sie in vielen Ländern nicht als Medikamente zugelassen sind. Obwohl die Toxizität bestimmter Pflanzenheilmittel gut bekannt ist, ist die Häufigkeit dieser Toxizität unbekannt. Pflanzenheilmittel sollten frei von toxischen Inhaltsstoffen und Kontaminationen wie Pestizidrückständen sein. Einige chinesische Arzneimittel enthalten komplexe Inhaltsstoffe, die mit schweren unerwünschten Reaktionen in Verbindung gebracht wurden, wie zum Beispiel Leberschäden durch *Dictamnus dasycarpus* und Nierenversagen durch *Stephania tetrandra* und *Magnolia officinalis* (beide werden als Schlankheitsmittel verwendet). Obwohl homöopathische Arzneimittel auf den ersten Blick zu verdünnt erscheinen, um toxische Wirkungen zu entfalten, können sie toxische Metalle wie Arsen, Cadmium und Quecksilber enthalten.

Verbrauchern dieser Produkte wird empfohlen, sie nur dann einzunehmen, wenn sie offiziell zugelassen sind, und sie nicht über einen längeren Zeitraum zu verwenden. Chinesische Pflanzenheilmittel mit komplexen Inhaltsstoffen sollten am besten vermieden werden.

11.5 Akupunktur

Die Akupunktur wurde als Teil der traditionellen chinesischen Medizin (TCM) vor dem dritten Jahrhundert v. Chr. etabliert [6]. Der berühmte Arzt Zhang Zhong Jing (150–219 n. Chr.) kategorisierte und beschrieb in seinem Werk *Treatise on Febrile Disease* die Behandlung verschiedener Fiebertypen und wie sie sich im Körper entwickeln. Obwohl es sich hauptsächlich um einen Text über Heilpflanzen handelt, lieferte sein Werk die theoretische Grundlage für die Fieberbehandlung mithilfe der Akupunktur. Seit der Song-Dynastie (960–1279) ist die Pädiatrie eine anerkannte Teildisziplin der TCM mit Techniken, die sich auf die unterschiedlichen klinischen Realitäten von Kindern beziehen.

Im medizinischen Praxisalltag ist die Akupunktur heutzutage immer häufiger anzutreffen, und bei Erwachsenen gibt es zahlreiche Beweise für ihre Wirksamkeit bei der Behandlung von Erkrankungen zum Beispiel chronischen Schmerzen, Übelkeit und Erbrechen. Insbesondere gibt es empirische Belege für die Wirksamkeit der Akupunktur bei der Behandlung verschiedener chronischer Schmerzzustände, insbesondere des muskuloskelettalen Systems [7]. Durch Akupunkturnadelung werden verschiedene Botenstoffe (Endorphine, Serotonin, Noradrenalin) freigesetzt, die die Übertragung von Schmerzimpulsen hemmen. Die Anwendung der Regeln der evidenzbasierten Medizin auf die Akupunktur ergibt, dass sie bei einigen Erkrankungen wirksam und bei anderen unwirksam ist ([8]; Tab. 11.2).

Tab. 11.2 Ergebnisse der evidenzbasierten Medizin bei verschiedenen medizinischen Bedingungen, die mit Akupunktur behandelt wurden [2]

Eindeutig positiv	Unklar	Eindeutig negativ
Zahnschmerzen	Suchterkrankung	Gewichtsverlust
Rückenschmerzen	Asthma	Raucherentwöhnung
Migräne	Schlaganfall	
Übelkeit und Erbrechen	Rheumatische Erkrankungen	

Im Gegensatz zu den zahlreichen Studien über Akupunktur bei Erwachsenen gab es bisher relativ wenige Studien in pädiatrischen Populationen, darunter nur eine sehr kleine Anzahl von Studien über Akupunktur zur Behandlung von Schmerzen bei Kindern [9]. Es gibt die konventionelle Ansicht, dass Kinder Angst vor Nadeln haben, und aus diesem Grund zögern die Kliniker möglicherweise, Akupunktur aufgrund von Bedenken hinsichtlich ihrer Akzeptanz zu empfehlen [10]. Es gibt jedoch auch Hinweise darauf, dass Akupunkturbehandlungen zumindest bei Kindern mit chronischen Schmerzen sehr akzeptabel sind [11].

Trotz des Mangels an wissenschaftlichen Belege für Akupunktur bei der Behandlung von fiebernden Kindern gibt es nach wie vor eine reiche Tradition und zahlreiche empirische Belege für die Behandlung solcher Erkrankungen. Diese Tradition umfasst die Erkenntnis, dass Fieber durch „externe schädliche Einflüsse" verursacht wird, die wir heute als Viren oder Bakterien bezeichnen, und dass das Zusammenspiel zwischen diesen Einflüssen und der Konstitution des Patienten die Art der Behandlung bestimmt, die angewendet wird [12]. Fieber verursacht eine starke Freisetzung der pyrogenen Zytokine IL-6 und TNF-alpha (Kap. 3). Obwohl für die Elektroakupunktur bei Ratten eine Verringerung der hypothalamischen Produktion proinflammatorischer Zytokine, einschließlich der mRNA-Level von Prostaglandin-E2, IL-6, IL-1-beta, gezeigt wurde, wird Akupunktur in der Regel nicht klinisch zur Senkung der Körpertemperatur eingesetzt.

Akupunktur hat sich als sehr sicher erwiesen und Nebenwirkungen sind extrem selten [13]. Ernsthafte unerwünschte Wirkungen wurden auf 0,05 pro 10.000 Behandlungen geschätzt [14]. Die häufigsten schweren unerwünschten Wirkungen sind Hepatitis-B - und -C- sowie HIV-Infektionen. Es ist ratsam, sicherzustellen, dass der Arzt mit der Behandlung von Kindern vertraut ist und Einwegnadeln verwendet.

11.6 Reflexzonenmassage

Dies ist eine ganzheitliche, nichtinvasive Technik zur Behandlung von Ungleichgewichten im Körper. Sie basiert auf dem Prinzip, dass alle Teile des Körpers voneinander abhängig sind und dass der Körper für einen optimalen Energiefluss und eine gute Gesundheit ein Gleichgewicht aufrechterhalten muss. Dieses Gleichgewicht wird durch den Druck auf bestimmte Punkte (an den Füßen, Händen und

Ohren) erreicht, die jedem Organ und jeder Drüse des Körpers entsprechen. Durch den Druck auf diese Reflexpunkte können die Nervenbahnen, die diese Punkte mit den entsprechenden Organen verbinden, angeregt oder beruhigt werden. Die Behandlung soll die normale Funktion des betroffenen Organs anregen, Hormone oder Enzyme abzusondern. Reflexzonen, die zur Behandlung von Fieber verwendet werden können, sind:

- Hypophysen-Reflexbereich (Hypothalamus-Hypophysen-Punkt) im Zentrum des großen Zehs. Es wird angenommen, dass dieser Bereich die autonomen Funktionen sowie die Regulierung der Körpertemperatur kontrolliert.
- Gesichtsreflexbereich in den ersten drei Zehen jedes Fußes. Dieser Bereich wird auch bei Zahnungsbeschwerden empfohlen, die von Fieber begleitet werden.
- Die Spitze des Ohrs. Dieser Bereich gilt als ideal für jede entzündliche Erkrankung oder jedes Fieber. Ihm wird eine beruhigende und schmerzlindernde Wirkung auf den Körper nachgesagt.

11.7 Massage

Seit Tausenden von Jahren wird Massage zur Heilung und Beruhigung von Erkrankten eingesetzt. Alte chinesische und indische Texte beschreiben verschiedene Massagetechniken. Griechische und römische Ärzte verwendeten Massage als eines der wesentlichen Mittel zur Schmerzlinderung. Hippokrates schrieb: „Der Arzt muss in vielen Dingen erfahren sein, aber zweifellos im Reiben." Massage geriet im Mittelalters fast in Vergessenheit, wurde aber im 16. Jahrhundert vom französischen Arzt Ambroise Paré wieder in Erinnerung gebracht und später, am Anfang des 19. Jahrhunderts, von dem Schweden Per Henrik Ling (1776–1839).

Massage wirken nicht fiebersenken. Sie wird bei Fiebererkrankungen nicht empfohlen und ist bei hohem Fieber kontraindiziert.

11.8 Shiatsu

Shiatsu bedeutet Fingerdruck auf Japanisch und kombiniert Massage und Akupunktur ohne die Verwendung von Nadeln. Es entstand in China zwischen 2000 und 3000 BC und wurde später von Japanern übernommen. Es wird durch eine Schicht Kleidung hindurch praktiziert, im Gegensatz zu den meisten Massagearten.

Diese Methode basiert auf der traditionellen orientalischen Philosophie und Medizin, die annimmt, dass alles Existierende eine Manifestation von Energie ist. Die universelle Energie, die Ki genannt wird, muss den menschlichen Körper reibungslos umfließen, um eine optimale Gesundheit zu gewährleisten und Erkrankungen vorzubeugen. Shiatsu-Praktiker glauben, dass der Körper zwölf Energiekanäle (oder Meridiane) hat. Der Druck auf bestimmte Punkte entlang dieser Meridiankanäle soll „Energie von einer Behinderung befreien". Bestimmte Körperstellen gelten als fiebersenkend:

- Das Ende der Ellenbogenbeugung (hilft auch bei der Behandlung von Husten und Halsschmerzen)
- Zwischen dem siebten Hals- und dem ersten Brustwirbel (hilft auch bei der Behandlung von Erkältung, Asthma und Kopfschmerzen)

11.9 Chiropraktik

Chiropraktik (bedeutet „per Hand gemacht") wurde 1895 begründet und basiert auf der Überzeugung, dass der Körper eine angeborene Fähigkeit zur Selbstheilung hat, wenn sich Nervenimpulse ungehindert zwischen Gehirn und dem Rest des Körpers bewegen können. Dies wird normalerweise durch Manipulation der Wirbelsäule erreicht. Verschiedene physiotherapeutische Übungen helfen, die Muskeln zu entspannen, bevor die manuelle Anpassung vorgenommen wird.

11.10 Osteopathie

Diese Heilmethode lehrt und praktiziert, dass

- der Körper eine Einheit ist, die als solche funktioniert,
- der Körper eigene Selbstschutz- und Selbstregulierungsmechanismen besitzt,
- Struktur und Funktion in einer wechselseitigen Beziehung zueinander stehen.

Krankheiten sind der Osteopathie zufolge hauptsächlich auf einen Verlust der strukturellen Integrität zurückzuführen, die durch Manipulation wiederhergestellt werden kann. Praktizierende konzentrieren sich auf Krankengeschichte, Beobachtung und Palpation. Letzteres umfasst Gewebefärbung, -textur, -temperatur und -feuchtigkeit. Darauf folgen Manipulationen und Stöße, wie Hochgeschwindigkeits-, Niedrigamplituden- und Muskelenergietechniken, die das Rückgrat osteopathischer Behandlung darstellen. Obwohl Erkrankungen, die das muskuloskelettale System betreffen, der Hauptgrund für den Einsatz dieser Behandlungsform sind, werden auch Symptome wie Fieber anvisiert. Osteopathie kann Ernährungsberatung, Ergotherapie, Physiotherapie, Psychotherapie, verschiedene Arten von Medikamenten und spirituelle Unterstützung umfassen.

11.11 Spirituelle Heilung

Spirituelle Heilung ist die älteste angewandte Therapie, die in der ein oder anderen Weise in jeder Kultur zur Behandlung von Fiebererkrankungen eingesetzt wird. Sie wird als bewusste Intervention einer oder mehrerer Personen definiert, die darauf abzielt, anderen durch gezielte Absicht, Berührung, religiöse Anleitung oder Fürbitte zu helfen, ohne dass eine herkömmliche physikalische oder chemische Therapie zum Einsatz kommt. Spirituelle Heilung wird von medizinischen Fachleuten nicht als Alternative zur konventionellen Behandlung empfohlen. Viele unterstützen jedoch ihren ergänzenden Gebrauch. Häufig ist sie letztes Behandlungsmittel, wenn die konventionelle Behandlung wenig oder keine Wirkung zeigt.

Anhänger dieser Methode glauben, dass sie den Körper durch die Energien, die ihn umgeben, durchdringen können. Emotionale Störungen wie Angst und Depression sprechen häufig auf spirituelle Heilung an. Eine Literaturrecherche zur Identifizierung von Studien, die zwischen 1999 und 2003 zu Auswirkungen von Religion auf Gesundheitsergebnisse veröffentlicht wurden, ergab, dass religiöse Interventionen wie Fürbitte die Dauer von Fieber bei Patienten mit Sepsis und die Dauer des Krankenhausaufenthalts verringern sowie die Erfolgsrate der In-vitro-Fertilisation verbessern [15]. Studien haben gezeigt, dass das Gebet, eine besondere Form der Meditation, das Immunsystem stärkt und mehrere Funktionen auslöst, darunter eine deutliche Erhöhungen des Antikörpertiter nach Influenza-Impfung [16].

Literatur

Homöopathie

1. Mathie RT, Ramparsad N, Legg LA, et al. Randomised, double-blind, placebo-controlled trials of non-individualised homeopathic treatment: systematic review and meta-analysis. Syst Rev. 2017;6:63.
2. The Cochrane Library 2006;(1):CD001957.
3. de Lange de Klerk ESM, Blommers J, Kuik DJ, et al. Effect of homeopathy on daily burden of symptoms in children with recurrent upper respiratory tract infections. BMJ. 1994;309:1329–32.
4. Derasse M, Klein P, Weiser M. The effects of a complex homeopathic medicine compared with acetaminophen in the symptomatic treatment of acute febrile infections in children. Explore (NY). 2005;1:33–9.

Pflanzenheilkunde

5. Kua KP, Lee SW. Complementary and alternative medicine for the treatment of bronchiolitis in infants: a systematic review. PLoS One. 2017;12(2):e0172289.

Akupunktur

6. Ma K-W. Acupuncture; its place in the history of Chinese medicine. Acupunct Med. 2000;18:88–99.
7. Tan G, Craine MH, Bair MJ, et al. Efficacy of complementary and alternative medicine (CAM) interventions for chronic pain. J Rehabil Res Dev. 2007;44:195–222.
8. Ernst E. An evidence-based approach to acupuncture. Acupunct Med. 1999;17:59–61.
9. Tsao JCI, Zeltzer LK. Complementary and alternative medicine approaches for pediatric pain: a review of the state-of-the-science. Evid Based Complement Alternat Med. 2005;2:149–59.
10. Kemper KJ, Sarah R, Silver-Highfield E, Xiarhos E, Barnes L, Berde C. On pins and needles? Pediatric pain patients' experience with acupuncture. Pediatrics. 2000;105(4 Pt 2):941–7.
11. Zeltzer LK, Tsao JCI, Stelling C, Powers M, Levy S, Waterhouse M. A phase I study on the feasibility of an acupuncture/hypnotherapy intervention for chronic pediatric pain. J Pain Symptom Manag. 2002;24:437–46.
12. Scott J, Barlow T. Acupuncture in the treatment of children. 3rd ed. Vista: Eastland Press; 1999.
13. Rampes H. Adverse reactions to acupuncture. In: Filshie J, White A, editors. Medical acupuncture: a western scientific approach. London: Churchill Livingstone; 1998. p. 375.
14. White A. Acupuncture in medicine. Acupuncture Med. 2004;22:122–33.

Reflexzonenmassage

15. Coruh B, Ayele H, Pugh M, et al. Does religion activity improve health outcomes? A critical review of recent literature. Explore (NY). 2005;1(3):186–91.
16. Davidson RJ, Kabat-Zinn J, Schumacher J, Rosenkranz M, Muller D, Santorelli SF, Urbanowski F, Harrington A, Bonus K, Sheridan JF. Alterations in brain and immune function produced by mindfulness meditation. Psychosom Med. 2003;65(4):564–70.

Differenzialdiagnose bei Fiebererkrankungen 12

Kernaussagen

- Die Erstellung einer Diagnose anhand verschiedener klinischer Symptome ist eine häufige Herausforderung in der Pädiatrie, die Wissen und Erfahrung erfordert. Dieses Kapitel bietet Klinikern eine n Leitfaden für die klinischen und laborchemischen Methoden zur Diagnostizierung der häufigsten Fiebererkrankungen.
- Eine Infektion ist die wahrscheinlichste Diagnose bei einem Kind mit Fieber, wobei das Fieber in der Regel von kurzer Dauer ist und in etwa drei Vierteln der Fälle mit einem Herd einhergeht und in der Mehrheit der übrigen Fälle ohne Herd ist.
- Virusinfektionen, die hauptsächlich die oberen Atemwege betreffen, sind bei etwa 90–95 % der fiebernden Kinder ursächlich für das Fieber. Es ist in erster Linie Aufgabe des Arztes, die verbleibenden 5–10 % der Kinder zu identifizieren, die eine bakterielle Infektion haben und eine Antibiotikatherapie benötigen.
- Heutzutage sind die meisten Fälle von Mandel-, Mittelohr- und Lungenentzündung während der ersten Lebensjahre auf Virusinfektionen zurückzuführen.
- In den Tropen sind bakterielle und parasitäre Infektionen verbreiteter als in Industrieländern und wesentliche Todesursache bei Millionen von Kindern.
- Fieber unbekannter Ursache wird in Betracht gezogen, wenn das Fieber über eine Woche andauert und seine Ursache trotz Untersuchung nicht festgestellt werden kann. Im Unterschied zu Erwachsenen ist Fieber unbekannter Ursache bei Kindern meisten auf eine Infektion zurückzuführen, gefolgt von Kollagen und vaskulären Erkrankungen.
- Die Diagnose von Fieber nichtinfektiösen Ursprungs wird nach Ausschluss einer Infektion in Erwägung gezogen. Dies geschieht mithilfe von Anamnese, körperlicher Untersuchung und Labordiagnostik.
- Anhaltendes und/oder schleichendes mildes Fieber (<39.5 °C), die Abwesenheit von Schüttelfrost und Tagesrhythmus des Fiebers sprechen eher für eine nichtinfektiöse Ursache.

A. S. El-Radhi (Hrsg.), *Klinischer Leitfaden für Fieber bei Kindern*,
https://doi.org/10.1007/978-3-031-29247-7_12

- Eine wesentliche Ursache erhöhter Körpertemperatur ist der Hitzeschlag, der auf eine Kombination an Hitze, hoher Luftfeuchtigkeit, zu warmer Kleidung und mangelnder Flüssigkeitszufuhr.

12.1 Unterscheidung von Fieber infektiösen und nichtinfektiösen Ursprungs

Hauptursachen von Fieber:

- Infektionen: Bakterien, Viren, Tuberkulose, Parasiten und Rickettsien sind weitaus häufigsten Ursachen von Fieber bei Kindern. Die Infektion bleibt die wahrscheinliche Diagnose bei einem fiebernden Kind, bis das Gegenteil bewiesen ist.
- Nichtinfektiös: Kollagen/Gefäße, bösartige Erkrankungen, Drogen, Allergie, kürzliche Impfung und periodisch auftretende Fieber

Die Diagnose, dass Fieber durch eine Infektion verursacht wird, wird durch folgende Befunde gestützt:

- Grunderkrankungen, zum Beispiel Immunschwäche, Splenektomie, Sichelzellanämie, Neugeborene und Säuglinge sowie intravaskuläre Katheter
- Fieber von 39,5°C oder höher, Vorhandensein von Schüttelfrost, tägliche Schwankungen des Fiebers
- Infektionsherd (zum Beispiel Tonsillitis, Pneumonie). Beim Vorliegen von Fieber ohne Herd, kann die Diagnose in der Regel durch Laboruntersuchungen (zum Beispiel Harnwegsinfektion) festgestellt werden.
- Kurze Dauer des Fiebers, zum Beispiel bei Virusinfektionen
- Schnelle Reaktion auf Antibiotika bei bakteriellen Infektionen
- Gleichzeitiges Auftreten von Herpes labialis
- Leukozytose >20.000 bei bakteriellen und Leukopenie <500 bei Virusinfektionen
- Hohe Procalcitoninwerte. Procalcitonin ist bei Virusinfektionen und entzündlichen Erkrankungen, zum Beispiel Erkrankungen des Bindegewebes und Neoplasien, niedrig.

Die Diagnose, dass Fieber nicht durch eine Infektion verursacht wird, wird durch folgende Befunde gestützt:

- Anamnese (zum Beispiel kürzliche Impfung, Medikamenteneinnahme)
- Anhaltendes oder schleichendes Fieber von geringer Höhe (<39,5°C)
- Assoziierter pruritischer Ausschlag und multiple Gelenkbeteiligung
- Negative bakterielle Kulturen in Blut, Stuhl, Urin und Liquor
- Fehlen von Schüttelfrost und tagesrhythmischem Fieber

- Ausschluss einer Infektion durch Anamnese, körperliche Untersuchung und Laboruntersuchungen
- Fieber, das nicht auf Antibiotika, aber auf Steroide anspricht
- Fehlen von Leukopenie und Linksverschiebung im Blutbild und Vorhandensein von antinukleären Antikörpern.

12.2 Unterscheidung zwischen Virus- und bakteriellen Infektionen

Virusinfektionen, die hauptsächlich die obere Atemwege betreffen, sind bei etwa 90–95 % der fiebernden Kinder die Fieberursache. Es ist die primäre Aufgabe des Arztes, die verbleibenden 5–10 % der Kinder zu identifizieren, die eine bakterielle Infektion haben und möglicherweise eine Antibiotikabehandlung benötigen. Diejenigen mit Virusinfektion werden in der Regel nur symptomatisch behandelt. Bei Stomatitis, Windpocken oder anderen leicht identifizierbaren Exanthemen ist die Ursache des Fiebers offensichtlich, und weitere diagnostische Untersuchungen sind möglicherweise nicht erforderlich. Patienten mit eingeschränkter Immunität (zum Beispiel bei Chemotherapie), Sichelzellanämie, HIV-Infektion oder Mukoviszidose sollten als bakterielle Infektion betrachtet werden, bis dies widerlegt ist. Oft ist es jedoch schwierig, Virus- von bakteriellen Infektionen zu unterscheiden. Obwohl hohes und anhaltendes Fieber häufiger durch bakterielle als durch Virusinfektionen verursacht wird, kann es nicht selten durch respiratorische Virusinfektionen verursacht werden (Tab. 12.1).

Die Diagnose einer Virusinfektion kann mittels Nachweis des viralen Antigens mit einem Enzym-Immunoassay (ELA), fluoreszierendem Antikörper (FA) oder Elektronenmikroskopie gestellt werden.

Der serologische Nachweis erfordert den Nachweis eines signifikanten Anstiegs der IgG-Antikörper zwischen akutem und rekonvaleszentem Serum oder den Nachweis von virusspezifischen IgM-Antikörpern.

12.3 Periodisches Fieber (siehe auch Kap. 1, Abschn. 1.2)

Periodisches Fieber ist durch Fieberschübe gekennzeichnet, die in regelmäßigen oder unregelmäßigen Abständen wiederkehren. Jeder Schub wird von ein bis mehreren Tagen, Wochen oder Monaten normaler Temperatur gefolgt. Beispiele sind Malaria (tertian genannt, wenn das Fieber alle drei Tage, oder quartan, wenn das Fieber alle vier Tage auftritt) und Brucellose. Die Differenzialdiagnose der erblichen Ursachen des periodischen Syndroms ist in Tab. 12.2 dargestellt.

Familiäres Mittelmeerfieber und periodisches Fieber mit aphthöser Stomatitis, Pharyngitis und Adenitis (PFAPA) sind die Hauptursachen von periodischem Fieber. Fieber ist ein konsistenter Befund und kann allein vor anderen Manifestationen auftreten. Fieber ist in der Regel höher als 39°C und kann 40,5°C erreichen.

Tab. 12.1 Differenzialdiagnose zwischen Virus- und bakteriellen Infektionen

Merkmale, die die Wahrscheinlichkeit einer Virusinfektion erhöhen	Merkmale, die die Wahrscheinlichkeit einer bakteriellen Infektion erhöhen
Viele Organe sind gleichzeitig betroffen, meistens die oberen Atemwege	Lokalisiert auf ein Organ (Ohren oder Mandeln)
Besuch einer Krippe oder Kontakt mit Personen mit ähnlichen Symptomen	Hohes Fieber (>39°C), Dauer (über drei Tage) und das Vorhandensein von Rigor, Herpes labialis
Gesund aussehendes, verspieltes Kind, das gut mit seinen Eltern interagiert	Gereiztes, lethargisches Kind, das krank aussieht mit einem schwachen Schrei und das an der Umgebung nicht interessiert ist
Normale Konzentration an C-reaktivem Protein und normaler Leukozytenwert (Leukozytose ist bei Virusinfektionen selten mit wenigen Ausnahmen, wie Ebstein-Barr-Virus und Cytomegalovirus) Leukopenie, Lymphozytose (oder Lymphozytopenie) und Thrombozytopenie. Neutrophilie als frühes Anzeichen einiger Infektionen, zum Beispiel Windpocken; reduzierte Zytokinspiegel außer INF-α-Spiegel; normaler Procalcitoninwert	Hohe Konzentration an C-reaktivem Protein, hohe Erythrozytensedimentationsrate, hohe Leukozytenzahl und hohe Gesamtneutrophilenzahl. Bei parasitären Infektionen (Malaria, *Leishmania*), initiale Leukozytose wird häufig von Leukopenie, Monozytose, Thrombozytopenie und Eosinophilie gefolgt. Hoher Procalcitonin(PCT)[a]-Spiegel >1,2 ng/mL und ein höherer Spiegel (>5 ng/mL) bei schweren bakteriellen Infektionen

[a]PCT ist ein Vorstufenhormon des Hormons Calcitonin, das bei gesunden Personen in geringen Mengen vorkommt (<0,10 ng/mL). Es bietet eine höhere Sensitivität und Spezifität als die Konzentration von C-reaktivem Protein und Leukozytenanzahl, um zwischen Virus- und bakterieller Infektion zu differenzieren

Familiäres Mittelmeerfieber tritt bei Personen mediterraner Abstammung auf, die sich in der Regel mit Appetitlosigkeit und Bauchschmerzen aufgrund einer offensichtlichen Peritonitis vorstellen. Etwa sechs bis zehn Stunden später tritt Fieber auf, und innerhalb von 24 bis 72 Stunden kommt es zu einer raschen Genesung. Während Patienten mit familiärem Mittelmeerfieber in der Regel drastisch auf 0,6 mg Colchicin stündlich in vier Gaben ansprechen, ist bei PFAPA eine Steroidtherapie sehr wirksam, um Fieber und andere Symptome innerhalb von zwei bis vier Stunden zu kontrollieren. Immunglobulin D ist in der Mehrheit der PFAPA-Fälle erhöht.

Tumornekrosefaktor-Rezeptor-assoziiertes periodisches Syndrom ist selten und tritt in vielen ethnischen Gruppen auf. Das Fieber dauert zwei bis drei Wochen, wodurch es sich von familiärem Mittelmeerfieber unterscheidet. Hyper-Immunglobulin-D-Syndrom ist sehr selten und wurde meist in Westeuropa beschrieben.

Familiäre Kälte-Urtikaria und Muckle-Wells-Syndrom sind durch wiederkehrende Fieberschübe gekennzeichnet, die ein bis zwei Stunden nach Kälteeinwirkung beginnen, weniger als 24 Stunden andauern und vor dem Alter von sechs Monaten auftreten.

Tab. 12.2 Differenzialdiagnose hereditärer periodischer Fiebersyndrome

Unordnung	Vererbung	Fieberdauer	Periodizität	Klinische Merkmale	Labortests/Ätiologie
FMF	AR	1–3 Tage	3–6 Wochen	Polyserositis (Bauch-, Brustschmerzen), Synovitis, Myalgie	↑ Entzündungsmarker, Mutationen im MEFV-Gen auf Chromosom 6
Zyklische Neutropenie	AD	5–7 Tage	3 Wochen	Pharyngitis, Gingivitis, Mundgeschwüre, Lymphknotenschwellungen, Zellulitis	Neutrophile <200, Mutationen des Gens Neutrophile Elastase (ELA2): Chromosom 19
TRAPS	AD	Wochen	Irregulär	Muskelkrämpfe, Erbrechen und Durchfall, wandernde Arthralgie, wandernder Hautausschlag, periorbitale Ödeme	↑Entzündungsmarker
HIDS	AR	4–6 Tage	4–8 Wochen	Bauchschmerzen, Kopfschmerzen, Arthralgie, Lymphknotenschwellung, Durchfall	↑IgD, IgA und Mevalonsäure im Urin. Tumornekrosefaktorkonzentration und Mevalonatkinaseaktivität sind niedrig
PFAPA	Sporadisch	3–5 Tage	3–6 Wochen	Aphthöse Stomatitis, Pharyngitis, Lymphadenitis	Entzündungsmarker
MWS/FCUS/ NOMID/ CINCA	AD	Irregulär	Irregulär	Urtikaria, Bindehautentzündung, progressive Taubheit, Arthritis, chronische Meningitis, Hautausschlag	Mutationen im CIASI-Gen auf Chromosom 1q44

FMF familiäres Mittelmeerfieber, *TRAPS* Tumornekrosefaktor-Rezeptor-assoziiertes periodisches Syndrom, *HIDS* Hyper-Immunglobulin-D-Syndrom, *NOMID* Neonatal beginnende entzündliche Systemerkrankung, *CINCA* Chronisch infantiles neurologisch-kutanes-artikuläres Syndrom, *PFAPA* periodisches Fieber mit aphthöser Stomatitis, Pharyngitis und Adenitis, *MWS* Muckle-Wells-Syndrom, *FCUS* familiäre Kälte-Urtikaria, *AR* autosomal rezessiv, *AD* autosomal dominant, *GCSF* Granulozyten-Kolonie-stimulierender Faktor, *NSAID* nichtsteroidale Antirheumatika

12.4 Fieber unbekannter Ursache

Fieber unbekannter Ursache weist auf das Vorhandensein von Fieber ohne Fokus aufgrund einer einzelnen Diagnose hin, die nach einer Woche intensiver Untersuchungen immer noch unklar bleibt. Obwohl die Höhe des Fiebers, das Alter des Kindes und die Ergebnisse der initialen Screening-Tests (Konzentration von C-reaktivem Protein, Leukozytenzahl) an sich nicht diagnostisch sind, kann eine Kombination aus Anamnese, körperlicher Untersuchung und den Ergebnissen dieser Tests wichtige Hinweise auf die zugrunde liegende Diagnose liefern. In Tab. 12.3 sind die häufigsten Diagnosen von Fieber unbekannter Ursache aufgeführt.

12.5 Differenzialdiagnose hyperthermischer Zustände

Die bedeutendsten Ursachen für Hyperthermie sind Hitzschlag, maligne Hyperthermie, neuroleptisches malignes Syndrom, Serotoninsyndrom, Medikamente und hämorrhagischer Schock mit Enzephalopathie. Die Differenzialdiagnose dieser Zustände ist in Tab. 12.4 dargestellt. Neuroleptisches malignes Syndrom und Serotoninsyndrom teilen sich ähnliche Merkmale, können aber durch die in Tab. 12.5 dargestellten Unterschied differenziert werden. Neuroleptisches malignes Syndrom sollte auch von der häufiger auftretenden unerwünschten Arzneimittelreaktion mit dem Auftreten von Hautausschlag (oft Urtikaria), Juckreiz, Blut-Eosinophilie, Keuchen und in der Regel Fieberlosigkeit abgegrenzt werden.

12.6 Hypothermie unklarer Genese

Im Ruhezustand produziert der Mensch durch den Zellstoffwechsel 40–60 Kilokalorien (kcal) Wärme pro Quadratmeter Körperoberfläche. Der Körper verliert Wärme durch Strahlung, Leitung, Konvektion und Verdunstung (siehe Kap. 8)

- Verringerte Wärmeerzeugung
  - Hormonell: Hypopituitarismus, Hypoadrenalismus und Hypothyreose. Diese Bedingungen werden besonders berücksichtigt, wenn Patienten nicht auf konventionelle Therapien ansprechen.
  - Metabolisch: Stoffwechselstörungen des Harnstoffzyklus (Defekte im Stickstoffmetabolismus), insbesondere Argininbernsteinsäure-Krankheit (eine autosomal rezessive Störung des Harnstoffzyklus, die sich durch die Trias von Hyperammonämie, Enzephalopathie und respiratorischer Alkalose charakterisiert)
  - Transfusion/Infusion von kaltem Blut oder Flüssigkeiten, Magenspülung mit kalten Flüssigkeiten oder für die peritoneale Dialyse
  - Hypoglykämie
  - Schwere und überwältigende Infektion, wie Sepsis oder septischer Schock
  - Schwere Mangelernährung und Verhungern, wie Anorexia nervosa

Tab. 12.3 Hauptursachen für Fieber unbekannter Genese

Ursachen	Fieberverlauf	Anhaltspunkte für die Diagnose
Infektion (60–70 %)		
Tuberkulose	Anhaltendes, schwaches Fieber, das oft wochenlang andauert, Nachtschweiß	Husten, Gewichtsverlust, Kontakt zu einer infizierten Person in der Vergangenheit
Humanes Immundefizienz-Virus	Fieber tritt in 85 % der Fälle auf. Unerklärliches, anhaltendes oder intermittierendes Fieber für mehr als einen Monat ist häufig.	Mononukleose-ähnliche Symptome mit Halsschmerzen, Muskelschmerzen, Gelenkschmerzen, Ausschlag, Lymphknotenschwellung. Laborergebnisse: niedrige Leukozyten- und Thrombozytenzahl
Katzenkratzkrankheit	Fieber tritt bei etwa 30 % im Bereich von 38 bis 39°C in leichten Fällen auf; schwerere Fälle präsentieren sich mit hohem und anhaltendem Fieber	Kätzchen-Exposition, Papel an der Inokulationsstelle, regionale Lymphknotenschwellung, Bauchschmerzen, Splenomegalie
Endokarditis	Schleichendes, niedriggradiges Fieber, Nachtschweiß	Splenomegalie, schmerzhafte Knoten (Osler-Knötchen), subungale (Splitter) Blutung, vorbestehende koronare Herzkrankheit, Herzgeräusch, Anämie, niedrige Thrombozytenzahl
Typhusfieber	Leiterartiger Anstieg des Fiebers auf 40–41°C. Wenn es nicht mit Antibiotika behandelt wird, bleibt die Temperatur zwei bis drei Wochen lang ununterbrochen bei 39–40,5°C, bevor sie langsam abnimmt.	Bauchschmerzen, Delirium und Hepatosplenomegalie. Am Ende der ersten Woche wird bei 20 bis 40 % der Patienten auf der Brust und dem Bauch ein rosa Fleck festgestellt. Laborbefunde: Leukopenie, Anämie, Thrombozytopenie und erhöhte Leberenzymwerte
Brucellose	In 90 bis 100 % der Fälle tritt Fieber entweder schleichend über mehrere Tage oder plötzlich mit Schüttelfrost auf, steigt schnell auf 40,5°C an und schwankt erheblich. Das Fieber ist remittierend und oft periodisch. RB ist häufig.	Kontakt mit infizierten Tieren oder deren Auswurf oder durch Verzehr von infizierter Milch- oder Milchprodukten. Arthralgie/Arthritis, Hepatosplenomegalie, Leukopenie
Q-Fieber	Plötzliches Auftreten von hohem Fieber bis zu 40,5 °C. Es gibt kein typisches Muster. Die Diagnose sollte bei Kindern mit PUO immer in Betracht gezogen werden	Personen, die mit Rindern, Schafen oder deren Produkten arbeiten, sind gefährdet. Influenzaähnliche Symptome, Kopfschmerzen, Arthralgie, Myalgie, Hepatitis, Pneumonie

(Fortsetzung)

Tab. 12.3 (Fortsetzung)

Ursachen	Fieberverlauf	Anhaltspunkte für die Diagnose
Viral (zum Beispiel Ebstein-Barr-Virus und Cytomegalovirus)	80 % der Fälle zeigen eine Form mit Pharyngitis und Lymphadenopathie, 20 % präsentieren sich nur mit Fieber (typhoide Form). Das Fieber kann vier Tage bis zwei bis drei Wochen anhalten und am fünften Tag der Erkrankung am stärksten sein. Das Fieber ist häufig unterbrochen, reicht von 38,5 bis 39,5°C, ist aber selten höher als 40°C.	Erschöpfung, periorbitales Ödem, Splenomegalie. Fälle mit Fieber allein erfordern Bluttests, um die Diagnose zu bestätigen. Leukopenie mit Lymphozytose ist häufig vorhanden
Nichtinfektiöse Kollagen- und Gefäßerkrankungen (20 %)		
Morbus Still	Der häufigste Verlauf ist unterbrochen, oft hektisch, mit einem täglichen Anstieg am Abend, dann am Morgen wieder normal. Bei fortgesetztem Fieber kann sich der Verlauf zu zweimal täglichem Auftreten ändern. Andere Fieberverläufe können kontinuierlich und periodisch sein.	Leukopenie, Ausschlag, generalisierte Lymphadenopathie und Splenomegalie. Persistente Arthritis für mehr als Wochen
Systemischer Lupus erythematodes	Systemischer Lupus erythematodes kann plötzlich mit Fieber auftreten und eine akute Infektion simulieren oder sich über Monate entwickeln, wobei nur Fieberschübe, Müdigkeit, Gelenkschmerzen und Gewichtsverlust auftreten. Das Fieber reicht von mäßig bis hoch und tritt bei 80 bis 85 % der Fälle auf. Es begleitet den erythematösen Gesichtsausschlag bei etwa 40 % der Fälle.	Butterfly-Gesichtsausschlag, Leukopenie, Nierenbeteiligung, Anämie, Thrombozytopenie
Malignität, 5 %		
Lymphom	Fieber ist entweder neoplastischer oder infektiöser Ursache (normalerweise >39°C). Nur wenige Patienten haben während des Fiebers das rezidivierende Pel-Ebstein-Fieber (hohes Fieber für einige Tage, regelmäßig wechselnd mit einigen Tagen oder Wochen normaler Temperatur).	Zervikale Lymphknotenschwellung, mediastinale und/oder hiläre Masse, Nachtschweiß, Gewichtsverlust, Pruritus
Verschiedene (10 %), zum Beispiel familiäres Mittelmeerfieber	Fieber dauert in der Regel 48–96 Stunden, erreicht innerhalb von ein bis drei Tagen den Höhepunkt Fieber kann das einzige Merkmal sein, präsentiert sich als Fieber unbekannter Genese	Polyserositis, autosomal rezessiv vererbt, symptomfreie Intervalle reichen von Tagen bis Monaten, manchmal länger, Ausschlag (ähnlich Erysipel) meist am vorderen Bein
Unbekannt (10 %)		

URT obere Atemwege, *RB* relative Bradykardie

Tab. 12.4 Unterscheidung häufiger hyperthermischer Zustände

Zustand	Diagnostische Hinweise
Hitzschlag	• Säuglinge sind einem hohen Risiko ausgesetzt
	• Ursachen sind extrem hohe Temperaturen, hohe Luftfeuchtigkeit, übermäßige Bekleidung und Flüssigkeitsmangel, Säuglinge, die unbeaufsichtigt in einem Auto zurückgelassen werden. Es ist das Ergebnis einer Exposition gegenüber Hitze und der Unfähigkeit zu schwitzen
	• Schnelles Auftreten und ein Anstieg der Körpertemperatur innerhalb weniger Minuten auf 40°C oder mehr
	• Anzeichen: gerötete, trockene und heiße Haut, nicht verschwitzt, Orientierungslosigkeit, Kopfschmerzen
Maligne Hyperthermie	• Positive Familienanamnese möglich (multifaktoriell)
	• Ereignis tritt während der Narkose auf, vor allem während Halogeninhalation und Succinylcholin-Narkose
	• Diagnose: Exposition von Biopsiemuskelgewebe gegenüber Koffein oder Halothan
Neuroleptisches malignes Syndrom	• Wird fast ausschließlich durch Antipsychotika, einschließlich aller Arten von Neuroleptika, verursacht
	• Die Störung tritt typischerweise innerhalb von zwei Wochen nach Beginn der Behandlung auf
	• Das erste Symptom ist Muskelstarre, gefolgt von hohem Fieber, Schwitzen, instabilem Blutdruck, Tachykardie, Verwirrung, Delirium
	• Erhöhte Konzentration von Kreatinkinase und metabolische Azidose sind übliche Befunde
Hämorrhagischer Schock und Enzephalopathie	• Seltene Erkrankung, die durch einen akuten Schock (schlechte Durchblutung, niedriger Blutdruck) gekennzeichnet ist und vorwiegend bei drei- bis achtmonatigen Säuglingen auftritt; ähnelt einem Hitzschlag

- Erhöhter Wärmeverlust
  - Kaltes Kreißsaal
  - Medikamente, die zu einer Vasodilatation führen
  - Spontane periodische Hypothermie, die mit einem fehlenden Corpus callosum (Shapiro-Syndrom) verbunden sein kann. Zittern und starkes Schwitzen fehlen. Schübe dauern in der Regel Stunden bis Tage. Der Zustand ist in der Regel harmlos.

- Beeinträchtigte Thermoregulation
  - Zerebrale Blutungen und hypoxische ischämische Enzephalopathie
  - Menkes -Syndrom, eine X-chromosomal vererbte Störung des Kupferstoffwechsels
  - Prader-Willi-Syndrom. Dieses Syndrom ist mit Störungen der Thermoregulation verbunden, was zu ungeklärter Hyper- oder Hypothermie führen kann. Dieses Risiko ist bei sehr kaltem Wetter und postoperativ hoch.
  - Medikamente: Sedativa-Hypnotika – Benzodiazepine, Barbiturate, Opiate, Antidepressiva, Antipyretika (seltene Nebenwirkungen von Antipyretika) und Organophosphatvergiftung.

Tab. 12.5 Differenzialdiagnose von Serotoninsyndrom und neuroleptischem malignen Syndrom

Feature	Serotoninsyndrom	Neuroleptisches malignes Syndrom
Mechanismus	Serotoninerhöhung	Dopaminantagonismus
Ursache	Selektive Serotonin-Wiederaufnahme-Hemmer, Antidepressiva, Arzneimittelwechselwirkungen, Serotonintransmission	Typische Antipsychotika, Haloperidol und atypische Antipsychotika (zum Beispiel Clonazepam, Risperidon)
Symptome	Minuten bis Stunden	Tage bis Wochen
Fieber	Leichtes Fieber	Höheres Fieber
Neuromuskulär	Myoklonus, Hyperreflexie, Euphorie, schnelle Augenbewegungen	Muskelstarre
Gastrointestinal	Durchfall, Erbrechen	Durchfall, Erbrechen
Metabolischer Säure-Basen-Haushalt	Selten	Häufig
Rhabdomyolyse	Selten	Häufig
Erhöhte Transaminasen	Selten	Häufig

12.7 Pharyngitis/Tonsillitis

Die Hauptursache bakterieller Pharyngitis sind Infektionen mit beta-hämolytischen Streptokokken der Gruppe A, die bei Kindern 10–20 % ausmachen. Die häufigsten Ursachen von Pharyngitis sind viral, einschließlich Ebstein-Barr-Virus, Adenovirus und Coxsackie-A-Virus (Tab. 12.6).

12.8 Differenzialdiagnose bei Pneumonie und pulmonale Infiltrationen

Bei der Pneumonie handelt es sich um eine Primärinfektion des Lungenparenchyms, die weitaus seltener auftritt als eine sekundäre bakterielle Infektion als Komplikation einer akuten Bronchiolitis. Die Diagnose einer Pneumonie kann mit Sicherheit nur durch eine Röntgenaufnahme der Lunge gestellt werden. Es ist wichtig zu beachten, dass

- eine virale Infektion der oberen Atemwege häufig einer bakteriellen Pneumonie vorausgeht.
- eine Pneumokokken-Pneumonie nicht immer von anderen bakteriellen oder viralen Pneumonien mit Sicherheit unterschieden werden kann. Daher werden in der Regel Antibiotika verschrieben, sobald eine Pneumonie durch Röntgen diagnostiziert wurde.

Tab. 12.6 Differenzialdiagnose bei Pharyngitis

Pharyngitis	Merkmale	Diagnose
Beta-hämolytische Streptokokken der Gruppe A	Schulalter, Abwesenheit von Symptomen einer Infektion der oberen Atemwege (zum Beispiel Coryza, Heiserkeit), Exsudate auf den Mandeln, Abweichung der Uvula, hohes Fieber	Schnelltest auf Antigen, Rachenabstrichkultur, Antistreptolysintiter. Hoher Leukozytenwert und hohe Konzentration an C-reaktivem Protein
Viren	Kindergartenalter, Vorhandensein von Rhinorrhoe, Konjunktivitis und Husten; keine Reaktion auf Antibiotika, daher länger anhaltendes Fieber	Die Diagnose ist in der Regel klinisch. Eine virale Untersuchung ist nicht erforderlich
Ebstein-Barr-Virus	Ältere Kinder und Jugendliche, graue r Belag auf den Mandeln, lymphatische Vergrößerung, Splenomegalie	Monospot-Test (90 % sensitiv und 95 % spezifisch), IgM für Ebstein-Barr-Virus
Herpangina (Coxsackie A-Virus)	Vorschulalter, Geschwüre auf weißlich-grauer Basis und mit roter Grenze auf dem weichen Gaumen, hohes Fieber	Klinische, diagnostische Tests nicht erforderlich
Scharlach	Tonsillitis, punktförmiges, erythematöses, hellrotes Exanthem, akzentuiert auf Hautfalten und Zunge, mit weißer Beschichtung (Erdbeerzunge)	Positive Rachenabstrichkultur für Streptokokken, Antistreptolysintiter steigt vierfach
Kawasaki-Krankheit	Betrifft meist Kinder unter fünf Jahren, anhaltendes Fieber, Lymphadenopathie	Siehe diagnostische Kriterien, Kap. 6
Peritonsillarabszess	Hohes Fieber (40–41 °C), toxisches Aussehen, Geschichte der Tonsillitis mit fieberfreiem Zeitraum oder weiterhin Fieber, asymmetrische Abweichung der Uvula, Torticollis	Klinische Diagnose

Differenzialdiagnose bei Pneumonie:

- Salizylatvergiftung mit den Merkmalen von Hyperthermie und Tachypnoe
- Jede Atemnot verursachende Erkrankung, zum Beispiel Bronchiolitis, Tuberkulose, kongestive Herzinsuffizienz, Aspiration eines Fremdkörpers und Atelektase

Bakterielle Pneumonie kann mithilfe der folgenden Befunde diagnostiziert werden:

- Pneumokokken-Pneumonie
  - Typische Altersgruppe über vier Jahre
  - Eine kurze Infektion der oberen Atemwege wird von Schüttelfrost, dann Fieber bis zu 41 °C, gefolgt von Tachypnoe, einem trockenen Husten, Delirium und Bauchschmerzen begleitet.

- Brustbefunde umfassen Einziehen des Brustkorbs, Blähen der Nasenflügel und leise Rasselgeräusche auf der betroffenen Seite. Zunächst kann auf der betroffenen Seite Trägheit auftreten. Klassische Anzeichen einer Konsolidierung werden am zweiten und dritten Krankheitstag beobachtet und führen in eine Bronchialatmung.
- Radiologische Hinweise auf Konsolidierung
- Leukozytose von 20.000 Zellen/mm^3 oder mehr
- Isolierung der Erreger aus dem Blut (positiv in 10 %) oder aus der Pleuraflüssigkeit oder dem bronchoskopischen Spülwasser.

- Mykoplasmenpneumonie
  - Der Beginn ist schleichend mit Fieber, Kopfschmerzen und Bauchschmerzen, gefolgt von Husten.
  - Kann sich mit ähnlichen klinischen und radiologischen Merkmalen anderer Pneumonien präsentieren. Kinder mit *M. pneumoniae* erscheinen jedoch trotz des Ausmaßes der Röntgenläsionen gesund. Die Röntgenaufnahme des Thorax zeigt häufig peribronchiale und perivaskuläre interstitielle Infiltrate.
  - Die Diagnose wird anhand eines vierfachen Anstiegs des Antikörpertiters, eines einzelnen Titers von 128 oder mehr, IgM-Antikörpern und Serumkälteagglutininen gestellt.
  - Eine hohe Konzentration an C-reaktivem Protein, eine hohe Erythrozytensedimentationsrate und eine normale Zahl an Leukozyten sind relativ charakteristisch.

- Staphylokokken-Pneumonie
  - Tritt am häufigsten bei Kindern unter einem Jahr auf, oft mit einer Vorgeschichte von Staphylo kokken-Hautläsionen und Infektionen der oberen Atemwege.
  - Plötzlich verschlechtert sich der Zustand des Kindes schnell mit dem Auftreten von hohem Fieber, Husten und Anzeichen einer Atemnot, wie Tachypnoe, Atemgeräuschen, sternaler und subkostaler Retraktion und Blähung der Nasenflügel.
  - Radiologische Hinweise auf eine nicht spezifische Bronchopneumonie in den frühen Stadien der Erkrankung. Das Infiltrat wird bald fleckig. Pneumatozele unterschiedlicher Größe sind häufig. Pleuraerguss, Empyem und Pneumothorax.

- *Hämophilus-influenza-Pneumonie* ist durch Impfungen sehr selten geworden. Obwohl es schwierig sein kann, sie klinisch und radiologisch von anderen Arten der Pneumonie zu unterscheiden, ist ihr Verlauf langsamer und die Erkrankung dauert in der Regel länger.

Virale Pneumonie hat die folgenden charakteristischen Befunde:

- Es ist die häufigste Art der Pneumonie, insbesondere bei Kleinkindern, und wird am häufigsten durch Respiratorisches Synzytial-Virus verursacht.

- Sie kann klinisch und radiologisch nicht definitiv von anderen Arten der Pneumonie, insbesondere der Mykoplasmenpneumonie, unterschieden werden.
- Den meisten viralen Pneumonien gehen mehrtägige Atemwegssymptome, einschließlich Rhinitis und Husten, voraus. Der Beginn ist in der Regel langsamer als bei bakterieller Pneumonie. Dyspnoe mit Retraktionen und Nasenblähen ist bei Kleinkindern häufiger. Die körperliche Untersuchung ist oft nicht diagnostisch.
- Die Temperatur liegt in der Regel zwischen 38,5 und 40°C.
- Radiologische Befunde können denen einer bakteriellen Pneumonie ähneln. Als Hinweis auf eine virale Ätiologie gilt ein diffuses Infiltrat, insbesondere in den perihilaren Bereichen. Oft sind mehrere Segmente von mehr als einem Lungenlappen betroffen.
- Die Leukozytenzahl liegt in der Regel unter 20.000/mm^3.
- Keine Reaktion auf Antibiotika.

12.8.1 Pulmonale Infiltrate

- Diffuse pulmonale Infiltrate deuten auf Infektion, Ödem, Hämorrhagie und interstitielles Lungenleiden hin. Ursachen können im hochauflösenden Computertomogramm bestätigt werden.
- Hiläre Lymphknotenschwellung. Bilateral deutet auf Sarkoidose. Unilateral deutet auf Tuberkulose.
- Milchglas-Opazitäten (vermehrte Lungengefäßzeichnung). Die akute Präsentation deutet auf Atemnotsyndrom, Pneumonie, pulmonale Hämorrhagie oder eosinophile Pneumonie.

Pulmonale Infiltrate können bei allen Arten von Pneumonie auftreten, charakteristischerweise jedoch bei:

- *Pneumocystis carinii*, die aus einem generalisierten granulären Muster und bilateralen pulmonalen Infiltraten besteht. Es gibt relativ wenige Lungenbefunde für den Schweregrad der Belastung. Husten und Fieber können fehlen.
- *Pulmonale Tuberkulose*. Bei der primären Tuberkulose sind mediastinale Lymphknotenschwellungen vorhanden, die zu einer partiellen oder kompletten Obstruktion der Bronchien führen. Bei kompletter Obstruktion besteht eine Atelektase des distalen Segments mit dumpfem Klopfen und verminderten Atemgeräuschen. Selten ist ein klassisches pulmonales Infiltrat mit hilärer Lymphknotenschwellung vorhanden. Bei der postprimären Tuberkulose ist das frühe Stadium durch einen gut umrissenen, homogenen Schatten gekennzeichnet, der häufig in den Apikalbereichen vorkommt.

12.9 Differenzialdiagnose bei Bauchschmerz

Die häufigsten Ursachen für Fieber bei Bauchschmerzen umfassen, Appendizitis, Mesenterialadenitis, Harnwegsinfektion, ausstrahlende Schmerzen, Pankreatitis oder Intussuszeption.

Die Differenzialdiagnose zwischen Gastroenteritis, Appendizitis und Mesenteritis (Tab. 12.7) kann schwierig sein. Bei durchgeführter Appendektomie haben 30–40 % keine Appendizitis; 20 % werden mit Mesenteritis gefunden. Übersehene Fälle von Appendizitis treten besonders bei Kleinkindern auf, die fieberfrei sein können (20 %) und häufig Durchfall haben.

Auflistung anderer Krankheiten, die Bauchschmerzen verursachen:

Tab. 12.7 Unterscheidung von Gastroenteritis,Appendizitis und Mesenteritis

Gastroenteritis	Appendizitis	Mesenteritis
Anamnese von Durchfall bei anderen Familienmitgliedern	Fieber, reicht von 38 bis 39°C, ist bei 80 % vorhanden	Anamnese einer Infektion der oberen Atemwege oder das Vorhandensein einer solchen bei der Untersuchung
Krampfartige Unterleibsschmerzen	Schmerz, oft krampfartig, beginnt in der periumbilikalen Bereich und wandert nach einigen Stunden in die rechte Fossa iliaka; Erbrechen und Fieber folgen; Untersuchung zeigt lokale Schmerzen, Überwachung und Rebound im rechten unteren Quadranten des Abdomens. Bewegung, Springen und Husten verschlimmern den Schmerz	Bauchschmerzen sind diffuser als bei der Appendizitis. Es handelt sich jedoch um eine Ausschlussdiagnose, insbesondere bei der Appendizitis, die häufig bei der Laparotomie gestellt wird
Durchfall und Erbrechen sind bei Rotavirus-Gastroenteritis üblich, selten bei *Salmonella* und ungewöhnlich bei Shigella-Gastroenteritis	Schmerzen gehen dem Erbrechen voraus. Sehr junge Kinder können Durchfall haben, der in der Regel nicht so ausgeprägt ist wie bei der Gastroenteritis	Erbrechen geht dem Schmerz voraus
Hohe Leukozytenzahl und hohe Konzentration des C-reaktiven Proteins bei bakteriellen und normalerweise normal bei viralen Infektionen	Leukozytenzahl >15.000, hohe Konzentration an C-reaktivem Protein	Leukozytenzahl <15.000, normale Konzentration an C-reaktivem Protein
	Die hochauflösende Ultraschalluntersuchung kann zwischen Zuständen differenzieren, die einer Appendizitis ähneln, und kann zur Diagnose beitragen	Das Computertomogramm zeigt häufig die vergrößerten mesenterischen Lymphknoten (5–15 mm) mit verdickter Wand des terminalen Ileums

Harnwegsinfektion: Das Krankheitsbild äußert sich in der Regel durch hohes Fieber ohne Fokus, insbesondere bei Kleinkindern, und durch weniger starkes Fieber und Flankenschmerzen bei älteren Kindern. Die Diagnose wird durch eine Urinanalyse gestellt.

Intussuszeption ist durch Koliken (alle 10 bis 20 Minuten) gekennzeichnet, die mit Bauchschmerzen einhergehen. Das Kind erscheint zwischen diesen Koliken gesund. In der Regel sind eine tastbare Masse und ein blutroter, Johannisbeerengelee-artiger Stuhl zu beobachten. Fieber kann als spätes Zeichen auftreten.

Ausstrahlender Schmerz, der entweder von einer Virusinfektion der oberen Atemwege oder einer Pneumonie stammt. Er ist gekennzeichnet durch:

- Bauchschmerzen, die in der Regel mild bis mäßig und diffus sind.
- Die körperliche Untersuchung des Atmungssystems enthüllt in der Regel die Diagnose.

Crohn-Krankheit: Kinder präsentieren sich in der Regel mit Fieber, Kopfschmerzen, Appetitlosigkeit, Mundgeschwüren, perianalen Hautanhängen/Fisteln, Wachstumsstörungen, unspezifischen krampfartigen Bauchschmerzen, die häufig eine Appendizitis vortäuschen und Erythema nodosum. Eine hohe Konzentration an C-reaktivem Protein, Anämie und Thrombozytose sind sehr charakteristisch.

Enterisches Fieber hat den folgenden klinischen Verlauf:

- Der Beginn ist schleichend bei fast allen Patienten mit Fieber (ohne Schüttelfrost), verbunden mit Kopfschmerzen, Husten und Bauchschmerzen.
- Symptome steigern sich allmählich über zwei bis drei Tage, mit Verstopfung, Übelkeit und Appetitlosigkeit.
- Die Temperatur steigt weiter in einem schrittweisen Muster auf 40–41 °C. Falls keine Antibiotikabehandlung erfolgt, bleibt die Temperatur kontinuierlich bei 39 bis 40,5 °C für zwei bis drei Wochen, bevor sie langsam abnimmt. Bei Kleinkindern ist der Beginn des Fiebers häufiger plötzlich. Fortwährendes oder intermittierendes Fieber sind häufiger als der schrittweise Verlauf des Fiebers. Bei allen Altersgruppen kann das Fieber trotz Antibiotikatherapie viele Tage andauern, und das Kind wird erst nach Beendigung der Therapie fieberfrei.

12.9.1 Pankreatitis

- Risikofaktoren sind die Einnahme antikonvulsiv wirkendem Valproat, Hyperlipidämie, Erkrankung der Gallenwege oder familiäre Vorbelastung mit Pankreatitis
- Bauchschmerzen/Empfindlichkeit (treten in 80 % der Fälle auf) sind anhaltend, und strahlen bis in den Rücken
- Erbrechen/Würgen (Häufigkeit etwa 75 %)
- Fieber/Schüttelfrost (Häufigkeit in etwa 25 %)
- Erhöhte Serum-Lipase- und -Amylase-Spiegel
- Bildgebende Untersuchungen: Ultraschall und Computertomogramm

12.9.2 Amöbenleberabszess

Die häufigsten klinischen Symptome und Anzeichen sind Bauchschmerzen (85 %), Fieber und Schüttelfrost (75 %) und Bauchschmerzen (70 %). Die Lage des Abszesses ist vorwiegend im rechten Lungenlappen (75 %).

12.10 Gastroenteritis

Die meisten Durchfallerkrankungen bei Kindern in Industrieländern verlaufen mild und selbstlimitierend und erfordern weder eine Krankenhausaufnahme noch eine Laboruntersuchung. Bei einem jungen Kind, das krank genug ist, um im Krankenhaus aufgenommen zu werden, ist eine Laboruntersuchung des Stuhls angezeigt, um die Ursache des Durchfalls und die Notwendigkeit einer Antibiotikabehandlung zu ermitteln.

Die drei wichtigsten Präsentationen von Durchfall sind in Tab. 12.8 dargestellt. Die einzige wirklich hilfreiche, initiale Laboruntersuchung ist die Stuhluntersuchung auf weiße Blutkörperchen.

12.11 Differenzialdiagnose bei Gelbsucht

Gelbsucht ist während bei Neugeborenen sehr häufig. Sie wird hier nicht besprochen, da sie fast immer fieberfrei verläuft. Nach dem Säuglingsalter bleibt die Infektion weltweit die häufigste Ursache für Gelbsucht. Die Inzidenz von Hepatitis A ist in Industrieländern deutlich zurückgegangen. Die Gelbsucht ist von der Carotinämia zu unterscheiden, die aufgrund von Carotinablagerungen in der Haut auftritt; die Sklera bleibt normal. Die Tab. 12.9 erleichtert die Differenzialdiagnose bei Gelbsucht.

Tab. 12.8 Differenzialdiagnose bei fieberhaftem infektiösem Durchfall

Durchfall	Fieber	Leukozyten im Stuhl	Wahrscheinliche Ursache
Wässrig, kein Blut oder Schleim	Variabel	Abwesend	Toxigene *E. coli*, Reisedurchfall, Cholera, Clostridium
Krampfartig, Blut und Schleim, kein Erbrechen	Meist vorhanden	Vorhanden	Shigella, *E. coli* 017:H57, Yersinia, Campylobacter, Amöben (in Endemiegebieten)
Wässriger Durchfall mit Erbrechen	Variabel	Variabel, meist Monozyten	Rotavirus und Noro-Virus (im Winter), Adenovirus, Salmonellen (im Sommer/Herbst)

Tab. 12.9 Differenzialdiagnose von Zuständen, die Gelbsucht bei älteren Kindern verursachen

Zustand	Fieber	Unterscheidende Merkmale	Diagnose
Akute Hepatitis A, B, C, D, E	Häufig, geringgradig, erscheint zuerst; Gelbsucht folgt, wenn das Fieber normal ist	Achtzig Prozent der Fälle: asymptomatisch; Präsentation mit allgemeinem Unwohlsein, Übelkeit, Appetitlosigkeit, Bauchschmerzen, dunklem Urin und acholischen Stühlen	Abnormaler Leberfunktionstest, mit hoher Aktivität Serum-Glutamat-Pyruvat-Transaminase > Serum-Glutamat-Oxalacetat-Transaminase. IgM-anti-Hepatitis für jedes Virus
Autoimmunhepatitis	Tritt bei etwa 40 % auf	Blässe 100 %; Gelbsucht bei etwa 60 %	Anämie, positive Autoantikörper
Medikamentenbedingte Hepatitis	Variables, unspezifischer Fieberverlauf	Medikamente, die Toxizität verursachen (zum Beispiel Rifampicin, Paracetamol, Valproat, Isoniazid)	Abnormaler Leberfunktionstest, negativ für IgM gegen Viren. Verlauf der Medikamenteneinnahme
Mononukleose	100 % der Fälle, unterschiedliche Grade	Pharyngitis und Lymphadenopathie	Positiv für IgM gegen Ebstein-Barr-Virus und Monospot
Leptospirose	Hoch, tritt bei fast allen Fällen auf; relative Bradykardie	Tierische Exposition, Myalgie, subkonjunktivale Blutung, Nierenbeteiligung, adrenale Dysfunktion, Schläfrigkeit	Isolierung von Organismen und/oder vierfacher Anstieg der Antikörpertiter
Malaria	Hoch, intermittierend	Gelbsucht ist meist mild, Anämie, Splenomegalie	Malaria-Schnelltest
Typhus	Leiterartiger Anstieg bis zum Ende der ersten Woche, auch während des Tages	Gelbsucht erscheint am Gipfel des Fiebers, abdominale Symptome	Isolation von *S. typhi* aus Blut, Stuhl oder Knochenmark; IgM
Hepatischer Abszess	Hoch und hektisch	Schmerzen und Empfindlichkeit im rechten oberen Quadrant des Bauchs	Ultraschalluntersuchung
Reye-Syndrom	Mild und selten	Anamnese der Aspirineinnahme und grippeähnliches Symptom; abnehmendes Bewusstsein	Siehe Kap. 10 für diagnostische Kriterien
Gelbfieber	Plötzliches hohes Fieber für zwei bis drei Tage, dann sinkt es, gefolgt von einem zweiten Anstieg; relative Bradykardie	Im Gegensatz zum schleichenden Auftreten bei Hepatitis erscheint Gelbsucht bei Gelbfieber drei bis fünf Tage nach hohem Fieber	Isolierung des Virus oder IgM-Enzym-Immunoassay

12.12 Koma

Kinder haben einen verminderten Bewusstseinszustand, wenn sie weniger als 15 Punkte auf der modifizierten Glasgow-Koma-Skala erzielen oder wenn sie wach (A), auf Sprache (V), Schmerz (P) oder nicht ansprechbar (U) auf der AVPU-Skala reagieren. Die Hauptursachen werden in den nachfolgenden Abschnitten besprochen.

12.12.1 Intrakranielle Infektionen

Bakterielle Meningitis

Bakterielle Meningitis sollte bei Kindern mit vermindertem Bewusstsein, aber ohne Nackensteifigkeit, mit Fieber und zwei der folgenden Merkmale haben:

- Ausschlag
- Reizbarkeit
- Vorgewölbte Fontanelle, Nackensteifigkeit bei älteren Kindern

Herpes-simplex-Enzephalitis

Herpes-simplex-Enzephalitis sollte bei einem Kind mit vermindertem Bewusstsein in Betracht gezogen werden, wenn eines oder mehrere der folgenden vier Symptome vorliegen:

- Fokale neurologische Anzeichen
- Fluktuierendes Bewusstsein seit sechs Stunden oder länger
- Kontakt mit Herpesläsionen
- Keine offensichtlichen klinischen Anzeichen, die auf die Ursache hinweisen

Der klinische Verdacht auf Herpes-simplex-Enzephalitis wird durch folgende Punkte gestärkt:

- Magnetresonanztomogramm mit nichtspezifischen Merkmalen der Herpes-simplex-Enzephalitis
- Auffälliges Elektroenzephalogramm mit nichtspezifischen Merkmalen der Herpes-simplex-Enzephalitis
- Liquor cerebrospinalis positiv für Herpes-simplex-Virus-DNA in der Polymerasekettenreaktion

Tuberkulöse Meningitis

Koma sollte bei einem Kind mit vermindertem Bewusstsein und folgenden Symptomen vermutet werden:

- Klinische Anzeichen einer Meningitis (siehe typische Liquor-cerebrospinalis-Befunde im Kapitel 5)
- Schleichendes, niedriggradiges Fieber
- Hirnnervenlähmung, insbesondere des sechste n Hirnnervs
- Kontakt mit einem Fall von pulmonaler Tuberkulose

Die Diagnose wird anhand einer Probe des Liquor cerebrospinalis mittels PCR für *Mycobacterium-tuberculosis*-DNA gestellt.

Intrakranieller Abszess

Ein intrakranieller Abszess sollte bei einem Kind mit vermindertem Bewusstsein und folgenden Symptomen vermutet werden:

- Fokale neurologische Anzeichen ± klinische Anzeichen einer Sepsis
- Anzeichen eines erhöhten intrakraniellen Drucks

Die Diagnose wird durch Bildgebung bestätigt.

12.12.2 Nichtintrakranielle Infektion

Schock

Ein Kreislaufschock wird diagnostiziert durch Vorliegen eines oder mehrerer der folgenden Anzeichen:

- Kapillarnachfülltest über zwei Sekunden
- Gefleckte kühle Extremitäten
- Verringerter peripherer Puls
- Systolischer Blutdruck beträgt weniger als 5 % des altersgemäß üblichen Werts
- Verminderte Urinausscheidung <1 mL/kg/h

Wenn ein Schock vorliegt, sollte auf folgende Anzeichen geachtet werden:

Sepsis, Trauma (Blutverlust, Spannungspneumothorax, Herztamponade), Anaphylaxe (Nesselausschlag, Keuchen, Stridor, geschwollene Lippen/Zunge) oder Herzversagen (vergrößerte Leber, periphere Ödeme, geweitete Halsvenen, Herzgeräusch).

Sepsis

Die meisten Fälle von Sepsis treten ohne Beeinträchtigung des Bewusstseins auf. Nur gelegentlich ist das Bewusstsein gestört. Sepsis wird als systemische Reaktion auf eine Infektion definiert und Sepsis wird vermutet, wenn zwei oder mehr der folgenden vier Kriterien vorliegen:

- Eine Körpertemperatur von >38°C oder <35,5°C oder eine Vorgeschichte von Fieber

- Tachykardie
- Tachypnoe
- Ein Anstieg der Leukozytenzahl um 15.000 Zellen/mm^3 oder ein Rückgang um 5000 Zellen/mm^3 oder wenn es sich um einen nicht bleichenden petechialen oder Purpura-Hautausschlag handelt

Untersuchung: Röntgenaufnahme des Brustkorbs, Rachenabstrich, Urinanalyse, Lumbalpunktion, Polymerasekettenreaktionanalyse aus Blut auf Meningokokken und Pneumokokken, Koagulationsstudien (partielle Thromboplastinzeit, Prothrombinzeit, Fibrinogen, Fibrinogendegradationsprodukte), Hautabstrich (wenn entzündete Bereiche vorhanden sind), Gelenkpunktion (wenn Anzeichen einer septischen Arthritis vorliegen), ein dicker und dünner Ausstrich auf malarische Parasiten (bei Reise in eine endemische Region), intrakranielle Bildgebung (falls keine andere Infektionsquelle erkannt wird)

12.12.3 Afebrile Zustände mit verringertem Bewusstsein

Diese Zustände umfassen Trauma und metabolische Erkrankungen (Hyperglykämie, Hypoglykämie, Hyperammonämie, nichthyperglykämische Ketoazidose, medikamentenbedingt).

12.13 Fieber bei hauptsächlich in den Tropen auftretenden Erkrankungen

Die Liste der tropischen Erkrankungen, die Fiebererkrankungen verursachen, ist sehr groß und übersteigt den Umfang dieses Buchs. Die häufigsten Ursachen für Fiebererkrankungen in den Tropen sind die weltweit auftretenden, zum Beispiel Infektionen der oberen Atemwege, Infektionen der unteren Atemwege (Pneumonie), Durchfall und Harnwegsinfektionen. Andere in den Tropen häufiger auftretende Erkrankungen sind in Tab. 12.10 aufgeführt. Faktoren, die das Risiko für verschiedene Erkrankungen erhöhen, sind in Tab. 12.11 aufgeführt.

12.14 Ein fieberndes Kind mit nichtexanthematösem Ausschlag

Der petechiale Ausschlag ist durch ein Paravasat von Blut aus Kapillaren, Venolen oder Arteriolen gekennzeichnet, das nach Druck, zum Beispiel durch einen Objektträger oder ein Trinkglas, bestehen bleibt. Die Mehrheit der Fälle (etwa 90 %) sind nicht bakteriell verursacht und nicht lebensbedrohlich. Bei etwa 10 % der Fälle liegt eine Sepsis vor, die sofortige Aufmerksamkeit und Behandlung erfordert, da eine Verzögerung der Diagnose zu einer schnellen Verschlechterung des Zustands des Kindes und zum Tod führen kann. Bakterielle Ursachen sollten

Tab. 12.10 Wichtigste tropische Fiebererkrankungen, Hauptendemiegebiete und Diagnosetests

Ursachen	Endemisches geographisches Gebiet	Diagnose
Parasitäre Erkrankungen		
Malaria	*P. vivax*: Indien, Zentralamerika, *P. falciparum*: Afrika, *P. vivax* und *falciparum*: Südostasien	Giemsa-Färbung von dicken und dünnen Blutausstrichen
Leishmaniose	Indien, Afrika, Mittelmeerraum und Südamerika	Identifizierung von Leishmanien in Milz- oder Knochenmarkspülung
Schistosomiasis	Afrika, Naher Osten, Südamerika (*S. Mansoni*)	Finden von Schistosomen-Eiern in Urin oder Stuhl
Bakterielle Erkrankungen		
Enterisches Fieber	Mittlerer Osten, Indien und Südamerika	Isolation von Bakterien in Blut, Stuhl und Urin. Polymerasekettenreaktion verfügbar für Blut
Brucellose	Mittelmeerraum, Indien, Teile von Südamerika	Isolierung der Bakterien in Blut, Knochenmark; Serumagglutinationstest
Leptospirose	Weltweit	Isolierung von Bakterien, serologischer Test
Tuberkulose	Weltweit, besonders in Afrika und Asien	Fab-Fragment-Nachweis durch Kultur oder Ziehl-Neelsen-Färbung
Amöbiasis	Im gesamten Tropengebiet	Stuhlkultur, Amöben-Antigentest
Virale Erkrankungen		
Gelbfieber	Zentral- und Westafrika und Südamerika	Virusisolierung, IgM-Enzym-Immuntest
HIV	Weltweit, insbesondere in Afrika, Indien und China	HIV-p24-Antigen, IgA- und IgG-Antikörper, HIV-DNA oder RNA durch Polymerasekettenreaktion
Dengue-Fieber	Südostasien und Westafrika	IgM, IgG in gepaarten Sera (>vierfacher Anstieg)
Lassa-Fieber	Nigeria, Sierra Leone, Liberia	Virusisolation, IgG in gepaarten Sera (>vierfacher Anstieg)
Hepatitis	Afrika, Asien	IgM-Antikörper
Hämorrhagisches Fieber	Je nach Art der Erkrankung (zum Beispiel Omsker hämorrhagischen Fiebers in Rumänien und Russland)	Virusisolation aus der Rachenspülung, IgG (>vierfacher Anstieg im gepaarten Serum)
Rickettsiose		
Q-Fieber	Weltweit	Serologie: vierfacher Anstieg des gepaarten fluoreszenten Antikörpertiters
Epidemisches Fieber	Afrika, Südamerika	Fluoreszenz-Antikörper-Test, Polymerasekettenreaktion

Tab. 12.11 Risikofaktoren, die zu einer Infektion führen können, die hauptsächlich in den Tropen auftritt

Erhöhtes Infektionsrisiko	Erkrankung
Aufnahme unpasteurisierter Milch	Brucellose, Typhus, Tuberkulose, *Salmonellen-Enteritis*
Exposition gegenüber Moskitos	Malaria, Dengue-Fieber, Filariose, Gelbfieber
Aufnahme von rohem Fleisch	Toxoplasmose
Exposition gegenüber Gebieten mit Zecken	Lyme-Borreliose, Rückfallfieber, Zeckentyphus, Q-Fieber
Direkter Kontakt mit Tieren oder kontaminiertem Boden oder Urin	Leptospirose

Tab. 12.12 Differenzialdiagnose der häufigsten Ursachen für einen petechialen Hautausschlag

Ursachen	Übliche Befunde
Bakteriell: Meningokokken-Sepsis	Hohes Fieber, krank aussehend, Lethargie, Kopfschmerzen, periphere Unterperfusion, Blässe, marmorierte Haut, verlängerte Kapillarfüllungszeit, hohe Konzentration an C-reaktivem Protein, hohe Leukozytenzahl
Viral: Cytomegalovirus, Röteln, Enteroviren, HIV, Ebstein-Barr-Virus, humanes Herpesvirus 6	Leichtes Fieber, Kinder in gutem Allgemeinzustand, normale Konzentration an C-reaktivem Protein, normale Leukozytenzahl
Kollagen/Gefäße: Systemischer Lupus erythematodes, Vaskulitis	Kinder sehen häufig nicht krank aus und Fieber kann so hoch sein wie bei einer Sepsis; fehlende Anzeichen von Schock; andere Organbeteiligung ist häufig
Malignom: Leukämie	Krank aussehender Patient, Anämie, Hepatosplenomegalie, Lymphadenopathie, Blut- und Knochenmarkuntersuchungen sind diagnostisch
Thrombozytopenie: Immunthrombozytopenie	Gesund aussehender Patient, normalerweise fieberfrei (es sei denn, es besteht eine Assoziation mit einer Infektion der oberen Atemwege)
Medikamente	Gesund aussehender Patient, niedriges Fieber, pruriginöser Hautausschlag, Medikamenteneinnahme, Eosinophilie, Hautausschlag verschwindet 12–24 Stunden nach Absetzen des Medikaments

immer in Betracht gezogen werden. Bei Zweifeln sollte das Kind mit Antibiotika behandelt werden, ohne auf die Bestätigung der Diagnose zu warten. Häufige Ursachen für einen petechialen Hautausschlag sind in Tab. 12.12 aufgeführt.

12.15 Entzündliche Arthritis

Polyarthritis (mehr als vier Gelenke beteiligt): Hauptursachen sind juvenile idiopathische Arthritis, rheumatoider Arthritis und Vaskulitis.

- Juvenile idiopathische Arthritis ist gekennzeichnet durch Arthritis von mehr als einer Woche Dauer, präsentiert sich im Alter <16 Jahre und ist nicht durch bekannte Ursachen erklärbar. Fälle von Polyarthritis betreffen mindestens fünf Gelenke entweder von Beginn an oder innerhalb der ersten sechs Monate nach Beginn. Es gibt eine breite Differenzialdiagnose für idiopathische Arthritis (siehe Kap. 6). Die Erythrozytensedimentationsrate (und nicht C-reaktives Protein) ist häufig erhöht, was darauf hindeutet, dass die Arthritis entzündlich, aber nicht infektiös ist.
- *Rheumatoide Arthritis*
  Migratorische Arthritis, die zwei bis drei Wochen nach einer unbehandelten Pharyngitis mit Beta-hämolytischen Streptokokken Gruppe A auftritt. Die Diagnose wird anhand der Jones-Kriterien gestellt.
- *Polyarthritis aufgrund von Vaskulitis* (zum Beispiel Purpura Schönlein-Henoch oder Kawasaki-Krankheit). Purpura Schönlein-Henoch manifestiert sich mit einem Ausschlag in typischer Verteilung (Gesäß, äußere Bereiche der Ellenbogen und Knie), Bauchschmerzen und Nephritis. Die Diagnose der Kawasaki-Krankheit wird anhand bestimmter Kriterien gestellt (siehe Kap. 6).

Oligoarthritis (vier oder weniger Gelenke einschließlich Monoarthritis): Hauptursachen sind septische Arthritis, Oligoarthritis von juveniler idiopathischer Arthritis, reaktive Arthritis, Lyme-Borreliose, transiente Synovitis, neoplastische und tuberkulöse Arthritis.

- *Septische Arthritis*
  Diese Erkrankung wird definiert durch eine positive Bakterienkultur in der Gelenkflüssigkeit und/oder eine Leukozytenzahl in der Gelenkflüssigkeit von >50.000 Zellen/mm (vorwiegend polymorphkernige Zellen) mit oder ohne positive Blutkultur (positiv in etwa 50 %). Eine negative Gram-Färbung schließt die Diagnose nicht aus. Merkmale, die eine septische Arthritis unterstützen:
  - Septische Arthritis ist bei immunkompetenten Kindern selten. Risikofaktoren sind Hämoglobinopathie und Immundefekt.
  - Sie ist fast immer monoartikulär und betrifft vorwiegend große Gelenke.
  - Plötzliches Auftreten von Fieber und Gelenkschmerzen
  - Das Fieber ist meist >39,5 °C
  - Starke Schmerzen und eingeschränkte Bewegungsfreiheit des Gelenks, Verweigerung des Gehens
  - Die Gelenkpunktion ist diagnostisch (siehe Definition).
  - Ultraschall und Röntgen zeigen häufig das Vorhandensein einer Periostreaktion.
  - Das Magnetresonanztomogramm kann einen Periostabszess zeigen.
  - Die Knochenszintigrafie ist in den meisten Fällen positiv.
- *Oligoarthritis bei juveniler idiopathischer Arthritis*: Diagnosekriterien wie bei Polyarthritis bei juveniler idiopathischer Arthritis. Darüber hinaus haben Patienten häufig eine Uveitis.

- Reaktive Arthritis ist eine autoimmune Arthritis, die als Reaktion auf eine Infektion an einem anderen Ort im Körper entwickelt wird, am häufigsten eine Virusinfektion der oberen Atemwege oder eine Darminfektion (Campylobacter, Salmonella, Shigella oder Yersinia). Reaktive Arthritis ist eine der häufigsten Ursachen für Arthritis. Kennzeichnende Merkmale sind:
  - Anamnese einer ein bis drei Wochen zuvor aufgetretenen Infektion
  - Arthritis, die in belasteten Gelenken (Knie- und Sprunggelenk) auftritt
  - Häufig mit dem menschlichen Leukozytenantigen HLA-B27 assoziiert
  - Gelenkpunktat zeigt eine erhöhte Leukozytenzahl, aber steril für die Kultur ist

  Die poststreptokokken-reaktive Arthritis unterscheidet sich von der rheumatoiden Arthritis durch das Fehlen von Herz- und Zentralnervensystem- und Hautläsionen sowie durch das schlechte Ansprechen auf Aspirin
- Lyme-Arthritis ist durch intermittierende oder chronische Monoarthritis oder Oligoarthritis gekennzeichnet, insbesondere des Kniegelenks. Andere Hinweise:
  - Häufige Arthritis in bestimmten Teilen der Welt, zum Beispiel in den USA
  - Der Patient hat keine Antibiotikabehandlung erhalten, als die Lyme-Borreliose akut war
  - Anamnese eines Zeckenstichs und eines Erythema migrans
- *Transiente Synovitis*
  - Fieber ist entweder abwesend oder mild
  - Vorgeschichte einer Virusinfektion der oberen Atemwege
  - Meistens ist eine Hüfte betroffen; Kinder humpeln, können aber weiterhin laufen
  - Das Kind ist im Allgemeinen gesund; Symptome sind mild
  - Selbstlimitierend, dauert in der Regel ein bis drei Wochen
  - Normale Werte für Leukozytenzahl, C-reaktives Protein, Erythrozytensedimentationsrate
  - Leukozytenzahl in der Gelenkflüssigkeit <50.000 Zellen/mm
- Neoplastische Arthritis (zum Beispiel Leukämie, Lymphom) ist selten. Diagnostische Hinweise:
  - Anwesenheit von Lymphknoten-, Leber-, Milzvergrößerung
  - Anwesenheit von Anämie, Thrombozytopenie und Vorläuferzellen im peripheren Blutausstrich
  - Fieber ist normalerweise nicht schwerwiegend (<39,0°C)
  - Knochenmarkpunktion ist diagnostisch
- *Tuberkulöse Arthritis*
  - Fehlen des Ansprechen auf die Behandlung (Antibiotika, nichtsteroidale Antirheumatika, intraokulare Steroide)
  - Synovialbiopsie ist diagnostisch

12.16 Postoperatives Fieber

Infektiöse Ursachen umfassen Wundinfektion, Peritonitis, Infektion nach Infusion, Transfusion oder Injektion, Virusinfektion, Pneumonie, Harnwegsinfektion, infektiöser Durchfall, Bakteriämie und Osteomyelitis.

Nichtinfektiöse Ursachen umfassen Dehydratation, Hämatom, pulmonale Atelektase, Transfusion, Medikamentenreaktion und warme Umgebungstemperatur.

Die Diagnose nichtinfektiöser Ursachen sollte erst nach Ausschluss infektiöser Ursachen in Betracht gezogen werden. Obwohl die meisten postoperativen Fieber nichtinfektiös sind, werden die Patienten häufig mit Antibiotika behandelt, da die Differenzialdiagnose schwierig sein kann. Ein Großteil der infizierten Patienten hat kein Fieber. Die Tab. 12.13 bietet wichtige Anhaltspunkte für jede n Zustand:

12.17 Anfälle

Die Hauptursachen für Fieber in Verbindung mit Anfällen sind Fieberanfälle, Meningitis, Enzephalitis, intrakranieller Abszess, epileptische Anfälle und zerebraler Malaria.

12.17.1 Klinische Unterscheidungsmerkmale (diagnostische Anhaltspunkte)

Fieberanfall

- Dieser ist die häufigste Ursache für Anfälle, das Alter beträgt in der Regel sechs Monate bis fünf Jahre.
- Fieber ist bei Beginn immer vorhanden; d. h. das Fehlen von Fieber schließt einen Fieberanfall aus.
- Das Kind war in der Regel vor Beginn gesund, neurologisch normal.

Tab. 12.13 Differenzialdiagnose des Fiebers während des postoperativen Zeitraums

Infektiöse Ursachen	Nichtinfektiöse Ursachen
Fieber beginnt in der Regel am dritten Tag oder später	Fieber an Tag ein bis zwei
Fieberhöhe Fieber >39°C	Leichtes Fieber, keine Schüttelfrost
Fiebermuster kann hektisch sein	Remittierendes Fieber
Fieberdauer zwei Tage und länger	Dauer: ein bis zwei Tage
Oft krank aussehende Erscheinung	Normalerweise gut aussehend
Hohe Werte für C-reaktives Protein, Erythrozytensedimentationsrate, Leukozytenzahl	Niedrig oder leicht erhöht

- Fieberanfälle in der Familienanamnese ist üblich.
- Die Dauer von Anfall und Bewusstlosigkeit ist in der Regel kurz.
- Normale neurologische Untersuchung vor, d. h. gesundes Kind, und nach dem Anfall (keine Nackensteifigkeit oder vorgewölbte Fontanelle, normale Lumbalpunktionergebnisse)

Meningitis

- Das Kind war krank, bevor die Anfälle begannen, mit Bewusstseinseinschränkung, Erbrechen, Kopfschmerzen, Appetitlosigkeit und Müdigkeit.
- Der Anfall ist ein spätes Symptom, komplex zu Beginn (fokal, anhaltend und/oder mehrfach) und verbunden mit anderen neurologischen Merkmalen.
- Vorhandensein von Petechien, Gereiztheit und vorgewölbter Fontanelle
- Die Diagnose wird durch Lumbalpunktion festgelegt.

Tuberkulöse Meningitis

- Kontakt mit einem Fall von pulmonaler Tuberkulose
- Der Beginn ist eher schleichend und wird von Bewusstseinseinschränkung dominiert.
- Geringes Fieber, schleichender als bei bakterieller Meningitis
- Die Diagnose wird anhand von Liquorbefunden, einer positiven PCR für *Mycobacterium-tuberculosis*-DNA, Färbung und Kultur säurefester Bakterien, einem positiven Tuberkulin-Test und dem radiologischen Nachweis einer früheren pulmonalen Infektion festgestellt.

Enzephalitis (Herpes-simplex-Enzephalitis)

- In der Regel durch eine akute virale Enzephalitis, meist durch das Herpes-simplex-Virus. In milderer Form wird sie auch durch häufige Exantheme (Windpocken, Masern, Mumps, Röteln) oder Lyme-Krankheit verursacht.
- Herpes-simplex-Enzephalitis sollte klinisch bei einem Kind mit vermindertem Bewusstsein vermutet werden, wenn eines oder mehrere der folgenden vier Symptome vorliegen:
  - Fokale neurologische Anzeichen
  - Schwankender Bewusstseinzustand seit sechs Stunden oder länger
  - Kontakt mit Herpesläsionen
  - Keine andere offensichtliche Ursache

Die klinische Verdachtsdiagnose einer Herpes-simplex-Enzephalopathie wird durch folgende Punkte unterstützt:

- Magnetresonanztomogramm mit nichtspezifischen Merkmalen einer Herpes-simplex-Enzephalopathie

- Ein abnormes Elektroenzephalogramm mit nichtspezifischen Merkmalen einer Herpes-simplex-Enzephalopathie
- Ein positiver Liquor-Befund für Herpes-simplex-Virus-DNA durch Polymerasekettenreaktion

Intrakranieller Abszess

Er sollte bei einem Kind mit vermindertem Bewusstsein vermutet werden, wenn

- es fokale neurologische Zeichen ± klinische Zeichen einer Sepsis gibt,
- es Anzeichen eines erhöhten intrakraniellen Drucks gibt,
- die Diagnose durch Bildgebung bestätigt wird.

Epileptischer Anfall mit Fieber

- Bekannter Krankheitsverlauf von afebrilen epileptischen Anfällen oder Epilepsie
- Häufig mit neurologischer Behinderung assoziiert
- Normalerweise niedriges Fieber aufgrund einer Virusinfektion der oberen Atemwege, die den Anfall auslöst

Zerebrale Malaria

- Leben oder Reisen in endemische Malariagebiete
- Anhaltendes Koma >30 min (oft sechs Stunden) nach dem Krampfanfall
- Anfall ist in der Regel generalisiert (selten fokal), mit schrillem Schrei
- Tiefe Atmung aufgrund von Azidose
- Unterschied zwischen Haut- und Körperkerntemperatur ist abnorm und beträgt häufig >10°C
- Vorhandensein schwerer Anämie, Thrombozytopenie, Hämoglobinurie und Parasiten im Blutausstrich, normaler Liquor cerebrospinalis

Afebril

- Epileptischer Anfall, Anfall und Bewusstlosigkeit in der Regel länger als bei Fieberanfällen
- Stoffwechselstörung

Geschichte des Fiebers

13

Kernaussagen

- Fieber als das älteste Merkmal von Erkrankungen reicht so weit zurück wie die Zivilisation selbst.
- Die ältesten Zivilisationen (Ägypten, Mesopotamien, China, Indien und Griechenland) besaßen ein umfangreiches Wissen über Anatomie und Physiologie, aber sie neigten dazu, Fieber als von bösen Geistern verursacht zu betrachten.
- Viele antike Ärzte, vor allem die Griechen, glaubten an die nützliche Wirkung von Fieber (alte Konzepte).
- Im 18. Jahrhundert wurde angenommen, dass Fieber ein schädliches Nebenprodukt von Infektionen sei (medizinisches Renaissance-Konzept). Antipyretika wurden eingeführt, und ihr breiter Einsatz gilt seither als vorteilhaft.
- In den vergangenen 40–50 Jahren wurde die Funktion von Fieber intensiv erforscht. Auch wenn noch immer Uneinigkeit herrscht, gibt es inzwischen Hinweise darauf, dass die Auswirkungen von Fieber komplex, aber insgesamt vorteilhaft sind (aktuelle Konzepte).

13.1 Einführung

Von den vielen Symptomen und Anzeichen von Erkrankungen hat Fieber im Lauf der Medizingeschichte die größte Aufmerksamkeit erhalten. Die meiste Zeit in der Geschichte wurde Fieber von den Menschen als Ausdruck von Strafe, von bösen Geistern oder als Anzeichen des Todes gefürchtet. Für medizinische Gelehrte jedoch wurde die biologische Funktion von Fieber bei Erkrankungen als vorteilhaft betrachtet, insbesondere von griechischen Gelehrten. Dieses Konzept wandelte sich im 19. Jahrhundert radikal, und Gelehrte begannen, Fieber als schädlich zu

A. S. El-Radhi (Hrsg.), *Klinisches Handbuch des Fiebers bei Kindern*,
https://doi.org/10.1007/978-3-031-29247-7_13

Tab. 13.1 Die drei sich entwickelnden Konzepte von Fieber

1. Alte Konzepte (um 3000 v. Chr. bis 1800: Fieber ist von Vorteil
Alte Zivilisation (vor allem griechische Zivilisation)
Medizin des Mittelalters
Frühe Periode der europäischen Medizin
2. Medizinisches Renaissance-Konzept (1800–1960): Fieber ist schädlich
Gelehrte wie Boerhaave, Bernard, Osler
3. Aktuelle Konzepte: Fieber ist umstritten, überwiegend vorteilhaft

betrachten. Die Verwendung von Antipyretika wurde als vorteilhaft angesehen. Mit der Einführung der Fiebertherapie im 20. Jahrhundert wurde das Interesse an der Funktion von Fieber wiederbelebt. Derzeit besteht keine Einigkeit darüber, ob Fieber vorteilhaft, neutral oder schädlich ist. Dieses Kapitel fasst das Wissen über Fieber und die sich ändernden Konzepte über seine Funktion bei Erkrankungen von den antiken Kulturen bis zu unserer gegenwärtigen Zeit zusammen (Tab. 13.1).

13.2 Alte Zivilisationen

13.2.1 Ägyptische Medizin

Ägyptische Medizin ist uns hauptsächlich aus medizinischen Texten bekannt, die auf Papyrus geschrieben wurden. Die wertvollsten Papyri sind das *Edwin Smith Surgical Papyrus* und das *Ebers Papyrus*, die etwa 1700 Jahre v. Chr. [1] geschrieben wurden. Diese Papyri, die ältesten bekannten medizinischen Texte, enthalten eine Beschreibung verschiedener Infektionskrankheiten wie Erysipel, Hepatitis, Bilharziose, Ankylostomiasis, Gonorrhoe und Trachom. Schon damals gab es Spezialisten, die Baucharzt, Augenarzt, Kolonwächter und Zahnheiler genannt wurden. Die alten Ägypter erkannten, dass lokale Entzündungen für Fieber verantwortlich sind und sich der Puls während körperlicher Anstrengung und Fieber beschleunigt.

Das *Edwin Smith Surgical Papyrus* [2] enthält 48 medizinische Fälle. Lokale Entzündungen wurde von allgemeinem Fieber unterschieden, letzteres bedeutete meist hohes Fieber: „Eine kranke Wunde in seiner Brust entzündet (nsr-y), hohes Fieber (smmt-t) kommt daraus hervor". Das Wort *srf* stand für geringeres Fieber (Abb. 13.1; [3]).

Die Palpation wurde verwendet, um hohes und geringes Fieber zu vergleichen. Kälte- und Wärmeauflagen wurden für lokale Entzündungen verschrieben, wie auch Weidenblätter, die das älteste bekannte Beispiel für die äußere Anwendung von Salicylsäure sind.

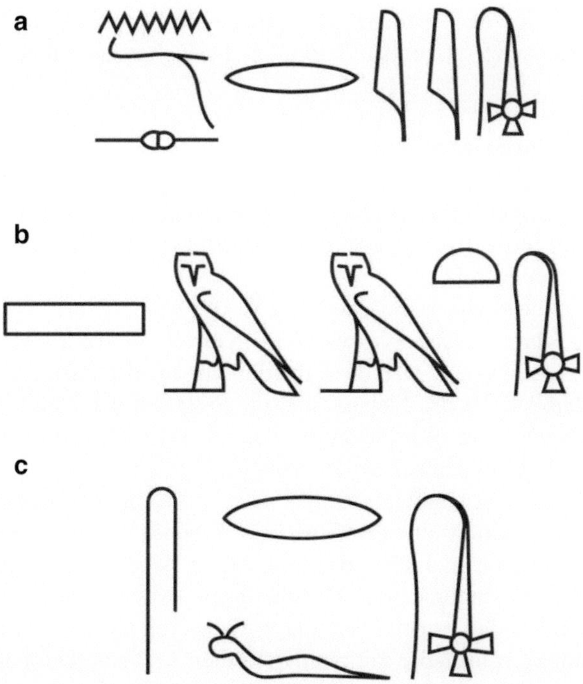

Abb. 13.1 Die drei Wörter für Fieber, die die alten Ärzte in Ägypten verwendeten, waren (**a**) *nsr-*, (**b**) *smm-t* und (**c**) *srf* (neu gezeichnet nach *Edwin Smith Surgical Papyrus* [3])

13.2.2 Mesopotamische Medizin

Frühe Sumerische Schriften in Form von Piktogrammen und späterer Keilschrift (2500–3000 v. Chr.) deuten darauf hin, dass Fieber als klinische Entität klar von lokaler Entzündung unterschieden wurde [4]. Die Sumerer von Umma unterzogen sich in Bezug auf Fieber einer progressiven Transformation von 2500 bis 500 v. Chr.

Die wichtigste Quelle für Informationen über mesopotamische Medizin ist eine Keilschrift aus dem Jahr 500 v. Chr. Diese Schrift wurde 1845 bei den etwa 30.000 aus Ninive im heutigen nördlichen Irak geborgenen Tafeln gefunden, die aus den Ruinen der Bibliothek von Assurbanipal (668–625 v. Chr.) stammen. Davon waren etwa 1000 medizinische Texte, die Listen von Arzneimittelzusammensetzungen, Diagnosen und Prognosen verschiedener Fiebererkrankungen enthalten [5]. Otitis media wurde zum Beispiel als Feuer erkannt, das sich in das Innenohr ausbreitet und das Hörvermögen trübt [6]. Pneumonie wurde mit ihren Hauptsymptomen Fieber, Brustschmerzen, Husten und Auswurf beschrieben. Entzündungen wurden bereits im 6. Jahrhundert v. Chr. mit Fieber in Verbindung gebracht. Wie bei vielen antiken Konzepten spielten böse Geister eine wichtige Rolle. Es wurde geglaubt, dass Nergal, der Gott der Pestilenz, und Ashaka die Menschen mit Fieber verseuchen. Die Priester setzten Exorzismus ein, um das Fieber „auszutreiben".

13.2.3 Chinesische Medizin

Die chinesischen Gelehrten glaubten, dass die Seele zwei antagonistische Elemente, Gut und Böse, besaß, und dass Gesundheit und Krankheit von ihrem Gleichgewicht abhingen [7].

Das größte chinesische klassische Werk ist das *Nei Ching* von Nei Ching, das vor etwa 3000 Jahren geschrieben wurde [8]. Obwohl die Untersuchungsmethode detailliert war, konzentrierte sich die Palpation nur auf den Puls, auf dem die Diagnose, einschließlich der des Fiebers, und die Prognose beruhten [9]. Bei Typhus wurde beispielsweise ein oberflächlicher Puls als gutes Zeichen betrachtet, während ein dünner Puls als schlechtes Zeichen galt.

Chang Chung-Ching wurde als Hippocrates von China bezeichnet. Im 2. Jahrhundert n. Chr. schrieb er einen Aufsatz über Typhus, der eine Abhandlung über verschiedene Formen von Fieber darstellt. Diese Arbeit, die in 16 Bänden erschien, beschrieb Symptome von Erkrankungen, körperliche Anzeichen, klinischen Verlauf, Behandlungsmethoden und Wirkung von Arzneimitteln.

Die Behandlung von Fieber mit antipyretischen Arzneimitteln und die Anwendung von Kältemitteln wurden ebenfalls beschrieben. Zweige von Pfirsichbäumen wurden verwendet, um fiebernde Patienten zu schlagen, um den bösen Geist und das Fieber auszutreiben. Wassermelonen und Material aus Hirschhörnern wurden verschrieben, um Fiebererkrankungen zu behandeln.

13.2.4 Hinduistische Medizin

Während der frühesten Periode der indischen Zivilisation wurde die Medizin auch durch den Glauben an Magie und Dämonen gekennzeichnet. Fieber wurde gefürchtet, da es durch das zornige Feuer des Gottes der Zerstörung, Rudra, hervorgerufen wurde, daher sein Name „Zerstörer der geschaffenen Wesen" [10]. Die Feuerdämonen Takman und Yakshma wurden ebenfalls als Ursache für verschiedene Fiebertypen angesehen. Wenn das Fieber intermittierend war, bot der Zeitraum zwischen den Fieberhöhepunkten die Schlüssel zur Prognose.

Die höchste Entwicklung in der frühen Hindu-Medizin wurde während der Brahman-Periode (800 v. Chr. bis 1000 n. Chr.; [11]) erreicht. Einer der angesehensten Vertreter war Sushruta, der die *Physiologie von Sushruta* schrieb. Wie die griechischen Gelehrten (es bleibt umstritten, welche Kultur welche beeinflusst hat) glaubte er, dass der menschliche Körper drei Körpersäfte (Humores) enthält: Galle, Luft und Schleim. Krankheiten wurden als Folge einer Störung dieser Körpersäfte angesehen. Verschiedene Arten von Fieber wurden beschrieben: Einige wurden durch eine Störung von Luft und Schleim, andere durch Luft und Galle verursacht. Intermittierende, remittierende, zweimal tägliche, tertiäre und quartäre

Fieber wurden definiert. Zur Behandlung von Fieber wurden Fasten, Auslösen und Getränke aus verdünntem Gerstenbrei empfohlen.

13.2.5 Die griechische Medizin

Die griechischen Gelehrten glaubten, dass der Körper aus vier Körpersäften bestand: Schleim, Blut und gelbe und schwarze Galle [12]. Die Gesundheit wird aufrechterhalten, wenn die Körpersäfte im Gleichgewicht sind, während Krankheiten, und vor allem Fieber, durch eine Störung der vier Körpersäfte verursacht werden. Diese Theorie des humoralen Gleichgewichts bei Gesundheit und des Ungleichgewichts bei Krankheit, die bis in die Mitte des 19. Jahrhunderts fortbestand, war das erste organisierte Konzept der Thermoregulation. Das vorliegende Konzept sieht auch ein Gleichgewicht zwischen Temperaturerzeugung und -verlust vor.

Das Wissen über Fieber war in der griechischen Medizin im Vergleich zu anderen antiken Kulturen weit verbreitet. Fieber wurden je nach ihrem Verlauf in kontinuierliche (Überschuss an Feuer) oder untertertiäre und tertiäre (Überschuss an Wasser), quotidianische (Überschuss an Luft) oder quartäre (Überschuss an Erde) unterteilt. Andere Klassifizierungen beschrieben Fünf-Tage-, Sieben-Tage-, Neun-Tage-, nächtliche und diurnale Fieber [13]. Die meisten Fieber, die zu dieser Zeit auftraten (zum Beispiel kontinuierlich, quotidian, tertiär und quartär), wurden ebenfalls als Folge eines Überschusses an gelber Galle betrachtet, da zu dieser Zeit viele Infektionen mit Fieber und Gelbsucht verbunden waren. Jedes dieser Fieber wurde anhand der Charakteristika seiner Art und der Abstände der Paroxysmen untersucht. Für jedes wurde die Prognose ermittelt. Die griechischen Gelehrten wussten, dass Erkrankungen für die Entstehung von Fieber verantwortlich sind.

Die hippokratischen Schriften charakterisieren viele Fiebererkrankungen mit einer solchen Genauigkeit, dass eine Diagnose aus den Beschreibungen erstellt werden kann. Malaria ist offensichtlich, mit ihren Fieberanfällen, und Mumps mit seiner weichen, nicht eitrigen Schwellung und Abwesenheit von hohem Fieber, manchmal kompliziert durch Orchitis [14]. Hippokrates beobachtete auch, dass Fieberkrämpfe bei Kindern bis zu sieben Jahren auftreten. Das Typhusfieber, ein klassisches Beispiel für ein anhaltendes Fieber mit seinem stufenartigen Anstieg der Körpertemperatur während der ersten Woche, wurde ebenfalls gut beschrieben: „Die schlimmsten, langwierigsten Krankheiten waren die anhaltenden Fieber, die keine echten Remissionen zeigten; sie begannen mild, steigerten sich aber ständig und trugen die die Krankheit eine Stufe weiter". „Schüttelfrostanfälle und Schweiß waren bei diesen Patienten am seltensten und unregelmäßigsten." Es ist bemerkenswert, dass dies nur durch Palpation erfolgte.

In den hippokratischen Schriften finden sich auch Hinweise darauf, dass Fieber für den infizierten Wirt als vorteilhaft angesehen wurde, „Fieber war nützlich bei Augenentzündung" und es heilte sie [15]. Da Hippokrates an den Nutzen von Fieber glaubte, legte er wenig Wert auf die Behandlung. Wenn eine Krankheit durch einen Überschuss an einem der vier Körpersäfte verursacht wurde, wurde der überschüssige Körpersaft durch das Fieber „gekocht", „ getrennt und schließlich entfernt“. Er war der Ansicht, dass die Natur die beste Medizin bereithielt – ein Konzept, das Ärzte bis zum Beginn des 20. Jahrhunderts beeinflusste. Die beste Behandlung für Fieber, falls überhaupt, bestand aus Fasten, begleitet von kühlen Getränken. Schwer kranke Patienten wurden normalerweise mit Gerstengrütze oder Gerstenwasser, ergänzt mit Hydromel (Honig mit Wasser) oder Ioxymel (Honig mit Essig), ernährt. Ziel dieser Fasten- und Flüssigkeitsdiät war es, die Menge an Galle und Blut im Körper zu reduzieren.

Rufus von Ephesos, ein Chirurg, der am Anfang des 2. Jahrhunderts n. Chr. lebte, plädierte vehement für die nützliche Rolle des Fiebers. Er war der erste Arzt, der zur Behandlung von Epilepsie eine Fiebertherapie empfahl, zum Beispiel durch Malariafieber. Er sagte: „Fieber ist ein gutes Mittel für einen Patienten, der von Krämpfen befallen wird, und wenn es einen Arzt gäbe, der in der Lage wäre, ein Fieber zu erzeugen, wäre es sinnlos, nach einem anderen Mittel gegen Krankheiten zu suchen“ [16].

Etwa 18 Jahrhunderte später, im Jahr 1917, behandelte Wagner von Jauregg Neurosyphilis mit Malariafieber, für das er zehn Jahre später den Nobelpreis erhielt [17].

Obwohl zwischen dem 3. Jahrhundert v. Chr. und dem 2. Jahrhundert n. Chr. erhebliche Fortschritte erzielt wurden, behielt Galen (130–200 n. Chr.) die hippokratische Theorie der Körpersäfte bei. Fieber konnte laut Galen entweder aus einem Überschuss an gelber Galle, schwarzer Galle oder Schleim (einem Zustand, den er als Cacochymie bezeichnete) oder aus einem Überschuss an Blut, einer Plethora, resultieren. Um ein gesundes Gleichgewicht wiederherzustellen, plädierte Galen für den Aderlass.

13.2.6 Hebräische Medizin

Die Wurzeln der hebräischen Medizin können bis zur Bibel (zusammengestellt zwischen 1500 und 300 v. Chr.) und zum Talmud (ein Buch mit Regeln und Vorschriften, das zwischen 70 v. Chr. und dem zweiten Jahrhundert n. Chr. abgeschlossen wurde) [18] zurückverfolgt werden. Magie, Beschwörung und Mystik scheinen weniger wichtig zu sein als in anderen Kulturen. Sicherlich enthält das biblische Zeugnis keine Anzeichen dafür, dass Fieber von Dämonen oder bösen Geistern verursacht wurde. Im Alten Testament war Fieber Teil der Strafe Gottes für Sünden. Der Schöpfer des Himmels und der Erde, Yahweh, erklärt: „but break my covenant, then I will do this to you: I will bring on you sudden terror, wasting diseases and fever that will destroy your sight and sap your strength. [Aber breche meinen Bund, dann werde ich das mit dir machen: Ich werde dir plötzlichen Schrecken, Schwindsucht und Fieber, das dein Augenlicht zerstört und deine Kräfte schwächt, bringen]“ (Leviticus 26: 16; Deuteronomium 28: 22). Fieber wird auch an mehreren Stellen im Neuen Testament erwähnt, immer ohne Kommentar zur Ursache. Als Jesus in das Haus von Petrus kam, „lag seine Schwiegermutter krank vor Fieber. Und er berührte ihre Hand, und das Fieber verließ sie“ (Matthäus 8: 14-16, Markus 1: 29-34, Lukas 4: 38-41). An anderer Stelle heilte

Jesus den Sohn des Beamten mit seinen Worten (Johannes 4: 49-52) und Apostel Paulus betete zu Gott und legte seine Hände auf den Vater von Publius, der dann von Fieber und blutigem Durchfall, was Durchfall bedeutet, geheilt war (Apostelgeschichte 28: 8).

Zusammenfassend lässt sich sagen, dass die ältesten Zivilisationen (Ägypten, Mesopotamien, China, Indien, Griechenland) ein umfangreiches Wissen über Fieber besaßen, aber dazu neigten, es als von bösen Geistern ausgelöst zu betrachten. Aus diesem Grund wurde in vielen antiken Kulturen (in geringerem Umfang in der griechischen Medizin) Exorzismus zur Behandlung von Fieber eingesetzt. Dennoch sahen sich viele antike Ärzte von den Griechen darin unterstützt, an die nützlichen Auswirkungen von Fieber zu glauben; frühe jüdische und christliche Schreiber betrachteten Fieber jedoch als Strafe Gottes.

13.3 Medizin im Mittelalter

Mit dem Beginn des Mittelalters (ca. 400-1400 n. Chr.) wurden Wissenschaft und Medizin weniger wichtig als Theologie und Philosophie [19]. Galens Schriften behielten während des Mittelalters ihren großen Einfluss auf die Medizin. Galen folgte einer Philosophie, die Körper, Geist und Seele umfasste und die für die Religion der sich entwickelnden Kirche sehr akzeptabel war [20]. Die zentrale Entwicklung der Medizin fand in der Anatomie statt, wobei hauptsächlich aus Sezierungen von Tieren gelernt wurde, einige wurden jedoch auch an Menschen durchgeführt. Anatomische Studien begannen in Bologna (etwa 1150 n. Chr.) und an der Universität Padua (etwa 1222 n. Chr.). Physiologie und Pathologie basierten noch immer auf den vier Körpersäften (Blut, Schleim, gelbe und schwarze Galle). Alle Krankheiten wurden als heiß, kalt, feucht oder trocken charakterisiert. „Heiße Krankheiten" wurden durch Kühlung und „feuchte Krankheiten" durch Trocknen behandelt. Aderlass war bei Fiebererkrankungen weit verbreitet, so wie Galen und einige der antiken Ärzte es getan hatten. Dies beruhte auf dem Konzept der Plethora, einer Theorie, die die Krankheit auf einen mit Blut überfüllten Teil des Körpers zurückführte. Abgesehen vom Aderlass wurden bei der Behandlung von akuten Fiebern auch andere Methoden wie Kühlung, Emollienzien und Abführmittel eingesetzt.

Mit den zerstörerischen Epidemien der Schwarzen Pest, durch die bis zu einem Drittel (Berichten zufolge 25 Millionen) der europäischen Bevölkerung im 14. Jahrhundert (mit einem Höhepunkt im Jahr 1348) starben, wurde Fieber zu einem Todeszeichen. Die Medizin war nicht hilfreich bei Prävention und Behandlung der Krankheit. Der Zorn des Fiebers wurde noch immer einer dämonischen Besessenheit zugeschrieben und erforderte daher Exorzismus, um ihn im Einklang mit der sich entwickelnden theologischen Lehre auszutreiben. Auch der Glaube, dass Fieber eine göttliche Strafe sei, überwog, insbesondere unter Gläubigen.

13.4 Arabische Medizin im Mittelalter

Im Gegensatz zu dieser „dunklen Zeit" in der europäischen Medizin, erreichte die arabische Medizin ihre goldene Zeit im 9. und 10. Jahrhundert. Die Schriften von Hippokrates und Galen wurden sorgfältig aus dem Griechischen ins Syrische und Arabische übersetzt. Zwei Gelehrte waren in dieser Zeit herausragend. Abu Ali Husayn ibn Abdulla ibn Sina (980–1037), lateinisiert als Avicenna [21], war, wie Galen, Philosoph und Arzt. Sein bestes Werk, *Qanun fit-Tibb* oder *The Canon of Medicine*, war eine umfangreiche Enzyklopädie.

Der zweite große Gelehrte war Abu Bakr Muhammad Zakariya Al-Razi (864–923, lateinisiert als Rhazes), er war der erste Gelehrte, der in einer Abhandlung Masern von Pocken unterschied [22]. Über die Pocken schrieb er: „Dem Ausbruch von Pocken gehen anhaltendes Fieber, Rückenschmerzen, Juckreiz in der Nase und Alpträume voraus. Es gibt Rötung in beiden Wangen, Rötung in beiden Augen, eine Schwere des ganzen Körpers, Not des ganzen Körpers, Not und Angst". Rhazes' bekanntestes medizinisches Werk, *Kitabul-Hawi Fit-Tibb* oder *Contents of Medicine*, erschien in 25 Bänden. Die Bücher enthalten seine Ansichten über Fieber und Fiebererkrankungen. Er stellte zum Beispiel fest, dass „Bewegung das Fieber anregt und es anheizt, als würde man ins Feuer blasen" und dass Fieber bei Tuberkulose mild und stumpf ist.

Eine der bemerkenswerten Beobachtungen von Rhazes war seine Unterscheidung von Fieber (erhöhter zentraler thermoregulatorischer Sollwert) und Hitzeschlag (normaler zentraler thermoregulatorischer Sollwert): „es gibt ein anderes Fieber mit einer höheren Körpertemperatur als das gewöhnliche Fieber, wo die Patienten viel durstiger sind und der Körper fühlt sich überall heiß" [23]. Rhazes war wahrscheinlich der erste Gelehrte, der zwischen den beiden Begriffen Fieber und Hyperthermie in Form von Hitzeschlag unterschied, die auch heute noch oft gleichgesetzt werden.

13.5 Europäische Medizin

Die Konzepte von Fieber in der europäischen Medizin haben sich allmählich im Lauf der Jahrhunderte entwickelt:

- Gegen Ende des 16. Jahrhunderts erreichte die Medizin einen wichtigen Meilenstein mit der Neuerfindung eines Geräts zur Messung der Körpertemperatur – Galileos (1564–1642) Thermoskop. Das erste Thermoskop war von Heron von Alexandria im 2. Jahrhundert v. Chr. erfunden worden [24]. Galileos Thermoskop (1592) war ein mit Luft gefüllter Glaskolben mit einem offenen Rohr, das in einen Behälter mit Wasser tauchte. Das Wasser im Rohr stieg in Abhängigkeit der Umgebungstemperatur, wurde aber auch durch den Druck beeinflusst. Im Jahr 1644 eliminierte Ferdinand II. von Toskana diesen Einfluss des Luftdrucks, indem er das Rohr des Geräts verschloss. Santorio Sanctorius (1561–1636) fügte dem Thermoskop eine Graduierung hinzu, wodurch das erste Thermometer entstand [25]. Die Temperatur wurde gemessen, indem eine Person den Kolben des Thermometers umfasste. Das Ausmaß, um das die Flüssigkeit anschließend fiel, wurde als Indikator für die Körpertemperatur verwendet.

- Während des 17. Jahrhunderts wurden Fieber als anhaltend (wie bei Typhus), intermittierend (wie bei Malaria) oder eruptiv (wie bei Pocken) unterteilt. Die zu dieser Zeit in England am weitesten verbreitete Fiebererkrankung war Malaria, insbesondere die benigne tertiäre Form, die zu dieser Zeit als jährliche Frühjahrsepidemie von intermittierenden Fiebern beschrieben wurde. Zwei Gelehrte haben sich in dieser Zeit besonders hervorgetan:
  - Für Thomas Sydenham (1624–1689) blieben die Schriften des Hippokrates die wichtigste Quelle für medizinische Kenntnisse [26]. Er betonte jedoch nur ein en Körpersaft, nämlich das Blut. Dabei wurde er möglicherweise von der Entdeckung des Blutkreislaufs durch William Harvey (1578–1657) beeinflusst. Von den anderen Körpersäften nahm Sydenham an, sie seien entweder im Blut enthalten oder von diesem abgeleitet. Sydenham glaubte, dass Frühjahrsfieber auf die Wärme der Sonne zurückzuführen seien, die auf im Blut während des Winters angesammelte Körpersäfte einwirkt. Er empfahl als Behandlung eine kalorienarme Diät ohne Fleisch und am Tag der Fieberunterbrechung ein mildes Abführmittel. Er betrachtete Fieber offensichtlich als nützlich, wie seine Bemerkung bezeugt: „Fieber ist eine machtvolle Maschine, die die Natur in die Welt bringt, um ihre Feinde zu eliminieren".
  - Hermann Boerhaave (1668–1738), Professor für Medizin in Leiden, war einer der bekanntesten Ärzte seiner Zeit. Er beschrieb das Hauptsymptom von Fieber als beschleunigten Puls und Herzschlag, der sich aus der Stagnation des Bluts an den Enden der Kapillaren und begleitet von einer Reizung des Herzens ergibt. Er behauptete, dass ein schneller Puls pathognomonisch für Fieber sei und empfahl nachdrücklich die Messung der Körpertemperatur mittels eines in der Hand des Patienten gehaltenen Alkoholthermometers [27].
- Während des 18. Jahrhunderts wurde Fieber in symptomatisch (wie bei Pneumonie oder Wundinfektion) und idiopathisch oder essenziell eingeteilt. Das am weitesten von britischen Ärzten akzeptierte Fieberkonzept stammte von William Cullen (1710–1790) [28], der von 1773 bis 1790 an der Universität Edinburgh tätig war. Cullen teilte Fieber in ein einfaches entzündliches Fieber ohne Delirium und jene Fieber ein, die von Delirium oder Stupor begleitet wurden, die er „Typhus" nannte. Obwohl er Fieber als eine Allgemeinerkrankung betrachtete, die verschiedene Formen annehmen kann, glaubte er, dass die häufigste zugrunde liegende Pathophysiologie ein Spasmus der Arterien ist.
- Bis zur Mitte des 19. Jahrhunderts begann sich die alte Humoral-Theorie aufzulösen und mit ihr die Vorstellung, dass Fieber heilsam sei. Der Glaube, dass Fieber aus einer Entzündung resultiert, hat sich während dieses Jahrhunderts weiterentwickelt. Francois Broussais (1772–1838) erkannte die Beziehung zwischen den beiden und schlug vor, dass der übliche Sitz der Entzündung der Magen und die Därme sind.

- Im 19. Jahrhundert wurde Fieber immer noch als Teil eines Symptomkomplexes (wie heute) und als eigenständige Krankheit betrachtet [29]. Beispiele für Fieber, die als Erkrankung betrachtet wurden, waren „herbstliches Fieber, Gefängnisfieber und Krankenhausfieber". Fieber wurde auch in Bezug auf die Schwere der Krankheit beschrieben, zum Beispiel „malignes Fieber" oder „pestilentes Fieber", oder sogar in Bezug auf die vermeintliche Pathologie des Fiebers, zum Beispiel „Gallenfieber" oder „nervöses Fieber". Die Vielzahl der Namen für Fieber spiegelt den Mangel an einem Durchbruch im Verständnis der Ursachen von Fiebererkrankungen wider. Der Durchbruch kam mit der Wissenschaft der Bakteriologie, die in der Lage war, die Ätiologie vieler Infektionskrankheiten zu enthüllen, wie die Identifizierung des Typhusbazillus 1880 und die Entdeckung des Tuberkelbazillus 1882. Diese Entdeckungen relegierten Fieber zu einem Anzeichen von Krankheit. Große Gelehrte dieser Zeit sind:
  - Claude Bernhard (1813–1878), der große französische Physiologe, erkannte, dass die Körpertemperatur bei gesunden Organismen durch den Ausgleich von Wärmeerzeugung und -verlust reguliert wird. Er zeigte, dass Tiere schnell sterben, wenn die Körpertemperatur die normale Temperatur um 5–6°C übersteigt, was darauf hindeutet, dass Fieber schädlich sein kann und dass Antipyretika, die später eingeführt wurden, vorteilhaft sein können [30].
  - Carl Liebermeister (1833–1901), ein deutscher Arzt, entwickelte die Theorie, dass Fieber genauso gut wie die normale Körpertemperatur kontrolliert wird, nur bei höherem Sollwert.
  - William Osler erklärte, dass „die Menschheit drei Feinde hat, Fieber, Hungersnot und Krieg, aber Fieber ist weit überlegen".
  - Billroth (1829–1894) versuchte 1868, diese alte Beobachtung zu bestätigen, indem er Eiter in Tiere injizierte und dadurch eine Fieberreaktion auslöste [31]. Sein Versuch, nachzuweisen, dass das Fieber auf eine Aktivität der Wirtszellen selbst zurückzuführen ist, scheiterte, weil das injizierte Material mit Endotoxin kontaminiert war, einem Produkt Gram-negativer Bakterien, das Fieber auslöst.

Schließlich gelang es Beeson im Jahr 1948 mithilfe aseptischer Techniken zum Ausschluss von Endotoxin, eine fieberauslösende Substanz aus den Leukozyten des Wirts zu isolieren: Leukozytenpyrogen [32]. Dies wurde später als endogenes Pyrogen bekannt, das identisch mit Interleukin-1 ist.

13.6 Geschichte der Fiebertherapie

Im Lauf der Geschichte wurde eine Vielzahl von Krankheiten durch Fieber behandelt, darunter:

- Krebs. Das *Edwin Smith Surgical Papyrus*, geschrieben um 1700 v. Chr., enthält die Verwendung erhöhter Temperaturen zur Behandlung von Krebserkrankungen.

Im 19. Jahrhundert behandelte Dr. Coley Krebspatienten mit bakteriellen Toxinen, die aus Erysipelläsionen extrahiert wurden und hohes Fieber verursachten. Dies basierte auf der Beobachtung, dass einige Krebserkrankungen nach einer Infektion mit Erysipel an Größe verloren oder sich auflösten. Maligne Tumoren wurden dann mit der Injektion von Toxinen oder Erysipelbakterien behandelt. Im Jahr 1898 beschrieb Dr. Westermark, ein schwedischer Arzt, die lokale Hyperthermie erfolgreich zur Behandlung von Gebärmutterhalskrebs. Untersuchungen zeigen, dass maligne Zellen bestimmter Tumoren bei Säugetieren und Menschen bei Temperaturen im Bereich von 41 bis 44°C empfindlicher sind als gesundes Gewebe.

- Infektionskrankheiten. Hippokrates führte die Hyperthermie in Form der Verätzung mit einem heißen Eisen zur Behandlung verschiedener Leiden an. Einige Jahrhunderte später wurde Rufus von Ephesos der erste Arzt, der die Behandlung von Krankheiten mit Malariafieber empfahl. Obwohl im Lauf der vergangenen zwei Jahrhunderte eine Vielzahl von Krankheiten behandelt wurden, gab es 1917 durch Wagner von Jauregg einen enormen Impuls für Fieber als therapeutisches Mittel durch die Behandlung von Neurosyphilis mit Malariafieber, wofür er den Nobelpreis erhielt. Infektionskrankheiten wurden historisch durch Fieber behandelt. Die besten Ergebnisse der Fiebertherapie wurden bei Gonorrhö und Syphilis, einschließlich ihrer Komplikationen, wie Arthritis, Keratitis und Orchitis, beobachtet. Ungefähr 70–80 % der behandelten Fälle wurden durch künstliche Hyperthermie oder Malariafieber im Bereich von 40,5 bis 41,0°C über etwa 50 Stunden in mehreren Sitzungen gestoppt.
- Weitere Erkrankungen. Die Behandlung mit Fieber wurde auch bei Patienten mit rheumatoider Arthritis und Asthma angewendet.

13.7 Aktuelle Konzepte: Fieber kann heilsam sein

Erst in den vergangenen vier Jahrzehnten gab es erfolgreiche Forschungen zur Funktion des Fiebers bei Erkrankungen. Eines der wichtigsten Ergebnisse dieser Forschungen war die Entdeckung eines einzigen mononukleären Zellprodukts, Interleukin-1, das durch seine Wirkung auf das hypothalamische Zentrum Fieber auslöst und T-Lymphozyten aktiviert. Die Fieberinduktion, die gleichzeitig mit der Lymphozytenaktivierung erfolgt, stellt die klarste und stärkste Evidenz für die vorteilhafte Rolle von Fieber dar.

Theoretisch könnte Fieber einer Erkrankung hauptsächlich auf zwei Arten nützen: Es könnte die infizierenden Organismen negativ beeinflussen und/oder die Abwehrkräfte des Wirts stärken. Die gesammelten Daten deuten nun darauf hin, dass Fieber eine schützende Funktion bei der Förderung der Widerstandskraft des Wirts gegen Infektionen spielt, anstatt ein passives Nebenprodukt zu sein (siehe Details in Kap. 9: Ist Fieber vorteilhaft?).

Literatur

1. Dawson WR. The Egyptian medical papyri. In: Brothwell D, Sandison AT, editors. Diseases in antiquity. Springfield, Ill: Thomas CC; 1967. p. 98–111.
2. Breasted J. The Edwin Smith surgical papyrus: the surgical treatise. Chicago: University of Chicago Press; 1930. p. 37–77.
3. Breasted J. Case forty-one. In: Breasted J, editor. The Edwin Smith surgical papyrus. Chicago: University of Chicago Press; 1930. p. 374–91.
4. Majno G. The healing hand: man and wound in the ancient world: the Asu. Cambridge, Mass: Harvard University Press; 1975. p. 374–91.
5. Major RH. A history of medicine: Mesopotamia. Springfield, Ill: Thomas CC; 1954. p. 20–32.
6. Sigerist HE. A history of medicine: rational elements in Mesopotamia. Oxford: Oxford University Press; 1951. p. 477–94.
7. Major RH. A history of medicine: China. Springfield, Ill: Thomas CC; 1954. p. 83–101.
8. Hume EH. The Chinese way in medicine: the universe and man in Chinese. Baltimore: The Johns Hopkins Press; 1940. p. 5–58.
9. Ibid. Some distinctive contributions of Chinese medicine. 1940, p 118-76.
10. Major G. The healing hand. Man and wound in the ancient world: the Vaidya. Cambridge, Mass: Harvard University Press; 1975. p. 261–312.
11. Major RH. A history of medicine: India. Springfield, Ill: Thomas CC; 1954. p. 65–81.
12. Jones WHO. Philosophy and medicine in ancient Greece. Bull Hist Med. 1946;8(Suppl):1–15.
13. Epidemic H. Book 1 (trans). In: Chadwick J, Mann WN, editors. The medical works of Hippocrates. Oxford: Blackwell Scientific Publications; 1950. p. 204.
14. Ibid, 29.
15. Ibid. Coan prognosis, 351.
16. Major RH. A history of medicine. Precursors of Galen. Springfield, Ill: Thomas CC; 1954. p. 174–88.
17. Solomon HC, Kopp I. Fever therapy. N Engl J Med. 1937;217:805–14.
18. McGrew RE. Encyclopaedia of medical history: Hebrew medicine. London: Macmillan Press; 1985. p. 129.
19. Major RH. A history of medicine: the middle ages. Springfield, Ill: Thomas CC; 1954. p. 223–5.
20. Rhodes P. An outline history of medicine: the middle ages. London: Butterworths; 1985. p. 29.
21. Sarton G. The history of medicine: Avicenna. Cambridge, Mass: Harvard University Press; 1962. p. 67–77.
22. Bollet AJ. The rise and fall of disease. Am J Med. 1981;70:12–8.
23. Ar-Razi. Kitabul Hawi Fit- Tibb. Hyderabad, India: Osmania Oriental Publication Bureau; 1963. p. 144.
24. Sarton G. Sarton on the history of science. Cambridge, Mass: Harvard University Press; 1962.
25. Woodhead GS, Varrier-Jones PC. Clinical thermometer. Lancet. 1916;1:173–80.
26. Major RH. A history of medicine: the 17th century; Thomas Sydenham, vol. 524. Springfield, Ill: Thomas CC; 1954.
27. Haller JS. Medical thermometry: a short history. West J Med. 1985;142:10S–16.
28. Estes JW. Quantitative observations of fever and its treatment before the advent of short clinical thermometers. Med Hist. 1991;35:189–216.
29. Wood WE. Studies on the cause of fever. N Engl J Med. 1958;258:1023–31.
30. Akerren Y. On antipyretic conditions during infancy and childhood. Acta Paediatr. 1943;31:1–75.

31. Major RH. A history of medicine: the predominance of German medicine. Springfield, Ill: Thomas CC; 1954. p. 845.
32. Beeson PH. Temperature elevating effect of a substance obtained from polymorphonuclear leukocytes. J Clin Invest. 1948;27:548–53.

Glossar zum Begriff Fieber

14

Fieber (Pyrexie) wird definiert als eine Änderung der Körpertemperatur um 1°C (1,8°F) oder mehr über dem Mittelwert am Ort der Temperaturmessung. Zum Beispiel beträgt die Körpertemperatur im Achselbereich 34,7 bis 37,4°C, bei einem Mittelwert von 36,5°C: 1°C über dem Mittelwert bedeutet eine Temperatur – und damit Fieber – von 37,5°C.

Aden-Fieber (siehe Dengue-Fieber).

Afrikanisches hämorrhagisches Fieber bezieht sich auf Marburg- und Ebola-Virusinfektionen (siehe Krim-Kongo-hämorrhagisches Fieber).

Kaltes perniziöses Fieber (perniziöse Malaria) ist ein schwerer Malariaanfall, der durch Falciparum-Malaria verursacht wird, bei der sich der Patient mit Kollaps und Schock präsentiert. Das Fieber kann mild sein oder fehlen.

Amerikanisches Bergfieber (siehe Colorado-Zeckenfieber).

Herbstfieber hat eine Vielzahl von Definitionen und Bedeutungen. Eine Form wird durch *Leptospira autumnalis* verursacht, die in Japan auftritt und auch als Hasami-Krankheit bekannt ist.

Absorptionsfieber ist ein Fieber, das kurz nach der Geburt durch Absorption von Gebärmutterschleimhaut durch die Vaginalwand auftritt.

Verhaltensfieber ist eine akute Änderung der Körpertemperatur von ektothermen Tieren (wie Fischen) durch Verhaltensmittel, zum Beispiel durch Bewegung von kalter in eine warmen Umgebung, um die Körpertemperatur zu erhöhen.

Schwarzes Fieber bedeutet Kala Azar oder Dumdum-Fieber, was ein Hindi-Name ist, der von den Ärzten in Indien aufgrund der Hyperpigmentierung der Haut während der Krankheit vergeben wurde. Es ist die schwerste Form der viszeralen Leishmaniose.

Schwarzwasserfieber ist die Ausscheidung von dunkelrotem Urin (Hämoglobinurie) aufgrund einer intravaskulären Hämolyse nach einer Infektion mit Falciparum-Malaria. Der Zustand tritt gelegentlich in Verbindung mit einer Hämolyse aufgrund eines Glucose-6-Phosphat-Dehydrogenase-Mangels auf. Weitere Merkmale sind Schüttelfrost, Fieber, Anämie, Gelbsucht und Hepatosplenomegalie.

A. S. El-Radhi (Hrsg.), *Klinisches Handbuch des Fiebers bei Kindern*,
https://doi.org/10.1007/978-3-031-29247-7_14

Boutonneuse-Fieber (siehe Mittelmeerfleckfieber).

Breakbone Fever (siehe Dengue-Fieber).

Cabin Fever bzw. Lagerkoller ist ein Angstzustand, der durch lange Einkerkerung unter Deck verursacht wird, zum Beispiel aufgrund schlechten Wetters.

Cat-Scratch Fever (Katzenkratzkrankheit) ist eine harmlose infektiöse Erkrankung, die durch Gram-negative Bakterien (*Bartonella henselae*) verursacht wird, die beim Kratzen oder Beißen einer Katze (oder eher von Kätzchen) auf den Menschen übertragen werden. Die Symptome treten meist ein bis zwei Wochen nach der Infektion auf und bestehen aus schmerzhafter regionaler Lymphadenopathie und leichtem Fieber. Die Erkrankung löst sich meist innerhalb von zwei bis fünf Monaten von selbst. Bei immunsupprimierten Patienten ist die Erkrankung lebensbedrohlich.

Zentrales Fieber ist die Anwesenheit eines anhaltenden Fiebers, das durch Schäden am thermoregulatorischen Zentrum des Hypothalamus verursacht wird.

Chikungunya-Fieber ist eine durch Chikungunya-Virus verursachte, durch Mücken übertragene Krankheit, die in Afrika und im Indischen Ozean Fieber und lähmende Arthritis verursacht. Die meisten Menschen erholen sich innerhalb einer Woche.

Wochenbettfieber (Wochenbettsepsis) ist eine bakterielle Infektion des Genitaltrakts, die meist durch *Streptococcus pyogenes* verursacht wird und in der postneonatalen Phase auftritt. Die lokalisierte Infektion (Wochenbettsepsis) kann zu einer blutübertragenen Infektion (Wochenbettseptikämie) führen.

Colorado-Zeckenfieber (auch Mountain Fever, American Mountain Fever) ist eine durch Zecken übertragene Fiebererkrankung, die durch Arenavirus im Gebiet der Rocky Mountains in den USA auftritt, meist im Mai/Juni. Das Virus wird durch Holzzecken (*Dermacentor andersoni*) übertragen. Drei bis sechs Tage nach dem Zeckenstich gibt es einen plötzlichen Fieberanstieg, Muskelschmerzen, Gelenkschmerzen, Kopfschmerzen, Schwäche und Lichtempfindlichkeit.

Krim-Kongo-Hämorrhagisches Fieber (Congo-Hämorrhagisches Fieber, Zentralasiatisches Hämorrhagisches Fieber) wird durch das CCHF-Virus (Nairovirus) verursacht, das durch Zecken (Ixodiden) übertragen wird. Die Krankheit ist durch das plötzliche Auftreten von Fieber, Muskelschmerzen, Kopfschmerzen, Rückenschmerzen, hämorrhagischer Tendenz und Lymphadenopathie gekennzeichnet. Die Krankheit ist in erster Linie eine Zoonose, aber Ausbrüche können Menschen betreffen und eine hohe Mortalität verursachen.

Congo-Hämorrhagisches Fieber (siehe Krim-Kongo-Hämorrhagisches Fieber).

Dauerfieber (oder anhaltendes Fieber) ist durch eine anhaltende Erhöhung der Körpertemperatur mit einer maximalen Schwankung von 0,4°C während eines 24-Stunden-Zeitraums gekennzeichnet. Die normale n täglichen Temperaturschwankungen sind in der Regel nicht vorhanden oder unbedeutend. Beispiele für diesen Fieberverlauf sind Typhusfieber und maligne Falciparum-Malaria.

Dandy-Fieber (siehe Dengue-Fieber).

Hirschfliegenfieber (siehe Tularemie-Fieber).

Dengue-Fieber ist eine durch Arbovirus verursachte Krankheit, die von Mücken übertragen wird. Die Krankheit ist in Afrika weit verbreitet. Merkmale sind hohes Fieber, Muskelschmerzen, Schüttelfrost, Gelenkschmerzen und Ausschlag (Petechien). Schwere Fälle werden als Dengue-hämorrhagisches Fieber bezeichnet.

Doppel-Quotidian-Fieber (siehe Quotidian-Fieber).

Arzneimittelfieber ist eine Fieberreaktion, die durch einen therapeutischen Wirkstoff verursacht wird, beispielsweise ein Antibiotikum oder ein zytotoxisches Medikament.

Dutton-Rückfallfieber bezieht sich auf die Dutton-Krankheit, eine durch afrikanische Zecken übertragene Krankheit, die vom Erreger *Borrelia duttoni* verursacht wird.

Dumdum-Fieber ist ein Hindi-Begriff für die Kala-Azar-Krankheit. Dum Dum ist eine Stadt unweit von Kalkutta in Indien.

Ebolafieber (derzeit als Ebola-Viruskrankheit bekannt) ist eine schwere hämorrhagische Krankheit mit oft tödlichem Ausgang (25-50 % der Fälle) mit Ausbrüchen in Zentral- und Westafrika.

Elephantoid Fever ist eine lymphatische Entzündung, die durch Filarien verursacht wird. Die Symptome umfassen Schüttelfrost und Fieber in Verbindung mit schmerzhaften Schwellungen der betroffenen Bereiche (Unterschenkel). Die überliegende Haut kann rot sein.

Enterisches Fieber ist eine systemische Fiebererkrankung mit enterischen Symptomen, die durch *Salmonella Typhi* (Typhus) und *S. Paratyphi* (Paratyphus) verursacht wird. Der Begriff wurde verwendet, um typhoides Fieber von Fleckfieber zu unterscheiden.

Epidemisches hämorrhagisches Fieber ist eine akute Infektionskrankheit, die durch Fieber, Purpura und vaskulärem Kollaps gekennzeichnet ist und durch Viren der Gattung *Hantaviridae* verursacht wird (siehe Hämorrhagisches Fieber mit Nierensyndrom).

Eruptive Fever (siehe Mittelmeerfleckfieber).

Fiktives Fieber ist die Erzeugung von Fieber durch Manipulation (in der Regel durch Thermometermanipulation). Dies wird gelegentlich bei der Differenzialdiagnose von Fieber unbekannter Ursache beobachtet und tritt in etwa 2 % der vorwiegend erwachsenen Fälle auf. Schwitzen und Tachykardie fehlen.

Familiäres Fieber Typ Hibernian (FHF) ist der ehemalige Name für TRAPS (TNF-Rezeptor-assoziiertes periodisches Syndrom). FHF ähnelt dem familiären Mittelmeerfieber und ist durch wiederkehrendes Fieber mit lokalisierten Myalgien und schmerzhaftem Erythem gekennzeichnet. Im Gegensatz zum familiären Mittelmeerfieber hat FHF einen benignen Verlauf ohne Amyloidbildung.

Familiäres Mittelmeerfieber ist eine erbliche (autosomal rezessive) Störung, die durch periodische Fieberschübe und schmerzhafte Serositis (Pleuritis, Peritonitis) gekennzeichnet ist, die 24–72 Stunden dauern. Die Krankheit ist in der Bevölkerung des östlichen Mittelmeers weit verbreitet.

Haverhill-Fieber ist die bakterielle Form des Rat-Bite-Fiebers, verursacht durch *Streptobacillus moniliformis* und übertragen über kontaminierte Milch und Milchprodukte.

Fieberbläschen (Herpesbläschen) sind labiale Herpesläsionen, die durch Herpes-simplex-Infektion in Verbindung mit Fiebererkrankung auftreten.

Fieberphobie ist die übertriebene Angst von Eltern, wenn ihre Kinder Fieber haben, was zur Überbeanspruchung von fiebersenkenden Mitteln führt.

Fieber unbekannter Herkunft (oder Pyrexie unbekannter Herkunft). In der Pädiatrie wird dieser Begriff verwendet, wenn Fieber ohne lokalisierte Anzeichen länger als eine Woche anhält und eine Untersuchung im Krankenhaus keine Ursache ergibt. Bei Erwachsenen erfordert Fieber unbekannter Herkunft oder Ursache eine Fieberdauer von mindestens drei Wochen und eine Unsicherheit der Diagnose nach einer einwöchigen Untersuchung im Krankenhaus.

Fünftagesfieber (siehe Trench Fever).

Drüsenfieber (Infektiöse Mononukleose) ist eine virale Infektion, die hauptsächlich in den Tropen auftritt und meist durch Bisse von Arthropoden oder Kontakt mit virusinfizierten Nagetieren auf den Menschen übertragen wird. Die Krankheit manifestiert sich als Fiebererkrankung, Halsschmerzen und Lymphknotenschwellung. Oft wird sie Leberfunktionsstörungen und Splenomegalie begleitet.

Heuschnupfen (allergische Rhinitis) ist eine akute Nasenentzündung, die durch Schwellung der Nasenschleimhaut, Niesen und Juckreiz gekennzeichnet ist und mit Konjunktivitis und Tränenfluss einhergeht. Er tritt saisonal (Pollen) oder dauerhaft (nichtsaisonal) auf. Die Krankheit hat eigentlich nichts mit Fieber zu tun. Früher dachten Heuschnupfenpatienten, sie hätten eine Fiebererkrankung, bis 1873 der Zusammenhang mit Pflanzenpollen bekannt wurde.

Hämorrhagisches Fieber ist eine schwere Virusinfektion, die vor allem in den Tropen auftritt und meist durch Bisse von Arthropoden oder Kontakt mit virusinfizierten Nagetieren auf den Menschen übertragen wird. Die Krankheit manifestiert sich als Fiebererkrankung hämorrhagischer Tendenz, Thrombozytopenie, Schock und neurologischer Störung.

Hämorrhagisches Fieber mit Nierensyndrom umfasst mehrere verwandte Infektionen (epidemisches hämorrhagisches Fieber, hämorrhagische Nephrosonephritis, Songo-Fieber, koreanisches hämorrhagisches Fieber, hämorrhagisches Fieber und Nephropathica epidemica), die durch *Hantaviridae* verursacht und durch Nagetiere übertragen werden. Neben Fieber, Muskelschmerzen und Bauchschmerzen kann es zu interstitiellen Blutungen, Nierenversagen und Schock kommen.

Hepatisches intermittierendes Fieber (oder Intermittierendes hepatisches Fieber) ist ein intermittierend auftretendes Fieber, das aus einer intermittierenden Verstopfung eines Steins Gallengang resultiert, der eine Cholangitis verursacht.

Herpes-Fieber (siehe Fieberbläschen).

Hospitalfieber = Fleckfieber, epidemischer Typhus (siehe Gefängnisfieber).

Befeuchterfieber ist eine Erkrankung, die durch Fieber, Husten und Muskelschmerzen gekennzeichnet ist und durch das Einatmen von mit Pilzen kontaminierter Luft aus Luftbefeuchtern oder Klimaanlagen verursacht wird.

Katayama-Fieber ist eine akute Manifestation der Schistosomiasis (Bilharziose), die durch Kontakt mit Süßwasser verursacht wird, in dem sich mit *Schistosoma mansoni* oder *Schistosoma japonicum* infizierte Schnecken befinden. Zu den akuten Manifestationen (ungefähr sechs Wochen nach dem Kontakt) gehören Fieber, urtikarieller Hautausschlag und Hepatosplenomegalie.

Kenya-Fieber (siehe Boutonneuse-Fieber).

Intermittierendes Fieber bedeutet, dass die Temperatur am Nachmittag am höchsten ist und jeden Tag, in der Regel am Morgen, auf den Normalwert zurückgeht. Dies ist die zweithäufigste Art von Fieber, die in der klinischen Praxis auftritt. Beispiele sind Malaria, Lymphom und Endokarditis.

Gefängnisfieber = Typhus, der durch *Rickettsia prowazekii* verursacht wird. Neben Fieber entwickeln die Patienten Muskelschmerzen, Schwäche und Kopfschmerzen.

Koreanisches hämorrhagisches Fieber ist eine Infektion, die durch Viren der Gattung *Hantaviridae* verursacht wird und die durch Fieber, hämorrhagische Neigung, Schock und Nierenversagen gekennzeichnet ist (siehe auch Hämorrhagisches Fieber mit Nierensyndrom).

Lassa-Fieber ist eine Virusinfektion (Arenavirus), bei der Ratten die natürlichen Wirte sind und die normalerweise in Westafrika auftritt. Die Krankheit ist durch Fieber, Muskelschmerzen und Schmerzen in der Brust, im Bauch und im Rücken gekennzeichnet, die durch hämorrhagische Neigung, Krämpfe und Schock verkompliziert werden. Die Mortalität ist hoch (um die 40 %).

Malignes Katarrhalfieber ist eine in vielen Ländern, einschließlich Zentraleuropa, gemeldete Erkrankung, die mit Rindern in Verbindung steht und die durch ein mit dem Herpesvirus verwandtes Virus verursacht wird. Symptome sind dauerhaftes Fieber, Nekrose der Nasen- und Mundschleimhäute sowie Lymphadenopathie.

Maltafieber (siehe auch Schüttelfieber = Brucellose).

Maternales Fieber bezeichnet Fieber, das während der Geburt auftritt und häufig mit Chorioamnionitis verbunden ist.

Mittelmeerfleckfieber (Boutonneuse-Fieber) ist eine akute, fieberhafte, zoonotische Erkrankung, die durch *Rickettsia conorii* verursacht wird und auf den Menschen durch die Braune Hundezecke *Rhipicephalus sanguineus* übertragen wird. Es ist in Südeuropa und Zentralasien weit verbreitet. Symptome sind hohes Fieber, Myalgie, Arthralgie und ein auffälliges Merkmal: Tache noire (schwarzer Fleck) am Ort des Zeckenbisses.

Mountain Fever (siehe auch Colorado-Zeckenfieber).

Metalldampffieber ist eine akute allergische Reaktion, die hauptsächlich durch Einatmen von Zink-, Magnesium- oder Kupferdämpfen beim Schweißen verursacht wird. Einige Stunden nach der Exposition verspüren die Arbeiter grippeähnliche Symptome mit leichtem Fieber (in der Regel 38–38,5°C), Schüttelfrost,

Muskelschmerzen und Kopfschmerzen. Die Symptome dauern in der Regel 4–24 Stunden und die Genesung erfolgt innerhalb von 24 bis 48 Stunden.

Schlammfieber ist eine Dermatitis, die die Haut der Hufe und der hinteren Beine von Pferden befällt und durch Invasion von Bakterien (*Dermatophilus congolensis*) verursacht wird, wenn die Haut beschädigt und Schlamm- und Feuchtigkeitsbedingungen ausgesetzt ist.

Nodal Fever = Erythema nodosum bzw. Knotenrose sind schmerzhafte und schmerzhafte erythematöse Knoten, die auf den Unterschenkeln lokalisieren. Die häufigsten Ursachen sind Medikamente und eine Streptokokken-Rachenentzündung.

Omsker Hämorrhagisches Fieber wird durch ein *Flavivirus* verursacht, das durch den Biss einer infizierten Zecke auf Nagetiere übertragen wird. Die Erkrankung tritt hauptsächlich in Sibirien auf. Symptome sind Fieber, schwere Myalgie, Blutungssymptome, Pneumonie und Meningitis.

Oroya-Fieber (der Name bezieht sich auf ein Gebiet in der Nähe von La Oroya, Peru) ist die potenziell tödliche Form der Bartonellose, die von Bakterien *Bartonella bacilliformis* verursacht und von Sandfliegen übertragen wird. Die Krankheit tritt hauptsächlich in den Anden in Südamerika auf. Manifestationen sind hämolytische Anämie und Fieber.

Paratyphus-Fieber ist ein Darminfekt, der durch *Salmonella Paratyphi* (siehe Typhus) verursacht wird.

Papageienfieber (Psittacose, Ornithose) ist eine ansteckende Krankheit, die durch *Chlamydia psittaci* verursacht und über im Haus gehaltene Vögel, einschließlich Papageien, Sittichen, Wellensittichen und Wellensittichen, auf den Menschen übertragen wird. Menschen stecken sich bei infizierten Vögeln an, indem sie die Erreger einatmen, die sich auf dem Kot befinden. Die Symptome treten fünf bis zwölf Tage nach der Exposition auf und umfassen Fieber, Myalgie, Husten und bei schweren Fällen Pneumonie.

Pel-Ebstein-Fieber, beschrieben von Pel und Ebstein im Jahr 1887, wurde ursprünglich als charakteristisch für Morbus Hodgkin angesehen. Nur wenige Patienten mit Morbus Hodgkin entwickeln dieses Muster, das aus wiederkehrenden Fieberschüben von drei bis zehn Tagen Dauer besteht, gefolgt von einer fieberfreien Periode ähnlicher Dauer. Die Ursache dieser Art von Fieber ist unbekannt, kann aber mit Gewebeschädigung oder assoziierter hämolytischer Anämie zusammenhängen.

Periodisches Fieber ist durch Fieberschübe gekennzeichnet, die in regelmäßigen oder unregelmäßigen Abständen wiederkehren, wobei auf jeden Schub einigen Tage, Wochen oder Monate normaler Temperatur folgen. Beispielhaft genannt sei Malaria.

Pharyngokonjunktivales Fieber ist mit einer Infektion mit Adenovirus Typ 3 verbunden. Es ist durch Fieber (in der Regel hoch und von vier bis fünf Tagen Dauer), Halsschmerzen verursachender Pharyngitis, Rhinitis, Konjunktivitis und posteriorer zervikaler Lymphadenopathie gekennzeichnet.

Phlebotomusfieber (auch als Sandfly Fever bezeichnet) ist eine virale Fiebererkrankung, die durch Arbovirus verursacht wird, das von Sandfliegen übertragen wird. Es ist durch grippeähnliche Symptome, einschließlich Fieber, Myalgie und Kopfschmerzen, gekennzeichnet. Die Erkrankung tritt hauptsächlich auf dem Balkan und in Südeuropa auf.

Pontiac-Fieber ist eine milde Form der Legionärskrankheit, die durch Bakterien *Legionella* verursacht wird. Die Symptome sind grippeähnlich mit Fieber. Im Gegensatz zur Legionärskrankheit verursacht das Pontiac-Fieber keine Pneumonie. Beide Formen der Legionellose werden durch Einatmen von Nebel verursacht, der aus einer mit den Bakterien kontaminierten Wasserquelle (zum Beispiel einem Kühlkörper für Klimaanlagen) stammt. Während die Legionärskrankheit tödlich sein kann, ist das Pontiac-Fieber selbstlimitierend.

Prätibiales Fieber ist eine durch *Leptospira*-Bakterien verursachte Infektion. Typische Merkmale sind plötzliches Fieber von 39 bis 40°C, Bauchschmerzen, Myalgie und ein Hautausschlag im prätibialen Bereich der Beine.

Proteinfieber ist Fieber, das durch die Injektion von Fremdproteinen wie Milch in den Blutkreislauf entsteht.

Prolongiertes Fieber beschreibt eine einzelne Erkrankung, bei der die Dauer des Fiebers die erwartete Dauer dieser Erkrankung übersteigt, zum Beispiel mehr als zehn Tage bei einer Virusinfektion der oberen Atemwege.

Puerperalfieber (siehe Wochenbettfieber).

Pyogenes Fieber entsteht nach dem Eindringen von eiterproduzierenden Bakterien (hauptsächlich Staphylokokken) in den Blutkreislauf.

Q-Fieber ist eine zoonotische Erkrankung, die durch *Coxiella burnetii* verursacht wird. Rinder, Schafe und Ziegen sind die Hauptüberträger. Menschen, die mit Tierprodukten arbeiten, sind am stärksten gefährdet, sich mit der Krankheit anzustecken. Die häufigsten Symptome sind Fieber (39–40,5°C), Myalgie und Pneumonie sowie Hepatitis und Endokarditis (in der Regel mit Beteiligung der Aortenklappe).

Quotidian-Fieber verursacht durch *Plasmodium vivax*, beschreibt fieberhafte Paroxysmen, die täglich auftreten, während das **Doppelte Quotidian-Fieber** zwei Spitzen innerhalb von 12 Stunden (12-Stunden-Zyklen) hat. Beispiele sind Kala Azar, gonorrhoische Arthritis, juvenile rheumatoide Arthritis und einige Arzneimittelfieber (zum Beispiel Carbamazepin).

Rat-Bite-Fieber ist eine ansteckende Krankheit, die durch *Streptobacillus moniliformis* und *Spirillum minus*, einem Gram-negativen Spirochät, verursacht wird. In den USA wird Rat-Bite-Fieber hauptsächlich durch die erstgenannten Bakterien verursacht, während die letzteren in Asien und Afrika die Krankheit verursachen. Die Symptome treten zwei bis zehn Tage nach einem Rattenbiss auf und umfassen plötzliches Fieber, Schüttelfrost und Myalgie.

Wiederkehrendes Fieber ist eine Erkrankung, bei der ein Organ (zum Beispiel Harnweg) oder mehrere Organsysteme betroffen sind, bei denen Fieber in unregelmäßigen Abständen auftritt. Ein Beispiel ist das familiäre Mittelmeerfieber.

Rückfallfieber beschreibt Fieber, das mit fieberfreien Perioden abwechselt. Beispiele sind Malaria tertiana und quartana und Brucellose.

Remittierendes Fieber ist durch einen täglichen Rückgang der Körpertemperatur gekennzeichnet, die jedoch nicht auf ein normales Niveau abfällt. Dies ist die häufigste Art von Fieber in der pädiatrischen Praxis und ist keinem bestimmten Krankheitsbild zuzuordnen. Eine diurnale Variation ist in der Regel vorhanden, insbesondere wenn das Fieber infektiöser Natur ist. Die meisten viralen oder bakteriellen Erkrankungen äußern sich mit diesem Fieberverlauf.

Rheumatoide Arthritis ist eine entzündliche systemische Erkrankung des Bindegewebes, die durch eine Infektion mit hämolytischen Streptokokken Gruppe A verursacht wird. Die Erkrankung betrifft Gelenke, Herz, zentrales Nervensystem, Haut und subkutanes Gewebe. Fieber ist ein untergeordnetes Kriterium für die Diagnose und tritt in etwa 90 % der Fälle auf.

Rifttalfieber ist eine Zoonose, die hauptsächlich Tiere, gelegentlich aber auch Menschen betrifft und durch Phleboviren verursacht und von Mücken übertragen wird. Die häufigsten Manifestationen sind ein plötzlicher Fieberanstieg, Muskelschmerzen, Kopfschmerzen und Anzeichen einer meningealen Irritation. Die meisten Fälle sind mild und enden mit vollständiger Genesung. Bei schweren Verläufen kommt es zu Augenbeteiligung (mit Sehbehinderung), Meningoenzephalitis und hämorrhagischer Tendenz, die tödlich sein können.

Rocky-Mountain-Fleckfieber ist eine schwere systemische Erkrankung, die durch *Rickettsia rickettsii* verursacht und durch Hundebisse übertragen wird. Sie ist vor allem in den südöstlichen Gebieten der USA (Virginia, Georgia) verbreitet. Die Patienten leiden in der Regel unter einem plötzlichen hohen Fieber (39,0–40,5°C), Kopfschmerzen, Muskelschmerzen und Schüttelfrost. Der dazugehörige Ausschlag erscheint als kleine Flecken, die an Handgelenken, Knöcheln, Handflächen und Fußsohlen beginnen. Komplikationen sind Nierenversagen, Schock und gelegentlich Tod.

Römisches Fieber ist eine bösartige, tödliche Form der Malaria (tertian oder falciparum), die in der Geschichte Roms auftrat.

Rose Fever ist das Frühjahrsäquivalent des Heuschnupfens (siehe Heuschnupfen).

Ross-River-Fieber ist eine epidemische Polyarthritis, die durch Arboviren verursacht und durch Mückenstiche übertragen wird. Sie ist in Australien am häufigsten.

Sandfliegenfieber (siehe Phlebotomusfieber).

Scharlach ist eine bakterielle Erkrankung, die durch ein Toxin verursacht wird, das von hämolytischen Streptokokken Gruppe A produziert wird. Es bewirkt in der Regel hohes Fieber und einen charakteristischen Ausschlag, der mit Halsschmerzen einhergeht.

Sennetsu-Fieber (Ehrlichiose-Infektion) ist eine seltene Infektion, die durch verschiedene Stämme der Bakterien *Ehrlichia* verursacht wird (*Neorickettsia sennetsu*). Die häufigsten Symptome sind plötzliches hohes Fieber, Muskelschmerzen und Kopfschmerzen. Die Krankheit tritt hauptsächlich in Südostasien auf und wird durch den Verzehr rohen Fischs verursacht.

Septisches Fieber (oder hektisches Fieber) tritt auf, wenn rezidivierendes oder intermittierendes Fieber eine sehr große Differenz zwischen dem Höchst- und dem Tiefstwert aufweist. Beispiele sind Kawasaki-Krankheit und pyogene Infektionen.

Sindbis-Fieber ist eine durch das Sindbis-Virus verursachte Infektion, die neben Fieber durch Arthralgie, Ausschlag und Unwohlsein gekennzeichnet ist. Es tritt hauptsächlich in Afrika und Australien auf. Das Virus wird durch *Culex*-Mücken übertragen.

Schneckenfieber (Schistosomiasis oder Bilharziose) ist eine parasitäre Infektion, die durch Schnecken als Zwischenwirt übertragen wird, der Parasiten freisetzt, die als Zerkarien bekannt sind.

Songo-Fieber (siehe Hämorrhagisches Fieber mit Nierensyndrom).

Südafrikanisches Zeckenbissfieber (siehe Zeckenbissfieber).

Splenisches Fieber (Milzbrand) ist eine seltene und hochgradig tödliche Infektionskrankheit von Menschen und Tieren, die durch das Bakterium Bacillus *anthracis* verursacht wird. Der Mensch wird durch Verzehr von infiziertem Fleisch, durch Inhalation oder über den kutanen Weg infiziert.

Fleckfieber (Siehe Rocky-Mountain- Fleckfieber).

Steroidfieber ist ein Fieber, das durch erhöhte Konzentrationen bestimmter pyrogener Steroide wie Etiocholanolon verursacht wird.

Sumpffieber ist eine Viruserkrankung, die Pferde, Maultiere und Esel befällt und von Bremsen oder Mosquitos übertragen wird. Die Krankheit ist hauptsächlich in den USA zu finden.

Thermic Fever verweist auf Hitzschlag.

Drei-Tage-Fieber verweist auf Roseola infantum oder Exanthema subitum, die durch humanes Herpes-6-Virus verursacht werden.

Therapeutisches Fieber bezieht sich auf Pyrotherapie oder Wärmetherapie.

Zeckenbissfieber ist in der Regel eine harmlose Erkrankung, die durch *Rickettsia* verursacht und durch Zeckenbisse übertragen wird. Fünf bis sieben Tage nach dem Biss gibt es eine charakteristische schwarze Bissmarkierung (Eskar oder Tache noire), die mit schweren Kopfschmerzen und Lymphadenopathie verbunden ist. Es ist in Südafrika weit verbreitet (verursacht durch *R. conorii*).

Tobia-Fieber (siehe Rocky-Mountain-Fleckfieber).

Trypanosomenfieber (oder Trypanosomiasis) wird durch parasitäre Protozoen (Trypanosomen) verursacht. Die Krankheit, die afrikanische Trypanosomiasis und lateinamerikanische Chagas-Krankheit einschließt, ist zusätzlich zum Fieber durch Lymphknotenschwellung, hämolytische Anämie, Hämaturie, Myalgie und Arthralgie gekennzeichnet.

Fünftagefieber (Trench Fever) wird durch *Rickettsia quintana* verursacht, die durch Kleiderläuse übertragen werden und ursprünglich bei Soldaten des Ersten und Zweiten Weltkriegs beobachtet wurde. Die charakteristischen Merkmale sind intermittierendes Fieber, Schmerzen (insbesondere in den Waden), Schüttelfrost, Hautausschlag und entzündete Augen. Es gibt häufig mehrere Rückfälle.

Tularämiefieber (Hirschfliegenfieber, Hasenpest) ist eine seltene Infektionskrankheit, die durch Bakterien *Francisella tularensis* bei Hasenartigen verursacht wird und auf Menschen über Insektenstiche oder direkten Kontakt mit infizierten Tieren übertragen werden kann. Neben Fiebersymptomen gehören Lymphadenopathie, Gelenksteifigkeit und Atemwegs- und Pneumonie.

Typhoides Fieber ist eine enterische Infektion, die durch *Salmonella Typhi* verursacht wird und hauptsächlich die lymphoiden Follikel des Ileums betrifft. Typische Merkmale sind Fieber, das sich während der ersten Woche allmählich erhöht, relative Bradykardie, Kopfschmerzen, abdominale Blähungen, Splenomegalie und makulopapulöse Ausschläge.

Wellenförmiges Fieber beschreibt eine allmähliche Erhöhung der Temperatur, gefolgt von einer Zeit hohen Fiebers während einiger Tage, dann einer allmählichen Abnahme auf ein normales Niveau. Ein klassisches Beispiel für eine Erkrankung, die ein solches Fieber verursacht, ist Brucellose.

Talfieber bezieht sich auf Kokzidioidomykose, die durch einen im Boden lebenden Pilz verursacht wird. Die Infektion tritt hauptsächlich in Südkalifornien auf und ist durch unspezifische Symptome wie Fieber, Brustschmerzen und Husten gekennzeichnet.

West-Nil-Fieber wird durch das West-Nil-Virus verursacht, das zur Gattung *Flaviviridae* gehört. Mücken übertragen das Virus von Vögeln (wo es hauptsächlich verbleibt) auf Menschen. West-Nil-Fieber wird in Afrika vorgefunden und gelegentlich in einigen europäischen Ländern berichtet. Es ist durch hohes Fieber, grippeähnliche Symptome, Orientierungslosigkeit, Zittern und Koma gekennzeichnet.

Yangtse-Fieber bezieht sich auf *Schistosomiasis japanicum*, die im Fernen Osten auftritt.

Gelbfieber ist eine tropische Krankheit, die durch eine Virusinfektion (*Flaviviridae*) verursacht und von infizierten Mücken (*Aedes aegypti*) übertragen wird. Milde Fälle weisen grippeähnliche Symptome auf. Schwere Formen sind lebensbedrohlich mit hohem Fieber, Muskelschmerzen, Schüttelfrost, Kopfschmerzen, die zu Schock, Blutungen sowie Nieren- und Leberversagen führen.